十九世紀華南鼠疫兩岸三地中（漢）醫治則

殷揚智｜孫茂峰｜林昭庚　著

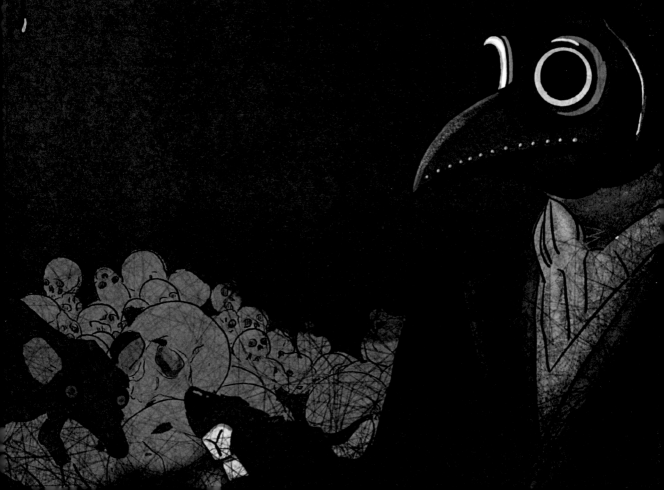

推薦序　從比較醫學史到「應用醫史學」

　　著名醫史研究者陳邦賢（1889-1976）曾指出，疾病史乃醫學史的三大根基之一，其重要性不言可喻。我想經過這三年來（2020-2022）全球新冠肺炎大流行，全世界人類都充分感受到「疾病改變歷史」這句話並非誇大或幻想，傳染病的確徹徹底底地改變了我們的生活，而我們又即將迎接後疫情時代，可以說歷史的「變局」，可能只因為一次疫情，而產生連動的效應與長遠的歷史影響，此乃疾病史常為史家所忽略，但卻又極其重要，值得投注心力認真研究的道理所在。個人能力有限，雖興趣之所在為中國醫療史，但其實對疾病史還是情有獨鍾的，從個人出版的《近代中西醫的博弈：中醫抗菌史》（2019）和《全球大流感在近代中國的真相：一段抗疫歷史與中西醫學的奮鬥》（2022），即可略知一二。所以當我知道殷揚智博士正在撰寫這個題目時，即感到意興盎然，他也在2022年底的口試中，順利以鼠疫的歷史研究為主題，順利取得中國醫藥大學的博士學位。當我知道他要將博士論文改寫成專書《十九世紀華南鼠疫論兩岸三地中（漢）醫治則之研究》時，基於對疾病史研究的興趣和對其主題的瞭解，便欣然同意為其推薦。

　　作為一個影響人類文明最深遠的傳染病歷史研究主題，鼠疫絕對是當之無愧的。臺灣研究疾病史的先驅陳勝崑（1951-1989）醫師，就在他第一本疾病史專著中，初步梳理了近代中國南方和北方鼠疫的兩種類型，可見這個論題的重要性。本書的好處之一就是略為梳理了鼠疫這種傳染病帶給東西方文明的衝擊和影響，讓讀者有一個清楚的輪廓。而僅做到這樣還不夠，正是由於鼠疫對歷史發展與影響的層面相當廣泛，所以相關研究可謂汗牛充棟，要求得新突破並不容易。以中國傳染病學史的研究來說，19世紀影響最大的瘟疫就是鼠疫和霍亂，而鼠疫在19世紀下半葉尤為嚴重，直到1935年廣東省政府的公報上還記載：「閩、廣之延平、平遠（南平）一帶，年年有腺性鼠疫的流行，土人呼之為核子瘟，已成為地方病。」這代表福建、廣東兩省已成為鼠疫的「恆在性」疫源地。而反觀臺灣，則以日治時期公共衛生政策的普及與推行，官方注重環境清潔，使鼠類無法肆虐，故已逐步控制疫情。本書大部分的篇幅都聚焦在這個時代之間，而行

文分析則擴及至不同地區。

這本書的寫作策略，也有其獨到之處，在於不以一時一地的疫情做爲探討核心，因爲那樣容易流於狹隘，也無法進行一種跨區域的對比。本書透過梳理一個長時段、不同地域的疫情流行狀況，檢討了疫情蔓延期間，清國政府、港英政府與臺灣總督府等三個不同政權治理下的地區，政府在防疫政策舉措上的各種得失優劣；也著重分析三地中醫（漢醫）的抗疫辦法，並將不同藥方進行對照說明。這樣比較史學的觀點，跨越了國界，在過去是很難進行的，而現在反倒成爲本書特色，這當然也是拜作者認眞掌握、研讀二手研究的功夫所獲致。許多歷史研究者都在尋找「獨門史料」，殊不知好好閱讀前人研究，進行分析對比，就是一種基本的創新方式。

再就作者的專業性來評估，揚智本身就是一位專業中醫，從他的視角來書寫醫療史，使得整本著作不是只有純粹歷史研究的價值而已，也具有很實際的藥物分析比較。針對鼠疫這種種難治之疫情，著名史家呂思勉曾評論，鄭肖岩修訂的《鼠疫約編》，據晚清福建名人陳寶琛（1848-1935）言，經過治療，十位病患大概只有一、二位會死亡，療效很好，可供參考。是以回顧歷史，中醫是一門相當特別的技術，它不是只面向「現代」，還有歷史綿長的過往傳統，有許多治疫的辦法與藥方，或許那才是中國醫學的另一項基礎知識。不證自明的是，有大量的實證經驗和有效的方劑可能存在於過往的中醫文獻典籍之中，卽便是現代中醫所能掌握的，也不過是少量的古代中醫知識，還不論這當中仍需臨床中醫文獻學者的轉化，從古籍中找出各種實證與科學的可能，在文獻的浩瀚書海中淬煉出應用之臨床思維，才能眞正實踐中醫的「應用醫史學」概念。

中醫藥對於傳染病的防治，在這次三年新冠肺炎疫情中，被充分證明具有實際的價值與助益，綜觀兩岸中醫藥界，包括清冠一號、清肺排毒湯、蓮花清瘟膠囊、淨斯本草飲等等中藥複方，其療效都已受到肯定，甚至有不少臨床成果已見於國際科學期刊之認可。要特別提醒大家注意的是，這些藥物之創發，都不是憑空從實驗室中冒出來的，而是從古代辨證、處方思維中進行轉化創造，後續才用實驗來逐步證實，也就是「歷史先行，實驗室在後」的一個驗證過程。所以，我們還要繼續忽視傳統醫學

的實效嗎？我們還能忽略中醫文獻中的寶貴經驗嗎？這是本書給我們的深刻提醒。

揚智這本大作，梳理了各地醫者應對鼠疫的辦法，我相信當時的中醫是絞盡腦汁在抗疫的，因為沒有外國藥廠的疫苗或特效藥，面對疫情，無法坐以待斃。關於這些藥方，我非專業醫者，無法評論，但本書的內容，相信絕對可以讓閱讀這本書的醫者受惠，甚至可以從中尋覓出應對急性傳染病的一些啟發，這對未來中醫處理大規模疫情，或許都有一定程度的助益，也是本書重要的價值之所在。以上所陳述對本書的這些觀察與推崇，也是我認為應該鼓勵中醫從事基礎醫史、文獻研究的最大用意。

皮國立
序於中央大學文學院
2022.12.31

林昭庚教授　序

　　《十九世紀華南鼠疫論兩岸三地中（漢）醫治則》乙書乃是吾指導之博士班學生殷揚智，以其博士論文延伸而成之著作；揚智與吾討論博士班之研究主題時，提出想將碩士班論文《古今君主封聖褒揚醫家考證》之內容深入探討，以「臺灣在日治時期發生鼠疫，當時漢醫黃玉階以中醫藥治則治癒諸多患者」做爲切入點，探究日治時期之臺灣鼠疫醫療史，吾認爲當時臺灣鼠疫源自於中國，在研究需有所本之立足點，應將引起當時鼠疫大流行的華南鼠疫起源做考證。

　　鼠疫原是一種自然疫源地的傳染病，在疫源地內長期反覆發生，但不往外擴散；當疫源地遭受過度開發或因戰爭被破壞後，便爲大流行之主因，揚智以古籍中對於十四世紀瘟疫流行的描述，進而對比中國與亞洲之間鼠疫的因果關係，並配合自然疫源地的分布，建構出千百年來鼠疫，何以在東西方造成無數次大流行確切的原因；當時的鼠疫影響了全世界，但在疫情中卻有著特殊的現象，即當時中國、香港、臺灣這三個華人社會，分屬不同政權清國、英國、日本，此現象讓吾等極欲瞭解，相同的華人社會，在不同政權統治下，對於防疫治疫事務，是否有著截然不同的手段與結果？

　　在收集資料過程中，揚智也大量採用鄉野調查的方式，藉著古蹟的探訪、歷史事件地點的行踏、古籍與文獻的收購，讓本書有著更豐富的色彩，十九世紀中國華南鼠疫大流行，吾冀望揚智的新書——《十九世紀華南鼠疫論兩岸三地中（漢）醫治則》，可以成爲當時兩岸三地鼠疫史中，重要的拼圖之一。書中或有疏漏、錯誤之處，尚祈海內外方家不吝賜教，並於再版時予以修正。

中央研究院院士
中國醫藥大學講座教授
林昭庚 謹識

孫茂峰教授　序

　　這本書《十九世紀華南鼠疫論兩岸三地中（漢）醫治則》，是吾之指導學生揚智其博士論文的延伸，當初揚智以鼠疫這個主題作為研究方向，我認為以現今傳染病學的角度來觀察，鼠疫已不是當今主要傳染病，百年前鼠疫被視為黑死病，所帶來的恐懼也不復存在；但細菌型傳染病，細菌本身就是獨立的生物體，故日後是否會有流行的趨勢，也不能百分百斷言是否會有流行的傾向。

　　吾與揚智討論可以藉著這個主題，來觀察兩岸三地之間，傳統醫學在臨床上的施治，是否會有地域之不同，而產生不同於中國中醫的樣貌？答案是肯定的，臺灣在當時經過清代與日本之統治，傳統醫學中醫學術，在四百年前的漢人移民帶來臺灣後，與臺灣特有地理環境、本產青草藥物的不同，發展出臨床治療與中國之差異，日本殖民臺灣期間，也帶來了日本漢醫的學理，與現代化醫學在臺灣展開建構，這些因素也豐富了臺灣中醫，發展出不同的思維且更具學術涵養。在鼠疫漢醫治則中，我們發現到現今中醫學術的發展，走向科學化、模組化治療思維的同時，百年前臺灣中醫在辨證論治、用藥用方的學術理念，是值得以這樣的主題做蒐集與彙整，這些看似非主流的研究，也能為現代中醫學術，提供在臨床論治的另一個思考的方向，這本書我們完整地將這場鼠疫的源流、疫病的擴散途徑，藉著當時分屬華人社會，不同政權下中國、香港、臺灣，所造成在社會、醫療影響做了詳實地介紹，尤其在中醫學術用治方面，並以現今醫療史相關研究中，對於臺灣在當年鼠疫蔓延時，中醫學術用治鼠疫，相關史料之病理、藥理分析是極度缺乏的情況下，我們對此做了有系統的整理；逐步建構出當時臺灣漢醫，在殖民政府以西醫為醫療主軸之環境中，恃著民眾醫療習慣的支持下，與受到現代醫學之啟發的改變中，蛻變成具有學術涵養，有別於源自於中國之中醫學術，卻發展出更有臺灣特色的傳統醫學。

這本書時間軸設訂於十九世紀中後期，地域範圍涵蓋中國華南地區、香港、臺灣，文獻史料蒐羅若有不盡明察詳述，或有錯簡疏漏之處，還請讀者不吝指教，並於再版再做修正。

中國醫藥大學針灸研究所教授

孫茂峰 謹識

自序

　　這本書是筆者博士論文的延伸，在中國醫藥大學中醫系碩士班就讀期間，受教於林昭庚講座教授的指導之下，研究主題涉獵到日治時期漢醫的發展，有感於當時漢醫，在殖民政府以西方醫學為主軸的環境下不被重視，但在民間漢醫藥的治療，卻接地氣的深受民眾的青睞，當時臺灣所盛行的鼠疫、霍亂、天花、瘧疾等傳染病，在漢醫的具體治療之下，得到很好的效果，也因為站在這樣的立基點，漢醫有了轉機與蛻變，開始更具有學術性、科學化的發展。

　　以此啟發下讓我產生一個疑問，這場鼠疫在臺灣反覆發作22年，造成數萬人死傷的傳染病，到底從何而來是原發性？還是外來傳染病？當時臺灣漢醫對於鼠疫的學理治則，與中國中醫相較如何？於是在後續繼續攻讀博士班的期間，就以此研究作為博士論文的主軸。

　　鼠疫的歷史與人類的演化與時並進，甚至更早於人類之前就存在於世上，面對這等老牌的傳染病，我們很清楚他是不會被滅絕的，因為細菌型傳染病，細菌本身就是一個獨立的生物體，儘管現在的醫療，能夠有效的去治療與防治，但舉目於世，世界上仍然有著相當的病例產生，尤其在非洲地區，十九世紀中後期，中國華南地區爆發鼠疫，其病程長達近百年，傳播範圍從中國雲南、廣西、廣東、福建、香港、臺灣，再藉著當時海上貿易運輸之便，由當時國際大港香港，往東南亞、印度、日本、美洲做擴散，這樣子一條漫長的傳播鏈，讓筆者不禁好奇，在一樣的傳染病之下，分屬不同政權的三個華人社會，產生什麼樣的影響？不同政權下的防疫治疫事務，是否有著南轅北轍的樣貌？傳統醫學在當時病原菌還未被發現之前，是如何來治療？所依據的中醫學理依據為何？所用何方所用何藥？這讓筆者產生了莫大的興趣而投入研究。

　　從事研究這幾年廣泛研究諸多文獻，筆者發現中國學術界，對於世界第三次鼠疫流行史，與中華民國時期鼠疫治療史，新中國成立時期的鼠疫相關研究非常多，不論在深度與廣度的部分，也不限定在醫學、公衛的範圍，但筆者也發現到，在鼠疫相關研究上，缺少了一塊最重要的「拼圖」，就是十九世紀鼠疫在兩岸三地的醫療史中，獨缺臺灣鼠疫的相關研

究，不論是鼠疫對臺灣社會各層面的影響，還是臺灣鼠疫流行期間，中西醫療的治療作為，尤其是在中醫藥用藥用方、學理依據的成果，或是日本政府的防疫措施，這些資料在中國學術界，幾乎無可搜尋，究其原因在於臺灣學術界，對於日治時期鼠疫的研究不多，除了當時政府醫政醫令相關法源之外，漢醫施行過的史料更是搜尋不易，所以筆者著書論文期間，除了鼠疫疫情期間，對臺灣社會各層面的影響多所著墨之外，更將傳統醫學協助防疫、治疫的痕跡著書其中，期待能夠為臺灣，留下當時傳統醫學治療的經驗記錄，也可以提供中國鼠疫相關研究學者，有更豐富的參考文獻，關於臺灣曾有過的鼠疫醫學史，以此完整的拼湊出，當時兩岸三地，不同政權下的防疫、公衛、現代與傳統醫療記錄，當為是各方研究者所期待之作。

最後誠摯的感謝在攻讀博士期間，家人對筆者在研究過程期間，所忽略的情感給予包容，也謝謝諸多在研究路上給予支持、提點、資源的朋友、同學、助理、教授們，筆者懷抱著感恩的心情，誠摯的感謝所有幫忙過我的人，儘管已經五十而知天命之年，但路還很長，研究仍要繼續。

中國醫藥大學中醫學系研究所博士生

殷揚智　謹致

凡例

本書論述十九世紀末，中國華南地區爆發鼠疫傳染病，並跨海傳播到當時分屬英國之香港及日本之臺灣，兩地官方在醫療、公衛、檢疫上展開防疫事項，和民間面對政府防疫應對政策中，過程是順服或是抵抗；疫情期間傳統醫學，如何參與防疫、治療與成果，當時治療成果集結成諸多鼠疫專書；香港與臺灣當時分屬英國與日本的殖民政權，在現代醫學為防疫的主體下，傳統醫學是受到滅絕式的擠壓，還是因民眾醫療習慣的支持下，與現代醫學在治療瘟疫達成合作或是有所進步？這些都是本書要討論的重點。

藉著這樣的主題，筆者先探訪中國華南鼠疫起源架構，論述在鼠疫自然疫源地中，是甚麼樣的原因促成疫源地被破壞後，導致疫情擴散？當時社會現況如戰事、經濟發展、商業貿易如何促使疫情傳播？疫情如何傳染到香港與臺灣兩個離島？與研究不同殖民政權下華人社會，在防疫政策與執行是否有所不同。

本書條件設定的時空背景，鎖定十九世紀中後期，空間設定中國華南地區與香港、臺灣，當時華人所處清國統治之中國，英國統治之香港，日本統治之臺灣。在研究方向可分為：

1. 考證古籍中鼠疫病名沿革，中國古代是否有「鼠疫」？如果有名稱為何？如何證明古書中，類似鼠疫症狀的病名，為現代鼠疫傳染病？我們從臨床病症去探究之外，還必須掌握到一個重點，就是「傳染性」，從傳染性強弱，去判定是否符合鼠疫。

2. 鼠疫自然疫源地與環境的關係，筆者以現今中國12個主要自然疫源地之鼠種、蚤種與流行曲線作探討，並加入細菌性傳染病特性論述，將世界幾次鼠疫大流行考證，包含查士丁尼瘟疫、歐洲黑死病，考證此兩次瘟疫大流行是否為鼠疫？以及鼠疫對整個歐洲社會，在勞動力、經濟、醫學、宗教等範圍，所帶來的影響作分析。

3. 華南鼠疫大流行從何而來？如何傳播與受影響省分為何？對當時社會民心造成何種影響？如何擴散至香港與臺灣？當時因為地理因素與經濟環境不同的影響下，中國各省分如何協助救治？鼠疫治療專

書對當時中醫造成的影響爲何？中醫經方派與時方派醫家具體治療成果分析。

4. 香港殖民政府，在鼠疫流行時，如何啟動現代醫學，與公衛系統參與防疫？在香港的傳統醫學如何協助防疫？

5. 臺灣醫學起源爲何？最早由漢人移民帶來傳統中醫與荷西時期傳教士帶來的西方醫學，彼此消長爲何？日本殖民臺灣之後，爲何積極建立現代醫學制度？在引進現代醫學，建構現代醫學教育之下，西醫與臺灣本土的漢醫彼此消長之態勢。

6. 研究當時臺灣漢醫治療鼠疫的臨床經驗，並以當時諸多醫家，發表在報章媒體之醫案分享或治療專書，去究析理法方藥，筆者認爲此時臺灣漢醫，雖已經有別於傳統中國醫學，對於看待疾病的角度與思維，卻又承襲傳統中國醫學。

7. 討論在殖民政府以現代醫學爲主的醫療政策，建立醫學教育、醫政、醫令的環境中，並試圖廢漢醫留漢藥的氛圍下，漢醫如何蛻變？在唯一一次的漢醫執照考試之後，臺灣漢醫藥界如何救亡圖存。

具體作法確定了大方向後，筆者採用搜尋之方法：

1. 嘗試以華藝線上圖書館、中國知網、臺灣博碩士論文知識加值系統、國史館臺灣文獻館……來搜尋相關的研究，爲增加研究的深度與廣度從國外學術網站Academia.edu做搜尋而列出的關鍵字以：「鼠疫、鼠瘡、瘰癧、大頭瘟、疙瘩瘟、Plague、Black Death」來搜尋，也嘗試用臺語發音來搜尋如「粒子病、鳥鼠病、癙仔症」或是以日文及日文英譯字，如「ペスト、百斯篤、咱嘶嚓」做搜尋，搜尋之後得到大量的文獻與史料，擷取所需資料撰寫於書中做論述與引申。

2. 涉獵大量醫療相關的期刊論文與專書著作，以及當時報章媒體相關報導並參照輔助資料如：《中醫學史》、《臺灣中醫發展史》、《日治時期臺灣中醫》、《本草綱目》、《神農本經》、《中藥學概論》、《黃帝內經素問》、《黃帝內經靈樞》、《諸病源候

論》、《臺灣日日新報》、《臺灣新報》、《漢文日日新報》、
《臺灣醫事雜誌》、《臺灣皇漢醫報》、《疙瘩瘟治法新編》、
《粒子病治法新編》、《明治二十九年本島ペスト流行紀事》等
等，針對書中用藥用方、學理做揣摩與考證，嘗試著分析傳統醫
學，如何能在現代醫學之顯微鏡，還未發現鼠疫病原菌，中醫如何
以紮實的學理依據成就治療之效。

以上如果資料有缺漏、不足，歡迎各位學界先進、專家來信指教補
充，本書會於再版中增補。

目錄

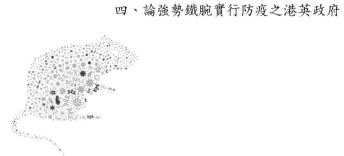

第八章
臺灣鼠疫時期漢醫治則與發展　　307

第九章
結論　　368

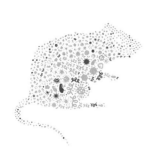

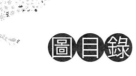

圖目錄

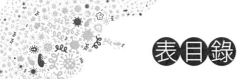

表目錄

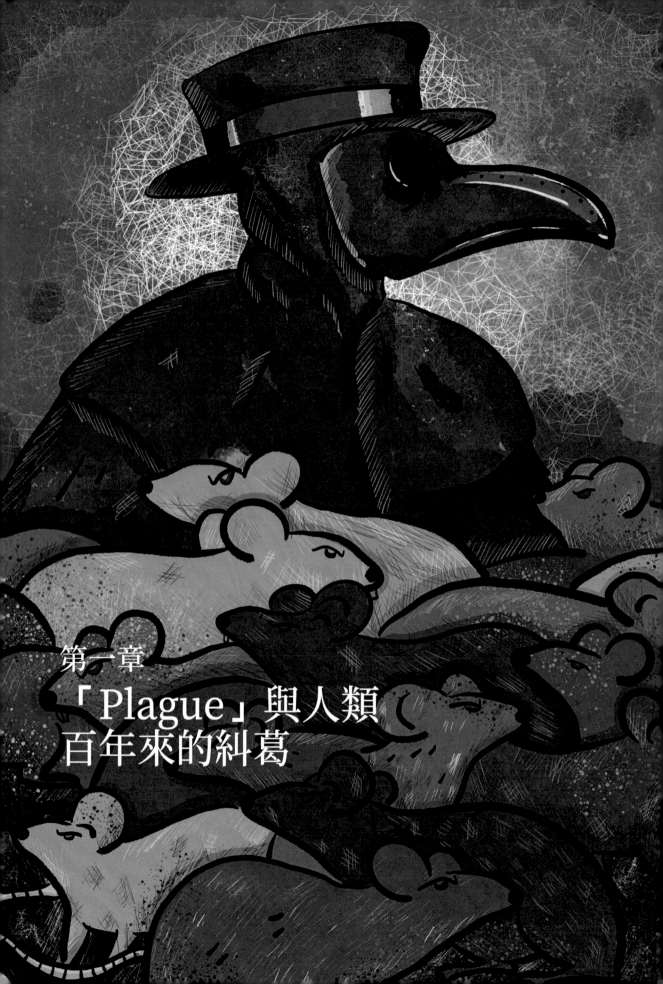

第一章
「Plague」與人類
百年來的糾葛

第一節 「Plague」對於人類歷史的影響

　　瘟疫（Plague）讓人恐懼之處，在於病原體有著大規模急性散佈特性、影響地域廣大，具備著「泛傳播性（panepidemic）」，高死亡率的特性，不同於有地域限制或是人種區分的「流行性（epidemic）」疾病。

　　流行性疾病與傳染病（Infectious disease）之間異同，傳染病屬於流行性疾病的一環，但流行性疾病，概括了傳染性與非傳染性，所指的是在一特定時間、區域、人群，所導致疾病的發生率遠超過於期望值，不限定於急性或慢性的傳染病，或者是否具備傳染性特質，也不限定在於染病數量的多寡，從群體去建構出罹患疾病的機率，這即是以流行病為主要研究的流行病學（Epidemiology）。是一種以單位時間內，病的研究，不同於臨床醫學，針對個體身體病症做研究與分析，是針對群體而流行病學是群體產生規模性疾病的醫學研究，從中去分析病情範圍內人種、年齡、性別，對於相同疾病表現出的症狀之異同；並制訂相關避免疾病擴散與治療的方法，對於流行性疾病研究者而言，最基本的研究方式，針對疾病容易感染哪個族群？在何時發生？發生性地點是全球性或是區域性？有無群聚感染流行的機制？流行疾病的起源來自何處？如何預防疾病的發生？與改善疫情之後的癒後狀況[1]。

　　在疾病史的研究法則中有幾個研究方式，分別是：醫學史、歷史－地理病理學史、病因學史、社會與文化學史這幾個研究方向，筆者以探討醫學對疾病認知與採取醫療方式的醫學史研究方式，希冀探討古今中外，對於疾病認知的過程與醫療對策；陳邦賢在《中國醫學史》一書，開宗明義的認為醫學史有三大類，第一大類是敘述醫家地位的歷史，第二大類是醫學知識發展過程的歷史，第三大類是疾病的歷史[2]，所以瞭解疾病，尤其是難以完全滅絕的細菌型傳染病的歷史，是筆者以鼠疫作為研究的主因。

　　為什麼選擇鼠疫史做研究？因為鼠疫在世界造成三次主要大流行，與無數次的地區性感染，對人類歷史源流是同時並進的發展，或更早於人類歷史起源之時，對人類社會所造成的影響，不論在人口、勞動力、政

1　顧祐瑞：《圖解流行病學》（臺中：五南出版社，2018），頁10。
2　陳邦賢：《中國醫學史》（臺北：臺灣商務出版社，1992），頁2。

治、經濟、宗教及醫藥等方面，都帶來巨大的衝擊。本文將研究範圍設定在十九世紀末，源自中國華南地區鼠疫大流行，以傳播途徑選擇了中國、香港、臺灣，研究兩岸鼠疫醫療史與中／漢醫治則，藉著鼠疫這個細菌型傳染病，在此次大流行中，不同主政政府面臨疫情之時，在醫療、公衛、醫政及醫令上的作為，以及兩岸三地在中國醫學的影響下，對於傳統中醫藥的辨證論治、疫病觀、用藥用方是否有著南轅北轍的不同，臺灣傳承自中國的傳統中醫藥除了延續傳承外，也融合了臺灣本土草藥，加上日本殖民臺灣期間，以西方醫學為圭臬，面對本地的傳統醫學，殖民政府以西醫的醫師監督漢醫的醫生，但兩造之間並沒有發生隔閡與衝突，反而增進漢醫逐漸具備現代醫學思想，也因為殖民政府尊重臺灣人醫療習慣，與避免隱匿疫情的情況，開設以臺灣人為主的專屬傳染病治療醫院，以公醫監督漢醫醫治，讓臺灣漢醫的發展有別於中國中醫，在臨床上有了治療的新思維，也藉著這樣的研究，去開展論述世界前兩次鼠疫大流行，對於拜占庭帝國與歐洲大陸黑死病橫行之時，歐洲諸國在各個領域的影響；再者我們也討論了醫療史學家，與流行病學家，對於鼠疫源起的看法與研究，其源起學說從中亞源起說、中國源起說、印度源起說以及非洲源起說，究竟起源於何地？在論文中皆有精闢的分析。

　　論述鼠疫之前，我們瞭解鼠疫成疫的本質在於細菌，古代東西醫學在顯微鏡還未被發明，細菌還未被發現的時代，邪氣與細菌似乎是等號，不論東西方在醫家認知中，外感疾病的起源在於空氣中的邪氣，邪氣乃空氣中的「不正之氣」，所以在中醫古籍中，常看到不正之氣、疫氣、瘴氣、癘氣……這些名詞，古代中醫醫家以「風邪」來統稱空氣中的致病原，用以解釋病因的機轉，羅馬帝國時代為西方醫學的起源，對於傳染病也是抱持同樣的看法，西元前一世紀羅馬作家瓦羅（Varro），曾經在著作中提出他的看法，認為生活在沼澤要特別注意疾病的產生，沼澤中會散發出令人作嘔的氣味，與發出磷光般的煙霧（這在東方醫學中，當屬瘴氣的範疇），這其中繁衍了某些眼睛看不見的微小生物，會藉著空氣將疾病由人類的口鼻傳入[3]。從雷文霍克藉著顯微鏡，發現肉眼看不到的細菌，到被

3　[美]Jeanette Farrell著、姚念祖譯：《看不見的敵人》（臺北：財團法人遠哲教育基金會，2003），頁164。

譽爲微生物學之父的巴斯德，發現細菌與疾病之間的關係，發表了微生物致病的病原菌理論，確定細菌與疾病之間的關係後[4]，細菌致病才廣爲人們所知與承認，至今不過百餘年，然西方醫學藉著顯微鏡對於致病細菌的觀察，讓醫學進步一日千里，也因爲「眼見爲憑」的概念，在民國初年中西醫學理念上，對於疾病的產生，不論是西方醫學的細菌與疾病觀，或是傳統醫學氣與疾病的關係，皆產生巨大的衝擊與衝突；當時傅斯年曾主張各種病症之外，有無細菌不是辯論的題目，也不是想像的語言，而是肉眼親見的東西……[5]，受到西方教育的學者們，強調眼見爲憑的概念，尤其是傅斯年，對於傳統醫學的態度，認爲以古代醫書作爲現代醫學病理學上的認知，是「乞靈於中世紀的權威」，他認爲西方也有傳統醫學，但是在現代醫學「光天化日」的實證中退位讓賢，只保留是「歷史的興趣」，當時胡適對於西方醫學的科學，也認爲「拿出證據來」是西方醫學的態度，所以他說：「……不輕易信仰上帝的萬能了，我們信仰科學的方法是萬能的……[6]。」在這裡我們不去討論，中西醫學在「唯物論」與「唯心論」差異性，影響面對疾病態度上的不同性，或是中醫主張人體、天地、大自然之間，臟腑彼此連接性的經脈觀，認知在「氣」與疾病的因果觀，氣與血的體液觀，這類的中醫論述，雖然傳統中醫學的理論，在後來的歲月中，逐漸被證明是與世推遷的，不會是流於歷史的興趣，但是在細菌與疾病學說的發展，於臨床醫學上取得的重大成就，卻是當時中醫被大量誤會的時代。

Plague除了能代表瘟疫外，也可以翻譯爲鼠疫，一種由鼠、蚤、人類之間的傳染病，病原菌扮演著極爲重要的角色，鼠疫與其他傳染病不同之處，在於病勢猛烈，且短時間內造成大量的感染與人口的死亡，重挫了人類文明社會，這也是筆者會對鼠疫史做研究範疇，本書以1894年嶺南鼠疫與臺灣鼠疫的醫療史論述之外，亦著墨於鼠疫桿菌的源起、世界兩次大鼠疫流行、鼠疫自然疫源地的研究，及傳統醫學在治療上的成果。

4　[英]Roy Potter著、王道還譯：《醫學簡史：疾病與醫學的故事，科學醫學體系的困境》（臺北：商周出版社2019），頁52。

5　皮國立：《國族、國醫與病人：近代中國的醫療和身體》（臺北：五南出版社，2016），頁28。

6　皮國立：《國族、國醫與病人：近代中國的醫療和身體》，頁24。

本書以觀察第一次鼠疫大流行，造成拜占庭帝國的衰敗，在面對波斯帝國的威脅之下，如何走出鼠疫所帶來的衝擊，並對照更早之前的希臘大瘟疫，分辨兩者傳染病之間的異同；公元前希臘大瘟疫是鼠疫嗎？還是另有其病來做解析；第二次鼠疫大流行，以義大利熱那亞城爲點，以順時針方向席捲歐洲大陸一圈，連同海島型國家英國，以及斯勘地那維亞半島的極圈國家與格陵蘭，造成數千萬人口的死亡，對歐洲大陸帶來甚麼樣的衝擊與蛻變，是否間接促成了文藝復興時代的興起做分析論述。

第二節　緣起於一位臺灣漢醫治疫故事

筆者對於鼠疫醫療史的研究，緣起於就讀中國醫藥大學中醫所碩士班期間，以研究主題《古今君主封聖褒揚醫家考證》其中一個章節，敍述日治時期首位領證漢醫黃玉階，在當時獲總督府敍勳六等，頒授藍綬瑞寶褒章之殊榮，最大的成就爲以漢醫醫治臺灣鼠疫甚有效果，並在當時少數以漢醫身分，進入官方醫療系統，文中黃玉階在日治時期的鼠疫傳染病中，以漢醫的辨證、漢藥的用方，建立起極爲有效的醫治法則，在當時政府重視西醫輕忽漢醫的氛圍中，得到當代各界的認同，也因這樣的經歷，在後續擔任了「臺北縣黑死病治療所醫務囑託職務」，這在當時是首度以漢醫，進入官方醫療機構的創舉，當人們質疑漢醫治療傳染病成效之時，臺灣現代醫學指標人物杜聰明教授，對漢醫藥在臨床的效果，抱持著肯定與值得推廣的態度，他認爲：

> 我覺得恐怕在霍亂及黑死病的治療方面，漢醫的處方是任何
> 人都可以治療的，可是一個堂堂的西醫大國手卻只能夠束手
> 旁觀，患者幾乎都是死掉的。

這也讓筆者對於當時鼠疫在臺灣蔓延期間，殖民政府的防疫作爲、公衛系統的建立、檢疫制度的建立、西方醫學具體治療方式、漢醫藥對於鼠疫臨床病理現象，藉著觀察而成就的辨證論治，產生極大的興趣與疑惑，而研究的初衷就是先產生疑惑，再藉著研究的過程嘗試著去解自己的惑，這也是筆者做此研究的初衷。

在碩士班論文完成之後，博士班啟發我見微知著的思考能力，從一個

點的發現，去規劃出相關的線，由眾多的線之中，去架構出完整的面相，筆者認爲細菌性傳染病不會完全滅絕，現今的醫治模式在抗生素爲主要治療方式的使用下，讓這類傳染病產生抗藥性，而中醫藥，是否可以成爲未來醫治之新思維？所以決定以鼠疫作爲研究的主題，研究的範圍以十九世紀末的華南鼠疫爲始，從鼠疫病原菌、鼠疫自然疫源地、鼠疫傳播路線、疫情擴散背後之主因、政府防疫措施、民間防疫作爲，東西方醫療介入成效、中漢醫治則的成果，作爲整個研究的脈絡，以清代中國與日治臺灣，做爲整個研究的主要範圍。

鼠疫屬於烈性傳染病，從古至今在全世界造成三次大流行，其影響層面廣泛且深遠，重要的是這樣的病症，不因現今高度文明發展而絕跡，反而在世界各地仍有疫情，以西元2010-2015年間，在全世界還有3,248個案例，造成584人死亡[7]，主要的疫區在非洲，尤其是馬達加斯加島，平均每年有400個病例，而美洲與亞洲以零散的病例爲主，2017年全世界鼠疫病例，單以馬達加斯加，就產生了2,400個案例[8]，雖未產生大規模的感染，但鼠疫反覆發作特性，讓筆者想由醫療史做起點，配合中醫藥治則，作爲本書的主軸，如前所言醫學史的研究，是對於疾病的流行與醫治過程做解析，筆者希望能論述中／漢醫藥在鼠疫的治則，藉著古今中漢醫的發展，對於病名、病因、病理現象、症候診斷、治療的成果，能在傳統醫學上有所貢獻。

尤其日治臺灣時期傳統醫學的發展，筆者認爲是第三次鼠疫大流行中，缺少的一塊重要拼圖，藉著鼠疫讓傳統醫學在臺灣的發展，可以對比當時不同政權主政之華人地區，各地區傳統醫學著墨的層次與深度。

第三節　近代鼠疫研究著作的啟發

十九世紀末鼠疫大流行，起源於中國雲南地區往華南地區擴散，再由

7　世界衛生組織（無日期）：鼠疫。取自:https://www.who.int/zh/news-room/fact-sheets/detail/plague（民109年10月5日檢索）。

8　科學月刊（無日期）：〈黑死病再現？從北京鼠疫談防治與追蹤〉取自：https://www.scimonth.com.tw/tw/article/show.aspx?num=2479&root=4&page=1（民109年10月5日檢索）。

香港國際港口的地位往世界傳播，被喻爲「第三次鼠疫大流行」；在這場疫病中，筆者以當時鼠疫疫區清國之華南地區，英國所屬之香港，日本所治之臺灣；不同的政府面對傳染病在防疫與醫療的作爲，和疫病對社會造成的影響，作爲主軸，本書重點在於1.疫病傳播途徑；2.政府防治作爲；3.傳統醫學所涉獵過的痕跡。關於鼠疫在學術界有大量的研究著作與文獻，筆者認爲蔡令儀之《日治時期鼠疫防治與現代臺灣漢醫的萌生》，林昭庚、陳光偉、周珮琪所著《日治時期の臺灣中醫(西元1895~1945)》，曹樹基、李玉尙《鼠疫：戰爭與和平（中國的環境與社會變遷1230~1960年）》，紀樹立《鼠疫》，班凱樂著：《十九世紀中國的鼠疫》，對本研究有前瞻之意義。

《日治初期鼠疫防治與現代臺灣漢醫的萌生》[9]，此論文詳述了鼠疫流行時期，臺灣因爲兩岸往來頻繁而染疫之時，殖民政府在臺灣鼠疫防治、醫療公衛等相關作爲，漢醫如何在這次疫情中產生蛻變，做了非常詳實的介紹，筆者認爲臺灣漢醫從日治之後，產生了與傳統中醫不同的面向與角度，逐漸科學化、本土化，日治時期醫學政策，官方以現代醫學爲主，然民間仍以漢醫爲主，當第一起鼠疫病例于1896年4月在安平地區產生，距離日本始政臺灣不及一年，臺灣人對於日本政府的統治，民心尚未歸順，信任度不足，所以在疫情一起，大量疫情隱匿情形發生，同年10月臺北城鼠疫，患者多是日人，而臺人卻寥寥無幾，該論文提出了第一個疑問，難道鼠疫只感染日人不染於臺人嗎？當然不是，而是臺人在信任感不足下藏匿疫情，爲避免防疫破口，殖民政府不得以將臺人習慣的醫療方式，將漢醫納入防疫體系中，成立臺人專屬治療所，這樣的政策讓臺灣漢醫與現代醫學接觸中，產生了巨大的轉變，該論文對於疫情在臺人社會中，民心價值觀的影響描述詳盡，也建構出諸多官方，或是民間仕紳籌辦的漢醫治療所做了清楚詳實的介紹。

論文第四章〈對照香港爲方法：不同衛生文化間的互動關係〉，以兩個不同殖民政權，同屬華人社會的地區，去觀察傳統醫學在兩地的角色與位置，以及兩地華人面對以科學、現代文明自居的殖民政府，防疫政策

9　蔡令儀：《日治初期鼠疫防治與現代臺灣漢醫的萌生》（臺北：國立陽明大學科技與社會研究所碩士論文，2020）。

中所順服？抑或是抗拒，做了清楚的比對，整體而言港英政府在防疫的態度，較日本殖民政府強勢與劇烈，引起民眾的反抗，筆者認爲港英政府自1841年領有香港後，到1894年鼠疫爆發之時，五十餘年中，並未因爲長期的統治，讓民眾順服港英政府，究其原因論文作者認爲，港英政府對香港華人的約束力較差，且香港與中國距離相近，若有反抗之民眾可往中國內地移動，所以當疫病一起，香港華人面對殖民政府強勢作爲下，民眾反抗力道更甚，加上香港中醫當時對鼠疫辨證不明確，被港英政府視爲不得信賴的醫療方式，故以西醫診斷，再由民眾意願交由中醫治療，但這樣的方式，導致中醫師診斷權被剝奪淪爲配角；日本殖民政府因爲初領臺灣，民間信任程度不高，加上當時仍有層出不窮的武裝抗日事件，所以殖民政府在疫病的防治上，雖以強勢阻斷隔離爲基礎，但醫療上尊重臺人醫療習慣，由漢醫診斷醫治，配合上現代醫學公醫的監督，這樣的政策漢醫不因此而消失，反而與西醫的接觸中，開始有科學的學理加諸於傳統醫學中，另外論文對於因疫病亡者的喪葬制度，在兩地華人也有著不同的態度表現做了分析，香港華人因爲與中國距離接近，華人多有落葉歸根的觀念，這與港英政府對於因疫而亡的死者，訂下的喪葬規定有強烈的衝突；相對於臺灣漢人因爲海峽阻絕，移民來此的漢人，經過二百年的繁衍，已經沒有落葉歸根的想法，並建立起「久居他鄉即故鄉」的移民社會型態，故死後多葬於臺灣，所以對於日本殖民政府，相關喪葬規定仍能接受，而後雖因爲火化方式，與華人傳統土葬觀念不同，而引起反抗，亂葬、棄屍時有所聞，在仕紳與政府的協調後殖民政府妥協，允許疫病死者土葬並規定深土葬度，並允許華人撿骨之風俗，從期限從三年延至七年，總結論文詳盡的將臺灣漢醫，因爲鼠疫之後的發展做了清楚詳實的論述，故爲筆者首選文獻回顧著作之一。

林昭庚、陳光偉、周珮琪所著《日治時期の臺灣中醫(西元1895~1945)》[10]，該書時間軸雖然設定在1895~1945年間，但筆者認爲此書完整的概括荷西時期以來到日治結束，臺灣中醫發展最全面性的論述；這本書是臺灣醫學史上完整描述傳統醫學在臺灣的發展與傳承，在相關文

10　林昭庚、陳光偉、周珮琪著：《日治時期の臺灣中醫(西元1895~1945)》（臺北：國立中醫藥研究所，2012）。

獻史料資源匱乏的情形下，有著開疆闢土的意義。書中除論述中醫藥在民間醫療史之外，針對日治漢醫考試制度的建立上多所著墨，並對後藤新平的醫學政策作論述，書中將當時殖民政府以現代醫學與傳統醫學、對比現代與落後、日清國力的相較，用二元對立的角度，將新式醫學的優越感，與殖民政府的文明做結合；我們可以看到殖民政府，將醫學政策成為一種殖民的手段，如同山口秀高曾言：「臺灣醫生以草根樹皮治療疾病，未具備現代醫學教育的背景……」對傳統醫學給予否定，然而此書描述在那一個年代的臺灣移民，因臺灣特殊風土病及日常的醫療需求，以傳統中醫藥治療之外，更融入臺灣本土的青草藥；雖然殖民政府以現代醫學為主要醫療手段，但是面對風土病症，民間醫療的需求，傳統醫學仍然是具有不可磨滅的貢獻，書中在第二章的部分，引用黃叔璥《臺海使槎錄》第三章中，對於臺灣本土的青草藥物，做了詳盡的介紹與藥用分析，有趣的是日本殖民政府，當時對傳統醫學採取醫藥分業的政策，抑制漢醫的產生，如舉辦唯一一次的漢醫考試，讓漢醫隨著時光流逝而萎縮，達到「漸禁漢醫」的目的，對藥種商、漢藥房所帶來的龐大稅金利潤覬覦，成為一種獨特的「留藥不留醫」的現象，而隨著傳統漢醫的萎縮，有志於此之青年，轉而投向中國諸多私立中醫藥學校研習，成為以社會科學角度視之的返祖現象，筆者認為該書在當時傳統醫學治療鼠疫的過程，蒐集大量報章雜誌的報導，將漢醫治療成效，漢醫治療學理清楚詳實的介紹，尤其在黃玉階參與臺北城鼠疫，葫蘆墩鼠疫等疫病的醫治中，讓讀者也窺見當時傳統醫學，在臺灣風土病，與傳染病具體治療的成效，臺灣中醫學在西醫尚未進入的時代，即是以臨床經驗作為療效的依據，「以是症用是方」的用藥精神，搭配傳統中醫學的辨證論治，融合了病理觀察，加上本土的青草藥物，及臺灣特殊的地理與氣候型態，發展出具有臺灣特色的傳統醫學。

如果上述兩本著作，描述了鼠疫在臺灣流行期間的傳統醫學史，那麼曹樹基、李玉尚著作的《鼠疫：戰爭與和平（中國的環境與社會變遷1230~1960年）》[11]詳盡記載十九世紀末期，華南鼠疫的源起與傳播途徑，筆者認為該書有幾個重點，在傳播途徑的部分做了清楚的介紹，並在染疫

11　曹樹基、李玉尚著：《鼠疫：戰爭與和平（中國的環境與社會變遷1230~1960年）》（濟南：山東畫報出版社，2006）。

省分中，以城鎮、鄉村之不同，疫病流行與反覆的變化為主軸，參照中國廣大幅員的時空背景中，一場鼠疫在不同地理環境的傳染史，例如：西北地區注重旱地、沙漠地形疫病特色；東北地區注重在鐵路交通與工業開發，與疫病之因果關係；華南地區城鎮與鄉村，因為人口密度的不同，疫病有不同的面相，雲南地區站在戰爭與開發的角度做疫源的分析；本書以自然疫源地的考證與研究，在十二個不同生態屬性的自然疫源地，以鼠種、蚤種做分析，建構出清楚明確的疫情流行史。

　　筆者認為整本書最重要之處，作者在一開始就提出了當十四世紀歐洲身陷鼠疫大流行之時，明帝國也因為傳染病身陷亡國危機中，但這傳染病是鼠疫嗎；還是另外其他之屬？基於傳統史書中，對於疫病的描述不夠詳實，所以作者參照古籍對症狀的描述，與現今醫學名詞做接合，以當時疫病的症狀，頸部、腋下淋巴結腫大，全身黑斑染病即亡；傳染途徑多因戰爭、飢荒、天氣異象，發作多在春末夏初之間，發作頻率往往數年的反覆發作；社會異像方面，疫病初起街上有大量自斃鼠，再加諸自然疫源地的概念，預測出明代疫病起於山西、大同、北直隸、山東，似乎呼應了源自於內蒙古的鼠疫自然疫源地，當生態破壞之後的傳染病蔓延，觀察到戰爭、天然災害、災民遷徙是鼠疫導致的主因。

　　當蒙古帝國軍隊，從擁有自然疫源地的漠北地區，向西揮兵中亞、歐洲之時，就可以預見歐洲諸國將進入鼠疫蔓延的黑暗時代；當明代風起雲湧的民變事件中，源自於自然疫源地陝西境內起兵之人民武裝反抗力量，也可以預見明代的未來；十四世紀當歐洲諸國身陷黑死病狂潮，十六世紀末明帝國也飽受鼠疫的肆虐，最後因此導致明帝國的滅亡；所以在總結中，作者以社會變遷的本質，來自於環境變遷，現今鼠疫在中國的平穩期，是建立在現代公衛醫學的發展，與政府密集的監控，但細菌型傳染病的反覆特性，唯有維持環境穩定的平衡，才是重要的關鍵，所以鼠疫除了是烈性傳染病之外，本身就是基於自然疫源地所產生的傳染病，融合了環境、自然、人類的因果關係，是生態史也是人與生態關係的歷史，傳染病不會因為文明的高度發展而滅絕，反而會因為過度開發，而使得具有反嗜發作的可能性，這是這本著作中對筆者最大的提示。

　　筆者認為，作為傳統醫學醫史文獻的研究者而言，中醫古籍中疫病專

有名詞，與病理現象必須熟捻之餘，流行病學、傳染病學、細菌病原學、環境生態學、動物流行病學的相關研究，也必須要有所涉獵，搭配現代醫學的概念，讓論文不會流於偏頗於文史，紀樹立《鼠疫》[12]這本書中，對於鼠疫這類源自於自然疫源地的傳染病，從傳染途徑、疫源地生態特色、鼠蚤種類、傳染強度，都做了細膩的分析，此書是鼠疫防治醫學專書，也是科學研究者、傳染病研究者必須所涉獵的書，更是醫學教育所需要的專業書籍，該書的編排，先從世界鼠疫的流行概況做起始，中國鼠疫流行的概況，從傳染源感染方式、傳播路徑的介紹，並配合不同型態的鼠疫桿菌，所產生不同的臨床病症、發病部位做分析，配合上生物統計學的概念、流行的季節、患者年齡、性別、職業，建構出與鼠疫的因果關係，其中最大的篇幅，是在於動物性鼠疫的流行病學部分，以自然疫源地分布的經緯度，與環境的不同，所擁有不同型態的蚤類，以及所含病原細菌的不同做分析，書中也對噬菌體對細菌生長的抑制，疫源地穩定生態發展的正相關多所著墨，在鼠蚤生態學論述，將分布範圍內的蚤類，依照品種的不同，對環境、氣候、繁殖生態、季節的消長，融合病原學的概念，與鼠疫桿菌分布的位置，在不同的環境之中的存活特性，加上現代醫學血清學的診斷，觀察細菌凝結的反應，紀樹立教授爲中國鼠疫的蚤類與細菌學研究之權威，其研究團隊將中國境內，分布於十七個省，面積五十萬平方公里的範圍中，劃分成10個自然疫源地，對於每個疫源地宿主、媒介做全面性的清查，他認爲鼠疫的防治，必須建構在自然疫源地的研究，這樣的一個生態，決定了疫源地的存在，對於鼠疫在自然生態中穩定且無害的發展，避免疫病因爲天災人禍，導致大規模的傳染，也因爲其卓越的貢獻，樹立了中國學術界，以鼠疫疫源地作爲防治鼠疫相關工作上之權威地位。

筆者以《十九世紀中國的鼠疫》[13]，這一本書作爲文獻回顧的主因，在於此書爲班凱樂博士（Carol Benedict），在1992年史丹佛大學（Leland Stanford Junior University），博士論文改寫成書，此書具體描述出清國末年從雲南到兩廣至香港，散佈到海外，引起世界第三次鼠疫大流行的醫

12　紀樹立著：《鼠疫》（北京：人民衛生出版社，1988）。
13　[美]班凱樂著，朱慧穎譯：《十九世紀中國的鼠疫》（北京：人民大學出版社，2015）。

學史，透過西方人的視角，對古中國面對疫病的觀察成書，書中作者用六個主要的篇幅，從歷史、地理、疫源地、細菌學、傳染病學、社會學，與官方行政機構的角度，來論述十九世紀末中國的鼠疫；從區域地理位置，建構出整個傳染病的流行史，再從政治與社會角度，探討清國政府，在面對這一場鼠疫傳染病的防疫政策與態度，該書使用大量的官方奏摺、地方志、傳統醫學醫書、海關稅務機構文書、報章雜誌報導、駐華領事館文件，在中國之西方商人、旅遊者、探險家的觀察與記錄，建立起關於清代華南鼠疫，所面臨的問題與傳染途徑的全貌，以社會學史的角度，去探討鼠疫帶來的醫療與公衛政策，延伸到當代國家、社會、殖民政府與殖民地之間，官方與民間錯綜複雜的互動關係，該書以每一地區鼠疫起始年份，利用地圖繪圖，讓讀者對整個傳播途徑，有更明顯的認知，再利用大量圖表，建構出鼠疫感染因果關係，得以清楚的窺見整個流行史，筆者認為如此撰寫方式，容易讓讀者建構出立體3D觀，而不致於局限在文字的表達。

受到這些文獻的影響，本書《從十九世紀華南鼠疫論兩岸三地中（漢）醫治則之研究》確定了研究的大方向，筆者認為上述專書，奠定本書的基本架構與方向，卻有感於當時不論稱之中醫或是漢醫的傳統醫學，在鼠疫的治則上，這些專書似乎著墨不多，筆者認為當時傳統醫學著墨的痕跡要去鑽研，面對疫病傳統醫學的辨證論治、用藥用方的學理依據，中醫對於傳染途徑的來源，是來自於天行不正之氣？亦或是地氣論的主張？以及傳統醫學走過的痕跡，將會是本書另一大特色；本文為首者，筆者認為需先考證「鼠疫」一詞，考證古籍相關病名，並對照東西方世界中，鼠疫病名的沿革，甚至「鼠疫」二字，是中醫病名或是西醫病名？這部分的結果，足以成為本書利基之石，因為名不正則言不順，面對傳染病的醫治，傳統與現代醫學不應該是各自表述，也不應該是有從屬的意味在，而是互有連結共同尋找對抗疾病之法，這方面也是筆者在本書一再強調的論點，就如同十九世紀末的鼠疫傳染病，因為鼠疫桿菌的被發現，讓現代醫學有比較清楚的防治方式，即鼠疫疫苗的研發，以及二十世紀初的抗生素治療，但在這之前傳統醫學面對鼠疫，並沒有因為病原菌未被發現而束手無策，相反的卻建構出一套確切治療的理論，另外臺灣鼠疫流傳期間，殖民政府防疫作為、民心向背、西方醫學與漢醫藥的發展，這塊重要的拼

圖，將在這篇論文中，對於大鼠疫時代的兩岸三地，串起一個較具完整的觀點。

這樣的研究會存在著研究限制嗎？這是肯定的，本研究屬於醫學史及中醫藥傳統典籍研究，係回顧型研究的一部分，雖有參考大量現代生物醫學類的論文，然沒有實際進行相關生物醫學的基礎或臨床試驗，故本研究無法給出這些方藥確切的機轉及作用，期未來相關生醫實驗可參考，並進行相關試驗，對於後世傳統醫學有所幫助。

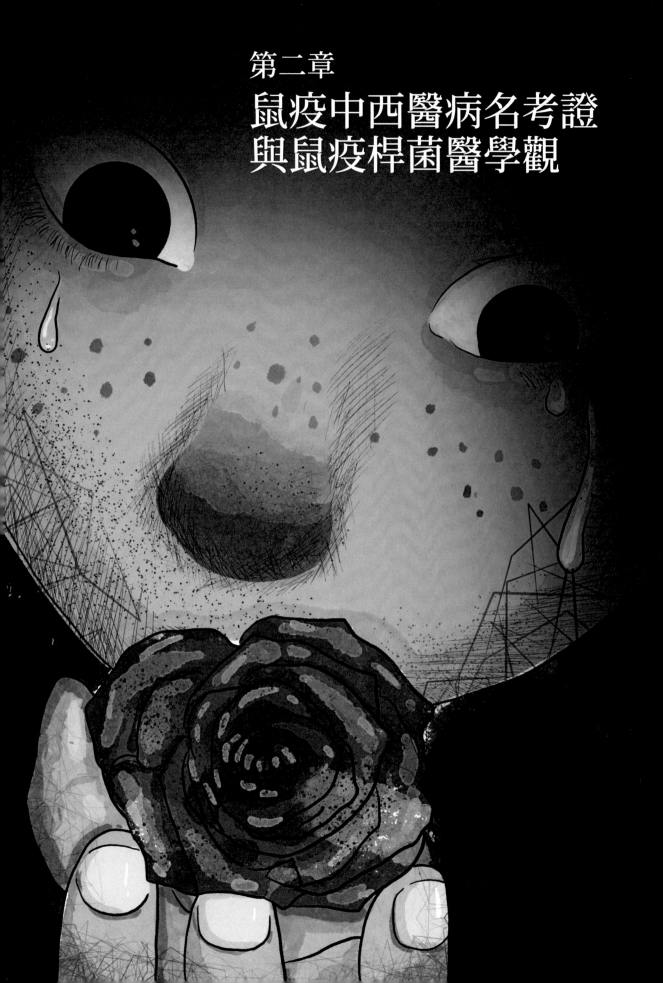

第二章
鼠疫中西醫病名考證
與鼠疫桿菌醫學觀

第一節　從中醫古籍到鼠疫名稱之沿革

　　「鼠疫」，是一種人畜共通的細菌型傳染病，其傳染途徑由囓齒目動物身上帶菌蚤類，藉叮咬其他物種，身體傷口與帶菌體液接觸或空氣中口沫傳染，以症狀分成：頭痛、身痛、畏寒、發燒，淋巴結紅腫結塊的腺鼠疫；沒有淋巴腫塊，但有胸痛、咳嗽、吐血的肺鼠疫；細菌感染血液，導致患者神昏譫語的敗血型鼠疫。

　　「鼠疫」一詞到底是中醫病名？還是西醫病名？這是個有趣的問題，很多臨床醫師都知道鼠疫的病理現象與醫治方式，但似乎比較沒有去注意到，該名稱屬中醫或西醫，而疾病史的研究首重於正名，筆者認為必須先對鼠疫病名，在中醫古籍、現代醫學名詞做正名，才能進行後續研究工作，往正確的方向思考問題與釐清疑點，如同以現代的病名去搜尋中醫古籍，若沒有將古今病名做結合，則容易無證可辨、無方可用。故在正名部分先從中文字的鼠、疫、瘟，以及古籍中病理現象類似鼠疫的中醫病名：大頭瘟、疙瘩瘟、惡核、鼠瘡、鼠瘻做考證。在與西醫病名的結合方面，我們考證了古今西方社會，對於鼠疫病名的發展與之作結合，從症狀、傳染途徑、致病源來探討，試圖去拼湊出古籍中醫病名與現代醫學病名的結合。

一、古籍中鼠疫名詞解釋

　　「鼠」字於《辭海》中記載，為囓齒目鼠科動物的總稱[14]，清代段玉裁，在其著作《說文解字注》，認為鼠為穴蟲的總稱[15]，若以形容詞來看，鼠字有「憂」的意思，以《詩經》〈小雅·雨無正〉：

　　　　……謂爾遷于王都、曰予未有室家。鼠思泣血、無言不疾。

　　　　昔爾出居、誰從作爾室[16]。

鼠思泣血，依據鄭玄的認知，指的是憂思饋慮而致生病，所以《詩

14　國語辭典編輯委員會著：《辭海》（臺北：世一文化事業，2016），頁1159。

15　中國哲學書電子化計劃（無日期）：《說文解字注》。取自：http://www.shuowen.org/view/6359（民109年2月22日檢索）。

16　中國哲學書電子化計劃（無日期）：《詩經》〈小雅·雨無正〉。取自：https://ctext.org/book-of-poetry/yu-wu-zheng/zh，（民109年2月22日檢索）。

經》〈正月〉裡面有「……念我獨兮，憂心京京。哀我小心，癙憂以痒。……[17]」意思為唯獨我一人為世事而憂慮，此憂慮的感覺不絕而長，可憐我心因為擔憂害怕，而焦慮到生病難以醫治。由此可看出「鼠」跟「癙」當是同義字，差別在於癙是因為憂慮而生病，所以《山海經》〈中山經〉：

> ……又東七十里，曰脫扈之山。有草焉，其狀如葵葉而赤華，莢實，實如椶莢，名曰植楮，可以已癙，食之不眯……[18]。

裡面就提到一種，外型似葵菜葉子，開著紅花，果實帶莢稱為「植楮」，可以治療鼠瘻病症，以及多夢病症，在這裡我們觀察到「鼠」跟「癙」除了意義相同之外，也出現了病名「癙」，以及可以治療這樣病症的藥「植楮」，雖然現今較難去考證，植楮是甚麼樣的藥用植物，但一般帶莢的植物，多以豆科植物居多，故以上可以知道在古代「鼠」與「癙」是同義字。

「瘟」字於《辭海》的解釋，為人或牲畜的急性傳染病[19]。如豬瘟、雞瘟、牛瘟……等，「瘟」字起源較晚，最早的記載當是漢代蔡邕所撰寫的《獨斷》〈卷上〉。書中記載：「……神帝顓頊有三子，生而亡去為鬼，其一者居江水是為瘟鬼……[20]」更早之前王充所著《論衡》〈訂鬼〉也引申這段話，但原文為「……居江水是為疫鬼……[21]」，從這裡可以瘟與疫的連接性，瘟者指大規模人類或動物性的傳染病，在上古時代會認為傳染病是鬼神作祟，當為不敬鬼神的天譴。

「疫」字，依照《辭海》的解釋，為流行病或是急性傳染病的總稱[22]，

---

17 中國哲學書電子化計劃（無日期）：《詩經》〈正月〉。取自：https://ctext.org/book-of-poetry/zh?searchu=%E6%9年%A3%E6%9C%88（民109年2月22日檢索）。

18 中國哲學書電子化計劃（無日期）：《山海經》〈中山經〉。取自：https://ctext.org/shan-hai-jing/zhongshanjing/zh?searchu=%E5%8F%AF%E4%BB%A5%E5%B7%B2%E7%99%99&searchmode=showall#result（民109年2月22日檢索）。

19 國語辭典編輯委員會著：《辭海》，頁663。

20 中國哲學書電子化計劃（無日期）：《獨斷》〈卷上〉。取自：https://ctext.org/wiki.pl?if=gb&res=569673&searchu=%E7%98%9F（民109年年2月22日檢索）。

21 中國哲學書電子化計劃（無日期）：《論衡》。取自：https://ctext.org/lunheng/zh?searchu=%E7%96%AB%E9%AC%BC（民109年年2月22日檢索）。

22 國語辭典編輯委員會著：《辭海》，頁658。

在《說文解字》卷二,〈广部〉有記載:「疫:民皆疾也。」[23]最早在《周禮》〈春官宗伯第三〉中記載:

> ……季冬,聘王夢,獻吉夢于王,王拜而受之,乃舍萌于四
>
> 方,以贈惡夢,遂令始難,驅疫……[24]。

意指為君主解夢的官,每到季冬會將君主全年所夢分析吉凶,吉夢獻給君主,惡夢以榮祭祀四方送走,接著開始驅逐散播疾病的鬼怪,由此可以看出疫代表的是疾病,另外在〈夏官司馬第四〉中也有記載:「……執戈揚盾,帥百隸而時難,以索室驅疫……[25]」,意為手持戈,配帶著盾牌的方相氏,率領部眾吹奏著號角,搜尋皇室中疫鬼加以驅逐。余巖在著作《古代疾病名候疏義》認為疫為民皆疾,代表的是流行性的疾病,瘟與疫此類大規模的傳染病,古代沒有微生物學的概念,故認為鬼祟所致,所以曹植在《說疫氣》中提到:

> 家家有殭屍之痛,室室有號泣之哀。或闔門而殪,或覆族而
>
> 喪。或以為疫者鬼神所作[26]。

說明了古人將流行性的疫病與鬼祟之說話上等號。

「惡核」者,在清代之前的中醫古籍,沒有鼠疫這個病名的記載,余伯陶在《鼠疫抉微》中提到:「……初無所謂鼠疫,而乃與今之鼠疫,若有符節者惡核是也……[27]」,認為《諸病源候論》〈惡核腫候〉敘述的病理現象是現今鼠疫:

> 惡核者,肉裡忽有核,累累如梅李,小如豆粒,皮肉燥痛,
>
> 左右走身中,卒然而起,此風邪挾毒所成……煩悶惡寒即殺
>
> 人。久不瘥,則變瘻。[28]
>
> 惡核者,是風熱毒氣與血氣相搏,結成核,生頸邊。又遇風

---

23 中國哲學書電子化計劃(無日期):《說文解字》〈疫〉。取自:https://ctext.org/shuo-wen-jie-zi/zh?searchu=%E7%96%AB(民109年年2月23日檢索)。

24 中國哲學書電子化計劃(無日期):《周禮》〈春官宗伯第三〉。取自:https://ctext.org/rites-of-zhou/chun-guan-zong-bo/zh?searchu=%E7%96%AB&searchmode=showall#result(民109年年2月22日檢索)。

25 中國哲學書電子化計劃(無日期):《周禮》〈夏官司馬第四〉。取自:https://ctext.org/rites-of-zhou/xia-guan-si-ma/zh?searchu=%E7%96%AB&searchmode=showall#result(民109年年2月22日檢索)。

26 余雲岫著:《古代疾病名候疏義》(北京:學苑出版社,2012),頁159-160。

27 [清]余伯陶著:《鼠疫抉微》(上海:大東書局,1937),頁7。

28 丁光迪著:《諸病源候論校注》(北京:人民衛生出版社,2013),頁584。

寒所折，遂不消不潰，名為惡核也。[29]

從這裡可以看出，惡核是長在頸部的腫核，因為風熱毒氣，與體內氣血相搏而成，毒熱瘀阻凝結成腫塊，以症狀觀之，筆者認為余伯陶會將惡核當作是古代鼠疫病症，因為在頸部有淋巴結腫塊，但並沒有明確指出，傳染源與鼠類有連結，筆者認為古籍中類似鼠疫的病症，不只在症狀上要契合，在傳染途徑也必須有所連結，否則腮腺炎或淋巴腺炎，所引起的淋巴結發炎腫大，豈不鼠疫乎？所以這個部分，筆者對於余伯陶的認知，抱著存疑的態度。

　　本節中除了研究古籍中類似鼠疫的病名考證外，筆者嘗試著用鼠疫自然疫源地的概念，來解釋這些瘟疫是否與鼠疫有相關；至於自然疫源地的分析，在後續本章第四小節有詳述，首先在「大頭瘟」這個病名，首見於李東垣《內外傷辨惑論》〈卷上〉記載，金泰和二年（1202年），蒙古與金國戰爭所發生的汴京大瘟疫：

> 向者壬辰改元……受敵者凡半月，解圍之後……既病而死者，繼踵而不絕。都門十有二所，每日各門所送，多者二千，少者不下一千，似此者幾三月，此百萬人豈俱感風寒外傷者耶[30]？

文中敍述了瘟疫導致大量的死亡率，大都有城門十二座，每座每日死亡者，多者兩千，少則一千，以此三個月後，死亡人數近百萬，李東垣並沒有給予這場瘟疫確切的病名，但是提出了他的疑慮，且暗示這樣的病，絕對不是當時醫家所認知的傷寒所導致，也可以觀察出傷寒學派的醫學論治，逐漸不敷於時代演進疾病發展之需求。另外在《金史》〈哀宗紀〉有描述在天興元年（1232年）：

> 三月……壬寅……大元兵攻汴城，上出承天門撫西面將士……五月……辛卯，大寒如冬。密國公璹薨。汴京大疫，凡五十日，諸門出死者九十餘萬人，貧不能葬者不在是數[31]。

29　丁光迪著：《諸病源候論校注》，頁935。
30　[金]李東垣、李一鳴：《內外傷辨惑論》（北京：人民衛生出版社，2007），頁3。
31　中國哲學書電子化計劃（無日期）：《金史》〈本紀第十七〉。取自：https://ctext.org/wiki.pl?if=gb&chapter=51793#p50（民110年4月10日檢索）。

蒙古軍隊再度對金國展開攻擊，導致汴京再度產生瘟疫，死亡人數達九十萬人，筆者以汴京的地理位置，與蒙古軍隊攻打途徑觀察，附近有兩大鼠疫疫源地，分別是黃土高原阿拉善黃鼠疫源地、內蒙古高原長爪沙鼠疫源地，阿拉善黃鼠疫源地的鼠類有冬眠特性，最大強度感染月份在七月，而長爪沙鼠疫源地有大量毒菌株，易引起鼠疫流行，範圍遍布內蒙古，呈現雙峰型全年鼠疫流行，是所有疫源地中唯一雙峰流行的區域；以此推測蒙古軍隊是將鼠疫帶入的關鍵，所以金國末年的汴京大疫極有可能是鼠疫，這部分在曹樹基、李玉尚所著《鼠疫：戰爭與和平，中國環境與社會變遷（1230~1960年）》，書中也相同於筆者這樣的論述[32]。

雖然李東垣沒有給予這場瘟疫定名，但是在後續他的《東垣試效方》中有提到：

> 風熱疫毒上攻，致患大頭瘟，惡寒發熱，頭面紅腫焮痛，目
> 不能開，咽喉不利……[33]

此處首見大頭瘟的稱呼，朱丹溪在《丹溪心法》〈卷二〉對大頭瘟的敘述：

> 瘟疫五附大頭天行病瘟疫，眾人一般病者是，又謂之天行時
> 疫……大頭天行病，此為濕氣在高顛之上，切勿用降藥，東
> 垣有方……[34]

朱丹溪認為李東垣對於大頭瘟的治療，視為天地不正之氣，為一時性的傳染病，所以會有「天行時疫」的認知，此非正常的節氣所致之病；醫家虞博著作《醫學正傳》〈卷二〉：「大頭天行病，從頜腫熱者，又名鸕鷀瘟……」；[35]另在〈卷五〉處有：

> ……外有天行一種，名曰大頭病，俗呼捏頸瘟，其証甚為凶
> 惡，染此者十死八、九……[36]

醫家吳昆著作《醫方考》〈大頭瘟門第七〉：

32　曹樹基、李玉尚：《鼠疫：戰爭與和平，中國環境與社會變遷（1230~1960年）》（濟南：山東出版集團，2006），頁80。

33　[金]李東垣、[元]羅天益編：《李東桓試效方》（北京：中國醫藥出版社，2018），頁146。

34　[元]朱震亨著：《丹溪心法》（臺北：五洲出版社，1984），頁43。

35　[明]虞搏著：《醫學正傳》（臺北：新文豐出版社，1993），頁149。

36　[明]虞搏著：《醫學正傳》，頁578。

……大頭瘟，前古未之論也，東垣始論之。今上壬午，北方
病此者甚眾，死者不啻數萬人。昆居南土，未嘗見其証……
患者頭大如斗，臍頭而還自若也……[37]

明代名醫家張景岳之《景岳全書》〈卷四十七〉：

……泰和二年，先師監濟源歲時四月，民多疫癘，初覺憎寒
體重，次傳頭面腫盛，目不能開，上喘咽喉不利，舌乾口
燥，俗云大頭天行，親戚不相訪問，染之多不救……[38]

一直到清代醫家顧世澄著作《瘍醫大全》〈顴臉部頤發門主論〉：

頭痛腫大如斗，是天行時疫，大頭病也……且感天地四時瘟
疫之氣……濕熱上乘巔頂而為腫……甚至潰裂膿血，複染他
人，所以謂之疫癘……腫在兩耳前後……[39]

　　上論述我們可以歸納出：1.患者皆有「惡寒發熱」的症狀，對照鼠疫
桿菌感染淋巴系統，產生發燒、畏冷、身體痠痛的病理現象。2.患者皆有
「頭目頸項或咽喉俱腫」在頸部、腋下的淋巴結腫大，可視為感染鼠疫所
產生的淋巴結腫塊。3.皆為「天地四時瘟疫之氣」，乃致病原藉著空氣，
造成疾病病的傳播，由口鼻而入導致人生病，故《溫疫論》：「……瘟疫
自口鼻而入，伏於膜原，其邪在不表不裏之間……」可看出對於病的傳染
途徑，已經建立了初步的概念。4.有人群相易傳染性的可能，所以「親戚
不相訪問，感染多不救」，可視為傳染病，藉著口鼻傳播或傷口接觸的感
染，綜觀這樣的論述，可以推斷古籍類似鼠疫的病理現象，以上述大頭
瘟、疙瘩瘟……等名詞，為當時這類導致身體發熱、惡寒、身疼、咽痛、
吐血、淋巴結腫塊瘟疫的稱謂。

　　但是大頭瘟真的是鼠疫代名詞嗎？或者是同屬於類似症狀的傳染病流
行性腮腺炎？《普濟方》〈卷一百五十一時氣門〉：

……不正天行毒氣成大頭之病，憎寒壯熱，先從耳前後微腫
疼痛，逐漸發腫連咽喉，頭項赤腫名曰大頭風，又名洗頭
風、雷風等風腫，病者形貌變異……大頭天行，親戚不相訪

37　[明]吳昆著：《醫方考》（南通：江蘇科技出版社，1985），頁73。
38　[明]張景岳著：《景岳全書》，頁866。
39　[清]顧世澄：《瘍醫大全》（上海：上海古籍出版社，2002），頁114。

問，如藥之多不救……[40]

書中認爲大頭瘟爲天地不正之邪染人爲疫，導致患者頭面、耳後紅腫，咽喉、頸項熱痛，以患病部位的病理現象來看，比較類似流行性腮腺炎，但書中提到大規模傳染性，導致親戚不相訪且水藥不救，在《普濟方》之前《東垣試效方》以普濟消毒飲治療，那麼此處水藥不救的特性，似乎暗示著此爲鼠疫或是腮腺炎導致？另《景岳全書》中記載：

> 大頭瘟者，以天行邪毒客於三陽之經，所以憎寒發熱，頭目
> 頸項或咽喉俱腫，甚至腮面紅赤，肩背斑腫，狀如蝦蟆，故
> 又名爲蝦蟆瘟[41]。

這裡有大頭瘟之外的另一種稱呼方式「蝦蟆瘟」，似乎指出這兩種病的類似性，其症狀也是頭目、咽喉腫痛，面腮色赤，產生紅腫熱痛、惡寒發熱、身痛倦怠等症狀，張景岳認爲這種病也會導致肩背斑腫，對照流行性腮腺炎導致軀幹，偶見紅色斑丘疹或蕁麻疹似乎有相同道理。《溫疫論》認爲：

> ……眾人頭面浮腫，俗名爲大頭瘟是也眾人咽痛，或時音
> 啞，俗名爲是蝦蟆瘟……大約病偏於一方，延門闔戶，眾人
> 相同，皆時行之氣[42]。

這裡明白指出，這個病症導致頭面浮腫，聲啞咽痛的現象，且具有地區性的傳染性，不論何種年齡層皆有傳染與相同症狀，以上述做討論鼠疫、流行性腮腺炎病理皆具有相同部位發炎腫痛，也都具有傳染性，以現代的觀點前者爲細菌型，後者爲病毒型，是不同傳染源所致，以病程輕重而言，流行性腮腺炎致死率低於鼠疫甚多，且鼠疫具有多發性的病理現象，如感染肺部的肺鼠疫，感染血液的敗血型鼠疫，綜觀這些古籍對於大頭瘟的論述，並沒有提到這些病症，尤其身發紫黑的敗血型鼠疫症狀並無描述，大多集中在頭面咽頸部的紅腫熱痛反應，所以大頭瘟是否代表古籍鼠疫病名？這是值得存疑，另外流行性腮腺炎皆以幼童爲主要傳染對象，但古籍中並未對此現象做出強調論述，二者之差別可見表1。

40　[明]朱橚著：《普濟方第6卷》（上海：上海古籍出版社，1991），頁88。

41　陳存仁著：《中醫師手冊》（臺南：鼎文書局，2003），頁188。

42　南炳文、何孝榮著：《明代文化研究》（北京：人民出版社，2006），頁72。

表1、鼠疫與流行腮腺炎之差別

	傳染性	病理部位	病原體	病情輕重	感染對象
鼠疫	有，不分地域	頸、腋、鼠蹊淋巴系統	細菌	烈性	不論男女老少
流行性腮腺炎	有，有區域性	集中頭、頸部	病毒	輕症	多兒童、青少年

　　前述以醫學地理學的角度，探討鼠疫與自然疫源地的關係，初判大頭瘟可能是鼠疫，但汴京大瘟疫所處的中國河南省開封市，現今仍然是流行性腮腺炎好發區域，2008-2009年間當地即產生2,574與1,936起病例，2009年發病率相對於2008年減少24.262%，好發月份在4-6月間，主要染病對象為男性幼兒，地區差異性城市染病率高於農村。[43]另古籍中認為大頭瘟引起的頭面、頸部、咽喉紅腫脹痛，導致目不能開，咽不能嚥，對照衛福部網站，流行性腮腺炎的介紹，發作於腮腺、舌下腺、顎下腺[44]。腫脹部位以耳為主，往前後上下腫，表面紅熱觸之柔軟有彈性，不具化膿性，因為壓迫導致面目歪斜，所以古籍認為是大頭熱病，似乎在病理現象中是同於流行性腮腺炎，然而中醫古籍之病名，在症候上的論述，一直存在著一病多症，或一症多病名的模糊空間，所以大頭瘟之病理現象與傳染途徑，符合鼠疫還是流行性腮腺炎，是非常值得更進一步討論，但筆者比較傾向於屬於流行性腮腺炎。

　　疙瘩瘟，最早見於元人端效方記載：

> 時疫疙瘩腫毒者，自天眷、皇統年間生於嶺北，次於太原，
> 後於燕薊，山野村坊，頗罹此患，至今不絕，多數死亡，且
> 有保其家者……[45]

綜合上述病理部位、傳染現象、烈性死亡率，這應當是對於當時腺鼠疫最早的記載，中醫古籍中最早則見於明朱橚所著《普濟方》〈卷二百七十九諸瘡腫門〉：

43　孫龍、陸寒、王勤：〈開封市2008-2009年流行性腮腺炎監測結果分析〉，《中國公共衛生管理》，6（2010），頁606。

44　中華民國衛生福利部網站（無日期）。取自：https://www.cdc.gov.tw/File/Get/sTZTonVUOSb4VHOLJD_KNg（民110年年2月22日檢索）。

45　李文波著：《中國傳染病史料》（北京：化學工業出版社出版，2004），頁78。

> ……時疫肬腦腫毒病者，古方書論解不見其說，古人無此
> 病，故無此方……天眷皇祐間，生於嶺北次於太原後於燕
> 薊……互相傳染多至死亡……其狀似雲頭，腫連咽頸，攻內
> 則喉嚨堵塞，水藥難通攻……[46]

從條文可理解，疙瘩瘟是類似於大頭瘟的病症，都有惡寒發熱、頭重身痛、昏迷譫語、面、頸、肩背紅腫成塊的淋巴結腫塊，但腫塊體積更大如雲塊，病勢更烈於大頭瘟，在朱橚之前的古書中，不見此病的相關論述，顯示是新型的傳染病，有著病勢猛烈，水藥難攻的特性，並會造成互相傳染而死亡。由分布範圍來做分析，瘟疫傳染範圍先是嶺北，後發太原，而到燕薊之地，嶺北在元代屬於「嶺北行中書省」[47]，為中央政府直屬行政區，在現今蒙古國、西伯利亞以南之處，太原在今山西省，燕薊在現今北京市直轄縣，研究鼠疫起源的史學家格特夫德認為，鼠疫的起源來自於中亞戈壁沙漠，往東向中國蔓延，往西經過中亞傳播中東與歐洲，往南傳向印度[48]，所以學者推論歐洲14世紀黑死病蔓延之前的13世紀，中國已經有多次的瘟疫產生，再考證明代瘟疫史西元1368-1644年，明帝國共發生75場大瘟疫，北京就發生21次，名列疫情最嚴重地區第二名[49]，可以推出朱橚條文中，關於鼠疫傳染病的輪廓。

另從古籍《醫方考》、《溫疫論》的敘述：

> ……疫癘積熱，時生疙瘩結毒，俗稱流注，面腫咽塞者，
> 此方主之……消毒丸……疫毒內鬱，時成疙瘩者，此方主
> 之……陽毒乘脈之虛而陷入之，便壅結而為核，留連於肉腠
> 之間，正此疫毒疙瘩之謂也……[50]

> ……眾人頭面浮腫，俗名為大頭瘟是也……或時眾人嘔血暴
> 下，俗名為瓜瓤瘟，探頭瘟是也；或時眾人瘰、俗名為疙瘩
> 瘟是也。……至於瓜瓤瘟、疙瘩瘟，緩者朝發夕死，急者頃

46　[明]朱橚：《普濟方》（臺北：恆生圖書公司，1986），頁221。

47　楊家駱主編：《新校本元史并附編二種三》（臺北：鼎文書局，1977），頁1347。

48　Robert S.Gottfried,The Black Death – Natural and Human Disasterin Medieval Europe, New York 1983,p.33

49　陳旭：《明代瘟疫與明代社會》（臺北：崧燁文化出版社，2018），頁42。

50　[明]吳昆：《醫方考》，頁68。

刻而亡，此在諸疫之最重者。幸而幾百年來罕有之証，不可
以常疫並論也……[51]

綜觀上述可知疙瘩瘟類似於大頭瘟，但是病勢更爲猛烈難治，致死率極高
且造成大規模的傳染。歸納中醫古籍中緣由、病理現象、傳染途徑、成
病病因，疙瘩瘟是否可以對照於現代鼠疫？筆者認爲已經很接近鼠疫，但
沒有提到媒介是因爲老鼠所致，所以筆者嘗試著從「因鼠而疫」的概念搜
尋。

　　筆者認爲陳士鐸《辨證論》的「鼠瘡」，與《備急千金方》「鼠
瘻」，其病理現象與傳播途徑，類似「因鼠而疫」的論述，但筆者發現此
病並不具備大規模傳染性，所以應當也非古籍中代表鼠疫的名詞，然在此
仍然做一論述。

　　《辨證論》〈卷之十三〉：

　　　　人有生痰塊於頸項……久則變成瘰……一塊未消……復
　　　　長……又潰，或耳下，或缺盆，或肩上下，故名鼠瘡，又名
　　　　串瘡……世人謂其食鼠竊餘物，以成此症……[52]

條文中敍述頸部、腋下產生淋巴腫塊，堅硬如石，流膿流血，且反覆發作
不定處，集中在肩、頸、腋下，這在中醫稱爲瘰症，與腺鼠疫的症狀大致
吻合，再加上「鼠竊餘物」，指出傳染源是老鼠，所以筆者認爲鼠瘡有著
因鼠而病的因果關係。

　　鼠瘻，《備急千金方》〈九漏第一〉：

　　　　夫九漏之為病，皆寒熱瘰癧在於頸腋者，何氣使生？此皆鼠
　　　　瘻寒熱之毒氣，留於脈而不去者也。鼠瘻之本，皆根在於
　　　　臟，其末上出於頸腋之下，其浮於脈中，而未著於肌肉，而
　　　　外為膿血者易去。

此條參照於《黃帝內經・靈樞》〈寒熱篇七十〉的記載[53]，原文爲：

　　　　黃帝問于岐伯曰：寒熱瘰癧在於頸腋者，皆何氣使生？岐伯
　　　　曰：此皆鼠瘻寒熱之毒氣也，留於脈而不去者也。黃帝曰：

51　[明]吳有性：《溫疫論》（北京：人民衛生出版社，2007），頁76。
52　彭懷仁主編：《中華醫方精選辭典》（上海：上海科學技術文獻出版社，1998），頁
　　395。
53　楊維傑：《黃帝內經靈樞譯解》，頁486。

去之奈何？岐伯曰：鼠瘻之本，皆在於藏，其末上出於頸腋
之間，其浮於脈中，而未內著於肌肉，而外為膿血者，易去
也。黃帝曰：去之奈何？岐伯曰：請從其本引其末，可使衰
去，而絕其寒熱……

「瘰癧」這個病名，首見於該篇是頸項或腋窩的硬塊，潰爛後流出膿血，
不容易癒合[54]；條文中黃帝請教岐伯，瘰癧多發於頸部與腋下，這是為什麼
呢？岐伯回答說這是因為鼠瘻病，寒熱毒氣停留在血脈中，無法消除的結
果；這段問答中有幾個特點：

第一、黃帝問瘰癧，岐伯回答鼠瘻，可以看出此兩者之間的相同性，
　　　就是瘰癧潰破之後，久不收口則成鼠瘻，對照腺鼠疫導致頸部
　　　與腋下淋巴結腫大，紅腫流膿病理現象相同。

第二、岐伯認為風邪寒熱毒氣，流於血脈之中，代表毒邪營血中的感
　　　染現象，而瘰癧等同於鼠瘻，民初醫家余雲岫《古代疾病名候
　　　疏義》，引用《諸病源候論》〈卷三十四諸瘻篇〉，認為瘻為
　　　瘰癧，為頸部淋巴結核，因為日久皮表軟化，潰破流膿且久不
　　　收口，所以引申為「瘻」也同「漏」字。[55]

　　黃帝問及這樣的病症要如何治療？岐伯回答鼠瘻病根在臟，頸部、腋
下的淋巴結腫大，是反映出來的表症，毒氣遊走於表皮之間，無進入深層
的肌肉與骨節之間，導致潰爛是可以治療的；先扶助正氣增加患者自身抵
抗力，再從《諸病源候論》的條文中來做分析：

鼠瘻者，由飲食不擇，蠱蛆毒變化，入於腑臟，出於脈，稽
留脈內而不去，使人寒熱。其根在肺。出於頸掖之間……養
生方云：正月勿食鼠殘食，作鼠瘻生瘡……[56]

〈鼠候篇〉認為飲食不潔，蠱毒由口腔進入臟腑造成感染，再藉著血液循
環使人感染後產生惡寒發熱，造成頭、面、頸、肩腫塊，條文引用《養生
方》的理論，認為勿食鼠殘食，以免造成鼠瘻感染，現代醫學鼠類疾病的
傳播途徑，有食用含有鼠疫桿菌的鼠蚤，依附的蔬菜水果，或是含有沙門

54　中國哲學書電子化計劃（無日期）：《漢典》。取自：https://www.zdic.net/
　　hant/%E7%98%B0%E7%99%A7（民109年1月13日檢索）
55　余雲岫：《古代疾病名候疏義》（北京：學苑出版社，2012），頁130。
56　丁光迪：《諸病源候論校注》，頁643。

氏桿菌的鼠糞污染食物，甚至是鉤端螺旋體，因為存在於老鼠腎臟，會隨著鼠尿排出，污染了飲用水、蔬菜水果，所引起的疾病有著互通的道理[57]。綜觀古籍中鼠瘡、鼠瘻的論述，與鼠疫的病理現象有謀和之處，傳染源的生成，也與老鼠有所關聯，參照林昭庚教授主編《中西醫病名對照大辭典》，[58]對於鼠疫在中醫古籍中，比對病發部位與傳播途徑、感染源，也認為鼠瘻可能是古代對鼠疫的稱呼之一種。但筆者認為鼠瘡、鼠瘻還不完全代表，在於條文內沒有提到，有大規模傳染性的可能性；而後代醫家、醫療所以史學家將疙瘩瘟這個病名，作為古代鼠疫代名詞的原因為何？重點在於，這些瘟疫發生之前，街上產生了異象，即為大量自斃鼠橫屍街頭，隨即引發疫病，將這些瘟疫名詞與鼠做了連結，即為疙瘩瘟成為現今鼠疫代名詞的主因，在下節將有詳述。

二、疙瘩瘟為鼠疫代表名詞考證

綜合前文所言，若大頭瘟屬於流行性腮腺炎，那麼史學家大多使用「疙瘩瘟」為古代鼠疫病名，疙瘩瘟的病理現象與傳染特性，最貼近古籍對鼠疫的稱呼；筆者認為受到明末醫家吳又可《溫疫論》一書的影響，該書對於溫病、瘟疫類疾病，在病名與病理現象，將傳染病從傷寒的範圍中獨立出來，成為專門研究外感熱病的學科，奠定極高的學術價值與影響力，其醫學思想精神「戾氣致病說」，認為瘟疫並非傳統醫家主張的正常節氣下的外感寒氣，而是非其時有其氣的邪氣，是無形、無味、無法目視的雜氣，不僅多樣性且具有特異性與專門性，對照現代醫學細菌與病毒，對於宿主具有專一性，與特定目標細胞的感染有著相同的看法，在十六世紀已經建立起了這樣的概念，書中對於疙瘩瘟在症狀與具有傳染性的特性上，皆與現今鼠疫病證相同，傳染途徑中也以戾氣致病的論點，受到後世學者使用這些名稱，與現代鼠疫病症相契合，如前述所言：

> 或時眾人發頤……或時眾人嘔血暴下，俗名為瓜瓤瘟，探頭
>
> 瘟是也；或時眾人瘰、俗名為疙瘩瘟是也……

57　《疫情報導》（無日期）：〈臺灣地區鼠種與鼠類傳播之疾病〉。取自：https://www.cdc.gov.tw/File/Get/jKHCWuPSd3nBKusHa-4h1Q（民109年1月13日檢索）

58　林昭庚：《中西醫病名對照大辭典第一冊》（臺北：中國醫藥研究所出版社，2004），頁172。

發頤者，指的是鼻下至腮頰部分產生腫塊，這類頸項部的淋巴腫大，這是腺鼠疫患者的典型症狀；「……眾人嘔血暴下，俗名為瓜瓤瘟，探頭瘟是也……」，病患有嘔吐膿血，兼有急性腹瀉，這是肺鼠疫患者典型的臨床症狀；「……或時眾人瘰……遍身流走……俗名為疙瘩瘟是也……」，這是頸部、腋下、鼠蹊處，淋巴結腫大，也是腺鼠疫患者的基本症狀，且淋巴腫大先後不同，會讓人有遊走的印象，雖然沒有明確的指出傳染源來自鼠類所致，但是症狀上都與現代鼠疫的症狀相同。

再從曹樹基〈鼠疫流行與華北社會的變遷(1580─1644年)這篇期刊中引用《山西通志》〈祥異篇〉記載：

> 萬曆九年四月初一日……是歲大疫，腫項善染，病者不敢
> 問，死者不敢吊。

以及《潞安府志》〈紀事篇〉記載：

> 秋大疫，病者先於腋下股間生核，或吐淡血即死，不受藥
> 餌。雖親友不敢問吊，有闔門死絕無人收葬者。[59]

我們發現到古籍中，記載這場瘟疫詳細的症狀，並敘述比鄰相染的傳染性，再對照前述吳又可將疙瘩瘟病、核腫、傳染性的敘述，筆者幾乎可以認定這場瘟疫就是鼠疫，而疙瘩瘟可視爲當時鼠疫的代名詞。

《溫疫論》在中醫疫病學說中奠定極高學術價值，在於書中明確的將溫病、溫疫、瘟疫做了清楚詳實的界定，吳又可認爲《傷寒論》曰：

> 發熱而渴，不惡寒者爲溫病，後人省「氵」加「疒」爲瘟，
> 即溫也。

所以溫病的起源爲熱病，熱病本身就是指急性烈性的傳染病，他認爲

> 夫溫者熱之始，熱者溫之終，溫熱首尾一體，故又爲熱病即
> 溫病也。

疫病的稱呼，是因爲這類傳染病有著「延門闔戶，如徭役之役，今省文作『彳』加『疒』爲疫。[60]」表示這是一種具有傳染性的疾病，由於感受的邪氣不同，有不一樣的疫病種類，但皆有發熱的病症。所以吳又可

59　曹樹基：〈鼠疫流行與華北社會的變遷(1580-1644年)〉，《歷史研究》1（1997），頁18。

60　甄雪燕：《中醫歷代名家學術研究叢書吳有性》（北京：中國中醫藥出版社，2017），頁32。

對瘟疫的認知，就是建立在傳染性的強弱，與感染範圍地域的大小，如果未具傳染性或小規模傳染者為溫病，有著急性傳染性且會造成大流行者為瘟疫，這也看出後世清代的醫家，往往將瘟疫涵蓋在溫病的範圍，再加上諸多文獻顯示出，吳又可雖然沒有明確認定傳染源來自於鼠類，但症狀與鼠疫的病症相同，且重點是這樣的瘟疫，具有不分種族、男女、老少、地域，大規模的急性傳染性與鼠疫相同。

明代對於此種疫病以大頭瘟、疙瘩瘟為主流稱呼，明萬曆之前多以大頭瘟稱呼，明崇禎後多以疙瘩瘟稱呼為主流。萬曆年間從龔廷賢《萬病回春》可以看到這樣的敘述：

> 萬曆丙戌春，餘寓大梁屬瘟疫大作，士民多斃其症，閭巷相
> 染，甚至滅門。其症頭疼身痛、憎寒壯熱、頭面頸項赤腫、
> 咽喉腫痛、昏憒等症……名曰大頭瘟。[61]

同時期名醫家張景岳之《景岳全書》〈卷十三〉亦稱為大頭瘟：

> ……大頭瘟者……憎寒發熱，頭目頸項或咽喉俱腫，甚至腮
> 面紅赤，肩背斑腫狀如蝦蟆，故又名為蝦蟆瘟……[62]

崇禎年間吳坤《醫方考》〈卷一瘟疫門第六〉，對這類瘟疫，就稱為疙瘩瘟：

> ……疫毒內鬱，時成疙瘩者……陽毒乘脈之虛而陷入之，便
> 壅結而為核，留連於肉腠之間，正此疫毒疙瘩之謂也……[63]

吳又可的《溫疫論》〈下卷〉：

> ……或時眾人瘻、俗名為疙瘩瘟是也。……緩者朝發夕死，
> 急者頃刻而亡，此在諸疫之最重者……

在民間史料中，也可以看到疙瘩瘟的名詞，崇禎時人劉尚友，在《定思小計》：「夏秋大疫，人偶生一贅肉隆起，數刻立死，謂之疙瘩瘟……[64]」，「崇禎十六年癸未七月大疫，名曰疙疽病，比屋傳染，有闔家喪亡竟無收

61　[明]龔廷賢：《萬病回春》（天津：天津科學技術出版社，1993），頁99。
62　[明]張景岳：《景岳全書》（臺北：台聯國風出版社，1976），頁233。
63　[明]吳昆：《醫方考》，頁68。
64　譚健鍬：《疫警時空：那些糾纏名人的傳染病》（臺北：臺灣商務，2014），頁47。

敛者。[65]」清代初中期延續明代末年稱呼疫病的方式，將因為鼠類而致的疾病，使用疙瘩瘟的病名。

隨著時序的轉變，人們發現到這樣的瘟疫似乎與鼠類有關連性，筆者從《吳忠節公遺集卷》中，吳麟徵與朋友的信件往來，談到這次的瘟疫：

> 夏秋疫癘盛行，比屋面誅，弟所居登鬼錄者五十餘人，兩僕
> 與焉間太倉之鼠，日死叫數百計。[66]

我們可以看到吳麟徵在回覆友人的信件中，敘述瘟疫盛行其住處日死五十餘人，倉庫中的鼠類也大量死亡，很明確地將疫與鼠做了連結，另外在各地方誌對於瘟疫與鼠類做連結的敘述，也多幾乎集中在崇禎年間，《古今圖書集成》〈職方典〉敘述了崇禎十四年夏天，那場瘟疫之前有老鼠成千上萬渡河南去；嘉慶年間的《盧州府志》記載了崇禎十四年發生了瘟疫與蝗災，瘟疫傳染之時，有數以千計的老鼠，互銜尾巴渡江而去數，日之後鼠皆斃，《鄖城縣志》〈卷八〉也指出，崇禎十六年發生了一場大瘟疫，當時民眾觀察到有無數的老鼠，在田徑之間走竄[67]，民間以街市中大量自斃鼠的異象，已經與瘟疫產生連結的時間，往前推進到了明代；乾隆年間《滇南聞見錄》對疫病的記載；師道南〈鼠死行〉詩中的敘述，民眾開始察覺到，街上產生自斃鼠的異象相聯結，瘟疫開始前的社會異象與鼠類似乎有所連結。

筆者認為上述所言正是後世學者，將疙瘩瘟與現代鼠疫病名，作連結的主要的關鍵，臺灣唯一漢醫治療鼠疫專書，黃玉階著作《疙瘩瘟治法新編》，對鼠疫的病名，不以日本殖民政府慣用的百斯篤、黑死病，而用了「疙瘩瘟」一詞為書名，是來自於明代崇禎年間的大疫，到清代初中期對疫病的稱呼用詞；曹樹基在〈鼠疫流行與華北社會的變遷〉文中也認為，以症狀、傳染途徑、鼠疫自然疫源地等考證，認為明代末年的疙瘩瘟就是腺鼠疫。

---

65 邱仲麟：〈明代北京的瘟疫與帝國醫療體系的應變〉，《中央研究院歷史語言研究所集刊》75.2（2004），頁359-361。

66 中國哲學書電子化計劃（無日期）：《吳忠節公遺集》。取自：https://ctext.org/wiki.pl?if=gb&chapter=191827&searchu=%E7%96%AB%E7%99%98（民110年3月31日檢索）。

67 譚健鍬著：《疫警時空：那些糾纏名人的傳染病》（北京：生活‧讀書‧新知三聯書店，2016），頁50。

三、鼠疫是中醫專屬名詞

清代中期，中國從雲南開始爆發反覆流行的鼠疫疫情，並且往廣西、廣東、福建諸省散佈，更因香港鼠疫疫情的關係，將鼠疫傳染病往世界傳播，被稱為世界第三次鼠疫大流行。我們可以從師道南〈鼠死行〉中的：「東死鼠，西死鼠，人見死鼠如見虎……」可以看出，當時社會上對於鼠疫的認知，已經建立起傳染病與鼠類有關，從師道南〈鼠死行〉再往前推，乾隆四十七年（1777年）《滇南聞見錄》一書中，對於麗江地區瘟疫做了敘述，文中認為此病不知來源如何？但染上數日即死，且死者接續，更有甚者，此疫發作之前鼠多死，而後貓捕食亦死，似乎我們發現在師道南之前，就有文獻記載了這個因鼠而疫的疫病[68]。

當時諸多中醫醫家，認知的「地氣論」，將污穢之氣與鼠類導致的疾病畫上等號，並將這個名稱融入在著作之中；於吳存甫在1891年第一本鼠疫治療專書的《治鼠疫法》，首度將鼠類導致的傳染病，由古代的疙瘩瘟、大頭瘟、核瘟……的稱呼，以「鼠疫」這個名稱來定名，文中開宗明義的敘述：

> 鼠疫者，疫將作則鼠先死。人感疫氣，輒起瘰癧，緩者三五
>
> 日死，急者頃刻。[69]

他認為鼠疫將至，會先有大量鼠類自斃的情況，明確的將這個病名定名為鼠疫，建立鼠疫源於鼠類的因果關係，因此鼠疫作為中醫名稱始，首見於吳存甫的定名，這時鼠疫這個名詞，取代了原本常用的用詞。後續羅汝蘭以《治鼠疫法》為基礎加上己身臨床經驗成書《鼠疫彙編》，也認為「鼠疫者，鼠死而疫作，故以為名。[70]」，到了余伯陶的《鼠疫抉微》：

> 鼠疫者，疫之又一名，證之又一種，無鼠之疫，疫不及鼠．
>
> 有鼠之疫，鼠先受疫。

這段話證明，因鼠而導致疫作之間的因果關係。

民國名醫冉雪峰，在其著作《溫病鼠疫問題解決合編》中，也舉出跟筆者在前述中同樣的看法，亦是引用《靈樞》〈寒熱篇七十〉的條文，他

68 　曹樹基、李玉尚：《鼠疫：戰爭與和平，中國環境與社會變遷（1230~1960年）》，
　　 頁67。
69 　羅汝蘭：《鼠疫彙編》（廣州：廣東科技出版社，2018），頁29。
70 　[清]羅汝蘭著：《鼠疫彙編》，頁9。

認爲依照症狀：

> ……寒熱瘰癧在於頸腋之間者，皆何氣使生？岐伯日：此皆
>
> 鼠瘻寒熱之毒氣也。留於脈而不去者……

他認爲「鼠瘻」，就等同古籍中的鼠疫，以寒熱瘰癧在於頸腋之間者，對
應鼠疫所引起的淋巴結腫塊，冉氏認爲《靈樞》名爲鼠瘻，是古代醫家將
鼠疫的病理發展，認爲是循著經脈學說與氣血運行氣機的發展，西方醫學
認爲的鼠疫，是透過解剖學與微生物學發展而來，所以當時西醫因鼠疫發
病部位不同，有不同的名稱，對於腺鼠疫、肺鼠疫、敗血型鼠疫的界定紊
亂，他表示：

> ……故在皮膚則日皮膚魄司脫，在淋巴腺則日淋巴腺魄司
>
> 脫，在肺則日肺魄司脫，在眼在腸則日眼魄司脫腸魄司
>
> 脫……[71]

西方醫學雖然發現了鼠疫桿菌，但這個疾病在西醫界眞正的名稱還未定，
有依照發病部位不同，而有不同的命名。文中「魄司脫」應與日本人稱
之爲「百思篤」一樣，都是外文音譯而成，所以他認爲中醫在鼠疫病名的
確定上，可將寒熱瘰癧在於頸腋之間稱爲「鼠瘻」，若是毒性強，且具烈
性傳染特性者，稱之爲「鼠疫」，認爲這樣的稱呼，在中醫臨床病名辨證
上，可以避免對名詞歧異所生糾紛。筆者認爲，在當時這樣的方式是可行
的，因爲兩者都是屬於傳染病，差別在不同影響範圍的深度與廣度；福建
醫家李健頤，在其著作《鼠疫治療全書》，提出他的看法：

> 鼠疫西人名為Pest日人譯其音為百斯篤……中國名醫知此疫
>
> 是鼠為媒介故名鼠疫……[72]

他認爲漢代之時就有鼠疫，但因爲當時沒有微生物的概念，不知道是因爲
病菌所致，所以疾病統稱傷寒，由此可以看出他也支持鼠疫這樣的命名方
式。認爲病菌由污穢濕濁所生，若直接感受於人，則爲溫熱病，若先藉著
感受於鼠，鼠病生再染於人，則爲鼠疫，因疫菌傳於鼠故名[73]。

71　《溫病鼠疫問題解決合編》（無日期）。取自：http://re年er.epubee.com/books/
　　mobile/e4/e43b736eb3409b7840d97c15cb765e3a/text00043.html（民110年8月13
　　日檢索）

72　吳文清：〈李健頤《鼠疫治療全書》學術特點與成就〉，《中華醫史雜誌》35.2
　　（2005），頁84。

73　王咪咪：《李健頤醫學論文集》（北京：學苑出版社，2011），頁335。

日治臺灣時期，總督府出版《本島醫生ノ慣用スル疾病ノ稱呼ト普通病名トノ對照調查》，該書鑑於臺灣地區的漢醫、西醫，與日本內地的西醫所受教育的系統不同，所以在病名上的認知有著極大的差異；因此以此書作爲彼此溝通的橋樑，書中提出「鼠疫」是「漢方醫名詞」，使用於支那與臺灣漢醫界，與日本醫界慣稱之百斯篤、黑死病的意義相同[74]。由此證明鼠疫一詞，是清代中末期中醫對於鼠類導致大規模致死率極高傳染病的名稱，故「鼠疫」起源於當時中醫醫家，後續成爲民間通用名詞；以當時報章對疫病的報導，可以看出清末中國對於鼠疫的稱呼已經普遍化，不論在醫界還是民間；《申報》在1911年3月15日刊登的〈鼠疫謠〉：

　　　　鼠威既肆不可遏。燎原一炬天山紅。董戎風雲接三輔。關塞
　　　　蕭條斷行旅。居民避疫如避兵。朝廷防鼠如防虎。[75]

東北鼠疫期間，有傳聞鼠疫已感染到北京城，導致駐華使節大爲驚恐，當時《申報》以外國人不怕義和團之拳匪，而懼於鼠疫威脅撰文嘲諷：「夫以如狼如虎之拳匪，曾不若腐鼠之一嚇，亦可異矣！[76]」1910年11月《申報》以《租界查驗鼠疫之大風潮》爲總標題，報導了當時因爲上海鼠疫期間，公部門與民眾因爲防疫制度上產生的歧見與暴動，文中也是用了「鼠疫」這個名詞[77]。相對於日治時期臺灣社會，並不以「鼠疫」爲主要稱呼方式，可以看出彼此間的差異性，以《臺灣日日新報》爲例，從西元1905到1911年，稱爲瘟疫有43次、黑死病17次、鼠疫421次、百斯篤3次、ペスト1110次，若以專業的醫學期刊，《臺灣醫學會雜誌》中的稱呼，有黑死病3次、百斯篤35次、ペスト248次、鼠疫0次，足可見一般[78]。

　　結論，從古代中醫名詞，疙瘩瘟、大頭瘟、探頸瘟、核瘟……等，到民間俗稱癀子症、耗子症、癀子病、貓鼠病……等。從吳存甫首度將鼠疫定名之後，後世醫家也多採用這樣的病名作稱呼，從一系列的醫療專書

74　周佩琪：《日治時期臺灣中醫研究》（中國醫藥大學博士論文，2010），頁159。
75　吳俊瑩：〈從東三省鼠疫問題看清末的內政與外交（1910-1911）〉，《國史館館刊》20.2009，頁41。
76　〈時評：拳匪竟不如鼠〉，《申報》，1911年2月6日，第6版。
77　上海社會科學院（無日期）：〈張永廣李亞娟：1910年一場檢疫裡的「身體」〉。取自：https://www.sass.org.cn/2021/0122/c1201a101670/page.htm（民110年3月31日檢索）。
78　王敏東、蘇仁亮：〈從「瘟疫」「黑死病」到「鼠疫」一中日疾病名稱考源〉，《或問-WAKUMON》77.11（2006），頁81。

中，確定了「鼠」與「疫」之間的關聯性，西方醫學界直至1896年，法國的耶爾森發現鼠疫為鼠疫桿菌所導致，而鼠疫因為鼠蚤的傳播，則是西元1898年保羅-路易斯·蒙德，在死於鼠疫的老鼠中取樣出鼠蚤，以顯微鏡分析，發現鼠蚤中帶有鼠疫桿菌，證明了由鼠到蚤到人的傳播途徑。但是耶爾森以鼠疫病原菌的發現，間接的證明鼠疫因為鼠而導致，似乎也為吳存甫以鼠疫名稱做了背書與保證，曹樹基、李玉尚在著作《鼠疫：戰爭與和平，中國環境與社會變遷（1230~1960年）》一書中，也認同於鼠疫一詞，最早是從吳存甫著作《治鼠疫法》，是最早將鼠疫作為這類瘟疫的中醫病名[79]。

第二節　西方世界對鼠疫名稱與考證

英文「plague」一詞指的是「瘟疫」，也有鼠疫、黑死病之意，根據牛津詞典線上版對「plague」的解釋[80]，指的是肆虐歐洲的鼠疫，其中影響深遠的是中世紀爆發的黑死病（the black death），這場世界第二次鼠疫大流行，對整個歐洲社會所造成的人口、經濟、宗教、文化、醫學、公衛……等產生巨大的影響，我們可以在當時傳唱的一首童謠中看出端倪。

這首「Ring-a-ring-a-roses」於1790年開始傳唱，歷經多次改版後，1881年被凱特格林威（Kate Greenaway）收錄在《鵝媽媽童謠》(Mother Goose)印刷出版[81]。童謠表達了1665年發生的倫敦大瘟疫。原文歌詞：「Ring a ring of roses/ Ring-a-ring-a-roses, A pocketful of posies, Atishoo, atishoo（後來的版本有Ashes, ashes），we all fall down.」歌詞大意：

> 環成圓形的玫瑰花環，這裡的roses指的是鼠疫患者，感染瘟

79　曹樹基、李玉尚：《鼠疫：戰爭與和平，中國環境與社會變遷（1230~1960年）》，頁69。

80　牛津詞典線上版：〈plague〉。 "Plague, also the plague (also bubonic plague) [uncountable] a disease spre年 by rats that causes a high temperature, swellings (= areas that are arger and rounder than usual) on the body and usually death." 取自：https://www.oxfordlearnersdictionaries.com/definition/english/plague_1?fbclid=IwAR0vFQgM-X-q5p0SkgVw1qlZ8A2FYByHJG2mApSQIbDfZwgYMqp5Wn8SCMU（2020年1月13日檢索）

81　Kate Greenaway. Mother Goose or The old nursery rhymes, F.Warne, London 1881; pp.52.

疫後，皮膚出現一圈一圈如玫瑰般的皮疹症狀，口袋裡裝著滿滿的花束指的是posies，這是一種芳香草藥，中世紀醫師將患者的口袋塞滿芳香草藥和香料，試圖抵擋死亡帶來的惡臭味，啊嚏啊嚏為打噴嚏的意思，表示病情加重的前兆；後來的版本改為ashes，代表火化病逝者大體的灰燼，或人們患病發黑的症狀，最後我們都倒下，代表面對黑死病必然死亡的宿命，歌詞中寫實的內容，不禁讓人與黑死病聯繫在一起[82]。

為何鼠疫、黑死病一詞後來能成為瘟疫的專用詞呢？這中間經歷了漫長的演變。Black death是歐洲專用術語，其拉丁原文為「*atra mors*」、「*mors nigra*」，*atra*及*nigra*的意思是黑色（暗喻不吉祥），*mors*的意思是死亡，即黑色死亡之意。1908年英國歷史學家加斯奎特（Francis Aidan Gasquet）在其黑死病專著「The Black Death of 1348 and 1349」提及黑死病的病名*atra mors*一詞，可能首次出現在荷蘭歷史學家龐塔努斯（Johan Isaaksz Pontanus），1631年撰寫的丹麥編年史中。儘管當時的人們曾懷疑*atra mors*是否等同於英國黑死病（1665-1666年倫敦大鼠疫）。龐塔努斯說：「一般而言，從其影響來看它們被稱為黑死病」（拉丁原句*Vulgo & ab effectu atram mortem vocitabant*，英文翻譯Commonly and from its effects, they called it the black death）[83]。於是「黑死病」一詞先後在斯堪地那維亞半島和德國傳播開來，並逐漸成為14世紀中期流行病的專有名稱[84]。

然而*atra mors*一詞出現在更早的12世紀，當時法國皇家醫師，同時也是教師、詩人的吉勒斯·德·科貝伊爾（Gilles de Corbeil）就以拉丁文形式在其醫學詩歌《疾病的體徵和症狀》（拉丁原文為*De signis et sinthomatibus egritudinum*）中將*atra mors*比喻為瘟熱（pestilential

82 Cieslak, Theodore J. MD, Henretig, Fred M. MD. Ring-a-ring-a-roses: bioterrorism and its peculiar relevance to pediatrics. Current Opinion in Pediatrics. 2003;15(1):107-111.

83 Francis Aidan Gasquet. The Black Death of 1348 and 1349 2nd ed., George Bell and Sons, London 1908; pp. 7.

84 Hecker, J. F. C. Der schwarze Tod im vierzehnten Jahrhundert [The Black Death in the Fourteenth Century], Herbig, Berlin 1832; pp.3.

fever，拉丁原文為*febris pestilentialis*）[85]。此時比黑死病發生早了約一百年。「黑色死亡」在當時只是一個通用術語，所以並沒有被廣泛使用直到西元1350年。

1350年正值歐洲鼠疫大爆發時期，比利時裔天文學家，同時也是巴黎職業醫師的西蒙‧庫溫（Simon de Covino or Simon de Couvin）在描述黑死病的詩篇《論土星盛宴上太陽的審判》（拉丁原文為*De judicio Solis in convivio Saturni*）提及「當國王結束神諭的審判，黑色死亡出現，世人向他投降」（拉丁原文：*Cum rex finisset oracula judiciorum / Mors nigra surrexit, et gentes reddidit illi*, 英文翻譯：When the king ended the oracles of judgment / Black Death arose, and the nations surrendered to him）[86]。詩篇中使用*mors nigra*黑色死亡一詞後，黑死病之說逐漸流行。當時對此瘟疫最權威的說法，來自法國巴黎醫學院的報告中發現，在巴黎醫學院當醫師的西蒙‧庫溫，將瘟疫大爆發歸咎於1345年三顆行星的結合引起「空氣中巨大的瘟疫」（great pestilence in the air）。當時的人們認為瘟疫是由不乾淨、污染的空氣（Miasma，古希臘語：污染之意，即瘴氣）造成，「瘴氣論」（Miasma Theory）是當時的主流論述，雖然在1880年以後逐漸被科學家與醫師放棄，取而代之的是菌原論，但在當時卻得到許多當代人的支持。

「瘟疫」一詞當初並未指特定疾病，中世紀黑死病的出現，使瘟疫一詞在現代醫學具有持續存在的意義。當時人們將Plague（瘟疫）稱為The Pestilence。其他歷經鼠疫的作家，也將14世紀黑死病爆發的一系列事件稱為「Great Plague」（大瘟疫）、「Great Pestilence」（大瘟疫）、「Great Mortality」（大死難）、「The Plague of Florence」（佛羅倫斯瘟疫），這個部分是因為佛羅倫斯是14世紀歐洲鼠疫的開端，第一起歷史記載始於1346年，隨後7年席捲歐洲，疫情慘重。當代對流行病的描述中，幾乎沒有使用「黑死病」這種不祥的稱呼，直到幾個世紀以後，它才

85　Stephen d'Irsay. Notes to the origin of the expression: atra mors. Isis. 1926;8(2):328–332.

86　Emile Littré. "Opuscule relatif à la peste de 1348, composé par un contemporain" [Work concerning the plague of 1348, composed by a contemporary], Bibliothèque de l'École des chartes, Paris 1841, p.228.

被冠以「黑死病」之名（英文原句In no contemporary account of the epidemic is it called by that ominous title; at the time people spoke of it as "The Pestilence", "The Great Mortality", "The Death", "The Plague of Florence" etc., and, apparently, not until some centuries later was it given the name of "the Black Death.")[87]。

　　以往人們認為黑死病之所以這麼稱呼，是因為患者經常伴有黑色壞死組織與全身變黑，因此黑死病一詞適用於大範圍的瘟疫。實際上這是對拉丁語中的「pestisatra」或「*atra mors*」一詞的誤譯。14世紀的拉丁文*atra*有駭人（terrible）和黑色（black）的雙重含義[88]，這與任何臨床症狀無關，「黑」在這裡並不是指顏色，而是指這場瘟疫的「恐怖」與「可怕」，這是人類對黑色所賦予的普遍意義[89]。當時plague一詞的含義，與現今的含義不同。是因為黑死病的大爆發，才使我們將瘟疫性死亡的恐怖，與今天的詞聯繫在一起。

　　在英語文獻中，「Black Death」一詞，於1755年首次在翻譯丹麥歷史小說《挪威的自然史》出現，內容提及：

> 確實不能說挪威完全不受瘟疫影響，因為從1348年到1350年間黑死病肆虐歐洲各地，這里和其他地區一樣，居民人數大量減少。
>
> （英文原句：Norway, indeed, cannot be said to be entirely exempt from pestilential distempers, for the Black-death, known all over Europe by its terrible ravages, from the years 1348 to 50, was felt here as in other parts, and to the great diminution of the number of the inhabitants.）。[90]

1823年第一位將「黑死病」引入英語世界的人，是英國歷史學家伊麗莎

87　Francis Aidan Gasquet. The Black Death of 1348 and 1349 2nd ed., George Bell and Sons, London 1908; pp. 7.

88　Ole J. Benedictow. The Black Death-The Greatest Catastrophe Ever. History Today.2005;55(3):42-49.

89　劉黎：〈中世紀英國各階層對黑死病應對措施的借鑒意義〉，《黑龍江史志》20.285(2012)，頁53-55。

90　Erich Pontoppidan. The Natural History of Norway-translated from the Danish original, A. Linde, London 1755, p.24.

白‧彭羅斯（Elizabeth Penrose）。隨後1832年德國學者海克爾（J. F. C. Hecker），發表了一篇標題爲「the black death」的鼠疫論著，從此這個詞在學術界中流行。19世紀末、20世紀初，第三次世界級鼠疫大爆發，再次引起人們的重視和研究，當時的科學家們首次從香港鼠疫分離出鼠疫桿菌，隨後進一步確認了鼠疫與鼠疫桿菌的關係，才讓人們眞正認識鼠疫。歷經了數世紀的演變，鼠疫、黑死病逐漸與瘟疫劃上等號，是大型流行性傳染病的總稱。

第三節　鼠疫桿菌之現代醫學觀

一、細菌與病毒

　　細菌早在36億年前，就存在於地球，廣泛分布於自然界中。其外形多樣，從外觀可分爲球狀的球菌、棒狀的桿菌、逗點狀的螺旋體、立方體等。細菌屬於原核生物，沒有核膜包圍，DNA直接裸露在細胞質中，也沒有膜狀胞器，但有細胞壁，有的還有莢膜結構以便能在惡劣環境下休眠和儲存食物[91]。細菌分爲對人體有益的益生菌和致病的病原菌。在細菌的世界中，並非每種細菌都會導致疾病，會導致疾病者我們稱爲病原菌，所以本章節將以導致疾病的病原菌與病毒做簡單的討論。

　　古代東西醫學對細菌的概念是不存在的，在顯微鏡還未被發明之前，東西醫家皆把傳染性疾病，歸咎在於空氣中的不正之氣所致，所以在中醫古籍之中我們常看到不正之氣、疫氣、瘴癘之氣……這些名詞，以「邪氣」來統稱空氣中的致病原，來解釋病因的機轉，西方醫學的起源羅馬帝國時代，對於傳染病也是抱持同樣的看法，西元前一世紀羅馬作家瓦羅（Varro）曾經在著作中提出他的看法，認爲在沼澤地區生活，要特別注意疾病的產生，因爲沼澤中會散發出令人作嘔的氣味，與發出磷光般的煙霧（這在東方醫學中，當屬瘴氣的範疇），繁衍某些眼睛看不見的微小生物，會藉著空氣將疾病由口鼻傳染而入[92]。直到被譽爲微生物學之父的路

91　維基百科：〈細菌〉。取自：https://zh.wikipedia.org/wiki/%E7%BB%86%E8%8F%8C （2020年1月13日檢索）

92　[美]Jeanette Farrell著、姚念祖譯：《看不見的敵人》，（臺北：財團法人遠哲教育基金會，2003），頁164。

易‧巴斯德（Louis Pasteur），證明細菌為致病原理論的學說之後，細菌性疾病才廣為人們所認知與承認。細菌（Bacteria）一詞由德國科學家埃倫伯格（Christian Gottfried Ehrenberg）於1828年提出，後來法國微生物學家巴斯德和德國醫師羅伯特‧科赫（Robert Koch）提出細菌可能導致疾病的論點，從此「菌原論」成為西方醫學主流，進而研發了抗生素。病原細菌（*Pathogenic bacteria*），顧名思義就是引起人類傳染病的細菌病原體，如引起結核病的結核桿菌（*Mycobacterium tuberculosis*）、引起肺炎的肺炎鏈球菌（*Streptococcus pneumoniae*）、金黃色葡萄球菌（*Staphylococcus aureus*）、引起鼠疫的鼠疫桿菌（*Yersinia pestis*）、引起腦膜炎的腦膜炎雙球菌（*Neisseria meningitidis*）等，雖然人類對於細菌的研究時間不長，但科學家在一百多萬年前，人類頭骨遺骸中就發現了病菌的存在，而人類與病原菌的往來，應當是藉著原始人類的發展過程中，人與動物之間的接觸，將原本寄宿於動物身上不曾致病，且動物對其產生抗體的病原菌傳染至人類，展開了病原菌影響人類歷史的開端[93]，而寄宿在人體的病原菌，也藉著人類活動版圖的擴張，與氣候影響的因素，藉由移動展開流行性擴散與感染的過程。

　　如果說病原菌是擁有地盤的武裝士兵，那麼病毒（Virus）就是四處流浪的流寇，細菌擁有完整的生物體特質，體積較大，病毒體積小且非細胞的方式存在，甚至並不是一個完整的生物體，它只有一小段，脫氧核糖核酸（DNA）或是核糖核酸（RNA），決定了病毒的種類，也藉著蛋白質分子做包覆，但是他無法獨立存在，且無法自行繁殖，只能藉著依附其他的生命體才得以生存，以寄生的細胞中，與該細胞的核酸做結合，並以插入因子的型態，影響寄生細胞的核酸運作，現今能感染人類導致疾病的病毒大概有數百種。不同於細菌型的疾病，無法用抗生素做治療，只能夠以疫苗或是抗病毒的藥物，來達到治病的效果，我們常常把細菌與病毒混為一談，但病毒其實比細菌棘手，因為抗生素和酒精可以殺菌，但無法對付病毒。關於病毒是不是生命體，一直都是生物學界熱門討論的議題。細菌是生物只要有外界養分，就能自己分裂繁殖，而病毒是一種很特別的存在，

93　張建光、陳蓉霞、王錦著：《流行病史話 人類抗疫全記錄》（臺北：遠流出版社，2005），頁85。

介於有生命與非生命的類生物[94]。病毒要「寄生」在宿主的細胞才有生命現象，在細胞外不會表現生命現象，但也不會被消滅。在遇到宿主之前會蓄勢待發，只要找到宿主，就可以感染所有具有細胞結構的生命體，包括細菌（如病毒界噬菌體的宿主就是細菌），入侵宿主的細胞系統來繁殖分裂。

病毒都有致病性的特性造成嚴重的感染，如引起登革熱的登革病毒（Dengue virus, DENV）、引起急性胃腸炎的諾羅病毒（Norovirus）、引起流感的流行性感冒病毒（Influenza virus）、引起SARS、MERS-CoV、COVID-19的冠狀病毒家族等，其他由病毒引起的疾病還有水痘、天花、愛滋病、禽流感等。病毒的傳播方式五花八門，有直接感染如口鼻、皮膚、性行為的接觸傳染或經由咳嗽、痰、噴嚏的飛沫傳染，間接感染如食物、水、土、空氣的媒介物傳染，昆蟲、鳥類、哺乳類等病媒動物的傳染和經由飛沫核的空氣傳染等。如果人與人互動頻繁，有效接觸率越高，會在短時間內造成流行病，若能降低有效傳染率（比如居家隔離，避免人與人近距離接觸），流行就能降低[95]。

現代醫學使用抗生素對抗大部分的細菌，但抗生素的治療，往往伴隨著細菌對於藥物抗藥性的產生，所以一昧地使用加強藥效的抗生素，會產生抗生素被濫用的情形。病毒感染由於病毒複製、致病、傳播的方式都不一樣，所以大部分的病毒感染是沒有藥物可用。只有透過預先施打病毒疫苗，與傳染病早期診療及隔離，能提高群體免疫力，減少其他易感受宿主的感染，就能降低流行的發生，例如天花是人類史上唯一戰勝的病毒。病毒變異日新月異，傳播能力不斷增強，疫苗開發困難使病毒性疾病治療面臨更大的挑戰。人類雖然發明了抗生素，但細菌也絕非等閒之輩，而隨著抗生素的氾濫，引起細菌絕地大反攻晉級成「進擊的細菌」導致各種耐藥性細菌產生，目前世界各國也逐步開發新疫苗預防細菌性疾病。

病原菌與病毒看似不起眼，但卻牽動著人們的健康安危，人類與細菌病毒的戰爭一直以來從未停止過，如中世紀的黑死病、腦膜炎、流行性

94　周德慶：《微生物學教程》（第三版）（北京：高等教育出版社，2011），頁65-66。

95　陳建仁——永不止息的人類與病毒的戰爭（無日期），取自：https://scitechvista.nat.gov.tw/c/sVhl.htm（民109年1月13日檢索）

感冒、各種肺炎，如嚴重急性呼吸道症候群（Severe Acute Respiratory Syndrome，SARS）、中東呼吸綜合症（Middle East Respiratory Syndrome Coronavirus，簡稱MERS-CoV）、嚴重特殊傳染性肺炎（COVID-19，簡稱武漢肺炎）等，傳染病是人類史上死亡和疾病的主因。各種新興傳染病的出現也不斷考驗著人類社會的防疫體系，也是全球人類需共同面對的課題與挑戰。

二、鼠疫桿菌醫學觀

　　鼠疫桿菌（*Yersinia pestis*）是個古老的菌種，根據昆蟲學家George Poiner Jr.與其團隊，在2015年於醫學昆蟲學（JME）期刊，發表一篇文章，該團隊宣稱在兩千多萬年前的多明尼加，發現琥珀內的跳蚤化石中，疑似有鼠疫桿菌的菌種；如果這項研究被確認屬實，那麼鼠疫桿菌早在人類出現之前，就存在於這個世界，是否也關係到在當時，導致某些物種因此而滅絕的運命[96]。鼠疫桿菌染人於病，最早的記錄可以追溯到西元前3000~5000年，新石器時代的人們就有了被染疫的記錄，科學家以101具來自歐洲、西亞、中亞的遠古遺骸中，發現帶有7具遺體化石中，有鼠疫桿菌DNA的存在，這代表著鼠疫的起源除了中亞、中國、印度起源論之外，在新石器時代的歐洲，就存在這樣的風土病，從這7具遺骸中，分析出兩種品質最好的菌種DNA，分別是距今3700年之前的「RISE505」，以及距今4700年前的「RISE509」，這兩種菌種皆來自於中亞地區，在與現代鼠疫桿菌做親源分析，科學家們發現與其它的鼠疫桿菌，同屬一個相同的群體，且「RISE505」、「RISE509」分屬這群鼠疫菌的最底部，代表著這兩類細菌與現代鼠疫菌的親緣關係[97]，所以公元5800年前鼠疫桿菌，具備了有傳染的功能，另外這7個遠古的鼠疫桿菌，與現今鼠疫桿菌相同點都是具有致病性，因為遠古鼠疫桿菌已經具備了55個致病基因，但不同的是遠

96　黃武良、劉淑蓉：〈琥珀——涵蘊萬古於剎那〉，《科學發展雜誌》533（2017），頁64。

97　Rasmussen S, Allentoft ME, Nielsen K, Orlando L, Sikora M, Sjögren KG, Pedersen AG, Schubert M, Van Dam A, Kapel CM, Nielsen HB, Brunak S, Avetisyan P, Epimakhov A, Khalyapin MV, Gnuni A, Kriiska A, Lasak I, Metspalu M, Moiseyev V, Gromov A, Pokutta D, Saag L, Varul L, Yepiskoposyan L, Sicheritz-Pontén T, Foley RA, Lahr MM, Nielsen R, Kristiansen K, Willerslev E. Early divergent strains of Yersinia pestis in Eurasia 5,000 years ago. Cell. 2015 Oct 22;163(3):571-82.p578

古鼠疫桿菌，不俱ymt（Yersinia murine toxin）這個基因，所以無法讓鼠疫桿菌以跳蚤為傳播的工具，讓疫菌在跳蚤體中可以更舒適的存活，仔細地說ymt就是讓鼠疫桿菌生存在跳蚤的腸道中，增加桿菌在跳蚤體內繁殖與傳播速度。所以這7個DNA有6個都不具備ymt，只有一個有具備，所以科學家藉此推斷出公元3000~3700年前的鼠疫桿菌，才進化到體內具有ymt的基因[98]。而鼠疫桿菌中導致患者罹患線鼠疫的病症，也是在西元3000年前的鼠疫桿菌，藉著「pla」基因的突變，才變成現今我們所熟知，能藉著鼠、蚤、人之間的大規模傳播，能產生腺鼠疫的淋巴腫塊，能產生大規模急性且致死率極高的傳染病。

　　鼠疫桿菌型態上屬於革蘭氏陰性菌外型為桿菌，兩側為頓圓形長約0.5-2 μm，具莢膜，沒有內孢子、鞭毛。存活於0~45℃的環境，最適溫度為28~30℃，培養菌種最佳酸鹼值在pH 6.9~7.1，鼠疫桿菌與其他腐生寄生菌相同，屬於異養菌，需要宿主體內的營養物質才能生長繁殖，血紅素能加強鼠疫桿菌生長，在體內容易成為敗血型病症的主因[99]，藉著菌種對於營養物質的需求，可以追溯出鼠疫桿菌的傳播途徑與菌種的親疏關係，例如對半胱氨酸（Cys）、甲硫氨酸（Met）、苯丙氨酸（Phe），有依賴性的菌種，《現代鼠疫概論》提出自內蒙古、寧夏地區長爪沙土鼠，甘肅靖遠、寧夏地區阿拉善黃鼠，西至新疆烏蘇精河地區的灰旱獺、長尾黃鼠，南下到青海西藏那曲地區的喜馬拉雅旱獺，再到雲南銳利隴川的黃胸線鼠與家鼠，自然疫源地中鼠疫桿菌的營養需求異同，去推判出整個嶺南鼠疫遷徙途徑[100]。

　　中國鼠疫疫源地中的鼠疫桿菌，現今共有17種形式，因為抗原結構複雜，已被證實有18種抗原，分別是A～K、N、O、Q、R、S、T、W……等其中F、T、W最為重要為鼠疫桿菌特異抗原，決定細菌毒力的物質，稱

98　Rasmussen S, Allentoft ME, Nielsen K, Orlando L, Sikora M, Sjögren KG, Pedersen AG, Schubert M,Van Dam A, Kapel CM, Nielsen HB, Brunak S, Avetisyan P, Epimakhov A, Khalyapin MV, Gnuni A, Kriiska A, Lasak I, Metspalu M, Moiseyev V, Gromov A, Pokutta D, Saag L, Varul L, Yepiskoposyan L, Sicheritz-Pontén T, Foley RA, Lahr MM, Nielsen R, Kristiansen K, Willerslev E. Early divergent strains of Yersinia pestis in Eurasia 5,000 years ago. Cell.P574

99　賀雄、王虎：《現代鼠疫概論》（北京：科學出版社2010），頁216。

100　張春華：〈中國鼠疫菌營養需求研究概述〉，《中國地方病防治雜誌》12.5（1997），頁292。

爲「毒力決定因子」(virulent factor)，鼠疫菌具有四個主要的毒力因子，分別是F1夾膜抗原，爲保護性抗原之一，有抗吞噬能力避免被巨噬細胞所吞噬；VW毒力抗原，鼠疫菌的V抗原爲一種蛋白質，W抗原爲一種脂類蛋白質，VW抗原主要作用，在被吞噬細胞吞噬後，仍可在吞噬細胞內存活與繁殖，並將吞噬細胞是爲宿主；T抗原具有外毒素性質，做用在血管、淋巴的內皮系統，造成發炎、感染、組織壞死、出血。Pgm色素沉著能力，爲鼠疫菌在宿主內吸取鐵離子的重要關鍵，藉此生存與增加毒性，Pst1耶爾森菌素，可以產生鼠疫菌素的菌株，並產生血漿凝固晦，與溶解纖維蛋白的因子，屬於特異性抗原，用於鼠疫菌的診斷，耶爾森菌株必須具備FI＋、VW＋、Pgm＋、PI-CF＋、Pu＋、T＋，缺一不可，缺乏將使毒性降低[101]，病原菌的毒力決定傳染病強度，與預測感染階段的指標，不同疫源地有不同的菌株毒性表現，甚至相同的疫源地也有毒力上的差別，端看流行途徑的變遷，藉此可以推斷傳染病現行傳播的階段，一般而言流行性的末期，菌株的毒性會偏弱，文獻研究指出，以喜馬拉雅旱獺鼠疫菌，與青海田鼠鼠疫菌在同一疫源地之中，其生化表現、毒力決定因子有不同的生物性狀[102]，鼠疫桿菌在膿液、痰飲可以存活10~20天，在土壤中可以存活六個月到半年，置於沸水中煮沸1~2分鐘，或是日光直接照射6小時以上可以滅菌；這也就是在論文後續中，我們可以看到各個政府消毒防疫措施，對房舍、土壤會採用拆屋後，引進海水澆灌消毒，或是以石炭酸水消毒，患者的衣物以石炭酸水消毒或是焚毀的例子。

在毒素方面，鼠疫桿菌毒素是導致宿主死亡或是產生病理變化，鼠疫桿菌中有兩大毒素，一個是蛋白質所組成的鼠毒素（Murine Toxin），與脂多醣所組成的內毒素（Endotoxin），兩種鼠毒素爲有毒蛋白質，水溶性，且不耐熱，對於鼠類動物具強力毒性反應，但對於豚鼠類、靈長類動物的毒性甚低，故被稱爲鼠毒素，鼠毒素會抑制肝臟細胞粒線體氧化過程，影響了醣類、脂肪、胺基酸氧化與能量釋放，導致器官營養不良，且鼠毒素主要在昆蟲媒介產生作用，特別的是人或動物若感染鼠疫，在癒後

101　賀雄、王虎：《現代鼠疫概論》，頁226-229。
102　張春華、叢顯斌、呂景生、趙斌、王忠惠、張市、邵奎東：〈青藏鐵路沿線鼠疫菌毒力測定〉，《預防醫學情報雜誌》24.7（2008），頁511。

會產生抗毒素的抗體，並且在體內維持較長的時間，若是直接注射鼠毒素，以此建立抗體則無效[103]，內毒素由脂多醣所組成，可以提升有機體的非特異性反疫反應，屬於「天然免疫」，或稱「固有免疫」，內毒素的毒性較低，實驗證明，內毒素對家兔有「熱原性反應」，產生體溫升高的發熱反應，實驗中熱原以細菌性熱原為主，致熱性最高的細菌，屬於革蘭氏陰性桿菌[104]。

感染鼠疫的潛伏期以腺鼠疫來說是二到六天，肺鼠疫者為二到四天，短天數即出現感染症狀，吻合中醫古籍中疫情迅速，如朝發夕死比鄰而染，一日全村皆疫而死的特性，檢驗的判斷標準由血液、淋巴液、痰液中分離出鼠疫桿菌，或鼠疫桿菌的血清，抗體力價有四倍以上的改變，所謂的抗體力價，就是以兩倍稀釋後的血清，與一定量的血球作用，發生凝集反應最高的倍數，顯示抗體的含量。

1894年香港鼠疫期間，法國科學家亞歷山大・埃米爾・約翰・耶爾森（Alexandre Emile Jean Yersin）（以下簡稱耶爾森），首度在患者體內發現了病原菌鼠疫桿菌（*Yersinia pestis*），以及另外兩種桿菌假結核耶爾森氏菌（*Y. pseudotuberculosis*）、小腸結腸炎耶爾森氏菌（*Y. enterocolitica*）。[105]整個耶爾森氏菌叢共有11個品種，上述三種與疾病產生直接關係，假結核耶爾森氏菌可造成患者發燒、腹瀉與猩紅熱、斑紅疹、小腸結腸炎，耶爾森氏菌與兒童細菌型腸胃炎有直接關係，鼠疫桿菌則與鼠疫有直接關係，是千百年來導致鼠疫肆虐人類社會的主要原因，當時鼠疫檢體如何採樣培養出的呢？香港鼠疫期間，港英政府聘請日本學者北里柴三郎蒞港做研究，採集鼠疫患者屍體內部臟器與血液，另外年輕法國科學家耶爾森自費赴港做研究，他採集了鼠疫患者淋巴系統腫核與膿液，研究出來的結果大相逕庭，可以看出不同部位有不同結果，檢體採集有數種方式，一種是人體檢體採集，從染疫的患者身上鼠蹊部抽取淋巴液，跳蚤咬過的傷口產生的膿液、咽喉痰液或是從血液之中抽取，第二種

---

103 蘇麗瓊、宋志忠：〈鼠疫抗原及其免疫作用的研究進展〉，《醫學動物防制》22.9（2006），頁634。

104 蘇麗瓊、宋志忠：〈鼠疫抗原及其免疫作用的研究進展〉，頁635。

105 黃裕亮、王心植：〈兒童的腸炎雅辛氏菌感染〉，《當代醫學》102（1982），頁314。

是動物檢體的取材方式，要瞭解老鼠是否感染鼠疫桿菌，透過將老鼠解剖主要器官如肝臟、脾臟、肺臟與心臟、腹股溝與腫脹的淋巴結做抽取，若是臟器已經腐敗不完全，可從骨脊髓液抽取來做化驗；第三種是鼠蚤的收集，將鼠類身上的跳蚤收集之後進行培養檢驗，這一個方式的優點是檢出率高、易於保存又可以大面積的做檢查；[106]經過檢體採驗、取樣、鏡檢，鼠疫桿菌如果符合特徵就可以判定為鼠疫，或菌體染色體特徵與鼠疫桿菌相同，或能夠被鼠疫桿菌噬菌體所裂解者，死於感染實驗的小白鼠具鼠疫特有的病理現象。

三、噬菌體與鼠疫桿菌

現代醫學對細菌型傳染病以抗生素治療下，往往在變異中產生抗生素藥物的抗藥性，現今具有強大抗藥性的細菌，如鮑氏不動桿菌、綠膿桿菌腸道桿菌[107]，因為有了強大抗藥性，導致高致病率與致死率，故讓科學家嘗試以專一宿主特性的噬菌體來治療細菌型傳染病。

噬菌體是一種專門針對細菌感染與寄生的病毒，外型可分為頭部與尾部，頭部為蛋白質所組成的外殼，內有遺傳物質，目前所知噬菌體所含遺傳物質95%是DNA，5%為RNA，尾部為蛋白質鞘尾絲與底盤，外型看起來很像是科幻電影中常見外太空登陸艇，和一般的病毒特性相同，噬菌體病毒是無法獨自生存，必須借助寄生的方式存活，顧名思義噬菌體病毒以細菌為主要宿主，寄生方式附著在細菌表面後，由尾部將遺傳物質植入，外殼棄置於細菌外，植入的遺傳物質開始在細菌內部複製與合成，並在DNA合成酶作用之下，噬菌體DNA大量合成，並產生組成噬菌體頭部與尾部構造之處，以及產生最重要的溶菌酶，在大量的噬菌體被製造出來之後，高濃度的溶菌酶侵蝕細胞壁，使細胞壁滲透壓降低而破裂，這時大量的噬菌體離開細菌體內，並且繼續感染其他細菌與寄生繁殖，這種特性使科學家有了新的治療思考，但是這樣的治療思維並非近代才產生，早在二十世紀初由特沃特（Frederick Twort）及費里斯·代列爾（Felix

---

106 潘子明：〈鼠疫桿菌之分離與鑑定〉，《疫情報導》11.2（1995），頁35。
107 林念璁：〈臺灣常見院內感染抗藥性〉，《細菌與預防護理雜誌》58.4（2011），頁5。

d'Herelle）兩位醫師以噬菌體的特性，研發對於鼠疫的治療方式[108]，1919年代列爾以鼠疫噬菌體血清，注射到四位鼠疫患者腹股溝患處，結果這四位患者奇蹟似治癒，他認為噬菌體療法是成功的方式，但當時科學家對於噬菌體與鼠疫桿菌之間的關係並不熟悉，包含溶源性以及噬菌體DNA，在鼠疫桿菌內作用的情形，噬菌體製劑如何純化取得與生產？菌體溶解後分泌出來的內毒素，是否加重患者的病況？再加上殺菌抗生素的發展取得極佳的療效，所以噬菌體的治療方式被科學家所忽略，但隨著病原菌對抗生素產生抗藥性，噬菌體的研究在近十餘年來，有更多的科學家重新投入，因為噬菌體對細菌的感染有兩個結果，噬菌體增生後裂解了細菌，稱為「毒性噬菌體」，以及感染細菌後不繁殖使核酸與細菌染色體融合，讓細菌成為「溶原性細菌」，建立溶原週期的鼠疫桿菌，當然也有遇到鼠疫噬菌體的威脅，跟一般病毒一樣缺乏細胞結構，所以鼠疫噬菌體，不具備獨立生存的條件，必須寄生在鼠疫桿菌體內，並藉著寄生的過程繁殖與裂解鼠疫桿菌。鼠疫噬菌體廣泛地存在於自然界中，只要有鼠疫桿菌的地方就能發現它，不論是在染疫動物屍體、曾染疫已復原的動物排泄物中、受到鼠疫桿菌感染的污水，皆能發現鼠疫噬菌體，本身有特異抗原，使有機體不能將之摧毀，但相對也讓鼠疫噬菌體，暫時不具備侵襲鼠疫桿菌的能力。於攝氏37°C時活性最強，加熱到攝氏100度10分鐘，可以使其失去活性，在攝氏18~22°C的特異性極強，在攝氏30~37°C可以裂解某些假結核菌[109]，實驗證明噬菌體可以有效的提高，罹患鼠疫動物的存活率，因為專一性的寄生對動物並無毒性，藉此控制鼠疫病原菌的感染非常有效，以實驗建立起染疫小鼠模型45隻，分成陽性對照組10隻，長期腹腔注射組7隻，長期尾靜脈注射組10隻，每日注射噬菌體達7天。長期腹腔陰性對照組6隻，短期腹腔注射組8隻，短期尾靜脈注射組10隻，在3、6、12、24小時注射，長期尾靜脈陰性對照組（6隻）。

實驗結果，長期腹腔組7隻，5天全部存活，10天後4隻存活，14天後存活4隻。長期尾靜脈組10隻，5天後存活10隻，14天後存活2隻。短期腹

108　陳立光：〈尋找超級細菌剋星〉，《人醫心傳——慈濟醫療人文月刊》88（2011），頁6。

109　賀雄、王虎：《現代鼠疫概論》，頁266。

腔8隻，在5日之後存活率8隻，10天後存活率2隻，14天後存活1隻。短期尾靜脈組10隻，10天後存活3隻，14天後3隻。[110]陽性對照組10天之內全部死亡，實驗模型建立的第3天，所有的小鼠均呈現發燒、食慾不振的鼠疫病理現象。介入治療後，可以看到在第一期的5天內，各組存活率皆高，接著在後續的10~14天內療效開始下降，顯示噬菌體的療效開始降低，顯示抗藥菌株的生長，對於噬菌體的裂解能力產生了抑制的作用。解剖在7~9天死亡的小鼠，可以發現噬菌體雖然抑制了鼠疫病原菌的感染，但是死鼠體內仍有鼠疫特有的淋巴結腫大、肝脾內臟腫大、肺部壞死的症狀，在14天之內死亡的小鼠，解剖後仍可以發現鼠疫桿菌的存在，再將14天後存活的小鼠解剖後，發現體內皆無鼠疫桿菌的存在，整體存活率最高者，為長期腹腔治療組，檢驗皆呈陰性反應，這個實驗中可以看出：長期腹腔治療組存活率最高，由此實驗可以看出，噬菌體對於鼠疫病原菌的治療效果，雖在7天後菌株，會對噬菌體的裂解產生抗藥性，所以適合較長時間的注射方式，由於噬菌體結構簡單，基因組合差異性小，故其研究有助於細菌型傳染病，診斷與疫苗藥物的研發，建立起對於鼠疫傳染病，精準有效的預防與治療，並能藉此探索，噬菌體與鼠疫桿菌之間共同起源與演化，及鼠疫流行規律性的研究。

第四節　鼠疫自然疫源地

自然疫源地（Natural Epidemic Focus），十三世紀來自義大利的探險家馬可‧波羅（Marco Polo），在往中國的路上行經蒙古大草原時，看到了一副景象，草原上滿滿的大小洞穴令他激動地大喊：「pharaoh」，這是一個中世紀的名詞，所指的是「tarabagan」這一種嚙齒類動物，也就是大型的旱獺，或是小型俗稱土撥鼠的動物，而這些旱獺就是鼠疫傳染病的起始，也是造成自然疫源地的特色[111]，前蘇聯生物學家，巴夫洛夫斯基在1939年蘇聯科學院大會報告「傳染病和寄生蟲病的自然疫源性」，首

110　張珊瑚、祁芝珍、張青雯、趙海紅、辛有全、金泳、仇傑：〈鼠疫噬菌體對感染鼠疫小鼠的療效〉，《中國生物製品學雜誌》26.4（2013），頁532。
111　王哲微：《戰爭對決鼠疫天花黃熱病》（臺北：風格司藝術創作坊，2015），頁11。

度提出了自然疫源地疾病的理論：

> 蟲媒疾病的自然疫源性，是一種生物學現象，即病原體、特異性傳播媒介、動物貯存宿主，三者在它們的世代更迭中，都無限期地存在於自然環境之中，它們的存在無論是在以往的進化過程中，還是在進化的現階段，都不取決於人類[112]

這個理論的基礎，野生動物可以作為疾病的主要宿主以及媒介，在某一特定的自然環境中無限輪迴與循環，非人為所能控制。所以鼠疫自然疫源地，是特定的地理環境中鼠、蚤、鼠疫菌三者所構成的一個生態圈，是長期生物演化所形成，在特定的地理環境之中，成為獨立的生態圈，有著整合與消長的綜合作用，例如鼠疫菌可以限制鼠類的數量，讓他在整個生態圈中保持平衡的關係，也能夠讓鼠疫菌，因為環境誘發感染時起一定的作用，當某一種鼠種造成傳染病的時候，在該地會引起群聚性的傳染，反覆小規模群聚性的傳染，或是一次大規模的流行，藉此保持生態的平衡，所以再寄生演化的觀點，鼠類蚤類鼠疫菌有著一定的協調作用，若鼠疫菌的毒性太強，造成宿主的死亡，那鼠疫菌也隨之死亡，反之宿主的抵抗力太強，鼠疫菌進入後即被消滅，也沒有辦法形成這樣子一個生態系統，所以鼠類的數量，決定疫源地存在與否，與疾病能否傳播的重要關鍵。世界衛生組織WHO在2016年，針對全世界鼠疫自然疫源地所做的圖表中（如圖1），我們可以看到，主要的鼠疫疫源地分布地區，大概就是在中國西南省分、外蒙古、中亞地區，似乎也呼應了史學家對於十四世紀，歐洲黑死病期間鼠疫源自於何處的研究[113]。

鼠疫菌菌型不同，受感染的鼠類品種不同、地理關係上的不同，會造成自然疫源地都有特殊的生態關係，以內蒙古為例，達烏爾黃鼠、長爪沙鼠都是鼠疫菌的主要宿主，所以形成不同的兩種疫源地，例如錫林郭勒高原型的鼠疫菌產生時，當地的長爪沙鼠，對其菌種敏感性強造成大量的死亡，烏達爾黃鼠敏感性低，不易被感染，只有當地另一種布田氏田鼠，兼具感受性、敏感性與體大的個體差異，所以成為另一個不同型態的錫林郭

112　唐家琪：《自然疫源性疾病》（北京：科學出版社，2005），頁3。

113　世界衛生組織（無日期）：Influenza Virus A (H7N9) & Middle-East Respiratory Syndrome (MERS)Coronavirus Dr Charles R Penn。取自：https://www.who.int/zh/news-room/fact-sheets/detail/plague（民110年1月5日檢索）。

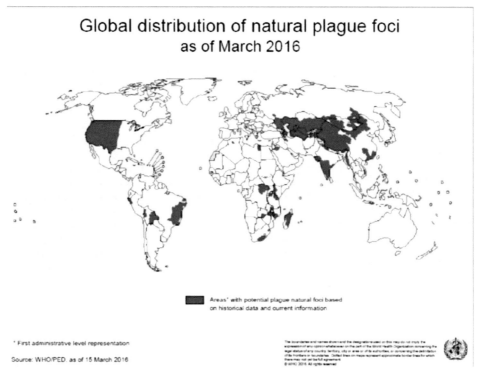

圖1、世界衛生組織明定現今鼠疫疫源地（資料來源：世界衛生組織https://reurl.cc/a9lQ7X）

勒高原型鼠疫疫源地。[114]

　　以生物進化論的觀點，鼠疫菌的祖先原本是腐生性的腸桿菌科細菌，因演變的關係，成為寄生於特定宿主，以囓齒目、兔形目、哺乳動物為主，也能夠寄生於人類，鼠疫自然疫源地的形成有幾個特點：

1. 明顯的區域性，在限定的區域內長時間的流行，全世界多數已知的自然疫源地，到現在為止都沒有明顯的擴大或者是縮小，表示的鼠疫菌只能在特定的生態系長期的循環，且具有地區性的特色，若因人類移動的關係，將鼠疫菌從自然疫源地帶出之後，造成非自然疫源地的流行性疫情，但為短暫流行，並非如自然疫源地一般長期循環。

2. 自然疫源地內流行性傳染期間，有明顯的季節性與年度流行強度的變化，因為宿主的數量，受到了濕度、溫度、季節的影響，在非流

114　紀樹立：《鼠疫》（北京：人民衛生出版社，1988），頁132。

行的季節疫源地會進入間歇期或是靜止期，有些疫源地的靜止期可以長達十年之久，依照流行的季節性規律，疫源地產生的流行變化也有不同，例如旱獺和黃鼠鼠疫流行，呈現單峰型高峰，在春末或夏季，轉變爲沙鼠鼠疫成雙峰型，疫情的散佈前者急峻，後者平緩。

3. 鼠疫疫源地，容易受到人類經濟活動的影響，導致疫情的擴散。因爲經濟活動的開墾易讓該地的病原菌，隨著人類墾殖運輸的途徑往其他地區散佈[115]，或人類獵捕嚙齒性動物例如旱獺，因爲體型巨大可提供食用，皮毛可以做爲禦寒，例如1996~2000年這五年間，青海省發生17例鼠疫病例，腺鼠型11例佔82.35%全部治癒；肺鼠型3例、敗血型3例，佔17.65%全部死亡，染病的原因就是旱獺爲經濟型作物，獵人在獵捕過程，遭遇鼠類咬傷或抓傷感染導致[116]。所以疫區的禁獵措施，爲鼠疫防治的重要作爲，或是荒年、兵禍，無以爲繼之時，民衆挖掘長爪沙鼠洞穴中存糧，受到鼠蚤感染；所以疫源地的經濟發展、人口控管、邊境管制、交通運輸、防疫宣導，這些作爲是預防疫源地，發生鼠疫的重要概念。

　　疫源地內鼠疫菌的不同，造成不同危害的輕重，例如青藏高原與天山山地鼠疫疫源地，對人造成感染七成以上皆爲肺鼠疫、腺鼠疫病，能引起敗血型致死率高達83.8%，黃鼠、沙鼠、大絨鼠鼠疫疫源地，造成較輕症狀之鼠疫流行，以腺鼠疫爲主，致死率50%；田鼠鼠疫疫源地，會造成疫源地內大規模爆發與流行，但卻對人沒有感染力[117]。

　　賀雄主編《現代鼠疫概論》，中國在2008年之前主要鼠疫自然疫源地分布：

青海、西藏、新疆、甘肅、四川、內蒙古、寧夏、陝西、河北、遼寧、吉林、黑龍江、雲南、廣西、貴州、廣東、福建、浙江、江西這19個省疫源地的類型主要的有旱獺鼠疫

115　紀樹立：《鼠疫》，頁45。
116　宮古威、劉增加：〈西北地區喜馬拉雅旱獺鼠疫自然疫源地鼠疫流行特點及控制〉，《世界感雜誌》6.2（2006），頁174。
117　賀雄著：《現代鼠疫概論》，頁91。

疫源地、黃鼠鼠疫疫源地、沙鼠鼠疫疫源地、絨鼠鼠疫疫源
地、黃胸鼠鼠疫疫源地[118]。

以中國鼠疫自然疫源地分析，從宿主鼠類分類，可分為單一宿主區域與多
宿主區域，單一宿主區域有：

1. 青藏高原、喜馬拉雅旱獺疫源地，該區域幅員遼闊，可以分為東祁
   連山形、青藏高原形、岡底斯山形、崑崙山形，該區主要的媒介鼠
   蚤，斧形蓋蚤佔60.4%、謝氏山蚤佔33.8%，另中崑崙山形區該區
   唯一強勢鼠蚤為謝氏山蚤，這一個疫源地發病高峰期為6~7月，宿
   主有冬眠特性，疫病發展為單峰型。

2. 松遼平原，達烏爾黃鼠疫源地，主要宿主是達烏爾黃鼠，帶菌率高
   且個體差異明顯，強勢媒介蚤類為方型黃鼠蚤佔81.9%為單一性媒
   介，6月份為高峰期，呈現單峰流行亦具有冬眠特性。

3. 甘寧黃土高原，阿拉善黃鼠疫源地（阿拉善黃鼠），媒介鼠蚤為方
   形黃鼠蚤染疫率高達96.9%，阿拉善黃鼠具有冬眠特性，疫病高峰
   期在7月。

4. 帕米爾高原，長尾旱獺疫源地，主要宿主為長尾旱獺，媒介鼠蚤為
   謝氏山蚤82.4%，以7月份為疫情高峰呈單峰流行，該地區鼠疫特
   色在於流行範圍不大，但動物間互相染疫綿延不絕。

5. 內蒙古高原，長爪沙鼠疫源地，主要宿主為長爪沙鼠，媒介為同型
   客蚤34.3%、近代新蚤東方亞種24.7%，這地區宿主動物、媒介蚤
   類種類繁多，所以該地鼠疫爆發呈現多點同時爆發，有大量的強毒
   菌株與低比例的弱毒株，但不論強弱皆能引起當地鼠疫大流行，所
   以流行月份全年皆有流行，範圍遍布內蒙古且呈現雙峰型，也是所
   有鼠疫疫源地中唯一雙峰流行的區域。

6. 錫林郭勒高原，布氏田鼠疫源地，主要宿主為布氏田鼠，媒介蚤類
   為原雙蚤31.9%，布氏田鼠導致鼠疫流行全年皆有高峰在4~5月，7
   月進入靜止期，9月再復發為單峰型流行，值得討論的是，這個疫
   源地未發生導致人類罹患鼠疫傳染病的疫情，且國外文獻記載，布

118　賀雄著：《現代鼠疫概論》，頁57。

氏田鼠也未曾令人類致病的案例，有可能是布氏田鼠鼠疫菌，對於人類不具備致病基因組。

7. 準喀爾盆地，大沙鼠疫源地，這一個疫源地在2005年，因為產生大量的自斃鼠而發現，屬於年輕的疫源地，主要宿主為大沙鼠28.94%，強勢鼠蚤為臀突客蚤，該疫原地的細菌株具備有強毒性，位於新疆各經濟發展中的自治州，如伊犁、哈薩克自治州、昌吉回族自治州、克拉瑪依市，若遭破壞容易導致疫情擴散，對於社會安定與經濟發展有重大的影響，所以現為當局嚴密監控中。

8. 青藏高原，青海田鼠疫源地，該地在1997年被發現的年輕疫源地，主要宿主為青海田鼠，強勢媒介蚤類為細鉤黃鼠蚤56.67%，以及直緣雙蚤33.11%為主，流行高峰在6~8月，呈現單峰流行，該地區位於四川與青海省交界處，據研究是由喜馬拉雅旱獺鼠疫疫源地延伸而來。

9. 滇西居民區，黃胸鼠疫源地，本疫源地橫跨熱帶、亞熱帶地區，範圍從雲貴高原以南、雲南、兩廣、福建地區，與人類生活圈相容，所以該地容易產生感染人類的鼠疫，類型多為腺鼠疫，世界第三次鼠疫大流行即在此區域，因為不同的氣候型態，鼠疫菌的發展也因為氣候的不同，呈現多元性發展，該處主要宿主為黃胸鼠，強勢媒介蚤類為印度鼠蚤，在該疫源地熱帶處佔74.2%，溫帶處佔20.28%，至今暫處於靜止期，中國當局嚴密監控中。

以下為疫源地中，主要宿主為雙宿主部分的疫源地：

1. 天山山地灰旱獺、長尾黃鼠疫源地，該地區南天山型疫源地，與北天山東段型疫源地的主要宿主為灰旱獺，強勢媒介為謝氏山蚤65.38%；北天山中段型疫源地，與北天山西段型疫源地，主要宿主灰旱獺跟長尾黃鼠為主，強勢媒介為謝氏山蚤與方形黃鼠蚤70%，全年在5~9月為高峰，呈單峰流行。

2. 呼倫貝爾高原，蒙古旱獺疫源地，該地區主要宿主為蒙古旱獺與達烏爾黃鼠，強勢媒介鼠蚤為謝氏山蚤32.7%與方形黃鼠蚤74.5%，該地區鼠類有冬眠特型，所以流行高峰在6月呈單峰流行，該地區

造成兩次鼠疫大規模流行，清代末年1910~1911年間，因爲滿州里補獺獵人染疫發生肺鼠疫，後續藉著鐵路的傳播，造成東北諸省大流行，造成六萬餘人死亡，一次是1920~1921年間，造成東北諸省與俄羅斯地區大流行，造成萬餘人死亡，現今仍是中國政府密切監視之地。

3. 滇西縱谷，齊氏姬鼠/大絨鼠鼠疫疫源地，該地區主要宿主爲大絨鼠與齊氏姬鼠，強勢媒介蚤類爲方葉櫛眼蚤41.82%，本地區鼠類無冬眠特性，流行月份以2~4月、6~8月爲主，呈單峰流行。[119]

　　綜觀上述我們瞭解到，疫源地內人類活動行爲，是鼠疫是否往外擴散的重要關鍵，儘管宿主與媒介蚤類的相異，有不同的感染力道，但是在疫源地內避免過度開發、民眾防疫宣導、交通設施的檢疫措施，才能避免疫源地與其他地區鼠疫流行產生正相關，同時我們也可以發現到，有些疫源地不同於單以野鼠爲宿主，甚至家鼠、野鼠同時於疫源地內，例如中國雲南省，滇西縱谷齊氏姬鼠／大絨鼠鼠疫疫源地，連接於青藏高原與帕米爾高原，具備古典野鼠型、滇西居民區黃胸鼠疫源地，交叉互疊可以看到疫源地的內在動力[120]。這兩者生化特性存在著交叉變異的現象，疫源地菌株，會因爲環境的改變而產生轉譯現象（Translation），以適合環境讓病原菌增生，所以在這部分的防疫控制當爲政府所重視。

119　賀雄著：《現代鼠疫概論》，頁58~86。

120　魏兆飛、尹家祥：〈雲南省鼠疫自然疫源地研究現況〉，《疾病預防控制通報》30.6（2015），頁86。

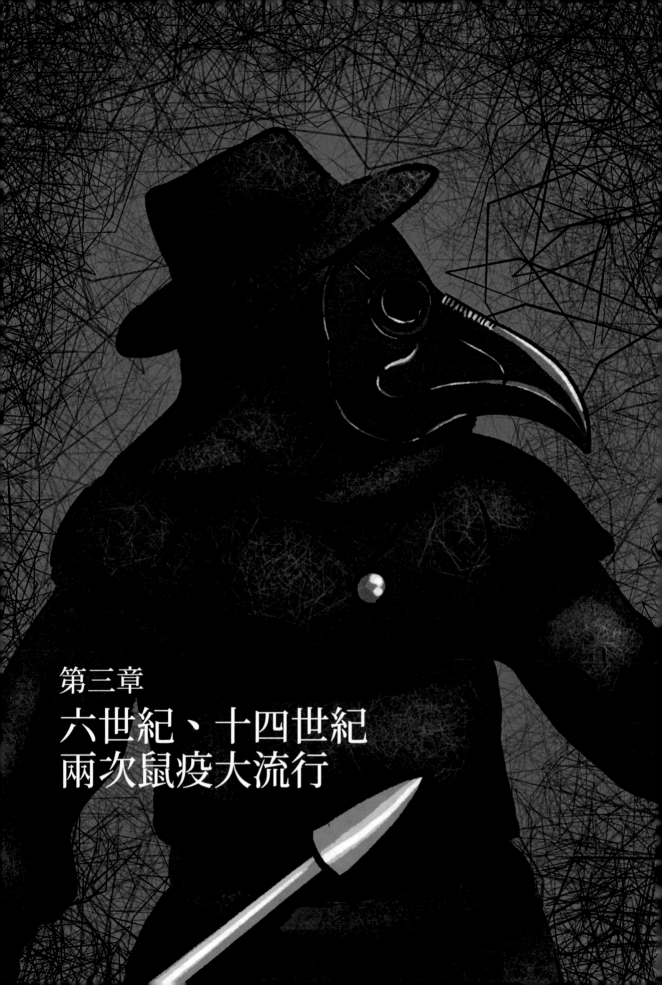

第三章
六世紀、十四世紀
兩次鼠疫大流行

第一節　六世紀查士丁尼大瘟疫

查士丁尼大瘟疫，發生在西元六世紀，查士丁尼大帝主政之下的拜占庭帝國，帝國當時的疆域橫跨歐、亞、非三洲近海部分，範圍在現今西亞、敘利亞、小亞細亞、土耳其、巴爾幹半島、希臘、北馬其頓、北非埃及、利比亞，緊鄰地中海、黑海、紅海，冬季潮濕多雨，夏季乾燥炎熱，此次瘟疫的兩大特點：造成大量人口死亡，影響帝國勞動力，冷兵器時代軍隊所需人力，並造成經濟衰退，市場凋敝。其二就是瘟疫的反覆發作，在百年之間，有五次復發的瘟疫，徹底毀滅帝國人口成長幅度，並迫使帝國面臨隔鄰強權，波斯薩珊王朝的挑戰時，無可抵禦幾近滅國。

一、查士丁尼瘟疫起源與蔓延途徑

第一次瘟疫發生在541年，此時正是查士丁尼大帝完成北非戰事，征服現今利亞比與埃及沿海省份之際，正準備秣馬厲兵往義大利征途之中，當年8月瘟疫首先在現今埃及東南方，賽德港旁古城培琉喜阿姆城（Pelusium）爆發，之後疫情沿著加薩走廊傳播，往左往亞歷山卓蔓延北非沿海城市，542年加薩走廊的巴勒斯坦，與敘利亞南部皆受到瘟疫的感染，並進入拜占庭帝國的君士坦丁堡，造成大量人口死亡，之後瘟疫從君士坦丁堡分為兩條路線，向東感染到敘利亞全境，延伸到米索不達米亞平原的薩珊王朝，西則蔓延至義大利與現今法國境內，此次瘟疫蔓延期長達三年，558年瘟疫再度蔓延，此次爆發地點為君士坦丁堡，蔓延方向往希臘與義大利、法國境內，571年第三次瘟疫爆發，從義大利往左方法國，往右方君士坦丁堡蔓延，590年第四次瘟疫爆發，從羅馬城開始傳染至整個帝國全境，597年第五次瘟疫，從現今希臘北部大城塞薩洛尼卡爆發，因為該城為東南歐與歐亞交接處，故君士坦丁堡與帝國全境又陷入瘟疫災區[121]。

二、查士丁尼瘟疫是鼠疫？

這一次瘟疫的種類為何？相比較於更早之前約西元前430年左右，雅

121　陳志強：〈查士尼瘟疫考辨〉，《世界歷史》1（2006），頁122。

典所發生史稱「雅典瘟疫」是否相同種類？根據《Emerging Infectious Diseases》期刊在2013年，所發表的一篇期刊「Plague Outbreak in Libya, 2009, Unrelated to Plague in Algeria」，在2009年利比亞境內一海港城市圖卜魯格（Tobruk），發生五起鼠疫確診病例作分析，認為是處於休眠期間利比亞鼠疫自然疫源地，有重新活躍的現象，這是鼠疫病例停止25年後首次新案例，也證實利比亞與阿爾及利亞間相鄰但獨立運行的疫源地，為古老的自然疫源地[122]，這在當時屬於拜占庭帝國的疆域內，可以推斷出拜占庭帝國鼠疫的緣起。

若以症狀考證，當時希臘史學家與思想家修昔底德（Thucydides）的著作《伯羅奔尼撒戰爭》書中，這一場記錄雅典與斯巴達長達二十年的一場戰役，對於這場戰爭產生的附屬品瘟疫的記載，文中修昔底德對這場因為戰爭產生的瘟疫，從埃及傳播到利比亞，再到比雷埃夫斯，接著到雅典，且由他自己親眼目睹，書寫下這瘟疫的過程，而他也因此感染了瘟疫，文中寫道：

> ……即使身體完全健康的人突然開始頭部發燒、眼睛變紅，
>
> 發炎，口內從喉中和舌上出血、呼吸不自然、不舒服……打
>
> 噴嚏、嗓子變啞……嘔吐出醫生都有定名的各種膽汁……出
>
> 現小膿瘡與爛瘡……皮膚呈現疹狀斑……[123]

修昔底德論述患者因為發燒高熱而死亡，或兼發熱、咳嗽、皮疹、胃痛、瀉膿血而死亡，若有存活者也會因此產生殘疾，如肢體偏廢、眼瞎、記憶力喪失等副作用。以這樣的病理表現，對照中華民國衛生福利部網站資料，類似於「斑疹傷寒」的症狀[124]。關於這場瘟疫的病名，醫學史學家推測是斑疹傷寒，或是伊波拉病毒的感染，二者皆具有發燒、頭身痛、咳嗽、嘔吐、發斑疹，人與人間的傳染互相為病，書中描述人群一波波的死亡，家族中有人生病互相傳染，因為死亡人數過多，屍體沒人埋葬，鳥獸吃了屍體之後也跟著死亡，後十九世紀英國知名史學、政治學、哲學

122　Cabanel N, Leclercq A, Chenal-Francisque V, Annajar B, Rajerison M, Bekkhoucha S, Bertherat E, Carniel E. Plague outbreak in Libya, 2009, unrelated to plague in Algeria. Emerg Infect Dis. 2013 Feb;19(2):230-6.

123　張劍光、陳蓉霞、王錦著：《流行病史話》（臺北：遠流出版社，2005），頁15。

124　衛生福利部疾病管制署（無日期）：斑疹傷寒。取自：https://www.chp.gov.hk/tc/healthtopics/content/24/45.html（民109年10月22日檢索）。

專家，著有《希臘史》並爲倫敦大學創辦人之一喬治‧格羅特（George Grote），以他的醫學常識將這場瘟疫定名爲「發疹傷寒」，意思就是斑疹傷寒之意，上世紀五十年代，美國堪薩斯大學醫學史教授拉爾夫‧H‧梅傑，以及七十年代，美國醫學史專家羅德里克‧E‧麥格魯，皆認定這場瘟疫以病理現象相同於斑疹傷寒[125]。當時有位醫生在大瘟疫期間，深入疫區醫治病患，並觀察瘟疫流行性，發現全城只有打鐵的鐵匠不會被傳染，推測每日與火爲伍的鐵匠，不會得病是因火對瘟疫的感染有阻絕，於是他請全城民眾，在街頭巷尾廣佈火爐燒柴放火，過不久瘟疫果然退去，這一位醫生，就是被尊稱爲西方醫聖的希波克拉底[126]。

　　西元六世紀，拜占庭帝國這場瘟疫與前次不同，根據當時幾位史學家的記載，以弗所的約翰（John of Ephesus）以敍利亞文所寫的《教會史》中，描述這一場瘟疫，來的又猛又快且造成大規模人民與鼠類的死亡，僥倖存活的人拖著病體獨自在屋子中，自責自己是否對上帝不夠虔誠導致這場災害，文中有寫到一個重要的傳染源即爲老鼠，以弗所的約翰形容這場瘟疫，是上帝怒氣打造的榨汁機，將人類當成葡萄般的壓榨踐踏[127]。另外敍利亞人埃瓦格里烏斯（Evagrius Ponticus），在《教會史》中也提到，他所居住的地區，長期受到瘟疫的摧殘，書中自述：「……我已經58歲這場瘟疫肆虐了有52年……在這場瘟疫中我的僕人們相繼死去……[128]」埃瓦格里烏斯在6歲罹患這場瘟疫，出現淋巴腺腫大的症狀，有幸存活下來，後續人生中每隔幾年，就一次瘟疫大流行，他的妻子、女兒、孫子、以及眾多家族成員，皆因爲瘟疫而死，上述以弗所的約翰與埃瓦格里烏斯的敍述，偏重以上帝降災的角度，也可以反映出在細菌尚未被發現的時代，不論東西方，皆將傳染病視爲鬼神的降禍。

　　關於查士丁尼溫疫論述中，最仔細詳實者爲普羅柯比（Procopius）著作《戰記》一書，普羅柯比出身在現今以色列境內的凱撒里亞城，年

125　余鳳高：〈斑疹傷寒：戰爭的附屬物〉，《書屋》3（1999），頁78。

126　曹正靑著：《世界歷史常識全知道》（北京：中央編譯出版社，2010），頁84。

127　[澳]Richard Fidler著，陳錦慧譯：《幽靈帝國拜占庭：從羅馬到伊斯坦堡，一窺文明的衝擊、帝國的陷落、基督教的興起、詭譎的權勢之爭》（臺北：商周出版社，2018），頁102。

128　武鵬：〈埃瓦格里烏斯的《教會史》版本與資料來源研究〉，《貴州師範大學學報》2（2017），頁115-116。

輕時就讀於貝利圖斯法律學校攻讀法學，而後進入君士坦丁堡深造，學成後成為一位掛牌律師，當時拜占庭帝國知名將軍貝利撒留（Flavius Belisarius），在查士丁尼大帝的擢升下，擔任與波斯帝國抗衡的邊境主帥，普羅柯比與之相識並受到賞識，以當時東部邊境多以敘利亞文，普羅柯比通曉該語，故受聘為貝利撒留的秘書兼法律顧問，普羅柯比的著作對後世而言是極具參考價值，因為他本人親臨那個時代且身居要津，透過他的雙眼所見的敘述，見證了那個時代政治、經濟、文化與瘟疫[129]。筆者考證該書對於這場瘟疫的病症作分析，書中記載患者會產生發燒、身體疼痛、畏冷、全身沒有斑疹，但是在頸部、腹股溝長出腫瘤，初期沒有咳嗽、胸悶、吐血的症狀，但後期會有腹痛加劇、吐血、腫瘤會流出膿血，嚴重時患者會產生意識不清、神昏譫語、全身無力、口齒不清，病發到死亡不過幾天，而當時瘟疫蔓延的程度，連查士丁尼大帝本人亦遭染病，根據史料當時皇帝因為罹患了瘟疫，導致鼠蹊部腫脹了起來[130]，筆者以文中所提到的病理現象推測此次傳染病應是鼠疫，依照書中所述之傳染途徑與病理現象，筆者認為當時查士丁尼大瘟疫，應是屬於腺鼠疫[131]。

筆者嘗試著從東羅馬帝國領地與周邊環境作分析，當時整個東西羅馬帝國的範圍環繞著地中海，從現今西班牙、法國南部、義大利、巴爾幹半島、希臘、土耳其、黑海沿岸國家如保加利亞、羅馬利亞、喬治亞，往南則延伸到西亞諸國，現今加薩走廊、埃及、利亞比、突尼西亞、阿爾及利亞、摩洛哥，往東延伸部分伊拉克、伊朗地區，這樣一個環狀的國土疆域（如圖2），以現今鼠疫自然疫源地分布位置來看，即有可能是源自伏爾加與烏拉河，河間草原鼠疫自然疫源地，沙鼠鼠疫自然疫源地，沙烏地沙漠鼠疫自然疫源地，埃及、利亞比、阿爾及利亞都有鼠疫自然疫源地的分布[132]。以這樣的推斷查士丁尼大鼠疫的致病原，正是往東向亞洲，往南向非洲，戰爭導致自然疫源地遭到破壞，而引起大規模鼠疫傳染病症。

129 陳志強：〈地中海世界首次鼠疫研究〉，《歷史研究》1（2008），頁171。
130 崔艷紅著：《古戰爭——拜占庭史學家普羅柯比《戰記》研究》，頁191。
131 香港特別行政區政府衛生署（無日期）：鼠疫。取自：https://www.chp.gov.hk/tc/healthtopics/content/24/3028.html（民109年10月22日檢索）。
132 郭牧：〈近二十年鼠疫流行狀況及發展趨勢〉，《醫學動物防制》24.2（2008），頁122。

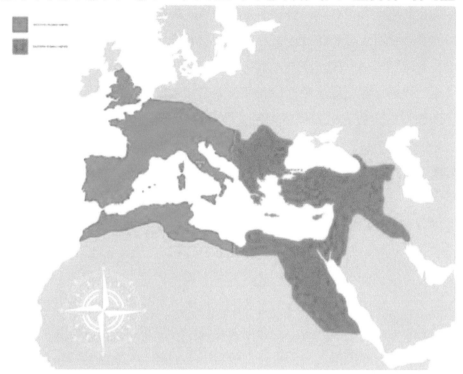

圖2、東西羅馬帝國疆域圖（資料來源：https://reurl.cc/Q9dqb5）

三、查士丁尼瘟疫對帝國的影響

　　綜觀這五次瘟疫大流行，因為瘟疫高傳染率、高死亡率、反覆發作的疫情，導致人口急遽的衰退，勞動人口不足，影響農、工、商業發展造成帝國敗亡的主因，以現代流行病學觀之傳染病在初起之時，並沒有帶來巨大的危害，患病與死亡數都偏低，但隨著傳播途徑廣泛流傳且多元，患病人數就產生顛覆性的變化，每次瘟疫死亡的人數，在後續將以新生兒高出生率來彌補其不足，每一次瘟疫大爆發的年份約在15年左右，新生兒與成年人口皆受到劇烈的衝擊，新生兒未及長大，新一波的瘟疫又降臨，而瘟疫導致產婦的高死亡率，嚴重影響帝國人口數的成長，普羅柯比對於死亡人數的記載，起初死亡的人數並不多，但後來死亡人數如倍數的成長，每日從五千人死亡到每日都有一萬人以上的死亡，境內到處堆滿了屍體，人們只好將城堡塔頂拆下，暫置屍體等待親人認領埋葬，或者用船將屍體裝滿後扔進海裡，大瘟疫造成大量的死亡，而倖存的人以頹廢奢靡的生活態

度，來慶祝自己的重生，好像躲過一劫的都是惡人。

　　在此之前拜占庭帝國境內的希臘地區，處於東南歐交接處，經濟正繁榮的發展，君士坦丁堡位在東西方文明交界處，經濟與文化的交流熱絡，埃及東南地區是尼羅河流域，為帝國的穀倉，地中海沿海城市，透過貿易密集的往來。在瘟疫之後，整個拜占庭帝國處於將滅的狀態，也因這種突發性的人口大毀滅，讓拜占庭帝國，修改人民財產法定繼承人的相關律法，以避免因為人口瞬間大量死亡，導致人民繼承遺產產生爭議[133]。人口大量死亡的慘況，可以從普羅柯比著作中看到：

> 在君士坦丁堡的大街上，很難見到人，運氣好的健康人，在
> 家裡照顧病人，如果恰巧碰上一個人從屋子出來，那麼他一
> 定拖著一具屍體[134]

除了人口結構產生撕裂性的影響之外，這場瘟疫也帶來了嚴重的糧食短缺問題，拜占庭帝國除了沿海城市以商業為主之外，大多以農業立國，瘟疫導致人口大量死亡，表面上看起來人口減少，似乎可以減輕糧食的供給壓力，其實不然，因為人口大量死亡導致勞動力低下，有幸得以痊癒者仍需要半年以上的休養，才得以恢復生產力，新生兒也得等待十數年，才有辦法產生新的勞動力，所以此情形下導致農田荒廢、牲畜亦遭死亡，成熟的農作物無人收成，在經濟方面因為農作物欠收，加上瘟疫流行，商業活動停擺，導致政府財稅欠收，經濟凋敝加上糧食危機，政府財政陷入嚴重的通貨膨脹中。

　　當時拜占庭帝國採取開源節流的措施，軍公教薪水縮減、娛樂暫停，開倉放糧救濟人民，但商業與農業的停擺，導致失業率大增，暴動輒起重創帝國社會秩序與治安，當時謠傳查士丁尼大帝死於瘟疫，民眾遂發生暴動，造成帝國動盪不安，在軍事方面，冷兵器時代的戰鬥，除卻謀略與地形地物的運用之外，軍隊人數的多寡，決定了戰役獲勝的機率，而瘟疫導致大量人口死亡的同時，連帶著也讓以青壯男子為首的軍隊人數受到打擊，部隊戰士大量生病與死亡，社會人口亦短缺之時，讓軍隊徵兵更困

---

133 劉榕榕、董曉佳：〈試論查士丁尼瘟疫對拜占庭帝國人口的影響〉，《廣西師範大學學報》49.5（2013），頁158-160。

134 崔艷紅著：《古戰爭》（北京：時事出版社，2006），頁196。

難，加上連年與波斯帝國的對抗中，拜占庭帝國已經沒有可徵用之兵，而改向周圍異族部落，如色雷斯人、伊利里雅人、哥特人[135]這些來自異族的士兵與將領，在當時為深受人口短少的拜占庭帝國，帶來充沛的兵源，卻也增加了管理上的困難，加上帝國式微政令不彰，容易形成各自割據的地方軍閥，而在大量兵源不足的影響下，波斯帝國席捲了大部分拜占庭帝國的領土，嚴重威脅了拜占庭帝國的存續。

第二節　十四世紀歐洲黑死病

　　歐洲大瘟疫（Great Plague, Great Pestilence, Great Mortality），席捲整個歐洲大陸數百年，反覆發作的疫情幾乎滅頂了歐洲，這次大瘟疫起源眾說紛紜，學界普遍認為起源於當時熱那亞共和國的卡法城（Kaffa）。卡法於13世紀末，分別被熱那亞共和國與威尼斯共和國統治，當時的商人們靠著東西方往來的絲綢與香料貿易，逐漸發跡成繁榮的海港城鎮，除了有自己的船隊，富裕的經濟實力也足以影響歐洲金融[136]。1340年左右基督徒和穆斯林之間的衝突，使得穆斯林勢力向蒙古求援。當時蒙古帝國幅員廣大人口眾多，種族、文化、宗教繽紛多元，且東西方的交流互動頻繁，東西方商辦藉著陸上絲路途徑，從中國往中亞到歐洲，或藉著中國沿岸城市，創立新貿易途徑「海上新絲路」與西方互通有無，商業蓬勃發展經濟繁榮，而傳染病也藉著這樣的交流，傳播到歐亞大陸之間。1347年鼠疫首度登陸義大利，1348年往東歐、南歐蔓延，1350年歐洲大陸所有國家皆受到鼠疫的侵襲，後續雖有減緩但每隔數年1361年、1369年、1374年、1379年、1390年、1407年就在歐洲大陸反覆發作，傳染病程長達300年，史稱「世界第二次鼠疫大流行」，整個歐洲人口減少三分之一達2,500萬人，也對當時歐洲大陸社會、經濟、文化、宗教、醫學造成重大的改變，間接促成後續文藝復興時期運動[137]。

135　崔艷紅著：《古戰爭——拜占庭史學家普羅柯比《戰記》研究》，頁200。
136　[英]西蒙・詹金斯著，韓翔中譯：《英倫視野下的歐洲史》（新北市，臺灣商務印書館，2020），頁144-145。
137　斐世東：〈黑死病對中世紀歐洲社會影響的歷史分析〉，《綏化學院學報》35.8（2015），頁97。

一、十四世紀歐洲黑死病起源與蔓延途徑

傳聞蒙古金帳汗國曾受到穆斯林城邦的請求，以及當時與熱那亞商人產生貿易糾紛，攻打東羅馬帝國的卡法城，該城現位於烏克蘭共和國境內，克里米亞半島費奧多西亞市（Feodossia），2014年該半島透過公投，成立克里米亞自治共和國，加入俄羅斯聯邦，但未獲西方國家承認[138]；卡法城地理位置位在黑海樞紐，控制該城可以進一步控制地中海諸國與北非，當時熱那亞人在卡法建城，從事俄羅斯與北非之間的貿易，金帳汗國久攻不下該城，又適逢傳染病症死傷慘重，得到這種傳染病的人全身發燒、疼痛、腋下會長出腫瘤，身上會長出黑色的斑塊數日內死亡，金帳汗國札尼別可汗（Yanibeg）不得已退兵，但在退兵之前將染病的死屍，利用投石機往城內投擲，造成城內發生大規模鼠疫傳染，遍身長瘡流膿發燒失去戰鬥力的士兵，不僅造成群聚性的傳染，且染病屍體污染了城內民生用水的水源，儘管城內守軍將屍體投入大海中，也挽不回卡法城受到鼠疫傳染病的侵害，在卡法城內固守的熱內亞商人與士兵，爭先逃離回熱那亞以及威尼斯，導致鼠疫散佈到歐洲諸國，造成嚴重的鼠疫大流行，歐洲人稱之「黑死病時代」[139]。

金帳汗國攻打卡法城是真實的史實，但是以投石機將染病士兵屍體投入城中，造成鼠疫大流行當非事實且令人存疑；根據考證這樣的傳聞是從當時一位律師，加布里艾爾‧德米西（Gabri-ele de'Mussis）在其著作《疾病的歷史》，敘述當時的情節，但他也承認此為聽說轉述非親眼所見，加上考證其他史實記載的文獻，並沒有足夠的證據能夠支持這樣的論調。史學家對於歐洲黑死病的源起，一直有熱烈的討論，以文獻中鼠疫分布的史料，去推判發源地是從何而來？當時史料不多，更增加了推測鼠疫發源地的困難性，但有了一個籠統的概念，認為鼠疫的由來有三大起源的推斷，分別是中國起源說、印度起源說、中亞起源說，在李化成之《瘟疫來自中國？——14世紀黑死病發源地問題研究述論》，該篇文中以詞源學

138　BBC中文網（2014年3月16日）：克里米亞公投：選民支持重返俄羅斯。取自：https://www.bbc.com/zhongwen/tr年/world/2014/03/140316_ukraine_russia_crimea（民109年2月6日）

139　[美]Jack Weatherford，黃中憲譯：《成吉思汗：近代世界的創造者》（臺北：時報出版社，2018），頁292。

的分析，加上當時史學家的史料，並以中亞地區草原沙漠的氣候形態，推斷鼠疫桿菌以老鼠爲傳染媒介，在現今西伯利亞以南、哈薩克以西、裡海以東的中亞地區爲起源地，以當時的政權來分析，當爲整個蒙古帝國的勢力範圍，包含了元代帝國北部、金帳汗國東南部、伊兒汗國東北部、察合台汗國境內、所以才會有後世歐洲學者認爲、鼠疫來自於中國的看法[140]。

　　另外以鼠疫桿菌與生成背景作分析來看，我們可以發現到鼠疫桿菌的流行期間，在鼠、蚤、人，或是宿主動物之間的傳播，與生成的環境有很大的關係，不論是土壤中的微量元素，或是天氣中溫度、濕度、海拔高度，都有息息相關的關係，在一份研究數據中可以看到，以黃土高原所在的河北省康保縣爲例，該縣在1971年到2016年間發生四次鼠疫事件，研究人員發現土地中，鐵、鈣、鈦此三種離子含量，增加到平時的3倍以上時，當地就會爆發鼠疫，證明了土地對於鼠疫桿菌有活化的功能，以此推知中亞地區多屬沙漠與草原的氣候，土壤裡有大量的鈣、鐵離子，可以推斷鼠疫的源起，來自於中亞地區的推論[141]。

　　歐洲鼠疫的源起，筆者認爲與當時陸地、海面商業路徑有很大的關係，元代帝國版圖橫跨歐亞兩大洲，東西之間商業貿易頻繁，在當時除了陸上絲路的貿易之外，還包含新興的海上絲路，陸上絲路的商業模式，自漢代就建立起雛型，直到元代疆域遼闊，且在既有絲路的路徑上加強通道的建設，武裝力量的保護，綿密的驛站系統，讓當時西方諸國，亟欲一窺傳說中的中國寶地，大量的商人、僧侶、傳教士、工匠……等等，湧入了陸上絲路與中國做連結，此時各式傳染病，藉由東西方交流的通路向東傳往中國，也向西往中亞、西亞、歐洲傳播，而除了傳統陸路，海上絲路也是傳播的要點，當時伊斯蘭商人，聚集於福建泉州地區，從事商業買賣，商船艦隊從泉州出發，帶著各式珍寶、茶葉、絲綢下南洋，取得了當地盛產的丁香和荳蔻、胡椒，到印度南部沿海城市，至阿拉伯半島、非洲東岸的諸多國家中進行貿易，取得了乳香與沒藥，商船艦隊在從非洲北上，到

140 李化成：〈瘟疫來自中國？14世紀黑死病發源地問題研究述論〉，《中國歷史地理論叢》22.3（2007），頁35。
141 史獻明、杜國義、尤殿平：〈河北省鼠疫自然疫源地土壤中4種元素含量調查研究〉，《中國媒介生物學及控制雜誌》29.2（2018），頁220。

達地中海地區的義大利諸城邦[142]。而帶有鼠疫桿菌的老鼠，也就在封閉的船艙中增生，大量帶有鼠疫病菌的老鼠，藉著停靠的港口，在歐洲大陸開始了黑死病狂潮。

黑死病肆虐歐洲的高峰期，在1348年到1350年這三年間，整個黑死病在歐洲蔓延的情形，從法卡城撤兵的熱那亞船隻，停留西西里島墨西拿開始傳染，為黑死病傳染的起點，1347年10月上旬，從熱那亞來的貿易商船停靠在義大利南部西西里島墨西那港口（Messina）。[143]儘管當時的船隻有船員病故而不允許逗留，仍然無法阻止疾病的擴散，11月初瘟疫迅速蔓延至整個西西里島。熱內亞、威尼斯皆受到黑死病感染，然後蔓延到義大利全境，後藉著海路、陸路貿易路徑，開始蔓延越過阿爾卑斯山，到達瑞士、法國、匈牙利、德國、波蘭，另外也往西傳染，進入法國南部馬賽之後，往南侵入西班牙，巴塞隆納、加泰隆尼亞等地紛紛陷落，再進入葡萄牙，感染了整個伊比利半島，另一端從馬賽往北，波爾多、里昂、巴黎皆傳出重大黑死病疫情，直到諾曼第之後，通過英吉利海峽傳播到英國，從英國南部往北蔓延，英倫三島英格蘭、蘇格蘭、愛爾蘭皆受到黑死病的感染，尤以倫敦災情慘重，1349年因為英國與挪威的商業往來，黑死病進入斯堪地那維亞半島，挪威、瑞典、芬蘭皆受到感染，黑死病在此衍伸兩條傳播路徑，一條往南抵波羅的海諸國、德國北部、波蘭全境，再蔓延到俄羅斯，另一傳染途徑傳染到冰島，再傳播至格陵蘭為止，整個歐洲傳染途徑，除了陸上諸國交互傳染之外，也藉著海上貿易的商船途徑，跳島式的感染，以卡法城為點，整個黑死病蔓延，以順時針方向跨越整片歐洲大陸[144]。這波疫情史學家與社會學家發現了幾個特點，黑死病所造成的損害城市高於鄉村，例如德國的布萊梅人口少了58%、巴黎人口少了27%、威尼斯人口少了44%，但是相對於比較鄉村型的國家，交通不便利也比封閉的農業、畜牧國家，如波蘭、俄羅斯、波羅的海諸國，反而感染與死亡

142　楊志娟：〈回回海商集團與元代海洋政策〉，《煙臺大學學報》26.3（2013），頁94。

143　Anna L. DesOrmeaux. The Black Death and its effect on fourteenth- and fifteenth-century art", LSU Master's Theses, Baton Rouge 2007, pp. v.

144　李曉光：〈1348年黑死病的起源及傳播〉，《黑龍江史志》22（2010），頁39。

率就偏低[145]，這個就如同清代醫家羅汝蘭，在其著作《鼠疫彙編》中所提到他的觀察，鼠疫的傳播在人口稠密的城鎮，發作迅速影響也廣，但郊區山林之處反而發病者少是不謀而合的，究其原因在於城鎮之間人口密集度高且交通便利，城市間的距離相對縮小，疫情發生時人口遷徙使黑死病擴散，加上大量人口所產生環境的污染，以及較差的衛生環境、不足的公衛系統的建構之下，被污染的水源，街道上的動物死屍，居家中的跳蚤、蝨子，讓鼠疫桿菌得以增生而使疫情加重。

當時無精準的人口統計，歷史學家根據教會所屬教區的死亡登記、稅收記錄、財產文件、遺書等史料，推算出當時黑死病至少奪走歐洲30~50%的人口，其中以法國南部、義大利中部與北歐國家的疫情最慘重，當時的死亡人數每日高達數百宗，以單日數量計算比薩每日500人死亡、巴黎每日有800人死亡、維也納500~600人死亡[146]，此後每隔數年（平均每6年一次，每次爆發持續長達約12個月），瘟疫不斷捲土重來，造成的死亡情形與嚴重程度各有差異，直到18世紀黑死病才在西歐逐漸絕跡，至於東歐近至19世紀才消失。

中世紀黑死病的成因至今待考，學界普遍認為是由三位一體邪惡組（unholy trinity）：即黑鼠（*Rattus rattus*）、跳蚤（印度鼠蚤 *Xenopsylla cheopis*、人蚤*Pulex irritans*）和耶爾氏菌（*Yersinia pestis*）引起。跳蚤有許多宿主如松鼠、老鼠等囓齒類動物，但其首選宿主是亞洲黑鼠因其低體溫且常有機會與人類近距離接觸，而成為攜帶有耶爾氏菌跳蚤的理想宿主[147]。十四世紀的個人衛生觀念和公共衛生措施不足，當時的人們很少洗澡，城市人口密度高，居住的房屋、街道、船隻環境可謂髒亂。狹隘擁擠的街道，充斥著垃圾和廢棄物，以及黑暗的角落，都是黑鼠的理想棲息地，房屋倉庫裡儲存的穀物，除了是人們的糧食，也是黑鼠的首選糧食。黑鼠並非鼠蚤唯一宿主，與人類共處的牲畜也能成為跳蚤的中間宿主，且跳蚤在沒有血液可進食的情況下，仍可存活六個月至

145　張少斌：〈黑死病的社會結果（1348-1351）〉，《齊齊哈爾師範高等專科學校學報》4（2011），頁90。

146　Anna L. DesOrmeaux. The Black Death and its effect on fourteenth- and fifteenth-century art", LSU Master's Theses, Baton Rouge 2007, pp.8-10.

147　Anna L. DesOrmeaux. The Black Death and its effect on fourteenth- and fifteenth-century art", LSU　Master's Theses, Baton Rouge 2007, pp.5-7.

一年，此外，此類跳蚤也會附在皮毛或布料，可隨著商船上的布料和黑鼠到處旅行，為鼠疫的傳播形成有利的條件。當時的人們並沒有意識到老鼠、跳蚤和細菌之間的關聯，人們無法找到疾病的致病源頭及傳播途徑，各方面的知識不足使人們在面對如此可怕的大傳染顯得非常無助。

二、歐洲黑死病期間社會與宗教觀

瞭解瘟疫的蔓延與死傷情況，有助於黑死病給當時人們帶來的心理影響，黑死病不僅為人類帶來生理上的痛苦及死亡，同時也帶來巨大的心理創傷，身邊親人不斷離去，使人們直觀感受到與死神如此接近，社會時時刻刻籠罩在突然患病與瞬間死亡之恐懼氛圍，猶如末世降臨，當時的人們只感受到黑暗與絕望。無論身分地位如何，只要染病終究難逃一死，生離死別不斷上演，往往還來不及悲傷，就要埋葬下一個屍體，甚至因為死亡人數太多，根本來不及埋葬，照顧病人們的醫生一個接一個倒下，由於當時無人能解釋黑死病成因，民間謠言四起，甚至流傳猶太人對水井投毒，因而掀起民間反猶太人的高漲情緒，與大規模屠殺的失控暴行；儘管教宗頒布敕令，呼籲信徒不要將黑死病事件遷怒於猶太人，但仍無法阻止群眾對猶太人的迫害，1349年史特拉斯堡有兩千名猶太人在一夜之間遭到殺害，數千人逃往東邊波蘭地區[148]，此類迫害事件從1348年一直到1351年才逐漸平息，因為人們終於意識到，即便把猶太人全數迫害或驅逐出境，仍無法阻止瘟疫的到來。

黑死病的影響是持久的，在隨後反覆爆發的瘟疫中，儘管死亡率逐漸降低，人們仍然被迫將瘟疫當成生活的一部分，好好活著儼然成為一種奢望，周圍稀疏的人口不斷提醒著眾人生命的脆弱，引發人們思考死後的世界，歐洲人的宗教觀是以基督教為主導，以往人們對死亡並不恐懼，甚至可以坦然面對死亡，肉身的逝去雖然可怕又殘酷，但靈魂若能得以救贖更顯重要，人們相信逝者只是暫時睡去，直到耶穌再臨，他們便會在新耶路撒冷甦醒（指復活）的真理。1254年教宗英諾森四世（Innocent IV）指出一個人在生前，如有懺悔但未滿足補贖，或可赦的輕微罪行，都能於煉

148　[英]西蒙·詹金斯著，韓翔中譯：《英倫視野下的歐洲史》（新北：臺灣商務印書館，2020），頁150。

獄中煉淨，也可以藉由協助完成教會的善行「抵消」煉獄的刑期，使靈魂早日回到天堂。克雷芒六世（Clement VI）於1343年宣布，只要信眾完成指定的善行，如捐獻或參與朝聖，便能獲得100天寬免，十三世紀的教會還頒發贖罪券給信眾，出於對煉獄及死亡的恐懼，人們對贖罪券可謂趨之若鶩，贖罪券後來甚至被教會發展成，以金錢預先購買的形式來支撐受瘟疫打擊的收入[149]。

十四世紀早期的歐洲開始進入小冰期（Little Ice Age）。小冰期是指1550至1770年間，全球氣溫下降的現象，歐洲大約在1320年開始氣候逐漸降溫，使糧食生產供應不足，導致飢荒頻繁發生[150]，此外糧食短缺導致人們營養不良、免疫力降低、戰爭導致政治動盪不安、經濟衝擊等因素，對人們而言無疑是雪上加霜，也提高了黑死病的傳染率及死亡率；這場一連串的世紀浩劫，不免讓人們陷入絕望，信徒普遍認為這並非偶然，認為這一切都是上帝對人類罪惡的懲罰，時至今日，每當有自然大災害或傳染病大流行之時，亦可聽見類似言論，人們認為只要盡心懺悔、敬畏上帝，上帝必能收回他的憤怒，在德國甚至出現苦修者（Fragellant），在城市、鄉鎮中一邊遊行，一邊用鞭子自我鞭撻赤裸的上身，藉此為大眾補贖，同時也藉由宗教，煽動民眾反猶太人的情緒，甚至殺害猶太人及其他教士，引起社會動亂，直到教皇指責制止。按現代標準，當時人們沒有病菌的概念，也缺乏衛生及防疫意識，也未有帶口罩、保持社交距離等概念，苦修者群集遊行及自我鞭撻的行為，無形間也促使疾病隨著人們的遊行傳播。

對黑死病無能為力的教會，舉行多場公眾彌撒、鼓勵禱告、遊行及捐獻，教宗克雷芒六世（Clement VI）甚至應許信眾，若能連續參加五次彌撒便能豁免死亡；然而當瘟疫來臨，以往互助友愛的精神不在，不少神職人員選擇逃亡，也有神職人員需高薪邀請，才願意前來執行葬禮儀式，即便願意前來也不再進行繁瑣而莊嚴的下葬儀式，遺體不再移入教會墓園，而是就近在教會挖掘的壕溝草草埋葬，當壕溝鋪滿一層遺體，再蓋上薄薄一層泥土後繼續堆疊……絕望的主教對人們說：

149　陳信行神學網站（無日期）：〈死後何往？──黑死病對晚中世紀死亡觀及救贖觀之影響〉。取自：http://www.chinesetheology.com/ChanSH/BlackDeathNSalvation.htm（民109年7月30日）。

150　[英]西蒙・詹金斯著，韓翔中譯：《英倫視野下的歐洲史》，頁149。

> 如果瀕臨死亡者找不到神職人員懺悔，可以向任何一名男性
> 信徒懺悔，若沒有男性可轉向女性。至於善終儀式，若沒有
> 神父執行，只要相信就夠了[151]。

身分高貴的主教相繼死亡，即便是非常虔誠過著隱居生活的苦行修士，也難逃黑死病帶來的死劫，在黑死病大爆發期間，對比平民50%的死亡率，各地神職人員之死亡率約35%至70%不等。

黑死病為歐洲帶來宗教改革，歐洲人的生活與宗教信仰密不可分，黑死病的到來，使人們開始質疑上帝的存在，重新審視宗教信仰對生命的意義，對教會產生質疑、批判，另一方面經驗科學的萌芽，也促進文藝復興和宗教改革，黑死病肆虐期間，教會接收信眾的遺產、販賣贖罪券等，為教會帶來許多財富，但神職人員的大量耗損，使教會來不及培養接班人而青黃不接。此外，教會內部分裂致使體制逐漸動搖，當人們發現即使懺悔也無法倖免於難，失職的神職人員及各種教會亂象也引起民眾不滿，使人們逐漸對教會失去信心及產生懷疑，撼動了教會以往的聲望和權威。人們把焦點逐轉向抨擊教會的無能腐敗、權利鬥爭、世俗化及形式化、貪污舞弊、性關係複雜的神職人員，開始關心教會前景，1305年上任的教皇克雷芒五世，是由法國國王扶持，當時法蘭西國王與神聖羅馬帝國政教衝突，遂將教廷遷至亞維儂以利控制，面對致力於教會改革的呼聲者眾，如威克里夫（John Wycliffe）批判修道院制度、聖餐「變體論」、偶像的使用與聖徒崇拜，主張取消教會的階層體制[152]，此外信眾的個人生活，也不再以教會倡導的懺悔苦修為中心，取而代之的是享樂主義興起，黑死病之後人口驟減導致生產力不足，直接改變雇主與勞工的關係，大瘟疫改變了歐洲的權利架構，西歐的莊園制度和農奴制度加速瓦解，社會資源重新分配，一些人繼承了財富，提高消費能力，大難不死的人們對生命觀有了極大轉變，從以往苦修懺悔轉向及時行樂、活在當下的生活態度，追求奢華的生活，無形間促進城鎮繁榮和經濟復甦，為資本主義社會提供基礎。相反地

---

151 陳信行神學網站（無日期）：〈死後何往？——黑死病對晚中世紀死亡觀及救贖觀之影響〉。取自：http://www.chinesetheology.com/ChanSH/BlackDeathNSalvation.htm（民109年7月30日）。

152 [英]西蒙・詹金斯著，韓翔中譯：《英倫視野下的歐洲史》，頁152。

東歐卻採取更嚴格的措施防止勞動力遷徙[153]。

如上所言，黑死病對於歐洲，造成人口、經濟、宗教、政治、醫療、公衛……等的重大影響，因爲人口大量死亡，歐洲原本實行的農奴制度，在勞動力降低，工資上漲的壓力下，將土地改由租賃制，將土地出租給農奴耕種，相對了也使農奴成爲自由民，莊園制度與農奴制度也隨之瓦解。因爲糧食壓力解除後，傳統糧食的種植壓力降低，改爲其他高經濟農業，如畜牧業，提供了羊毛與肉類，或是種植葡萄以供釀酒；城市經濟方面，人們經歷過黑死病災難之後，除了日常所需外，開始追求高單價的精品與精緻的手工藝品；在宗教方面，呈現兩種極端的發展，在黑死病時期，宗教將之歸罪於上帝對於人類惡行的處罰，所以當時以基督教爲主的國家，教會成爲人民心靈的依託，對於信仰更虔誠的教徒，甚至有極端言行發生，採用自殘或是排巫的方式，希望得到上帝的恕罪，但天主教的國家，在黑死病之前教權大於王權，教皇對於國家君主有干涉的影響力，當黑死病蔓延時期，教會販售贖罪卷讓人們爲此深惡痛絕，在黑死病之後，導致天主教對於政治的影響力衰退，讓宗教向王權妥協[154]。所以這場災難對中世紀歐洲各個層面有著深遠影響，除了黑死病帶來高死亡率，直接影響當代人們的生死觀，更撼動了當時的教會權威地位，促進文藝復興與學科發展，改變了歐洲社會原有結構，比如莊園制度、農奴制度，各城鎮的經濟復甦，也爲後來大航海時代，及資本主義奠下基石，加速了中世紀末期的世代更替，與促進歐洲的歷史進程。

三、歐洲黑死病期間醫學、防疫系統發展

黑死病對歐洲醫療的影響，在黑死病發生之前，歐洲醫療觀建立在以希波克拉底提出的體液學說，人體健康與否受到黏液、血液、黑膽汁、黃膽汁，四種體液是否均衡的影響，後來蓋倫又綜合柏拉圖、亞里士多德的理論成爲「體液論」，當時西方醫學臨床上，因爲教會禁止解剖屍體的影響，所以注重理論，輕忽病理現象的觀察，醫師多以內科爲主，外科不被重視，因爲內科醫師夾著文本與學識的優勢，外科醫師除了少數擁有醫師

153　[英]西蒙·詹金斯著，韓翔中譯：《英倫視野下的歐洲史》，153。
154　斐世東：〈黑死病對中世紀歐洲社會影響的歷史分析〉，頁99。

訓練的人之外，大部分都是理髮師、屠夫之輩，收入所得也是內科醫師優渥於外科醫師，對照古代中國醫學環境非常的類似，尤其以明、清時代，大量的讀書人棄儒業醫，夾著文本的優勢，對於知識水平較低的走方郎中，與外科醫家也有相同的態度，甚至有讓中醫外科內科化的情勢，在黑死病爆發之後，傳統內科理論的醫師對病情束手無策，但外科醫師除了用藥用方之外，還得以以專業手法，協助病人切除黑死病所導致的身體淋巴結腫大的結核，所以黑死病之後醫學界開始重視外科醫師的發展與養成。

> ……勃艮第的約翰（John of Burgundy）就認為「自希波克拉底
> 開始的醫學知識現在已經過時了」，並聲稱「在治療瘟疫和
> 流行病方面，經驗豐富的現代行醫者，比希波克拉底以來的
> 所有醫學博士和著述家都更在行……」[155]

古代歐洲的學科知識，建立在基督教世界觀的架構下，教會神學被視為正統，傳授的知識具有權威性且神聖不可侵犯，以教會所傳授的知識為準。大學起源於中世紀中期，是教會學校世俗化的結晶，教會的教育體系是以傳授宗教知識為主要目標，大多數老師都是教士，教會禁止教士接觸醫藥專業，所以醫藥與外科手術由教會以外的人培育，很多教士恐懼這些「異教」技能，認為只要讀聖經拯救靈魂就夠了[156]。然而《聖經》提供的知識畢竟有限，而當時阿拉伯的伊斯蘭文獻提供了古希臘哲學的精神，對於教士的世界觀而言是強大的衝擊，讓他們得以接觸與《聖經》不同的世界觀[157]。當時被神學牽制的醫學知識，無法有效控制瘟疫來襲，造成的大量死亡，儘管當時教會有興辦醫院，但醫院在當時的功能並非治療，主要是隔離和照護，中世紀的教會醫師，除了給予患者關懷並懺悔禱告拯救靈魂，無法提供實質治療。

隨著鼠疫反覆爆發，醫療界也採取應對措施和治療手段，儘管當時醫學水平有限，但相較於教會醫師的拯救靈魂，顯然是一種進步；以十六世紀倫敦鼠疫大爆發為例，有正統醫學背景持行醫證的醫師，如倫敦皇家醫

155 高建紅：〈試論黑死病對西方醫學發展的影響〉，《韓山師範學院學報》36.6（2015），頁97-100。

156 陳瑞麟：《人類怎樣質問大自然：西方自然哲學與科學史，從古代到文藝復興》（新北：八旗文化，2020），頁257-259。

157 陳瑞麟：《人類怎樣質問大自然：西方自然哲學與科學史，從古代到文藝復興》，頁260-261。

學院醫師們投身抗疫前線，但實際上許多醫師臨陣逃脫導致數量不足，爲了彌補醫師人數，1542年英國國王亨利八世頒佈《江湖郎中條例》，免除無證行醫者的刑罰，無論男女只要誠實行醫就不會受罰，此條例鼓勵民間遊醫、藥劑師直接參與鼠疫治療[158]，因此內科醫師、外科醫師、藥劑師、民間醫參與其中，治療方式五花八門，但也有冒牌庸醫趁機發鼠疫財，選用一些價格昂貴，但不一定有效的藥物給患者使用，醫師不足使醫療及照護費用高昂，患者就醫困難，也造成社會恐慌與對醫界的不滿，當時醫界及反對正統醫學者也抨擊逃跑行爲，但事實上卽便有部分醫師，願意挺身而出醫治瘟疫病患，也難以提供有效的治療方法。

當時的疾病觀以體液說爲主流，醫界認爲人體有自動排毒能力，而感染鼠疫使患者體液失衡，患者無法自行排毒，所以應該通過汗法、吐法、下法、放血等方法「排毒」，也有服用糖膏劑和強心糖漿、食療、熏香等醫療方案。當時給瘟疫患者使用的催吐劑爲芸香，排便則使用由無花果、核桃和鹽製成的藥，當藥物短缺，有民間醫師自製罌粟和藜蘆根組成的混合物作爲催吐劑，這些藥物雖能催吐，卻無法治療疾病，反倒使病情惡化甚至死亡；放血療法也是當時常用的治療方法，通常由內科醫師診斷外科醫師執行，一般在患者皮膚表面出現黑斑，還未潰爛之前使用，如果患者身體出現癰腫則不再放血，而是由藥劑師提供藥膏，使癰膿繼續發展至成熟腫塊，再將膿液擠出後切除患處；除癰手術看似對症，但當時的衛生條件不足，無法提供無菌環境，且無麻醉藥使用，使病人處於手術感染及疼痛致死的風險之中，事實上這些催吐、通便、放血、切除等治療，始終沒能在臨床上有突破性進展，死亡率仍居高不下，以往學者對黑死病時期的醫學評價甚低，但黑死病期間及後瘟疫時代，時人留下許多瘟疫相關的描述及作品，特別是給大衆的瘟疫防治手冊，其中較有名的是托馬斯・洛奇（Thomas Lodge），於1603年在倫敦出版的《瘟疫手冊》（A Treatise of the Plague），代表著當時醫學界的最高水準，和對疾病的普遍認知。瘟疫學者薩繆爾・克萊恩・科恩（Samuel K. Cohn）認爲這些手冊內容，沒有盲從古代的抽象理論，而是以作者的實踐經驗爲主，其他學者則根據

158　鄒翔：〈近代早期倫敦醫療界對鼠疫的應對〉，《史學月刊》6（2010），頁77-83。

當時的資料，對黑死病的病因、預防和治療進行研究，其中以坎貝爾（E. B. Krumbhaar）和法布瑞（Christiane N. Fabbri）爲當代研究的代表人物，時人認爲黑死病的可能原因有天體運行、地震、暴雨、腐壞不潔的空氣等，其中以腐壞空氣的論述備受關注，法布瑞歸納不同醫家看法認爲人體吸入腐敗的空氣致病，病人呼出帶有「致病種子」的空氣，或是病人呼出的氣體會污染空氣造成傳播等不同看法，人們在瘟疫流行期間發，當禱告和醫學藥物治療無法阻止疫情，或許能減緩「瘴氣」在空氣中的傳播，來遏止疾病的蔓延，於是瘟疫手冊也建議，首要預防方法是遠離疫區，若無法逃離也要保持居所環境空氣流通和清潔[159]，這樣的論述對比同時期中國醫家吳又可，在《溫疫論》中對於疫病傳播途徑的認知類似，皆主張致病邪氣由口鼻而入的概念。

四、黑死病與瘟疫醫生

空氣的淨化及隔離成爲當時防疫重點，除了室內需要保持空氣暢通，所有衣服都要保持清潔並經常更換，爲了避免近距離接觸病人，醫護人員穿上防護衣，並戴上類似鳥頭造型的面具，阻隔屍臭及自我保護，同時手持長棍翻動患者衣服檢查和觀察患處，人們稱身穿這些配備的醫生爲「瘟疫醫生」或「鳥嘴醫生」（Medico della Peste, Doctor Schnabel），現代的醫療防護服是在19世紀細菌發現以後才出現，在此之前人們認爲「瘴氣」導致疾病的傳播，當時的醫生會將浸泡過醋的海綿，或有浸泡醋的芳香藥物，如龍涎香、蘇合香、薄荷葉、樟腦、沒藥、玫瑰花瓣、丁香、稻草……等，裝入小袋子然後放在鼻子前，以「淨化」呼吸道，至於防護服的材質，是採用經過油或蠟密封的壓制亞麻布，或棉製成的連身長衣，身穿長袖及佩戴手套，完全與外界隔離。1619年法國國王的私人醫生Charles de Lorme對防護服和面具進行改良，鳥嘴醫生的形象才成型（如圖3）。當時受僱於市政府的瘟疫醫生，主要職責並非爲患者進行醫治，而是追蹤黑死病患者的病理現象，對屍體進行檢查或見證死者臨終前的遺

---

159 李化成：〈14世紀西歐黑死病疫情防控中的知識、機制與社會〉，《歷史研究》2（2020），頁21-30。

囑[160]，因此他們備受推崇，但有時還會被勒索贖金，隨著疫情結束瘟疫醫生也淡出歷史舞台，瘟疫醫生是因應大瘟疫時代而生的醫護前線人員，以倫敦爲例醫生人數不足，迫使市政府尋求全職或兼職的瘟疫醫生，申請者必須是合格醫生，以醫學院的醫師爲優，而藥劑師則不需申請，另外申請者也必須提出有效的健康證明，若有擔保人能提出申請人是瘟疫倖存者則優先考慮[161]，瘟疫醫生與市政府簽約時，需聲明無論患者貧富都需治理患者，所以他們不能向患者及家屬額外收診費，因此不畏懼死亡及不收診費的瘟疫醫生形象，在民間一度評價頗高；與一般醫生不同的是瘟疫醫生只針對瘟疫病人的治療，不能接觸非瘟疫患者以免瘟疫傳播，他們與其他同樣受僱於市政府的防疫人員進入疫區，瘟疫醫生的職責是檢查及照顧患者，他們身穿奇特防護服，及鳥嘴面罩以長棍檢查患處，達到與患者保持社交距離的目的，這些裝備爲現代防疫服裝與口罩的原型[162]；除了提供醫療服務，瘟疫醫生也要進行疾病死亡統計，協助聆聽與記錄患者生前遺囑，和完成解剖驗屍工作，其他防疫人員負責處理及記錄患者遺體，收集數據以編制人口死亡統計報告[163]，由於長期身處疫區死亡風險高，瘟疫醫生需遵守嚴格的檢疫規定，並且不得參加公共聚會，雖然瘟疫醫生的工作風險高，且可能還要面臨長期的社會排斥和孤獨，但重賞之下必有勇夫，還是有新手醫生或二線醫生前來應聘，但也存在著魚目混珠的情況或醫生被打劫的風險。

2020年中國武漢市爆發新型冠狀肺炎（COVID-19）[164]，使得黑死病的流行病史再次引起人們的高度討論。一篇德國醫學史博物館，因戈爾施塔特的瘟疫醫生面具的文章，詳述瘟疫醫生醫療防護服，及配備的演變歷程，該文章分析當時瘟疫期間，使用的防護服文字和圖像來源，以及檢查喙形口罩的材料，追溯與爬梳瘟疫醫生的歷史脈絡。發現在十七世紀中葉

160　Benin, Nikola. The plague doctors uniform. 2019. DOI: 10.13140/RG.2.2.22145.20325

161　John Hobson, "Why I Became an Occupational Physician" and Other Occupational Health Stories,Oxford University Press, Oxford 2020, pp.151.

162　Benin, Nikola. The plague doctors uniform. 2019. DOI: 10.13140/RG.2.2.22145.20325

163　鄒翔：〈近代早期倫敦的人口死亡統計與疫情上報〉，《山東社會科學》297.5（2020），頁80-84。

164　COVID-19是由世界衛生組織（World Health Organization, WHO）命名的簡稱。詳見於：https://www.who.int/emergencies/diseases/novel-coronavirus-2019/question-and-answers-hub/q-a-detail/q-a-coronaviruses（民109年7月1日）

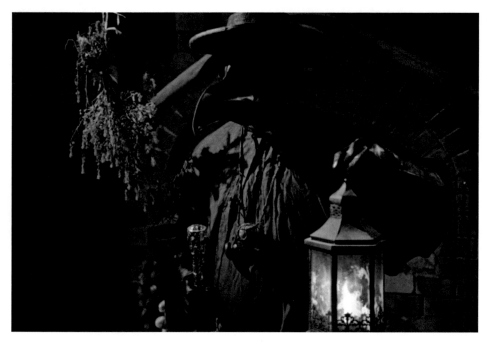

圖3、十六世紀歐洲黑死病期間瘟疫醫生造型（資料來源：https://reurl.cc/j87E32）

之前，沒有提到鳥嘴面具，僅在義大利和法國南部提到，在中歐瘟疫暴發期間，沒有任何證據可以證明其用途，目前爲止仍無法具體證明，這種防護服是在瘟疫時期使用的，但很顯然，佩戴鳥嘴面具的瘟疫醫生形象隨著印刷品和媒體長時間宣傳深入民心，成爲後人的標誌性集體記憶，以至於專家們沒有進一步質疑和反駁它，而是願意滿足大衆的期望與想像，至今德國因戈爾施塔特（德語：Ingolstadt），醫學史博物館收藏的瘟疫醫生面具，仍是館內最受歡迎的文物，與流行病文獻中最受歡迎的圖案，甚至被其他博物館同業，詢問希望能將手工面具仿製，以期能用於自家博物館的展覽。[165]瘟疫醫生如今以另一種面貌重出江湖，今人或許對瘟疫醫生，曾經扮演的歷史角色不熟悉，但令人印象深刻的哥德式服裝，和鳥嘴面具造型，已成爲西方萬聖節化妝舞會，和威尼斯狂歡慶典常見的裝扮，人們甚至可以在網絡平台購買鳥嘴面具和服裝，儼然成爲一種時尚及文化記憶。此外瘟疫醫生，也出現在瘟疫主題的遊戲角色中，儘管瘟疫醫生已經

165　Ruisinger, Marion Maria. The "Plague Doctor's Mask" in the German Museum for the History of Medicine, Ingolst年t. Naturwissenschaften, Technik und Medizin. 2020; 28(2):235-252.

走入歷史，但後世人們仍然可以透過這些視覺作品和藝術或多或少瞭解瘟疫醫生。

五、防疫與檢疫措施

黑死病流行期間，也促進公衛系統的建立，當時歐洲各國城鎮除過度擁擠外，居無定所的流民和不完善的下水道系統，港口城市還有船舶的跨境傳染，成為黑死病席捲歐洲的主要途徑。當時諸多城市，對於居家環境的整潔提出了改善的做法，強調居家消毒與環境整理、下水道清淤消毒，當有疫情疫區採取隔離封城措施，罹病死亡患者掩埋深度，都有嚴格的要求阻絕疾病的擴散，對於港口停泊船隻，必須要先停留外海一個月，確定無罹病患者始可進入的海港檢疫制度，時至今日在新型冠狀肺炎大爆發時，世界各國紛紛採取各種檢疫隔離、邊境管制、app追蹤、監視確診和疑似病例、行動管制等系列措施，以期能有效遏制此傳染病給全球帶來的威脅。儘管這些防疫策略一直存在爭議，但這些做法具有一定的歷史用意。「quarantine」源自義大利文，其字根即「40天」。根據牛津和劍橋詞典的註釋，其定義為「在一段時間內，將可能染病的人或動物與其他群體分開，使疾病無法蔓延」（a period of time during which an animal or person that might have a disease is kept away from other people or animals so that the disease cannot spre年）。如今quarantine一詞還延伸出「self-quarantine」(或self-isolation)一詞，這是在COVID-19大爆發期間流行的名詞，指在鼓勵健康的民眾，採居家隔離以遏制疾病的傳播，學者認為此防疫措施，始於14世紀鼠疫大流行年代，以海上貿易經濟為生的地中海港口，與周邊貿易城邦國家，無法像其他國家落實封城措施，因此面對鼠疫的威脅，當時城邦政府採取應對措施。

黑死病感染義大利期間，當時地中海城邦皆認為瘟疫，是由外地人帶進來的，位於今日克羅埃西亞南部的拉古薩共和國（Ragusa）於1377年率先頒布「檢疫」規定[166]，隔離的構想最初源自於對痲瘋病人的隔離，隔離病院因此興起，有效控制了痲瘋病的流行，隨後因為鼠疫爆發大規模感

---

166 Eugenia Tognotti. Historical Review: Lessons from the History of Quarantine, from Plague to Influenza A. 2013; 19(2):254-259.

染，成為14世紀的鼠疫醫院。1423年第一家永久性瘟疫醫院，由威尼斯共和國於聖塔瑪麗亞納撒勒斯的小島（Santa Maria di Nazareth）上開設，半世紀後位於威尼斯東北方小島Lazaretto nuovo成為共和國的「隔離站」，發病者則會被送到Lazzaretto Vecchio做隔離[167]，具體作法將任何來自疫區的可疑船舶和其船員，都會被帶到島上隔離三十天，無症狀才能上岸，後來延長至四十天，當至於為什麼會設定四十天這個天數呢？筆者認為當時政府認為長時間的延長可以有效防治鼠疫，也有可能是受到聖經的啟發，聖經記載大洪水時耶穌在曠野齋戒四十天戰勝魔鬼影響而制定。[168]現代用語「Lazaret」即源自義大利文的「Lazzaretto」，指「檢疫所」或「傳染病院」，此概念始於1485年當時威尼斯瘟疫大流行，威尼斯政府在此小島蓋了公立醫院。無論階級與人種，凡得瘟疫或疑似瘟疫症狀者，皆送往此處隔離一段時日，倖存者隨後送往另一個小島Lazzaretto Nuovo靜候康復。

　　瘟疫爆發期間，杜布羅夫尼克的衛生局人員採取一系列措施，改善個人和公共衛生，如街道規劃、環境清潔、垃圾收集、擬定污水處理相關規則，隔離病院還提供各式各樣的服務，如牧師、進行熏蒸空氣、提供病人衣服和毯子、確保食物及飲料的供應，在城鎮邊境實施隔離機制、阻隔疫區人民與非疫區人民往來，從疫區送來的物品（如布料、衣物等）需用醋浸泡或熏蒸或用火燒毀，類似近代消毒的概念[169]，對減緩鼠疫傳播起到一定作用，之後如英國伊姆村（Eyam Village）、法國馬賽亦出現隔離牆，也影響後世的防疫制度；相較於其他防疫政策及檢疫制度，在後續反覆爆發的歐洲鼠疫流行中，英國倫敦當局也做了許多公共衛生措施，其中編制死亡人口統計表最具代表性，雖然建立之初存在問題，隨著統計方法的發展改進，使市政府能及時掌握疫情，達到防治鼠疫傳播的目的[170]。

167　Nükhet Varl k. Review Essay: Beyond Eurocentric Histories of Plague. Review Essay: Beyond　Eurocentric Histories of Plague. 2017; 22(4):361-373.
168　Etymologia: Quarantine. Emerging Infectious Diseases. 2013;19(2):263. doi:10.3201/eid1902.et1902.
169　Nükhet Varl k. Review Essay: Beyond Eurocentric Histories of Plague. Review Essay: Beyond　Eurocentric Histories of Plague. 2017; 22(4): 361-373.
170　鄒翔：〈近代早期倫敦的人口死亡統計與疫情上報〉，《山東社會科學》297.5（2020），頁80-84。

在人類發展的歷史長河中，往往存在許多歷史變因，其中人類與疾病的拉鋸戰從未停止，也不斷促進或限制整個世界的歷史演變，2020年已經是全球化時代，科技的日新月異，使得世界各角落的人們都能牽動著彼此，一場席捲全球的新型冠狀肺炎（COVID-19）對全球人類的生活與安危產生巨大影響，衝擊著全球經濟產業鏈，各國原本忽視的問題隨著疫情暴發被重新檢視，如醫療資源分配不均、貧富差距、種族矛盾等。媒體大肆傳播強化了人們的集體恐懼與排他行為，極速增加的確診人數及死亡病例，使各國政府不得不暫緩其他爭端，把重心放在防疫工作，以及檢視以往的公共衛生政策，擬定措施。本文以中世紀黑死病為例，梳理歸納當年大瘟疫來襲，人們如何在瘟疫的狹縫中生存，當年抗疫、防疫措施如何制定，以及黑死病對中世紀歐洲社會的影響及衝擊，疫情後人們的心理轉變為何，防疫新生活面貌等等，對於身處前疫情與後疫情時代關鍵轉捩點的我們有何啟發，種種面相都值得我們一一探索及反思。中世紀黑死病帶給人們許多的改變及影響，COVID-19亦然，這場大流行病將成為全球人類的共同記憶，由於世界國情與疫情各有差異，處理疫情如同醫師治病，除了辨證論治，也需因時因地制宜，按病情各階段施予適當的治療，抗疫、防疫不同階段應有不同策略。

筆者前述構建出十四世紀，鼠疫往歐洲蔓延的主要兩條路徑，就是蒙古境各汗國對新領地的征伐，由中亞往歐洲的討伐過程，以及元代海商集團與歐洲之間的國際貿易，除了十四世紀的幾波疫情之外，整個鼠疫在歐洲肆虐高達三個世紀；我們可以從當時西方文獻中看出端倪，由弗朗切斯科·佩脫拉克（Francesco Petrarca），在寫給朋友瓊斯·羅爾（Johannes Nohl）的信中，說到了鼠疫的感染從義大利開始，預計將如何使佛羅倫薩大滅絕，甚至侵襲近二十萬的村莊與人口大量死亡的預言；瓊斯·羅爾認為這場瘟疫與中國有關，在他的著作中描述了傳說在1333年這場瘟疫起源於中國，從印度、俄羅斯藉著陸路貿易與海上貿易途徑，將疾病傳往歐洲，另外他提起在1347年，有十二艘來自東方的帆船，進入了拿西里港口帶來了可怕的疾病，任何與帆船人有所接觸者都被傳染了，產生頸部腋下如扁豆大小的腫塊，全身發熱開始嘔吐而後死亡，當地人稱

之爲「燃燒的疙瘩」（born boil）。[171]綜觀整個歐洲十四世紀黑死病的來源，史學家推測的中國、印度、中亞起源論，筆者認爲中亞起源論，是比較合理的推測，以鼠疫自然疫源地分布的範圍，在蒙古、中亞地區的範圍較廣且多，似乎是較合理的推斷，《鼠疫：戰爭與和平，中國環境與社會變遷（1230~1960年）》，曹樹基也認同這樣的傳播途徑，他表示蒙古草原鼠疫自然疫源地，自漢代以來就已經形成，到了蒙古帝國成立後，往歐洲、中亞、中國東南半壁頻繁用兵，武力的征伐，商旅車隊的往來，讓平靜的疫源地產生變化，自然疫源地是個穩定的鼠疫生態系統，非受到破壞，傳染病不會往外擴散，所以這也是歐洲，在經歷六世紀查士丁尼鼠疫流行200年之後，相隔600年後歐洲再度陷入鼠疫大流行的主因，另外前述論文也提到，東歐地區尼安德塔人遺址中，發現的鼠疫桿菌，證實自古就存在疫源地，也是這次鼠疫原因之一，而長期在某地區反覆感染鼠疫，也容易形成一個新的疫源地，綜觀上述似乎可以解釋，十四世紀後歐洲整個300年的反覆流行史[172]。

---

171 曹樹基、李玉尚：《鼠疫：戰爭與和平，中國環境與社會變遷（1230~1960年）》，頁89。

172 曹樹基、李玉尚：《鼠疫：戰爭與和平，中國環境與社會變遷（1230~1960年）》，頁97。

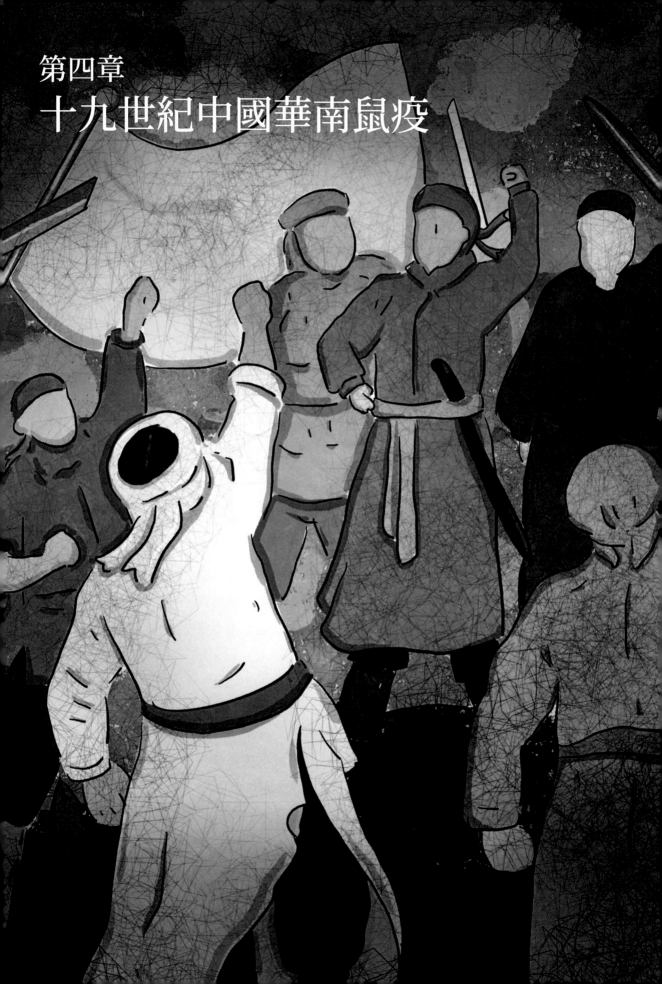

第四章
十九世紀中國華南鼠疫

第一節　華南鼠疫之緣起

　　十九世紀，起源於中國華南地區，橫跨主要疫區：滇、粵、閩三省而後傳播至香港，繼而往世界散佈的那場鼠疫，史稱「世界第三次鼠疫大流行」，這一次的鼠疫始於清代乾隆年間，而在咸豐、同治年間由雲南向外擴散，於光緒年間造成重大災情，並在1894年香港鼠疫期間，從香港往世界傳播，這場瘟疫從1856年到1949年，橫跨清國、國民政府、新中國三個政權，造成華南地區主要省分，如雲南省反覆流行93年間，在83個縣市範圍內，造成74萬人死亡。廣東省反覆流行83年間，在69個縣市範圍內，造成48萬人死亡。福建省反覆流行68年間，在56個縣市範圍內，造成71萬人死亡[173]。這樣的數據也許是被低估的，因為流行病衍生的死亡率，會受到當時社會戶政、民政制度與社會安定度的影響，尤其是因為戰亂產生瘟疫流行時，各項數據統計會因戰爭，而難以統計。本單元將以十九世紀，世界第三次鼠疫大流行的前身，中國華南鼠疫的起始做考證，並分析傳播途徑，以及造成的社會、經濟、人口損害，官方應對與社會民心意象作討論。

　　筆者回溯明代末年崇禎年間（1628-1644年），中國境內以西北地區為始，蔓延到全境的諸多瘟疫中，雖說明代滅亡於李自成的農民起義，但是知名鼠疫史學家曹樹基認為，摧毀明帝國的不是李自成的起義而是瘟疫，具體的說是鼠疫；他由當時諸多史料，與鼠疫自然疫源地的角度，探討了崇禎七、八年間（1634-1635年），從山西太原府起始的瘟疫蔓延，到崇禎九、十年（1636-1637年）的陝西大同府，往河北、河南兩省蔓延，整個華北地區在崇禎十四年~十六年間（1641-1643年），北京、天津等主要城市都爆發了鼠疫，當李自成攻進北京城的時候，北京已經成為疫區一年之久，根據史料記載，鼠疫導致大量的人口死亡，北京城能用的軍隊所剩無幾，城牆上防禦的城碟數量有十四萬多個，但戍守的士兵僅有數千人，怎能禦敵？所以李自成的部隊，與其說是攻克北京城，倒不如說北京城在當時已經沒有防禦能力，而鼠疫的感染對象不論敵我，所以在李自成攻佔北

173　賀雄、王虎主編：《現代鼠疫概論》，頁15。

京城之後，僅僅47日就被吳三桂與滿清軍隊所驅逐，導致李自成無以抵禦的主因，攻佔北京城之後，部隊面臨鼠疫的感染[174]。當時北京城的慘況，抱陽生在《甲申朝事小計》〈卷六〉中提到當時的情形：

> ……大疫人鬼錯雜……薄暮人屏不行……貿易者多得紙錢，置水投之，有聲則錢，無聲則紙……甚至白日成陣，牆上及屋脊行走……每夜則痛哭咆哮，聞有聲而逐有影……死人太多，白天已可見城中處處鬼影，真令人毛骨悚……[175]

而北京城內實際情況，可以從花村看行侍者編著的《花村談往》〈風雷疾痛篇〉中可以看出當時城內慘況，明崇禎十六年（1643年）八月至十月，京城內外流行一種傳染病，會導致病人身體長出疙瘩，並且產生發燒高燒昏迷的現象，染疫對象不論貧賤富貴，也不論男女老幼，一染病及立即死亡，例如兵部曹直良、古遺正二人，與訪客打躬作揖還未起身，就立即死去；兵部朱念祖外出歸門後立即死去，宜興吳彥升任職溫州通判，在啟程的路上僕役染疫而死，另一隨從赴街購置棺木死於棺木店；吳彥升友人進房等待時也即死去，吳雖立即搬房但至隔天亦死，有一百姓全家染疫而死，有賊人二位進屋劫掠而染疫立死，另一賊人未出房門也死，有屋內夫妻二人，一人染疫而死另一人也死，城鎮中多是全家染疫皆亡，從屋主到奴僕無一倖免，北京城兩個月內，死亡人數高達二十萬餘人，皇宮內皇帝聘請道士張真人，在宮內師法佈咒一個月，宮內死亡人數不見減少[176]。由此可以瞭解當時疫情之迅猛。

華南大鼠疫，起源於中國雲南省，由滇西往東向各省市蔓延，鼠疫在雲南地區，流行與反覆發作的時間很長，從清代順治、康熙、雍正皇帝期間，即有零星的鼠疫產生，但從乾隆後期到嘉慶、道光年間，開始產生頻繁且反覆的鼠疫流行，以文獻統計資料顯示，雖未明確詳實寫明當時傳染病是鼠疫，卻記錄了當時瘟疫的年代與次數，再者古代史料中對於傳染性疾病多以「疫」、「瘟疫」、「大疫」、「時疫」來概括，但可以一窺當

---

174 曹樹基、李玉尚：《鼠疫：戰爭與和平，中國環境與社會變遷（1230~1960年）》，頁120。

175 [明]抱陽生：《甲申朝事小計》（北京：書目文獻出版社，1987），頁162。

176 中國哲學書電子化計劃（無日期）。《花村談往》〈風雷疾痛〉。取自：https://ctext.org/wiki.pl?if=gb&chapter=383260#%E9%A2%A8%E9%9B%B7%E7%96%BE%E7%97%9B（民110年4月14日檢索）。

時瘟疫傳播的情形，資料顯示乾隆期間共發生9次，嘉慶年間（1796-1821年）發生23次，道光年間（1821-1851年）發生22次，咸豐年間（1851-1862年）12次，同治年間（1862-1875年）25次，光緒年間（1875-1909年）15次，其中嘉慶、道光、同治爲最高峰[177]。根據《雲南通志》記載，乾隆壬子、癸丑年間（1792-1793年），雲南的鶴慶、賓川等縣，先是發生到處有老鼠鼠屍，以及會主動攻擊人類的老鼠，居民接觸之後，不久卽在腋下與頸部產生「癢子」，癢子一詞是雲南當地方言，卽爲腫瘤之意，患者會有發熱、惡寒、咳出紅痰的症狀，旋卽則死，且沒有任何方藥可治，且傳染性強，可短時間內造成大規模民衆死亡，如果鼠類與瘟疫的傳播有著正相關的話，那麼再去推論古代對於疫病記載不詳實，多以疫、大疫等不確定病原的描述方式，無法確切得知，該場瘟疫是否爲鼠疫的傳染病，似乎可以從史書中偏旁的記載去推敲，如《古今圖書集成・職方典》〈開封府部〉、順治年間《鄧城縣志》〈卷八〉、光緒《順天府志》〈卷六十九〉、嘉慶年間《廬州府志》〈卷四十九〉，「崇禎十四年，夏大疫，人相食，有鼠千百成群渡河而去……」、「崇禎十六年有鼠無數，群行田間……」「內殿奏章房多鼠盜食，與人相觸而不畏，旦後鼠忽絕跡……」、「崇禎十四年大疫郡屬旱蝗群鼠銜尾渡江而北至無爲數日斃……[178]」後續就產生了瘟疫的情勢來看，是否暗示著鼠類與傳染病的關係，雖然生物的遷徙有一定的常理，但是異常遷徙過程，與隨之而來的傳染病，似乎可以從這些古籍中證明了，疫病與鼠類有關。當時當地詩人師道南因瘟疫的慘況，寫了〈鼠死行〉一詩：

> 東死鼠，西死鼠，人見死鼠如見虎；鼠死不幾日，人死如坼
> 堵。畫死人，莫問數……三人行未十步多，忽死兩人橫截
> 路……人死滿地人煙倒，人骨漸被風吹老。田禾無人收，官
> 租向誰考……[179]

詩中詳述了此次鼠疫造成社會的慘境，文中如同上述文獻的記載，提到了鼠疫發生前的社會異象，路上出現大量的鼠屍而導致的「人死如坼堵」，

177　許新民：〈近代雲南瘟疫流行考述〉，《西南交通大學學報》11.4(2010)，頁122。

178　李玉尚：〈近代民衆和醫生對鼠疫的觀察與命名〉，《中華醫史雜誌》32.3（2002），頁175。

179　陳邦賢著：《中國醫學史》（北京：商務印書館，1959），頁292。

說明了鼠疫造成大量人民死亡，且感嘆生命的脆弱，「田禾無人收，官租向誰考」，可看出鼠疫導致勞動力下降，影響了農業經濟發展與社會人心的穩定度。

一、華南鼠疫緣起雲南及傳播與疫源地考證

　　雲南鼠疫的來源從何而來？首先以中國雲南省的地理位置與氣候型態作分析，雲南省在中國西南邊陲地帶，與圖博相連屬於青藏高原的延伸，省內分兩大地型區，西部為青藏高原延伸處，東部為雲貴高原的組成，全境海拔西高東偏低，屬於高原山區，境內叢山峻嶺高聳，與偏低的山丘陵層次櫛比，形成波浪型熔岩地層，自古以來因水源少不適耕作，故以人工梯田為土地利用方式，若遇乾旱則如黃土之地，若遇暴雨水勢不利排出則為洪災，以清代以來雲南水旱災的史料作分析，水災多在夏秋季節，旱災集中在夏季，且水災頻繁之處，也多產生旱災，主要分布位置在雲南府、曲靖府、大理府，這樣的分布位置恰為滇西、滇中與滇東地區，可以看出雲南省特殊地理環境與氣候型態，其潮濕溫熱的氣候，適合病原菌的繁殖與增生，而老鼠喜生活在陰暗潮濕的環境中，可成為病原菌的宿主[180]。根據研究鼠疫桿菌是鼠疫的病原菌，屬於革蘭氏陰性菌，可以在攝氏4-40度的溫度中生存，最佳繁殖溫度在攝氏28-30度，最適生長在酸鹼值7.2–7.6環境中，宿主範圍廣泛人類與牛羊類草食性動物，以及囓齒目動物，鼠疫菌屬中的鼠疫桿菌(*Yersinia pestis*)活動力以及傳染性為最強，對人類淋巴組織有強大的攻擊力，會造成全身性的感染，並且為腺鼠疫、肺鼠疫和敗血性鼠疫的病原體。

　　另外還有假結核鼠疫菌(*Yersinia pseudotuberculosis*)，腸病鼠疫菌(*Yersinia enterocolitica*)，兩者毒性較低，會有發燒、腹痛、嘔吐、腹瀉……等局部性症狀[181]。對照雲南地區全年平均溫度18-20度，且境內有大量屬於鹼性土壤的石灰岩，推判雲南地區，適合鼠疫桿菌生長，所以我們會發現在中國的研究資料中，雲南地區具備了鼠疫自然疫源地的特性，如

180　賴銳：〈清代雲南水旱災害時空分布特徵初探〉，《農業考古》3（2019），頁124。
181　劉文燦：〈鼠疫桿菌多功能蛋白LcrV抗原之製備及相關檢測技術之研究〉，《國防大學醫學院　預防醫學研究所》，（2001），頁5。

前章節所言自然疫源地指的是，自然界中某些野生動物，體內存在著某些特定傳染性疾病的病原體，該動物在自然疫源地內的地區，傳染病的病原體，可以藉著特定媒介感染宿主，長期在自然界循環不息，只靠著特定媒介即可以感染給人類，並造成人與人之間的互相感染，此特定媒介，最初以節肢動物門的生物為主，後拓展到非蟲媒性的傳染病如狂犬病，形成了一個自然疫源地。

鼠疫在當時雲南地區，非用鼠疫這樣的病名來稱呼，多以瘰子病、核瘟的稱呼方式，也就是會導致淋巴腫大的傳染病，以史料中雲南鼠疫爆發的州縣來觀察，最早有資料顯示雲南地區產生的疫情，當是乾隆三十七年（1772年）鶴慶爆發瘟疫，後續在乾隆四十一年（1776年），蒙化地區也爆發瘟疫；《雲南通志》記載，乾隆四十二年（1777年）麗江鼠疫。壬子、癸丑年間（1792-1793）鶴慶、賓川鼠疫，姚州白鹽井與趙州等地，也在乾隆四十一年（1776年）爆發鼠疫[182]；《景東縣志稿》記載該地在乾隆、嘉慶、道光、咸豐、同治、光緒年間，皆有鼠疫病症的流傳。嘉慶六年（1801年）有民國時代的《鹽豐縣志》記載大姚縣大疫；嘉慶八年（1803年）《楚雄縣志》記載發生大疫；嘉慶九年（1804年）《昆明縣誌略》記載新興州大疫；嘉慶十年（1805年）安寧州大疫；嘉慶十一年（1806年）《元江志稿》記載有瘟疫爆發；《昆明縣誌略》記載嘉慶十二年（1807年）河陽縣（現澄江縣）疫，江川縣大疫頻繁，死者眾至人煙稀少；《雲南通志稿》記載南寧縣於嘉慶十年（1805年）、十八年（1813年）、道光六年（1826年）大疫，嘉慶十二年與二十四年霑益大疫，霑益為滇東的曲靖府轄內。道光五年（1825年）《鄧川州志》記載發生鼠疫；《建水縣誌》記載，臨安府於嘉慶十七（1812年）年發生大疫；《續修蒙自縣誌》記載臨安府在嘉慶二十一年（1816年），與道光七年（1827年）發生大疫；《開化縣誌》記載嘉慶十八年（1813年）與十九年（1814年）間瘟疫流行死亡者眾[183]，另有史料記載，雲南幾個大城市或交通樞紐之

182　[美]班凱樂著，朱慧穎譯：《十九世紀中國的鼠疫》（北京：中國人民大學出版社，2015），頁32。

183　李玉尚、劉瓊：〈氣候變化與清代以來雲南的鼠疫流行〉，《白沙歷史地理學報》15（2014），頁5-6。

地，如大理在1776年，昆明在1803年，蒙自在1812年亦遭鼠疫感染[184]。

以上述史料中地名進行分析，可以發現到麗江、鶴慶、景東、姚州、蒙化分布於雲南西部，俗稱滇西的部分；賓川、大姚縣、楚雄、新興州、安寧州、元江、鄧川州、河陽縣、江川縣，分布在雲南中部，俗稱滇中的部分，因此鼠疫的蔓延由青藏高原下的滇西，逐步往滇中傳播，嘉慶十二年（1807年）霑益大疫，霑益在曲靖府轄內，所以可觀察出鼠疫的傳播，已經往滇東北部分蔓延，另外再從嘉慶十年南寧縣大疫、嘉慶十七年（1812年）臨安府瘟疫，可發現鼠疫進入了滇南地區，尤其是南寧縣(現富寧縣)，此地為雲南省與廣西省交會之處，在滇中地區鼠疫流行的五年之後，滇南地區也受到鼠疫的感染，整個雲南鼠疫傳染病在昆明府蔓延之後，以此為分水嶺，接續往滇東北與滇南方向傳播，且接近了廣西省，從雲南幾大城市來看，等同於由滇西的大理城，逐步往滇中的昆明府，再往滇東北的曲靖府，滇南臨安府發展之後，往廣西省境內做擴散，所以筆者認為第三次鼠疫大流行，源自於雲南。雲南鼠疫源自於滇西，後續會導致疫情往外擴散，是源自於當地自然鼠疫疫源地，在經濟行為中被破壞，藉著戰爭的影響，將疫情由西向東推進（如圖4）。

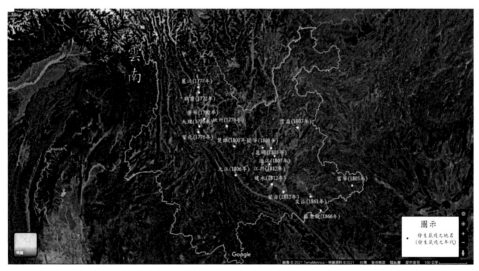

圖4、第三次鼠疫雲南爆發地點與年份（資料來源：筆者使用Google Map繪製而成）

---

184 [美]班凱樂著，朱慧穎譯：《十九世紀中國的鼠疫》，頁21。

十九世紀初期，鼠疫僅侷限於雲南地區，並未大規模往東向廣東、廣西、福建、香港……等各省市蔓延，而這一次的鼠疫大流行，為何會從雲南地區，迅速地向外擴散，進而散布到世界各地，據考證有兩大原因，一是發生在1856年雲南回民「杜文秀起義」有關，二是清代對雲南地區礦業經濟的發展，使大量人口移入雲南，採礦的運出需要交通的建設、移入的人口有糧食上的需求，而過度的開發，讓鼠疫自然疫源地遭到破壞，疫病藉著人流向外傳播而蔓延。至於傳播的路線筆者認為分別與當時雲南地區主要商業路線有關，當時貨物集結於昆明之後，分別以此地為點從昆明、羅平、百色、南寧、北海，或從昆明、蒙自、沿著中越邊界到海防、北海[185]。當時屬於廣東省廉州府的北海，在整個傳播路線中極為重要，因為該地為當時往國外海運，與沿岸城市船運貿易的重要樞紐，這也就能解釋，當疫情到了北海之後，往沿岸城市感染，並重創雷州半島後，往珠江三角洲侵襲，而偏山地內陸地區的廣東省城市，卻能降低疫情影響。

二、杜文秀起義事件

在中國信奉伊斯蘭教，被稱為穆斯林的人民，被稱為「回教」與「回民」，自從唐代伊斯蘭教傳入中國後，因為獨特的宗教信仰、風俗習慣、生活方式與傳統漢人有明顯的不同，彼此之間有著一定的距離在。滿人入關之後，清國政府採用「以漢治回」、「護漢抑回」的政治手段，多次禁止伊斯蘭教的傳道，並否認其宗教與政治地位，位於回民群聚的地方政府，對於回民部落採取高壓統治的手段，以嚴刑律法懲罰犯罪的回民，在量刑裁判輕重上，明顯重罰回民輕縱漢民，對於回民與漢人的利益衝突，都明顯偏袒漢人，或地方官吏非法捐徵納稅，禁止回民宗教信仰與前往聖地麥加的朝聖。回漢之間當時有多起摩擦衝突的事件，這樣子的摩擦在清末日益激烈，回民群體因為特殊的宗教信仰與生活習慣，易凝聚成團結且排外性強烈的部落，當時回民在中國各地省分，都有群聚的部落，其中以甘肅、雲南、四川、陝西、遼寧……分布最多，所以當產生回漢衝突時，很容易引起群體鬥爭事件，杜文秀事件原本是回漢之間年輕人的互毆，

---

185 [美]班凱樂著，朱慧穎譯：《十九世紀中國的鼠疫》，頁57。

後來導致群體的械鬥，地方政府因爲偏袒漢人極端組織「香把會」[186]，對回民部落採用私刑報復、屠殺回民、燒毀房屋、摧毀清眞寺，造成回民千餘人傷亡，於是雲南回民群起反抗，導致雲南各地大規模回漢衝突的事件頻繁，回民與漢人都屬於清國人民，但是在法律上的地位，卻明顯遭到壓抑；當時杜文秀是一介書生，爲了爲回民部落申冤，攜帶文書、狀紙北上京城，向道光皇帝控訴地方政府的惡行，也就是俗稱「告御狀」，依照清國律法規定，人民若是告官，必須依照州、縣、府、道、省，循序漸進向上提告，若不依此程序則爲「越告」，要受到處罰，若是直接告上北京都察院，屬於「京控」的行爲於法是不准的，但此案茲事體大，受到北京當局受理，也得到道光皇帝的重視，派任林則徐擔任雲貴總督奉旨審理，以「不問回漢，止分良莠」的公平處置態度，使得本案在調停與嚴懲地方官員後，因爲漢人受到官方嚴懲，對官署與回民展開攻擊，在林則徐以兵力壓制下暫時得到平息，然回民積怨日久難以一時紓解[187]。1855年雲南地區又爆發回漢礦工衝突事件，雲南地區自乾隆年間，大規模開採銅礦以來，雖然吸引周邊省分人民，因爲這股採礦熱潮湧入雲南，促進了雲南地區的發展，但是道光年間後期，礦源已枯竭，然採礦之間產生的衝突卻此起彼落，這次回漢礦工衝突，在當時雲南巡撫默許下，漢人「聚團殺回」，導致杜文秀於現今蒙自地區，成立「忠義堂」革命團體，並自詡爲太平天國雲南地區分支，後續於1856年於現今巍山縣小圍埂村，舉白色旗幟爲信號強調「三教同心」，呼籲各地受壓迫之回民與漢人，共同起義推翻滿清政府，因爲杜文秀有進京告御狀的資歷，被推舉爲「統領兵馬大元帥」，率領起義部隊攻入大理府，建立大理政權，再與當時佔有中國東南半壁江山的太平天國，彼此遙相呼應，追隨太平天國革命滿清，整起事件延續十八年，攻佔六十座州縣，雲南省大部分皆爲控制區域，而戰亂引起的百姓流亡遷徙，據信是將雲南鼠疫，往兩廣之地傳播的主要關鍵[188]。當時雲南文人楊瓊在著作《滇中瑣記》也有記載：

迤西之病瘟，人多自言見楊驃騎。楊驃騎者，名榮，杜文秀

---

186 馬建春、徐虹：〈清末西人筆下的咸同回民起義〉，《中南民族大學學報》35.2（2015），頁54。
187 李典蓉：〈試論道光朝回民杜文秀京控案〉，《政大史粹》11（2006），頁126。
188 林荃：〈論杜文秀起義的歷史意義〉，《學術探索雜誌》4（2007），頁75。

之驍將也，僞稱驃騎將軍。其爲亂時，所至肆殺戮。迤西人
民多受其殃，聞聲爲之膽落。病者言其紮營某處，其處瘟乃
盛，或言明日移營某處，某處瘟且及[189]。

文中認爲杜文秀的部隊，所到之處瘟疫則生，尤其以迤西道最爲嚴重，迤西道爲清代轄大理府、楚雄府、麗江府的行政機關，當地百姓認爲是杜文秀部將楊榮，戰死之後鬼魂作祟所致，從這部分可以間接認定杜文秀起義發動戰事，爲鼠疫疫情向外擴散的關鍵。

三、清代雲南地區發展

另一個鼠疫向外傳播的關鍵，在於清代對於雲南地區的過度開發，所造成環境的危害，歷代製造錢幣皆以銅爲原料，銅礦的分布在南北各省皆有，過去因爲歷代長時間以來的開採，到了清代立國之後，銅礦產量已經趨近枯竭，清代的貨幣制度，以銀兩與銅錢共同使用，銀兩一兩等於銅錢一千文，當時的消費習慣，支付大額的買賣以銀兩來交易，小額買賣以銅錢來支付，爲了滿足市場上廣大銅錢需求，清國政府負責鑄造銅錢的單位，爲戶部的「寶泉局」與工部的「寶源局」，有鑑於各省銅礦大多已經枯竭，而雲南地區因爲有豐富的蘊藏量，又地處於西南一隅，加上歷代對於雲南的開發較晚，所以當時清國政府，爲了能夠滿足全國鑄造銅錢的需要，在清國立國之初，即展開雲南地區銅礦的開採，雍正年間年產量就可高達四百萬斤以上，乾隆與嘉慶年間，雲南地區銅礦產量一年超過一千萬斤，所鑄造出來的錢幣佔全國八、九成，由於採礦業興盛的發展，在巨額利潤的吸引之下，當時沿海諸省，江蘇、安徽、兩廣、四川，以及來自於廣東的富商，糾集資本前往投資，經營大量的採礦場，而採礦業屬於人力密集產業，需求大量的勞動人力，每一家需求工人皆爲數萬人，甚至大型的採礦場達十幾萬人，所以當時不只是雲南地區的人民，周邊省份的人民大量移入雲南，從事採礦的工作，當時光是依靠採銅礦爲生的工人有近百萬人，文獻資料顯示，當時雲南地區的採礦工廠家數，佔有全國九成以上。

189　連瑞枝：《邊疆與帝國之間：明朝統治下的西南人群與歷史》（臺中：聯經出版公司，2019），頁606。

龐大的人口進入雲南地區，創造了許多就業機會，也興盛了雲南經濟與商業的發展，而移民人口所需要的糧食問題，也刺激了雲南地區農業開發，除了傳統米糧供應之外，高經濟農作物的耕種，也滿足了人口的糧食需求，而採礦業需要密集的交通網路做運送，所以當時陸地公路、鐵路、驛站、河川開發，也造就了諸多河岸城市的興起[190]。在交通建設方面，雲南特殊的地理環境，如前所言，區域內有青藏高原、雲貴高原、橫斷山脈，地勢高低起伏，叢山峻嶺與丘陵互迭，清代派駐當地的英國關稅司官員，對於雲南的交通有云：

> ……雲南之境，上高山疑若登天下，陸路則幾同赴壑，羊腸
> 鳥道修之實難……[191]

當時雲南地區，與外界聯絡的主要道路：滇黔大道、川滇大道、滇桂大道，在清代政府積極整理與拓寬道路，增加大道周邊支線分布，作為城鄉的連結，並廣設驛站作為訊息聯繫、郵務傳送，方便將境內所開採的礦產，以騾馬貨車方式運送，其中滇黔大道做為雲、貴兩省，與京師直接聯繫的主要道路，更是受到重視，全線有驛站高達八十一處。在航運部分，雲南西北高東南低的地勢，境內河流皆北到南走向，以紅河為例，當時清政府與法國疏通紅河，讓原本只能行駛舢舨的紅河，能航行大型汽輪，藉此將雲南的物產往廣西省與越南運送，在蒙自與河口縣中越交界處，設立領事館與關稅司，兩城在當時成為新興城市，吸引外商前往設立洋行、貨辦、公司與商店[192]。這樣興盛發展的雲南省，大量人口移入需要木材及糧食，導致高產農業作物，例如玉米與馬鈴薯，取代了原本雲南地區農產品，加上這類高產農作物，對土壤溫度的要求較低，在高海拔地區中也能栽種，可以飽民之腹，在大量種植之下，原本的森林遭到砍伐，山區地形在缺乏森林的保護，水土資源遭到破壞，除此之外森林存在的目的，也有做為物種區隔的生態屏障，當森林遭到破壞與土地濫墾，加上種植高產農作物的田地，擁有充分的食物來源，溫暖的生存溫度，變成了嚙齒性動物

190　全漢昇：〈清代雲南銅礦工業〉，《中國文化研究所學報》7.1（1974），頁155-157。

191　章青琴：〈清代雲南交通的發展及其對商品經濟的影響〉，《大慶師範學院學報》26.6（2006），頁112。

192　成崇德主編：《清代西部開發》（太原：山西古籍出版社，2002），頁463。

家鼠與野鼠生育的溫床，礦產業的發展，大規模的土地在礦源的開發下，反覆挖掘與回填範圍長達數百里，這些土地地層變得脆弱與鬆散，在雨水沖刷之下容易造成坍方，若該處爲鼠疫疫源地，則容易造成生存空間遭到壓縮，帶有鼠疫病原的鼠類，會往人群群居處移動，增加傳染病擴散的風險[193]。

第二節　鼠疫擴散途徑與災情考證

一、廣西鼠疫傳播與疫源地考證

　　廣西省鼠疫何時發生？來源如何？根據史料的記載，宋徽宗大觀二年（1108年）發生南詔大疫[194]，這一個時期的南詔國，根據《新唐書》〈南蠻列傳第一百四十七卷〉的記載，是成立於唐玄宗時代，疆域在現今雲南全境、四川南部、貴州西部與緬甸、寮國北部、越南西北部地區的南詔王國[195]，經過多次政權更迭後，爲大理王國所屬領地，但是這一次的瘟疫，並沒有史料證據來證明是鼠疫所導致，無法證明因爲鼠導致疫作的證據時，就從症狀去分析與鼠疫的因果關係，伍連德在其著作《鼠疫概論》一書中，將明代明孝宗弘治十三年（1500 年），以及明世宗嘉靖十七年（1538年）、明熹宗天啟三年（1623年），在廣西所發生的瘟疫，以症狀判定應當爲鼠疫[196]，醫療史學家對於清代廣西省鼠疫的來源眾說紛紜，有謂之來自雲南或是越南所傳入，若以地緣位置來看，廣西省龍州縣位置在廣西省西南方與越南交界，所以有學者提出是否來自越南的可能性，但是在龍州縣西北方400公里處的隆林縣，是廣西省鼠疫自然疫源區，且隆林縣與雲南省交會，距離雲南省境不過20餘公里，在地緣與風土上與雲南鼠疫疫源區有著類似的型態，皆具備野鼠與家鼠疫源地的條件，且數百年來該地反覆發生鼠疫傳染病，考證民國時期《同正縣誌》〈卷五災異篇〉

193　劉雪松：〈清代雲南鼠疫流行區域變遷的環境與民族因素初探原生態〉，《民族文化學刊》3.4（2011），頁18。

194　《南詔野史》（無日期）。取自：https://zh.wikisource.org/zh-hant/%E5%8D%97%E8%A9%94%E9%87%8E%E5%8F%B2（民109年12月20日檢索）。

195　[宋]歐陽修、宋祁著：《新唐書》（臺北：商務印書館，1937），頁1631。

196　廣東省地方史志編撰委員會：《廣東省志-衛生志》（廣州：廣東人民出版社，2003），頁166。

十九世紀華南鼠疫
兩岸三地中（漢）醫治則　　/ 88

的記載[197]，同正縣在清代稱為永康州(現扶綏縣)中東鎮，位於在廣西南寧市西側30公里處，屬於鼠疫疫源地的範圍內，考證縣誌當地分別在同治七年（1868年）春瘟疫流行，城鄉死者約有百人，光緒十七年（1891年）冬瘟疫再度流行，死亡人數較前次少，光緒十八年（1892年）夏又瘟疫，死亡二、三十人，光緒二十三年（1897年）秋又有癢子瘟疫，以記載的四次瘟疫以病理現象觀察，皆稱呼這類頸、腋下、鼠蹊處的淋巴處腫塊的癢子病，與雲南地區民眾的稱呼相同，考證隆林縣鼠疫疫源地，家鼠品種為黃胸鼠、褐鼠為優勢品種，優勢蚤類為印度鼠蚤多寄生於黃胸鼠，作為鼠疫主要傳播媒介，經對照後證實與雲南地區，自然疫源地的鼠、蚤類為相同的品種，可作為廣西鼠疫源自於雲南地區的印證。

中國政府在2000到2002年，針對廣西鼠疫疫源地之鼠疫桿菌，分離出活鼠2株、死鼠23株、鼠疫患者淋巴液中6株，共計31株鼠疫桿菌作分析，研究發現廣西疫源地與雲南疫源地，菌株生化特性基本相同。

質體係指能夠自主複製DNA的分子，如果質體所攜帶的DNA或是RNA，可以賦予細胞額外的生理代謝能力，那麼這樣子的病菌，他的毒性與致病力就會更加提高，質體對於宿主細胞生存的環境，並沒有決定性的作用，也就是質體是基因的補充，讓菌種有更佳的適應力。

廣西鼠疫疫源地，所採集到的鼠疫桿菌，質體不僅跟雲南疫源地桿菌的毒性相關，且廣西與雲南二地所採集的鼠疫桿菌所攜帶的質體也有所相同，廣西省現在有三個縣，被確認為黃胸鼠為主的鼠疫疫源地：合浦縣、隆林縣與西林縣，隆林縣與西林縣地理位置相近，位在廣西省西部接壤雲南之處，有趣的是，合浦縣地理位置，在廣西省東部與廣東省接壤，並靠近廣東省的雷州半島，與海南省隔海相對，筆者由此推測鼠疫在廣西境內蔓延後，於合浦縣因為土壤、氣候適合鼠疫桿菌故自成一疫源地，也成為在十九世紀末的鼠疫大流行中，往廣東省傳播的重要位置，研究也發現對照於後續廣東、福建、浙江，甚至傳染到上海、臺灣，鼠疫品種與廣西疫源地的菌種是相同的，皆以黃胸鼠為媒介；歷史上鼠疫的反覆發作有其地理性的特色，不論是自然疫源地擴散出去，還是周邊省分城市傳入，與

197　《同正縣誌》（臺北：成文出版有限公司，1975），頁146。

鼠疫疫源地的地理環境有絕對的正相關[198]，考證《廣西年鑑》相關資料顯示，廣西省鼠疫從1866年到1947年間，共發生鼠疫達63年次，範圍橫跨全省境內，包含龍州、南寧、合浦、北海……等46個縣市染疫，綜合上述證據，即有可能來自於雲南，但在廣西境內多次鼠疫蔓延後，產生了廣西獨特生態形式，且穩定發展的鼠疫疫源地，在反覆鼠疫疫情大流行時，不需要境外疫源地病原移入，這樣的疫源地有著可以長年處於靜止狀態，但爆發時容易造成大規模的傳染病症，且發作期間沒有一定可預測的週期性，重點在於生態環境被破壞與否，與天氣型態的改變[199]。所以綜觀上述的分析，筆者推測廣西鼠疫蔓延的路線：由雲南往廣西，並在1866年由隆林到南寧、龍州，1867年進入當時屬於廣東省轄內，所以在當時有廣西省疫情不若廣東省嚴重的看法，從廣西省的北海縣、合浦縣、欽州縣、靈山縣後往南蔓延到雷州半島，1894年入香港藉著在當時已經是國際大港的角色向世界傳播，另一條路線進入福建到廈門，並於1896年因為兩岸密集的商業行為，傳播到日治時期臺灣的臺南安平港。

筆者認為鼠疫從雲南到廣西擴散，最主要的原因，在我們前文有提到，戰爭與過度的開發是直接的關係，若去做細部的分析，我認為過度開發之後，要將貨物運送出來的主要途徑有兩部分，陸路的運輸與河流航運，在陸路運輸方面，清國政府在1729年，修建了一條由昆明府呈貢地區，到百色直隸廳田陽地區的商業運輸道路後[200]，昆明與百色之間運輸時間縮短了一半，貨船到了百色之後再藉著西江流域支流的鬱江，將貨物藉著河流運輸往南寧府，集中後送往廣東。所以以這條運輸路線，再以前述《同正縣志》記載同治七年（1868年）的鼠疫，加上同一條路線上的上林縣，也曾在相對時空中的同治六年（1867年）發生鼠疫[201]，可以推測出這條路線與鼠疫的關係。另一條路線由來自於越南境內，境內三條主要河流水口河、平而河、明江，在龍州縣境內匯合之後，龍州當地稱為麗江，

---

198 周樹武、梁江明：〈廣西鼠疫自然疫源地研究概述〉，《預防醫學論壇》18.5（2012），頁376-377。

199 李壽生、黎學銘：〈家鼠鼠疫疫源的認識過程與廣西的鼠疫防治對策〉，《廣西預防醫學》4.4（1998），頁216-218。

200 [美]班凱樂著，朱慧穎譯：《十九世紀中國的鼠疫》，頁54。

201 劉翠溶著：《自然與人為互動：環境史研究的視角》（臺中：聯經出版社，2008），頁18。

流進崇左縣進入南寧府，所以筆者認為在當時雲南與廣西之間，存在著錯綜複雜，卻謹然有序的陸路與河流運輸，在當時呈現一個環狀分布，另一條路線筆者以當時雲南、越南、廣西地區，陸路運輸的商業途徑，參照鼠疫發生時間，畫出另一條傳染途徑，由雲南文山地區（1861年）、馬關（1865年）、麻栗坡（1866年）、隆州（1866年），再從隆州沿著麗江流域往南寧，與另一運輸路徑完成一個環狀分布（如圖5）[202]。當時運輸之物資以雲南開採之銅礦，與高經濟作物鴉片！鴉片在當時，清政府雖然明令禁止，但太平天國事件後，在龐大商機與需求中，雲南鴉片的輸出，藉著民間走私與國外勢力進入的情形下，再度繁榮起來，在豐厚利潤驅使之下，商人們在各運輸途徑中設立驛站、銀樓、會館、武裝保護點[203]，這些新建集結點，讓點與點之間的感染途徑多了更多助力，加上太平天國事件之後，清國政府對嶺南地區行政控制權力低下，而廣西獨特密布河流、叢山峻嶺、土地荒貧脊的特色，也成為反政府之回民組織、殘餘太平軍、天地會、盜匪群聚之處[204]。國外商賈與廣東商家，在這條運輸途徑中，需聘

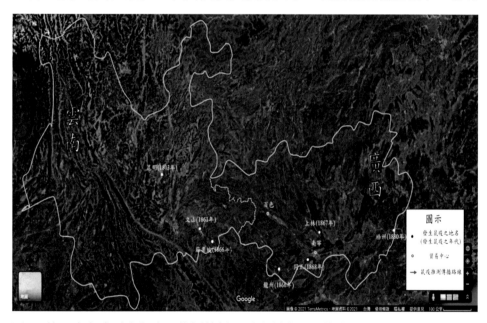

圖5、第三次鼠疫雲南與廣西推測傳播圖（資料來源：筆者使用Google Map繪製而成）

---

202 [美]班凱樂著，朱慧穎譯：《十九世紀中國的鼠疫》，頁66。
203 [美]班凱樂著，朱慧穎譯：《十九世紀中國的鼠疫》，頁64。
204 [美]班凱樂著，朱慧穎譯：《十九世紀中國的鼠疫》，頁63。

請武裝鏢局保護商品，沿路各勢力包含政府軍隊、土匪流寇，對商品課徵各式過路費用，也讓河流運輸方式對商人而言相對受到保障。

二、廣東鼠疫傳播與疫源地考證

　　廣東省自古被稱之為嶺南地區，為中國南方五座橫向排列的山，分別為越城嶺、都龐嶺、萌渚嶺、騎田嶺、大庾嶺組成[205]，分隔出中國長江與珠江地域，是全中國最大的橫斷山脈。該地的氣溫潮濕多雨，春夏多雨夏秋多颱風，冬天多鋒面雨，全年雨量豐富，所以氣候溼熱，蚊蟲極易孳生，人民好食生冷食物，古代中國因為交通與地形的阻隔，該地發展不若中原之地快速，自古以來多為被貶抑官員到任之處，在傳統中原政權的風土觀中，屬未開化之地，因為潮濕溫暖的氣候易生病源，自然為疾病蔓延流行之處，故曰嶺南為瘴癘之地。

　　《後漢書》〈嚴助傳〉有記載此地瘴癘多年，部隊初至還未作戰，則因瘴癘而死時有二三。《後漢書》〈南蠻傳〉也有記載，南州（此處當作嶺南）之地，溫暖暑熱潮濕，瘴氣侵擾使人生病死亡[206]。以古籍《嶺南衛生方》做考證，該書是宋、元時期，針對南方嶺南之地風土之研究，傳染病學、瘧疾、霍亂、蠱毒之病，尤其以瘧疾為主辨證論治的專書，該書保留了當時大量的醫案，醫學思想在於醫者因人制宜，講究攻伐病邪與溫補身體，調理氣機升降，注視陰陽調和[207]。嶺南地區對照現今地理位置，就是現在的廣東省、海南島，包含香港、澳門、廣西省東部北海地區，這些地區在1965年之前，屬於廣東省屬地範圍，所以古代所謂嶺南地區，其實就是泛指現今兩廣之地，擁有全中國最長的海岸線，在元、明、清三代積極的開發下，並於十六世紀大航海時代，廣東省與國際間航運經貿往來密切，在清代之時漸成多個人口密集，工商業發達港口城市，其氣候溫暖潮濕、人口群居高密度、海岸線長與國際交流密切的特性下，自然容易成為流行性傳染病好發的區域，十九世紀鼠疫大流行起源於雲南，蔓延到廣西，傳播到廣東，造成極大的災情，並以廣東沿岸城市為起點往世界傳

205　韓茂莉著：《中國歷史地理十五講》（北京：北京大學出版社，2015），頁380。
206　龔勝生：〈中國先秦兩漢時期瘧疾地理研究〉，《華中師範大學學報》30.4（1996），頁493。
207　陶智會、李勇：〈瘴瘧源流考〉，《中醫文獻雜誌》3（2017），頁22-24。

播，其影響不可謂不大，根據文獻統計的結果，從公元九世紀到二十世紀這千餘年的時間，嶺南地區有明確疫情記錄的有991次，清代立國267年內有疫情記錄的就佔了938次，佔所有疫情的94.7%，其中以光緒、宣統共37年內，發生了645次疫情爲最多，可以看出當時是廣東地區瘟疫傳染病最嚴重的時代，如前所言古代對於傳染病病名未做詳細分類之時，多以籠統的瘟疫稱之，所以不能一概論定就是鼠疫，但資料顯示這991次的疫情中，有明確疫種或是文獻記載確立病名的有627次，若以瘟疫來籠統稱呼者有364次，其中627次有定名的傳染病，根據統計排名第一者爲鼠疫有493次，次爲霍亂有63次，三爲天花33次[208]。對照前敍雲南疫情最嚴重時爲嘉慶、道光、同治年間，到了廣東省疫情最嚴重的時代是光緒、宣統年間，似乎可以嗅出傳播的途徑，實際上是如此嗎？廣東鼠疫來自何處將是研究的重點。

　　醫學史研究者面對鼠疫會將病原菌來源做考證，是本土型或是外來型？筆者搜尋的資料發現，廣東省在當時爲鼠疫肆虐最嚴重的地區，原因在於其病原菌由雲南輸入，或是由某些文獻中顯示安南（今越南）輸入外，本身亦有多個鼠疫自然疫源地的產生，據信這是廣東省爲鼠疫重災區的原因，鼠疫在廣東的傳染過程，可分爲三階段：1867年到1892年間，以廉州、高州、雷州、瓊州、廣東西南部地區爲主，1894年以後以珠江三角洲地區爲主；1898年以東部潮汕地區爲主。鼠疫傳入廣東以最早的病例來看，位爲現今廣西省的合浦縣北海地區，在當時屬於廣東省廉州，1867年第一起病例開始，根據伍連德的研究，他認爲北海鼠疫，由雲南傳入原因在於雲南回民起義，在雲南巡撫岑毓英打擊之後，士兵回鄉將鼠疫帶入北海[209]，另考證1883年中法戰爭，陸戰的主戰場在越南與廣西省，戰亂帶來的人口遷移與難民群聚導致，據信也是清代地方志之中，多次提到鼠疫是由越南感染到廣西到北海，這一路向東的路徑導致鼠疫由西向東，沿著沿岸城市逐一擴散至廣州、潮汕地區，整個廣東省除了山區靠近安徽數城，沒有鼠疫病情之外，幾乎全境皆產生鼠疫，並且反覆發作數十年，對

208　李永宸、賴文：〈嶺南地區1911年以前瘟疫流行的特點〉，《廣州中醫藥大學學報》16.4（1999），頁322-323。

209　賴文、李永宸：《嶺南瘟疫史》（台山：廣東人民出版社，2004），頁309。

照這兩種說法，筆者以現今GOOGLE地圖來搜尋，雲南大理到廣西北海共1,300公里，開車需15個小時，以步行或是騾馬運輸的古代，至少要數十日才能到達，以鼠疫感染病發的速度，患者不太可能到達北海才發病，且軍隊行軍會形成一條漫長的傳輸線，以鼠疫發作之烈性做論斷，沿路經過州縣府道，豈有不發病的道理？所以筆者對伍連德這樣的看法抱持質疑的態度，另外考證《廉江市衛生志》記載1875年安鋪舉人黃藝中，到越南探望當地華人親友，有感於當地鼠疫死者眾多，其中華僑染疫而死者，其後人希望能落葉歸根，黃藝中就將死於疫病的華僑骨骸數百具運回安鋪，該地則發生鼠疫傳染病[210]，筆者認為因為鼠疫而死的患者本當火化，如伍連德在東北治療鼠疫時，死者皆火化處理，或是如日治臺灣時期，總督府對於鼠疫死亡的患者，土葬的深度都有明文規定，但黃藝中將屍骨攜回，本身卻未因此染病，而將屍骨埋葬後造成隔年鼠疫大流行，在理法上似乎說不通。

筆者認為是長期反覆的在區域發病後，在當地成為一個疫源地，較符合廣東鼠疫由來的原因；當然疫情之源頭在雲南的傳播，鼠疫在一地長時間反覆發作，容易成為鼠疫自然源地，如廉州地區從1867年到1911年間共發生41次鼠疫[211]，在更早之前的文史資料中，沒有明確鼠疫病名敍述，以籠統的疫、時疫、瘟疫稱呼的流行病更是不知凡幾。鼠疫在世界上的起源很早，散布世界各地，產生數個或更多的自然疫源地，這部分在國際間諸多研究中已經證實，考證曹樹基、李玉尚著作《鼠疫：戰爭與和平—中國的環境與社會變遷(1230～1960年)》一書中，以歷史觀考證歷代以來該地傳染病史，認為雷州半島鼠疫來源，應當是當地已經產生鼠疫自然疫源地[212]，且從動物間互相傳染，演變到動物與人類之間相易。

根據中國官方以IHA（鼠疫間接血球凝集探驗法）研究發現，1973年廉江與雷州半島，驗出活鼠血清IHA呈現陽性反應，1975年到1977年間，對於合浦地區活鼠血清檢驗，也驗出了陽性反應，1988年雷州半島每年都

210 郭天祥、孫碧霞：〈近代雷州半島鼠疫疫源新論〉，《湛江師範學院學報》30.2（2009），頁130。

211 賴文、李永宸：《嶺南瘟疫史》，頁313。

212 曹樹基、李玉尚：《鼠疫:戰爭與和平——中國的環境與社會變遷(1230 -1960年)》（濟南：山東畫報出版社，2006），頁206。

能夠驗出IHA、RIP、RHA呈陽性的反應，2005年在雷州兩個鄉鎮健康成人121份血液當中，有12份鼠疫FI抗體呈現陽性反應，這些研究證實了雷州半島，本身就是鼠疫疫源地的存在，也可以說明當地在十九世紀，鼠疫大流行中因為有著疫源地的存在，導致鼠疫在當地數百年來反覆的發作，故此可以推斷十九世紀的鼠疫大流行，在廣東當地有絕大的可能是本土性而非外來性[213]。

　　廣東省廉州府所屬染疫年份：合浦縣北海地區（1867年）、靈山（1868年）、欽州（1871年），合浦縣北海地區從1867年到1911年，共反覆爆發50次鼠疫傳染病，然後往雷州府傳播，於遂溪縣黃略區新村爆發鼠疫傳染病，爆發之前如同鼠疫流行前，街上產生大量自斃鼠的異象，而後居民染疫，頸部結核、發熱惡寒、傾刻而亡的鼠疫現象[214]；根據賴文、李永宸《嶺南瘟疫史》的記載，雷州所屬遂溪（1872年）、安鋪（1875年）、海康（1888年）、徐聞（1890年）從1872年到1911年間，共發生47次鼠疫流行[215]。後續再往高州府的信宜（1875年）、吳川（1879年）、石城（1880年）、茂名（1883年）、電白（1888年）諸縣傳染，自1879年-1911年，共發生72次鼠疫傳染病。另外雖屬內陸肇慶府的雲浮地區（1897年）因為與鼠疫重災區茂名相連，為肇慶府首先感染鼠疫地區，而後肇慶府（1901年）染疫[216]。瓊州即為現今海南島，清代為瓊州府地理位置與雷州半島相對，左右相鄰廉州與高州，《瓊山縣志》記載光緒八年（1882年）詹縣與瓊山大疫，但此次的疫情並未註明是否為鼠疫，但廣東鼠疫史學家洗維遜認為，以瓊州地理位置來看，因為與雷、高、廉三州船舶往來頻繁，當時此三州為鼠疫重災區，所以瓊州境內鼠疫的來源為雷州半島蔓延而來，境內瓊山（1882年）、儋州（1882年）、崖州（1896年）、臨高（1901年）、澄邁（1906年）諸縣自1882年到1911年間共發生24次鼠疫，當地人稱之為「惡核」[217]。後續鼠疫傳染病持續往東蔓延，光

213　賴瓊：〈近代以來雷州半島鼠疫的流行與防治〉，《廣東醫學院學報》31.5（2013），頁605。
214　張曼青、張曼碧：〈廣東省鼠疫流行歷史及現狀〉，《熱帶醫學雜誌》4.5（2004），頁623。
215　賴文、李永宸：《嶺南瘟疫史》，頁311。
216　賴文、李永宸：《嶺南瘟疫史》，頁387。
217　賴文、李永宸：《嶺南瘟疫史》，頁335。

緒十六年（1890年）傳播到陽江，根據宣統年間《陽江縣志》記載：

> ……光緒庚寅，鼠疫始作，患疫之處必先死鼠故曰鼠疫。病者發熱生核危在頃刻，遲者數日死……相傳是病同治間，起於越南，繼而廣西，繼而廉、瓊、雷、高，光緒二十年傳入省城……[218]

陽江（1890年）染疫之後，疫病接續往恩平（1891年）傳播，此次鼠疫類別當是腺鼠疫，文中「……鼠身有微蟲傳諸人即病……」，似乎透露出雖然病原菌尚未被發現，但民間已經有類似細菌學說的概念，文中認為此病起源於越南這部分，後代醫學史學家的推判中，已確定是來自雲南，另外文中「光緒二十年傳入省城……」，這部分與後世史學家，對於省城廣州鼠疫的來源，有著不同的看法容後再敘。值得注意的是，與陽江相連，在當時為珠江三角洲流域中較大型港口城市台山（1882年）、新會（1885年）[219]，染疫的年份皆早於陽江，所以筆者對照瓊州染疫年份，推測應當是當時瓊州地區，與這兩港口城市航運往來密集，將鼠疫藉此傳入之推測。「廣州鼠疫」始發年分伍連德認為是1894年，但廣東鼠疫史學家冼維遜，在著作《鼠疫流行史》中綜合當時舊西寧、東莞、番禺……等地方志史料推測，始發年在1892年，但這些始發年份仍然有很大的討論空間；另一個值得研究的問題是，廣州府鼠疫流行病緣起於北海鼠疫傳播？還是由西江地區，藉著河流運輸擴散而至的？冼維遜推測三條傳播路線：「從廣西梧州沿西江傳入廣州」、「從南路逐漸往東傳播傳入廣州」、「從南路經水道傳到香港再由香港傳入廣州」，醫學史學家對於廣州鼠疫的來源，來自雲南無庸置疑，但對傳播路徑眾說紛紜，其中「從南路經水道傳到香港再由香港傳入廣州」這理論的依據在於，當時北海與香港之間的距離，比到廣州的距離短，且沿岸貿易發達，但是根據考證，香港鼠疫較廣州鼠疫慢兩個月發生，所以這條路線當非真實，據〈19世紀後半葉廣州鼠疫傳入路線的探討〉[220]，該篇論文中認為廣州府鼠疫的由來，應當是「從廣

218　《清末粵西鼠疫與鼠疫防治專著的編撰》（無日期），取自：https://history.ifeng.com/c/7ugLK2p8VE1（民109年3月12日檢索）。

219　賴文、李永宸：《嶺南瘟疫史》，頁370。

220　賴文、李永宸：〈19世紀後半葉廣州鼠疫傳入路線的探討〉，《中華醫史雜誌》4（1999），頁50。

西梧州沿西江傳入廣州」，西江在梧州府附近與桂水匯集後，沿肇慶流經廣州府，當時爲主要河流運輸路線，可將滇、黔、貴諸省物產，藉著西江運送到廣州港口往世界銷售，所以文中認定廣州鼠疫，藉著此條交通路線中，沿線城市如封開、鬱南、德慶、高要、肇慶漸次傳染至廣州，但筆者考證《陽江縣志》中記載「……光緒庚寅，鼠疫始作……」換算之後在西元1890年卽發生鼠疫病例，再者以現今地理位置來看，西江經肇慶過永安鎮，分支成東平水道與原本西江流域，但此二者皆流經佛山地區，並未流進廣州，再參照《嶺南瘟疫史》中記載，陽江地區鼠疫傳入珠江三角洲，首入江門地區之台山縣（舊名新寧縣），於1882年首次發生鼠疫，該縣始發至1911年間，共發生8次鼠疫，繼之爲新會縣，於1885年至1911年間共發生14次鼠疫，然後傳入現今江門市[221]，1891年鼠疫往北流行，進入佛山、順德地區，隔年1892年感染範圍擴張到順德、高明、山水、南海整個佛山地區，從1891年到1911年間共造成35次鼠疫[222]。綜觀上述數據，可以看出鼠疫流行年間都早於廣州，其路線也可以看出，沒有直接對廣州造成傳染病的威脅，所以「從廣西梧州沿西江傳入廣州」這樣的說法似乎值得討論。《嶺南瘟疫史》對此也考證過，1884年於西江流域上游處，每年均有數例鼠疫病例發生，但下游城市在1894年前查無相關疫情史料[223]，所以綜觀上述廣東鼠疫發作地區主要城市多爲沿海地區，因此筆者推斷當時鼠疫傳播藉由兩大途徑：其一沿海城市以陸路方式蔓延；其二沿海城市以水路方式，港口與港口間船舶定點靠岸，由北海往廣州蔓延，尤其北海地區爲《中英煙臺條約》中，首度開放之通商口岸，由此建立廣東沿海城市，與世界貿易的起始位置，並考證《嶺南瘟疫史》與《鼠疫流行史》及諸多文獻，這樣的路徑是極有可能的，至於鼠疫研究學者Rennie質疑，若是沿岸城市的傳播，那位於廣州下游，珠江三角洲流域出海口的香港，應當首當其衝，爲何卻比廣州鼠疫晚兩個月爆發[224]？筆者認爲當時省內各港口貨運之物，以廣州爲集散地點，之後再經由香港往世界輸送，國內外旅客

221　賴文、李永宸：《嶺南瘟疫史》，頁370。
222　賴文、李永宸：《嶺南瘟疫史》，頁374。
223　賴文、李永宸：《嶺南瘟疫史》，頁342。
224　賴文、李永宸：《嶺南瘟疫史》，頁344。

也以廣州為主要靠岸地點，航道的運駛並非先停香港，而是先到廣州再到香港，廣東省鼠疫疫情以廣州最為嚴重，原因在於廣州的現代化發展，始於十七世紀，當時清國政府在內需市場足以供應全國，以鎖國之態勢面對世界，但西方諸國亟欲以商業貿易進入中國市場，因此挾以船堅炮利欲打開中國市場，1600年英國於印度創立殖民機構「東印度公司」，並積極往中國擴展商業貿易，1685年清國解除海禁，並囿於情勢於初期開放廣州、寧波、漳州等港口，設立海關向國外招商，後因為地理環境之便，西方諸國多以廣州為主要貿易商港，十九世紀初期，共有英、美、法、荷、西等十多國在廣州設立商館[225]，當時廣州工商業繁榮，工廠林立，光是紡織業工廠，全廣州府就有二千餘家，西方教堂、醫院、西式馬車站、西式餐廳、石子壓輾的馬路、路邊煤氣路燈、販售西式商品之洋行林立，東西方劇院，顯示出中西交流的盛況，蓬勃的經濟發展，吸引大量人口移入，十九世紀廣州人口超過百萬之眾[226]。在這樣經濟繁榮、人口激增，但卻擁擠與公衛建設不足、衛生習慣不良的環境下，傳染病容易產生大規模蔓延的疫情，而傳染病的擴散程度，受到人口密度、交通密集、公共場合的空間分布狀況，這三大因素的影響。所以當時醫家羅汝蘭在《鼠疫彙編》一書中，才會認知鼠疫的傳染速度，城鎮中較鄉野快速，廣州鼠疫最早的病例，根據《嶺南瘟疫史》的記載，於1894年1月16日當時擁有醫師專業的傳教士Mary Niles，為廣州府王將軍之媳婦診斷時，發現患者產生高燒不退(攝氏40.44度)、脈搏每分鐘高達166次、陷入神昏譫語、腹股溝處有紅腫腫塊、身體產生斑疹，這是廣州當時第一個鼠疫病例，廣州府南勝里回民群聚處，在2月份也已經產生群聚性鼠疫傳染的疫情，並向周邊北橫街與同仁里蔓延，5月23日〈粵東患疫續紀〉，以及7月4日〈粵東疫耗〉，都報導了這類會產生發燒、惡寒、頭身疼痛，頸部、腋下、鼠蹊部會產生紅腫結塊、皮膚產生斑疹，不久後患者會因為神志不清而死亡的病症[227]。當時南勝里、北橫街、同仁里除了是回民聚集處，也是流民匯集地，人員流動頻繁、人口分布密集且衛生條件極差，當瘟疫爆發時，患者陷入高燒不

225　陳鳴：《香港報業史稿1841-1911》（北京：中國檔案出版社，2005），頁65。
226　孫燕京：《中國近代文化史》（北京：中華書局，2018），頁412。
227　賴文、李永宸：《嶺南瘟疫史》，頁392。

退、身體產生腫塊，呈現鼠疫初期症狀，當時報章對於這個病症傳播速度描述，有外出訪友回家後旋即病發而死、有全家染疫即死無人收屍、有賊入疫家未久賊染疫而死、有醫為病患診病染疫未回診間即死、有外省官人進城洽公未久，神疲困頓過三日即死……。整個瘟疫傳播之速不分男女、老幼，不論種族、貧富皆有可能染病，是年春夏之際，染病之況可由當時廣州名中醫易巨蓀所撰文章中：

> 甲午吾粵港鼠疫流行，始於老城，漸至西關，復至海邊而
> 止。起於二月，終於六月，疫疾初來，先死鼠，後及人，
> 有一家死數人者，有全家死絕者，死人十萬有奇，父不能顧
> 子，兄不能顧弟，夫不能顧妻，哭泣之聲遍閭里。[228]

疫情迅速的由城東南勝里，往西關老城擴散，其中西關之地，為廣州紡織業與商業中心，境內人口高度密集，加上惡劣環境、衛生設施不良，在此地造成重大傷亡，農曆六月後疫情往周邊州縣擴散，當時死亡人數可以從廣州杵作售棺數量計算，以農曆四、五月間最豐，光是春夏之際，售出之棺木有九萬具之眾[229]。造成傳染病疫情的因素：氣候、地理環境、人類社會行為，其中氣候會直接影響傳染病病媒活性，改變病媒生態環境造成疫情擴大，當時廣州中醫界認為疫情嚴重之因在於去年冬天天氣炎熱，地氣發泄過盛，導致來年春天產生時行邪氣，致疫病流行，如《諸病源候論》〈時氣候〉：

> 時行病者，是春時應暖而反寒，夏時應熱而反冷，秋時應涼
> 而反熱，冬時應寒而反溫，非其時而有其氣……此則時行之
> 氣也……此則屬春時陽氣，發於冬時，伏寒變為溫病也從春
> 分以後至秋分節前……[230]

當天氣當溫暖反嚴寒，當寒冷反溫熱，當酷暑反涼爽，非其時有其氣，此為時行邪氣，人若感知則為病使之，時行病不論男女老幼皆有生病的可能，這也就是當時清代溫病的概念，同年廣州大鼠疫之後，疫情往下擴散

---

228 黃雁鴻：〈港澳的鼠疫應對與社會發展（1894-1895）〉，《行政》28（2015），頁121。

229 賴文、李永宸：《嶺南瘟疫史》，頁394。

230 丁光迪主編：《諸病源候論校注》（北京：人民衛生出版社，2013），頁187。

到香山（中山）地區，根據《鼠疫流行史》記載[231]，當地在1894年到1908年發生四次鼠疫疫情，但災情不甚嚴重，隔年廣州鼠疫往東蔓延到惠州府時，特殊的是鼠疫的疫情只在惠州府治所現惠陽市（1895年）產生疫情，周邊城鎮並無疫情，從1895年到1911年間，共有9次鼠疫疫情記錄，廣東東部的粵東地區以潮汕區為主，其第一次鼠疫發生年分汕尾（1884年）、汕頭（1894年）、澄海（1894年）、揭陽（1896年）、潮陽（1897年）等地[232]，為當時廣東鼠疫三大疫區重災區之一，潮汕地區的鼠疫疫情從何而來？根據考證有兩種可能，其一由珠江三角洲地區，藉陸路與沿岸航運定點傳播，其二有可能是香港鼠疫爆發後，大量潮汕地區移民，搭載船舶回鄉避禍，其中或有已帶病源患者，將鼠疫帶往潮汕地區。1897年潮州府之潮陽縣，爆發鼠疫大流行，死亡者高達五、六萬人之多[233]，流行季節發於春夏之際止於夏秋之間，與前述之鼠疫流行月份相同，似乎也可以看出這樣的一個定論，總計在1897年到1911年間，粵東潮汕地區共發生88次鼠疫傳染病。後續鼠疫傳染病往福建省繼續擴散，廣州鼠疫疫情雖然由外地傳入，非屬自然疫源地，但此次鼠疫病媒鼠種與蚤類為何？以及後續是否有機會形成一個自然疫源地？近代的研究曾將廣州市十二個行政區，捕鼠3,263隻，其中褐家鼠佔67.45%，為優勢鼠種，黃胸鼠佔14.31%，而蚤類以印度鼠蚤為優勢蚤種佔98.6%，印度鼠蚤主要宿主為黃胸鼠，所以其中黃胸鼠的染蚤率高達48.05%，在捕鼠點沒有發現自斃鼠；以IHA間接血球凝集試驗，測試鼠疫F1抗體均呈現陰性反應，可以看出廣州尚未產生自然疫源地的條件，但印度鼠蚤在疫源地中，是最活躍的媒介，所以在鼠疫的防治上仍需嚴謹以對[234]。

　　行文至此，讀者可能會有疑問，整個廣東省皆為鼠疫災區，尤其是沿海城市部分，那麼有何處是未受鼠疫影響的世外桃源呢？筆者考證後認為，清制廣東省，南韶連道地區，以韶州府(現韶關市)周邊所轄諸縣，在這一次鼠疫大流行中，並沒有任何大規模鼠疫傳染病的病史產生，包含韶

231　冼維遜：《鼠疫流行史》（廣州：廣東省衛生防疫站，1988），頁210。
232　賴文、李永宸：《嶺南瘟疫史》，頁353-366。
233　冼維遜：《鼠疫流行史》，頁227。
234　潘志明、周端華、郭榮同、高雨藩、唐錫美、羅雷、任文鋒、李釗華：〈廣州市鼠疫疫源地調查〉，《華南預防醫學雜誌》，32.1（2006），頁43。

州府曲江、樂昌、仁化、乳源、翁源，佛岡直隸廳之英德、佛岡，南雄直
隸州之始興，連州直隸廳之連州、連山、連南諸縣[235]，這些未受傳染病感
染地區多在粵北，該處位於廣東、廣西、福建、湖南、江西諸省連接處，
境內多爲山地與丘陵，山區城鎮受到地形影響交通不便，開發與現代化進
度落後，但相對的在地形阻隔下，相對於沿海城鎮因鼠疫傳染病所造成的
禍害影響下，似乎得以偏安一隅，也可以看出傳染病的預防在於阻絕與隔
離。（如圖6）

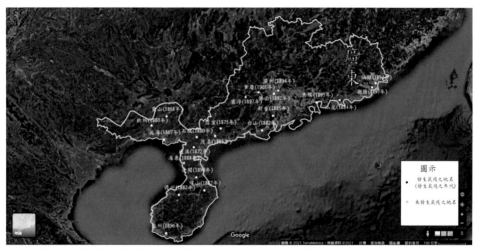

圖6、第三次鼠疫廣東爆發地點與年份（資料來源：筆者使用Google Map繪製而
成）

三、福建鼠疫傳播與疫源地考證

　　考證鼠疫在福建地區的蔓延史，我們先從福建地理觀來分析，福建省
境內多山、丘陵，地勢西北高東南低，兩條河流在福建境內出海，於出海
口產生數個大型工商業城市，與流域旁兩側小城市成爲共同生活圈，北部
閩江流域以福州爲主，中部九龍江流域以廈門、漳州、泉州爲主要城市，
福建省多山、丘陵且山勢走向縱深狹窄，所以主要發展以沿海城市爲主，
十九世紀國際貿易興盛發展之前，當地數百年來以舢舨小船作爲沿岸城市
之間的貿易與運輸，並與臺灣之間保持密集的貿易，如果瘟疫爆發，非常
容易就這樣的模式，在沿岸城市之間、內陸與沿岸城市間迅速地爆發。

235　張曼青、張曼碧：〈廣東省鼠疫流行歷史及現狀〉，《熱帶醫學雜誌》4.5（2004），
　　頁624。

筆者發現除了明末頻繁的疫情外，清代初福建也有所延續，加上明代雖滅但南明政權起於福建，加上有綿延長達1,335公里的海岸線，當時海上盜賊侵擾頻繁，加上福建多山、丘陵的地理環境，山中築寨自立盜匪甚多，因動亂引起傳染病流行比比皆是，福建地區地理位置在北緯20-30度之間，為熱帶與亞熱帶雨林區，每年5-7月為雨季期，氣候潮濕溫熱，萬物滋長、食物豐富加上公衛條件不佳易生病媒，地理位置具備隱蔽條件，為囓齒性動物最佳繁衍地理區，也同為細菌型傳染病霍亂、鼠疫、麻疹……等病盛行之地。因為潮濕溫暖的氣候特性，對於寄生在褐家鼠與黃胸鼠中，帶有鼠疫桿菌的印度鼠蚤而言，是最適合的繁殖氣候。在當時史料關於疫病記載，如同前面的論述，對於病症與病名沒有明確的敘述，皆以疫、大疫、時疫來撰寫，似乎未能清楚寫明這類傳染病的病理現象，在清代中期後才有一個明顯的相貌，以道光版本的《晉江縣志祥異志》描述了早期清代年間福建晉江地區諸多疫病：

> 康熙四十七年戊子大飢疫。四十八年己丑大飢疫，乾隆十八年夏大疫，至十九年秋乃止，死者無數。乾隆五十三年春二月，雨雪下如跳珠，是年大疫，死者無數。嘉慶二十二年春大疫。道光元年大疫，死者無數。[236]

劉枝萬所著〈臺灣之瘟神廟〉一文中，也記載諸多清代福建地區諸多疫病史料，如：

> 清順治十年，建寧府大疫，乾隆九年，寧化大疫乾隆十八年，海澄大疫，人畜死者無數……[237]廈門志嘉慶二十五年，廈門大疫，署廈防同知咸成、興泉永道倪琇置地，給貧民埋葬，並施棺木。道光十二年春，複大疫。[238]

更早之前明代在福建地區傳染病，造成數以十萬計人口快速死亡的瘟疫有：

> 明永樂六年九月乙丑，江西建昌、撫州及福建建寧、邵武等

236 中國哲學書電子化計劃（無日期）：《晉江縣志》道光本。取自：https://ctext.org/wiki.pl?if=gb&chapter=190244（民109年11月5日檢索）。
237 劉枝萬：〈臺灣之瘟神廟〉，《中央研究院民族學研究所集刊》22（1966），頁53。
238 《廈門志》（無日期）。取自：https://ctext.org/wiki.pl?if=gb&chapter=349460#p428（民109年12月20日檢索）。

府自五年至今年正月疫，人死七萬八千四百餘口永樂十七年

五月戊辰，福建建安縣知縣張準言：建寧、邵武、延平三府

自永樂五年以來屢大疫，民死亡十七萬四千六百余口。[239]

上述擷取史料在清代初期所發生的大疫，雖然沒有詳述病症，但筆者考證鼠疫在福建初起之時，當時蒲田知名醫家胡濟春，在其傳家著作《家傳醫學要集》記述當時鼠疫傳染病，他認爲：「夫鼠疫之發疫，自古未聞，方書也未記載，此風系自外流濫中國[240]。」由此可以認定鼠疫，在福建是由外界傳入，所以考證明代永樂年間福建大疫地理位置，位在福建西北部與江西交界之處，推判這兩次大瘟疫當非鼠疫所導致。

根據《廈門市地方志》的記載，福建省第一起鼠疫病例是在1884年，由廣東省沿岸港口城市，藉著船運交通路徑的方式，來自於香港之商船傳入，此次鼠疫流行止於1951年新中國成立之後，根據《廈門市地方志》〈傳染病預防與控制〉，廈門地區鼠疫流行59年次，造成65,500人致病，58,800餘人死亡[241]。另有史料記載同治十一年（1872年），廈門受到熱病的感染，這一個疾病的特色，會導致患者全身像風濕性關節炎的疼痛，肋骨以及臉部有異常腫大的結塊，身體會發出斑疹，當時對於這樣子病症的敘述，推斷比較像是鼠疫的症狀，是否也代表著廈門地區，鼠疫起始是在西元1872年？這部分還需有更多的佐證資料來證實[242]。該文中有提到此病爲香港所傳入，依據《中國鼠疫流行史》記載，香港是1894年發生鼠疫，所以當時廈門產生鼠疫疫情時，香港還未有疫情產生，而廈門民間對於鼠疫傳染病的別名，稱之爲「香港癥」，筆者推判應當是當時廈門與香港往來頻繁且密集，在香港爆發鼠疫之後，廈門當地人應該是因爲看到香港鼠疫的症狀與之相同，所以才有香港癥這樣的稱號[243]。鼠疫在福建省的傳播軌跡，筆者認爲先瞭解廈門在十九世紀船運貿易的發展，廈門在〈南京條

239　《明太宗實錄》（無日期）。取自：https://ctext.org/wiki.pl?if=gb&chapter=278811（民109年12月22日檢索）。

240　李穎、王尊旺：〈清代福建溫疫論述〉，《福建中醫學院學報》20.3（2010），頁67。

241　陳苗、莊維坤著：《晉江市志第二卷》，（上海：三聯書店，1994），1136頁。

242　廈門市志編纂委員會：《近代廈門社會經濟改款》〈廈門：鷺江出版社，1990〉，頁120。

243　王淑純著：《中國鼠疫流行史》（北京：人民出版社，1981），頁969。

約〉簽訂之後，當年10月到12月份之間，進出廈門港的船舶，進港19艘出港17艘，進出之間共36艘船次，其中英國船就佔有23艘爲各國之冠。以駛向目的地來觀察，進出香港有14艘，馬尼拉有8艘，澳門有5艘，印度有3艘，可以看出當時廈門港的國際化[244]。再加上當時廈門、泉州到臺灣鹿港、鹿耳門港、滬尾港的中式帆船貨運，以文獻記載，臺灣當時非清國規劃之國際貿易港口，所以不論是米糧與蔗糖、茶葉、木材，往清國輸送，或是與國際的貿易，皆須經過五口開放的通商港口統籌，而廈門與臺灣距離最近，明清以來一直視兩岸往來密集之處，十九世紀初期，廈門與臺灣鹿耳門運送量，一年大概在1,050,000石，以每船3,000石的載運量，兩地之間船舶運送次數，大概350艘船次左右，鹿港與廈門在19世紀一年有330-340艘，淡水港在19世紀中期，與廈門一年的船運次數，大概在100艘左右，所以整個19世紀初期，臺灣主要港口每年與廈門港之間運送量，高達1,900,000到2,250,000石之間，可以看出廈門當時的盛況。[245]

綜觀福建省鼠疫傳播路徑，與廈門鼠疫從何而來？因福建省特殊地理位置，疫情爆發後的傳播途徑，有別於其他省分，福建地區的城鎮發展，建構在三大流域之中，北部閩江流域以福州爲主，中部九龍江流域，以廈門、漳州、泉州爲主要城市，南部起源於廣東的韓江流域，以汕頭爲主要城市，所以鼠疫在福建的流傳途徑，也跟流域與城鎮發展的路徑有所關聯，福建省的鼠疫最早是在廈門，但廈門的鼠疫從何而來？以發生鼠疫的年代來分析，筆者發現1882年廣東瓊州地區發生鼠疫，之後的兩年廈門在西元1884年，首度有鼠疫病例產生，而當時廣東省東部地區，如珠江三角洲的省城廣州、佛山、深圳再往東到惠州、汕尾、潮州都還沒有疫情，筆者以此推判廈門鼠疫，是否來自於廣東瓊州地區？藉著船運運輸直接傳播到廈門，而非如廣東省以陸路方式傳播，以疫情時間點來判斷是合理的，要不然不會瓊州在1882年產生疫情，廈門在1884年產生疫情，且當時廣東中、東部還未有有疫情產生。班凱樂在著作《十九世紀中國的鼠疫》書中也持同樣的論點，他認爲當時瓊州與廈門之間，經濟與商業往來密切，

---

244 [日]松浦章、王亦錚：〈清代閩南海域航運研究的方法〉，《閩台文化研究》2，（2014），頁11。

245 陳國棟：《清代中葉（約1780-1860）臺灣與大陸之間的帆船貿易——以船舶爲中心的數量估計》，《臺灣史研究》1.1（1994），頁91。

有大量的廈門人遷移到當地謀求發展[246]；所以總結整個鼠疫在福建省的傳播痕跡，我們藉著疫情產生，各州縣地方誌看出端倪，鼠疫由廈門進入福建，由沿海閩南地區開始往南北擴散，傳播路線以海路為主陸路為輔，廈門當時為福建主要港口，鼠疫由廈門（1884年）與相鄰的海澄（1884年）進入往南安（1888年）、泉州（1888年）、惠安（1888年）、晉江（1889年），這部分屬於九龍江流域廈門區域城市圈，往北莆田（1888年）、福州（1890年）蔓延，陸路的傳播以廈門為點，往南北兩向傳播，往南到漳州（1890年），造成嚴重疫情後，由漳州向所屬縣市蔓延至永定（1898年）與龍巖（1898年）之閩西地區。廈門往北路徑先傳播至隔鄰南安後，傳播至泉州再往永春（1891年）感染，而安溪（1894年）與泉州相近，且有河流運輸相通，但染疫時間晚於較遠的永春，筆者認為是當時永春境內，進入泉州移工者多為主因，永春之後再傳播到德化（1895年）……等地區[247]。而閩南主要城市漳州、泉州、廈門地區與周邊所屬縣市無一倖免，更是當時鼠疫重災區，且在後續數十年間反覆爆發疫情，福建57個染疫城市中，流行時間超過50年的縣市有17個，閩南地區就佔有12個，流行時間超過60年的縣市有6個，閩南地區就佔有4個。[248]整個福建省在此次鼠疫大流行中，清代全境共有68個州縣，其中有疫情爆發的有57個，高達84%以上的覆蓋率，其中蒲田地區，在當時染疫程度最為嚴重，整個疫程65年間，該縣村莊染疫比例高達94%，尤以1898-1902年間，發病人數高達四萬餘人。[249]

關於福建鼠疫自然疫源地的產生，以廈門地區為例1884年首起鼠疫病例，到1951年結束，該地區在這68年間，多次反覆發作鼠疫傳染病，可以看出已經具備鼠疫疫源地的可能性，且為滇、粵、閩鼠疫疫源地的延伸，加上丘陵地形，使當地帶有印度鼠蚤之黃胸鼠，更適合生存與繁衍，該區傳播鼠疫的鼠種有褐家鼠、黃胸鼠、小家鼠、家駒鼩，其中褐家鼠、黃胸鼠是當地最活躍的鼠種，在上世紀五十年代的一項分析，閩南與閩北活躍

246　[美]班凱樂著，朱慧穎譯：《十九世紀中國的鼠疫》，頁91。
247　[美]班凱樂著、朱慧穎譯：《十九世紀中國的鼠疫》，頁92。
248　賀雄、王虎著：《現代鼠疫概論》，頁16。
249　王淑純著：《中國鼠疫流行史》，頁935。

鼠種有所差異，以捕獲鼠種進行分析，閩南廈門地區黃胸鼠佔58%、褐家鼠佔8%；閩北福州地區黃胸鼠佔40%、褐家鼠佔18%。而福建地區常見的鼠蚤中，以傳播鼠疫的印度鼠蚤在捕獲鼠中的帶菌蚤種佔了75%。[250]1985-1987年針對嚙齒性動物採集4,325份血清，以血球凝集抑制實驗全部為陰性，再將其中796份血清送福建省防疫站，以放射免疫檢驗，有一份呈現陽性反應，以數據看廈門再復發鼠疫的機率是不高，但是現今廈門，已經發展為中國沿海主要大城市，工商業發展、大眾運輸便捷、人口移動效率最高，此仍是中國當局嚴格觀察之因，如前所言鼠疫本身就是一種自然疫源地的傳染性疾病，其爆發流行與傳播的過程，跟宿主媒介的數量、密度、病原菌活躍的程度有很大的關係，而影響因素如戰爭、天災與經濟過度開發、天氣因素……等有著正向的關係，所以在自然疫源地中的穩定性上，氣候的條件會成為直接影響的因素，福建鼠疫疫源地，與氣候關係的分析報告，可以看得出主要的宿主是黃胸鼠與褐家鼠，主要蚤類為印度鼠蚤，我們發現氣候中降雨機率與鼠疫發作，在福建疫源地並沒有正向的關係，這個部分跟北方內蒙古地區的疫源地有所不同，蒙古地區疫源地會因為降雨機率增加，萬物生長導致傳染病擴散率增加，但是在福建省的部分，則與天氣冷熱有關，文獻資料中1911-1949年間，鼠疫流行較嚴重的年份，疫情與氣候冷暖的指數呈現正相關，春夏之間冷暖差異大，鼠疫流行的強度就會加重，這是福建省鼠疫疫源地的特色[251]。

廈門往北之隔鄰晉江地區，鼠疫始於1889年，止於1951年，在63年之間反覆發作，導致159,489人感染，死亡者145,833人，致死率高達九成，其中疫情最嚴重的年份，分別是1805、1896、1898、1899此四年，每年發病人數皆萬餘人[252]。泉州府鼠疫起源於西元1888年，由廈門傳入初期病勢猛烈且反覆發作，疫情長達64年，疫情趨緩往福州地區蔓延，為鼠疫發作之老疫區，1953-1954年間仍然可以檢驗出數十隻帶菌鼠[253]。泉州地區現

250　[美]班凱樂著、朱慧穎譯：《十九世紀中國的鼠疫》，頁87。

251　李海蓉、王五一、楊林生、譚見安：〈氣候變化與鼠疫流行的耦合分析〉，《中國人獸共患病學報》21.10（2005），頁890。

252　郭志南、蘇成豪、陳華芳、鄭智民、陳國偉：〈廈門市鼠疫流行史及其防治策略〉，《中華衛生雜誌》21.2，（2015），頁167。

253　李鋒平、張慶虎：〈2009年泉州市鼠疫監測分析〉，《熱帶醫學雜誌》10.5(2010)，頁615。

為鼠疫靜止期，但鼠疫為自然疫源性傳染病，病原體長期在疫源地內生長循環，當地公衛部門至今仍持續做監控。惠安地區鼠疫始於清光緒十四年（1888年）於1952年靜止，其中1889-1892年之間有四年的靜止期，疫情長達60年。共導致75,665人染病73,688人死亡，死亡率高達97%，幾乎可謂之凡染病卽斃，其傳播途徑首例發生於1888年，惠安地區崇武人士自廈門感染，回鄉後感染該村後，往內陸都市傳播造成災情，1894年廣東地區鼠疫，就隨著航運之便傳入東園下垵村，導致當地鼠疫大流行，死者百餘人，1896年再度由廈門與晉江傳入惠安縣五音鄉，導致全縣大流行[254]。晉江縣鼠疫始於光緒十五年（1889年），止於1951年疫情長達63年次，造成159,489人染病，145,833人死亡，死亡率高達91%，甚至境內竹篙厝村，在1904年的鼠疫大流行時，全村80餘戶盡遭感染全村滅村，其中以1899年最嚴重，高達17,283人染病，以及1896年高達16,033人染病，此地鼠疫因航運兼商業往來，由廈門地區傳入該縣林口、杏田等區，而後擴散全縣[255]。德化縣的疫情，開始於黃洋村與永春縣交界之處，所以鼠疫傳染病當由泉州往永春擴散，再傳播到德化縣，1901-1902年間均有縣鼠疫疫情產生，該地疫情特色雖多同於其他地區，以腺鼠疫為主，但秋冬之際也有多起肺鼠疫案例，與其他地區相同之處，在於大流行之前會有自斃鼠橫屍，但此地亦有相當數量的自斃鼠產生[256]。

　　福建鼠疫的傳播方式不同於雲南、廣西、廣東以及東北這些省份，他有明顯的地域特性，以傳播路線分析，福建鼠疫開始於廈門這一個港口型城市，先以點的感染，從廈門與隔鄰所屬之同安、南安、大嶝、海澄諸縣，然後如輻射狀往全省傳播，造成面的疫情，以港口附近的商店行號，到民眾住宅區來蔓延，因沿海城市船運發達，利於傳播疫情；兼以陸上交通的運輸，從沿海往內陸延伸，從城鎮到鄉村。流行的月份與其他地區相同，約是在夏秋二季，四月開始七到九月達到高峰，傳染性極強而且死亡率極高達八成以上，在疫情產生前的社會異象部份，當時民眾有鑑

254　柯喬木：〈解放前泉州鼠疫的流行〉，《泉州：泉州文史資料第十六輯》（1981），頁160。

255　林雙法：〈晉江縣鼠疫發生與消滅概況〉，《晉江：晉江文史資料第九輯》（1987），頁61。

256　鄭忠民：〈解放前德化縣鼠疫流行概況〉，《德化：德化文史資料第三輯》（1984），頁62。

於廣東省鼠疫傳染病的經驗，已經有了當街巷住處大量自斃鼠死亡，即為傳染病的前兆的概念，清代福建知名醫治鼠疫醫家鄭肖岩，在其著作《鼠疫約編》〈論鼠疫當清其源法〉章節中，對於鼠疫傳染病來源認為「疫將作而鼠先斃」[257]，接觸到毒氣則相染為病，他認為鼠類中毒之初，身熱渴甚尋水飲之，在民眾住處水缸中，或杯碗內恣飲其水，身上毒氣藉以感染了水源，人若不察復而飲用則相易為病，所以鄭肖岩認為這樣的情況無法避免，所以更須將屋內住處打掃乾淨，避免受到感染，若是聽聞附近村里鼠死甚多，可以將水缸加蓋、杯碗用具收納櫥櫃，避免受到鼠毒感染，他更提出將赤小豆、白蘿蔔、荸薺這一類清熱瀉火、涼血解毒功用的食物散佈於地面，等中毒的鼠類服用過後毒氣稍解，自然就不會傳染給人類[258]。在當時中醫藥界，對於福建地區鼠疫大流行用藥用方，將於後續章節做介紹。

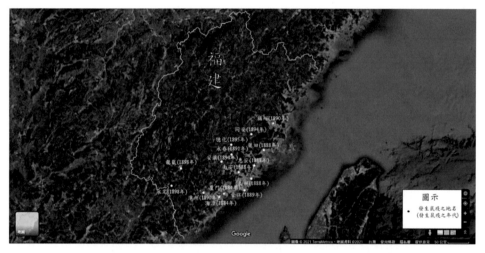

圖7、第三次鼠疫福建爆發地點與年份（資料來源：筆者使用Google Map繪製而成）

　　總結福建省從1884-1952年間，這68年次鼠疫反覆發作，共造成825,512人患病，712,466人死亡死亡率達86%[259]。人畜互易的傳染性疾病的蔓延，除了對民眾身體健康造成影響之外，也對醫療資源、公衛防疫、社會安定、經濟發展造成了嚴重的影響。這個章節中我們可以看到，

257　編輯委員會編：《中醫大辭典:內科分冊》（北京：人民衛生出版社，1987），頁378。
258　鄭肖岩著：《鼠疫約編》，頁24。
259　楊明新：〈試論近代閩南地區的鼠疫〉，《福建論壇》（2005），頁110。

瘟疫蔓延之時，沒有一個地方可以獨善其身，不論是基層村里之間、縣市政府、中央部會甚至全世界皆會如受到蝴蝶效應般的影響，麥克尼爾（William H. McNeill）在《瘟疫與人》書中所言：

> ……自從人類出現，傳染性疾病便隨之出現，什麼時候人類還存在，傳染病就存在。傳染病過去是，而且以後也一定會是影響人類歷史的一個最基礎的決定因素。[260]

傳染病的流行史中，從一開始的發生地擴散到非發生地，當發生地反覆發作數十年後，容易產生一個自然疫源的生態圈，當醫學與公衛防疫系統，對於傳染病的來源與過程尚未釐清之時，這時感染源(source of infection)與傳播途徑(mode of transmission)持續進行之下，病例數將會持續上升，在文明高度發展的城市或國家之中，傳染病極易快速的在城市間快速染疫與跨國染疫，而流行病學專家們，於傳染病正在流行或是流行之後，藉著流行病程的時間曲線，以及流行病所在的地理分布，或是流行病病源體中的致病因子做分析，但這樣的傳統做法，似乎晚於傳染病對民眾與社會所造成的傷害，日後流行病學家，是否可以嘗試著在疫情初始之時，即以官方醫學公衛系統超前部屬，降低傳染病所造成的傷害。

綜觀雲南、兩廣到福建，鼠疫蔓延的途徑有著耐人尋味之處，雲南的鼠疫疫源地，有著滇西縱谷齊氏姬鼠／大絨鼠鼠疫疫源地，以及滇西居民區，黃胸鼠疫源地，這兩個主要疫源地，據信是青藏高原、喜馬拉雅旱獺疫源地的延伸演進所致，當穩定的疫源地生態，受到回民起義的戰亂，與礦產、農作物的需求，過度開發的影響下遭到破壞，鼠疫就蔓延到整個雲南地區；從文中可以看到疫情由高緯度的滇西往滇中移動，再依照沿線城市的發展，往滇北、滇南擴散至全境，或藉著船運、陸路的運輸，將疫情往廣西以及越南輸送，但同一時期我們看到隔壁貴州省，似乎在大鼠疫時代，沒有過多的疫情產生，筆者認為高原地形造成的交通不便，是阻絕疫病的其中因素，黃胸鼠鼠疫疫源地的範圍，從雲貴高原以南，包含到雲南、兩廣、福建地區，且該疫源地與人類生活圈相容，而且能適切地融入，加上黃胸鼠與家鼠相處密合之外，與野鼠也能融入其生活圈，這也

---

260 [美]麥克尼爾（William H. McNeill）著，楊玉齡譯：《瘟疫與人》（臺北：天下文化出版社，1998年），頁132。

是造成兩廣、福建在反覆發作後，生成了另一支旁屬的黃胸鼠鼠疫源地，所以該地容易產生鼠疫發生，加上不同的氣候型態，鼠疫菌的發展也因為氣候的不同，呈現多元性發展，廣西省的疫情似乎比較少，這受到行政區域改變的因素，因為中華人民共和國成立後的廣西省，有大部分行政區，在清代屬於廣東省境內，以北海為例，這一個小型的港口城市，以商業、貿易為主，卻是當時鼠疫重災區，且傳播範圍以廣東省沿岸城市為主要，而廣東省北部地區，鼠疫疫情並不嚴重，有些城市甚至沒有鼠疫的案例產生，這些都是地形與交通阻絕了疫病最好的解釋；北海這個城市，鼠疫在沿岸中散佈，也藉著航運感染了海南島，但有趣的是香港鼠疫來源，並非來自於北海，筆者最早推測北海的疫情，會往香港傳播，但香港的疫情卻來自於廣州，而廣州疫情的來源是從沿岸陸路，以及與北海之間航運往來所致，然後再感染到香港，最主要的原因就是香港為國際大港口，匯集內地城市商品往世界運送，而廣州是當時加工業的大城市，所有的物品都會先送往廣州加工後，再送到香港運輸到世界，所以香港的疫情來自於廣州而非北海，另外福建省因為地形之故，疫情自海上而來，福建地形三面多高山，相當程度的阻絕了與廣東、浙江的往來，所以鼠疫的感染，以福建東南面三大港口城市，泉州、廈門、福州為主，而福建的疫情卻來自於海南島，據信是當時福建沿岸城市，與海南島之間航運密集所致，而不是從香港而來，從第一波疫情發生的時間，就可以看出廈門早於香港十數年，而臺灣在當時與福建密集的往來，也是造成在日治臺灣第二年的1896年，即爆發了鼠疫傳染病，筆者以自然疫源地、傳播途徑、疫病先後年份，逐漸了擘劃出當時傳染病的起始模樣。

在傳染病的研究中，醫學史與傳染病史專家，在傳染病傳播的過程，都認識到疾病，受到地理空間的影響，在不同的地域性有著不同的傳播模式，不論是路徑上城鎮之間的感染，或是地理環境造成的傳染病擴散或阻絕，空間往往是決定傳染病後續發展的走向；如高山峻嶺交通不便的空間，都能夠延緩傳染病擴散的關鍵，特定區域內城鎮間貿易體系，往往是傳染病蔓延的主因，但是地理的障礙，卻能夠阻絕傳染病在城鎮間擴散的速度。再舉例說明，不論是河流或是陸路的運輸，傳染病總是沿著貿易的路徑，做點與點之間的感染後往內延伸，成為一個網狀的疫區，若是國與

國之間海運的貿易途徑，傳染病通常藉著單純點跟點之間（尤其是港口）的往來傳播，但是官方卻得以在國際疫情交流中，藉著檢疫制度，適切地將傳染病隔離得到具體的效果，鼠疫具有複雜多樣的傳播途徑，除了城鎮之間傳播外，長期染疫也容易成爲一個疫源地，累積疫病再傳播的能量，而城鎮與鄉村之間，疫病所造成的影響大有不同，國家與國之間造成的影響，也都不一樣，正是本章節中對於鼠疫起源、傳染途徑、災情狀況，筆者嘗試著以路徑作爲一個主要的考證。

第三節　官方、民間防疫措施與宗教、民俗防疫

疫病的防治與醫療及公衛系統建立有關，公共衛生是國家針對民眾，提供疾病的預防，與國民健康建立的專業學科，利用環境衛生、醫療科學、社會科學、社區組織共同建立起健康防護網，古代以來對流行性疾病的起源，常歸咎於「天譴論」，是上天對人類的懲罰，卻往往忽略了環境與疾病的因果論。直到近代十八世紀以後，微生物被發現，才認知到微生物、環境與疾病的關係，每一場瘟疫之後，政府與社會重新檢視瘟疫流行之時，社會反應力的強弱與疫病流行有絕對關係，所以每場瘟疫都有特殊的時空背景、因果循環的關係，且有固定的循行結構與脈絡，傳染病的防治最基本的概念，就是在阻絕與隔離，當傳染病爆發之時，政府對於疫情擴散的抑制，可以看出其執政能力與現代化的程度，疫病初起國家與社會將積極介入，以醫療進行疾病醫治、以公權力進行社區隔離、以社福系統對患病者癒後照顧、以公衛系統對於居家環境的整治、以關防系統對於邊境作封鎖與管制。

在十九世紀中後期，源自中國華南地區的鼠疫大流行中，清代政府的防疫與醫療措施、人心應對的心態，似乎也可以建構出一個雛型。在整個傳染途徑與爆發的過程中，清代政府面對流行性疾病，很少以阻絕與檢疫的手段作爲疾病的控制，也沒有透過學術研究，做疾病的相關的實驗與探索，當時的醫家多以傳統經驗法則的態度，有是症用是方的方式來治療疾病，但是官方給予的挹注與資源卻相對的稀少，大部分都是地方仕紳捐款賑災、捐藥治病、捐棺安葬或是成立避病院、診療局、醫局等醫療機關，

或是宗教團體藉著醫學宣教的方式參與疫病防治，官方對於預防傳染病最基本的防疫作爲，在當時幾乎是不存在的。

一、官方醫療公衛防疫邊境檢疫與管制之作爲

　　儘管如此，清國中央在十九世紀後期，歷經太平天國起義後，對於地方的行政控制力是相對地薄弱，清代地方官吏對於流行性疫病輕忽與不重視，是造成疫情爆發大流行的主要關鍵。筆者由當時官員上疏中央的奏摺中，可以看到官員們在乎的是，如地震、旱災、水災這類急性大規模的天災，因爲這類天災來的快，造成的農損也影響生計造成民怨[261]。而疾病的流行，基層公衛系統未建立，民眾也沒有衛生觀念，本就多所傳染病在民間流行，清國官員對此並未重視，以清國傳染病流行時，地方行政系統的應對方式，先由地方官員上疏中央政府，疫情發作期間發病死傷人數、影響規模後，中央政府太醫院、轄下藥局，會針對疫病的種類開立藥單，發給地方政府，並從全國各地配送藥材到疫區，接著地方政府必須作疫情調查，針對轄區內救濟措施，估計所需醫藥資源與救助金額需要多少，再向中央求取挹注的上疏，高階地方官員如巡撫之類者，還可以因爲疫情之故，對地方免除稅收[262]。但因爲疫情的發作有時間性，如鼠疫的爆發，一個疫情週期大概三到四個月，不若其他天災來的快也去得快，加上傳染病有著幾年內，在同一地區反覆發作的特色，以及官員未具備醫療概念，所以很多傳染病的疫情就被掩蓋下來了，況且嶺南地區遠離中樞，也不受清廷所重視，倒是比較看重沿海港口，透過貿易帶來的豐富稅收，所以這種情形下，筆者在研究嶺南瘟疫史的同時，發現到官方醫療機構在此著墨不多，反而貼近地方與民眾同軸線的地方仕紳，能強烈感受到傳染病帶來的危害，給予醫藥所需的支援。所以官方的資源就是平日廣蒐臨床用方，提供給皇室成員使用，或是疫情大起時，透過運輸的方式將醫藥資源投入疫區，但是筆者看到更多的是，官方面對疫情時多以祈福廟會的宗教活動爲主，不禁嘆息此等更易導致疫情的群眾感染，也憐於當時清政府的鄉愿心態。

261　[美]班凱樂著、朱慧穎譯：《十九世紀中國的鼠疫》，頁126。
262　[美]班凱樂著、朱慧穎譯：《十九世紀中國的鼠疫》，頁128。

清代太醫院，爲負責全國醫藥系統的機構，負責官職爲院史爲正五品，轄左右院判各一位爲正六品，其屬下御醫爲七品，轄內省府設有正科醫師數名，州縣設有訓科醫師一名[263]。以雲南省爲例省府設有正科醫師一名，大型州縣訓科醫師一名，其醫療所在杜文秀起義中遭到焚毀，且求診民衆不多，所以焚毀後不再設。再以廣東省爲例，境內人口數750餘萬人，正式醫生不足30人，且多居於大型城市之中，偏鄉小鎮無醫師駐診，當疫情爆發之時無人可知，亦無從得知，因而造成疫情反覆發作，再加上地方官員多將疫病認爲鬼神作祟所致，當疫情爆發沒有一個完整的防治系統，更增加疫情反覆肆虐的現象[264]。由此可以看出，當時官方醫療機構，在民間所發揮的力量不彰，所以疫病襲來之時只能結合民間慈善組織，在疫病期間官方審視醫家臨床驗方後，印發大量驗方送給民衆，並提供免費的藥物供民衆拿驗方去抓藥[265]。清光緒二十七年（1901年），廣州府地方公共衛生，開始由地區警務人員來主持與維護，但是中央仍然沒有獨立的衛生行政主管機關，只能夠依附在警衛保安司的衛生科來領導，但這是清政府第一次出現以衛生爲名的機構，清光緒三十二年（1906年），巡警部改爲民政部，衛生科也擴展成衛生司，整個公衛醫療衛生機構才逐漸步上軌道[266]。到了宣統年間，有鑑於東北鼠疫的防治得到了有效的控制，清政府開始建立現代化的防疫制度，針對罹患疫病的患者，在確診之後安排隔離，居家展開消毒工作，若因疫病而亡屍體依葬儀相關規定，屍體火化的推廣開始了了雛型的規模，並成立專門防疫處，作爲疫情回報的專責單位，彌補鄉鎮醫師人力的不足，並鼓勵人民捕捉老鼠做鼠疫防治。當時1913年廣州市，設有2,000個死鼠箱，每天可以收到死鼠1,400頭，這些鼠屍經由西方醫學機構作鑑定，判斷該區是否有疫情即將產生，而預做公衛事務之防疫[267]，中華民國政府成立後，國民政府逐漸建構出，有制度性的防疫機構與積極作爲，例如廣東雷州半島鼠疫反覆發生，中央派駐善後救

263　孫文良：《中國官制史》（臺北：文津出版社，1993），頁340。
264　李玉尚：〈近代中國的鼠疫應對機制——以雲南、廣東和福建爲例〉，《歷史研究》1（2002），頁125。
265　《昆明歷史資料彙集》，頁361-362。
266　皮國立：〈評介嶺南瘟疫史〉，《新史學雜誌》19.1（2008），頁239。
267　《近代中國的鼠疫應對機制》，頁124。

濟總署，第一區防大隊第三醫防隊進駐，積極從事環境清潔、消毒、疫苗施打與醫療救治，後續也在福州設立東南鼠疫防治處，針對疫情對中央政府做報告，並積極的在疫區進行預防疫苗注射與疫病治療，有效的控制鼠疫擴散，從國民政府積極的作為中，將當地鼠疫患者致死率由原本的八、九成降到51.5%[268]。雲南省政府也在民國初建的1912年，建立了《防疫章程》三十二條，章程內規定街道、溝渠、廁所，須定點、定期潑灑石碳酸水和石灰水，進行消毒與街道清潔打掃，在指定的地點掩埋死鼠或貓犬等動物，針對烈性傳染病的患者，所穿的衣服或是被單，須清洗乾淨並日曬多日，甚至可以直接燒毀，對於疫區來訪的民眾要實行檢查，整本《防疫章程》參考當時東三省鼠疫期間，東三省醫院所發布的預防與對應辦法，這時可以看出中國，至此逐漸走向科學化的防疫制度。[269]

　　邊境管理制度的建立，起源於清代中後期，五口通商口岸逐漸增加到十二個港口，隨著通商口岸的增加，為了進出口管理與稅收機制，西方諸國為清國政府，建立起現代化的海關制度，關係到境外傳染病控制，而建立的海關檢疫，是在十九世紀中葉才開始實行，1869年上海洋醫哲瑪森（R. A. Jamieson），有鑑於上海地區因為港口進出口貿易興盛發展，境外傳染病多藉此傳入上海地區，建議清國當局必須建立起海關檢疫制度，但並沒有受到重視。1870年布政使大臣英國人赫德（Sir Robert Hart）當時為清國創建現代化港口稅務、檢疫、統計的海關管理制度，採納哲瑪森的建議，利用海關醫官，為港口周圍國內外人士診療的機會，將所經手患者的國籍、病症、診療經過、病史、結果，依照固定的表格做了一份完整的報告，每半年交給哲瑪森列印出刊，再贈與其他口岸醫官，讓每一個對外口岸的醫官們，可以依此瞭解該口岸所發生的傳染病，後續其他口岸醫官，也照著這個方法做病歷資料，最後整合各口岸的病歷資料並彙集成書，名為《海關醫報》[270]，《海關醫報》於1871年正式開始發行，藉著記錄瞭解各個口岸的疫情，1873年因為英屬殖民地印度產生了霍亂的疫情，

268　曹樹基、李玉尚著：《鼠疫戰爭與和平──中國的環境與社會變遷1230~1960》，頁324。

269　許新民：〈近代雲南瘟疫流行考述〉，《西南交通大學學報》，頁126。

270　[英]Mark O'Neill：《赫德傳：大清愛爾蘭重臣步上位高權重之路》（香港：三聯出版社，2017），頁170。

執政當局為了防止霍亂的傳播，要求所屬口岸醫官對於出口的船隻進行檢疫，同年江海關稅務司雷德，為了防止南亞的疫情擴散到上海，並針對疫區前往中國的船隻製作《檢疫章程》，於是海關檢疫制度正式成立。1874年廈門關受到暹羅疫情的影響，為了避免德國籍貨輪，從曼谷往廈門的航程中將霍亂傳入廈門，在進關之前即遭到關口禁止進入。1882年呂宋地區產生霍亂疫情，當時中國海關將制定的《海關章程》，施加於呂宋島往來中國的船隻，雖然引起西班牙的抗議，但是基於港口檢疫的安全性，為保障本國本土避免遭受傳染病感染，不論船舶所屬國籍如何，凡自疫區進入中國，一律強制配合中國海關的檢疫制度[271]，對於來自疫區所屬港口或是有人染病者，船舶停靠目的地之後須停留在外海，掛上黃旗等候目的地檢驗單位人員上船候查[272]。在廣東省的部分，粵海關在鼠疫流行時，即注意到廣東省境內已經產生嚴重的疫情，1882年北海關醫官勞奧利，注意到鼠疫傳染病由欽州、廉州、瓊州往北海蔓延，1894年廣州城鼠疫大流行時，粵海關醫師禮德（A‧Rennie）由發生病例推斷出，鼠疫傳播路徑極可能由沿岸城市，藉著陸路的運輸傳播，也就是廣州與香港雖僅幾尺之遙，但廣州城卻早於香港爆發鼠疫傳染病，北海與香港之間航線距離更短，廣州卻先受到疫情感染，也可以看出當時海關檢疫對國外檢疫，卻不對本國船隻檢疫的無奈。主管廣東省海關事務之官員，對於海關檢疫醫師對防疫之建議並無接受，而相關防疫措施也僅舉辦祈福消災法會，祈求瘟疫的退去，此等消極的作為，導致廣州城爆發鼠疫之後，香港與廣州之間密集的往來，也爆發了嚴重的鼠疫疫情，其影響不僅造成香港因疫情造成巨大的貿易損失外，也將鼠疫病症往世界散播，造成世界第三次鼠疫大流行。另外在上海之江海關，對於疫情的防治，鑑於廣州鼠疫爆發大傳染，採取強制檢查檢疫，合格者才能領取免疫通行證，憑此證方可進出上海。而與香港地理位置更接近的澳門，在鼠疫流行期間疫情相對緩和且易於控制，其因在於當時葡國政府，對於進出澳門之拱北海關施加壓力，才讓緊鄰的澳

271　李欣璇：《晚清海關檢疫制度的建立與實施》（臺北：國立臺灣師範大學碩士論文，2015），頁21-23。

272　林楠、張孫彪、曾毅凌：〈清代福建南部瘟疫流行的社會影響〉，《福建中醫藥大學學報》22.5（2012），頁68。

門沒有發生重大的災情[273]。

二、民間慈善團體與媒體的支持

在這一場大瘟疫中，民間支持力量是政府防疫系統的延伸，在政府未能所及之處，民間團體、仕紳們提供財力、人力與物力的支持，來協助疾病的防疫、醫治與善後。以福建省爲例，福建地區明清兩代長期天災人禍，疫病的反覆流行中，大量的百姓由福建向東南亞各國或是臺灣去發展，當功成名就之後，這些華僑，成爲救援家鄉疫情的關鍵力量；而地方仕紳在中國政治的結構有著非常重要的地位，是國家與民眾之間溝通的橋樑，也是促進與支撐社會安定的力量，仕紳的組成多爲退休官員地方、有功名之讀書人、發家致富之生意人，對於地方事務熱情參與，能號召民眾投入工作，對於民眾困頓做紓困，對於民眾爭執做調解，在地方上有其影響力。福建的華僑與仕紳，在大瘟疫期間成立善堂，來參與防疫的活動，例如福州鼠疫期間，螺洲陳氏列印鼠疫治療專書千冊救人無數；羅源縣發生鼠疫，當地的仕紳成立「驅疫會」，號召仕紳與有力人士籌措經費，針對貧窮百姓無可醫治疾病者給予資助，因疫而亡無力入殮者者捐棺安葬，驅疫會並注意到疾病預防的重要性，列印的眾多驗方與醫書，提供給地方百姓作爲治療的參考；莆田縣的仕紳成立「防疫社」，爲了要宣導預防疾病，請來了地方戲曲團體巡迴公演，藉著戲曲的曲目置入防疫的訊息，宣導環境清潔與預防疾病的重要性[274]。當時西方宗教團體也多藉著傳教之便，設立西醫院來參與疾病診治，以福建省爲例光緒七年（1881年），英國基督教長老公會，在泉州設立惠世醫院，此後分別在永春、惠安、德化也設立了西方醫學的醫院；清光緒十三年（1887年），英國人A.Fahmy醫師，來到漳州設立西醫診所；清光緒十五年（1889年），長老教會馬雅各醫師，在漳浦縣開辦源梁醫院；清光緒十六年（1890年），漳州創立了福音醫院；清光緒二十八年（1902年）聖路加醫院英國籍醫師孫道力，從印度帶來鼠疫疫苗，次年便在教會中幫教徒注射[275]；清宣統二年（1910年）

---

273 董強：〈傳染病的全球化與海關檢疫：1894年東亞腺鼠疫的流行及海關應對〉，《海關與經貿研究》40.1（2019），頁77。

274 楊齊福、楊明新著：《近代福建鼠疫論述》，頁104。

275 楊齊福、楊明新著：《近代福建鼠疫論述》，頁105。

惠世醫院爲民衆施行鼠疫預防針的注射[276]；同年汕頭西醫福英醫院，爲民衆注射鼠疫疫苗。爲了消除民衆對西醫的疑慮，推出疫苗注射一次只要二毫錢，保證三年不會患鼠疫，否則賠償二十銀元，並由醫院出具保證書，這樣的方式也相對提高民衆的信心，增加防疫的助力[277]。除了西方醫院的成立，在當時廣州地區，也有相當數量以中醫藥爲主的現代醫院，最有名的就是方便醫院，方便醫院的前身是「方便所」，在廣州鼠疫流行期間，多數染疫病危患者，多被拋在城西亂葬崗處等待死亡，當時地方仕紳集資在1899年成立方便所，針對鼠疫病危的患者做安寧照顧，或是已逝患者進行喪葬事宜，1901年受到香港東華醫院的啓發，改建爲方便醫院，針對貧苦病患採取住院不須擔保，對於患者隨到隨治、隨收留且不收分文，這樣的制度也訂定了方便醫院濟世救人的宗旨，而方便醫院成立宗旨，主張以傳統中醫藥學爲醫療基礎，可以看出中醫藥現代化的痕跡，在當時邁出了第一步，這類以傳統醫學爲主的醫院，在組織結構中參考了西方醫院的架構，以傳統醫學爲主卻不排斥西方醫療方式，例如聘請受西方助產士訓練的護士到院服務，或以牛痘疫苗爲民衆注射，不過在鼠疫流行期間的醫院角色，在當時多以協助安置或收斂安葬爲主，反而療疾爲輔助功能[278]。

民間自主防疫的起源，因爲清代政府對於染疫的患者，並沒有以公權力進行強制隔離，當時《申報》對此有提出東西方不同的做法，報導大意是西方社會對於這類傳染病的做法，一家之中有一人患疫則送醫院隔離，並提供照顧與治療，相對於中國社會民情，對於患疫者並沒有將其隔離的概念，無法接受西方醫療機構這樣的做法，所以教會醫院對中國人採用的防疫措施，沒能得到社會的支持，且產生抗拒與逃避的行爲[279]，但民間採用符合民情的避疫方式，既然知道鼠疫發生與老鼠有相關，所以民衆只要發現村莊有死鼠，或有鼠疫患者的產生，其防疫的做法就是舉家搬離，一直到了秋末以後才會回到原地，也可以看出當時民衆，對於鼠疫好發的季

276　同安縣衛生局著：《同安醫藥衛生志》（廈門：廈門大學出版社，1995），頁123。

277　蘇新華：〈晚清潮汕地區鼠疫的流行及防治措施析論〉，《哈爾濱學院學報》35.10（2014），頁121。

278　祝平一著：《健康與社會：華人衛生新史》，頁55。

279　新華：〈清末廣東鼠疫與民衆心態探究——以《申報》爲研究對象〉，《四川教育學院學報》1（2012），頁37。

節都在春夏兩季有所認知，但民眾在處理死老鼠方面卻不盡科學，剛開始是將死老鼠直接丟棄，當死老鼠丟棄並感染水源或是城鎮中排水系統，反而會增加傳染病的傳播，所以到了20世紀初民眾才開始認知到，死鼠必須深埋於地下或是以火焚燒，尤其將死老鼠與檀香、艾草、硫磺等可以避疫的藥材混合之後燃燒。例如廣東大鼠疫期間，民眾對於鼠疫的反覆發作有概念，知道鼠疫多發作在人群密集處，所以當城鎮村落中產生疫情，民眾多舉家遷移到野外暫住，待疫情結束後再返回故里，這樣的方式稱爲「走老鼠」。雲南、福建、廣西等地區的民眾，也多以這樣的方式來對應，另外若隔鄰城鎮有鼠疫疫情，該縣城則關閉所有往來通道，禁止疫區民眾進入，採自主封城隔離，民眾只准出不准進入，已出城民眾須待疫情緩和後方能進城[280]，當時各地方政府在防疫上，已經體認到環境衛生與傳染病的關係，在疫病初起於街道之間灑石灰水、石碳酸水進行消毒，並針對路邊自斃鼠類、疫病而亡的牲畜、或染疫死者採用深地掩埋或焚燒，阻絕疫病的傳播[281]，儘管如此還是很多民眾隱匿疫情，例如1909年福州鼠疫期間，有民眾親人因鼠疫而亡，不僅否認家人染疫，且將屍體藏於家中未入殮，拒絕了醫療單位對環境的清理與消毒，在搬離之後後繼者相繼染疫，如此缺乏防疫措施且隱匿病情的行爲，在當時也屢屢可見[282]，另外閩南人有著親人過世，聘請風水師尋找風水福地安葬的習俗，但在尋找墓地期間，親人與死者隔著棺木而居數十日，再者守孝與兒孫做旬的習俗，都讓亡者未能立即入殮安葬，增加生者與病菌接觸而染疫的機會，產生防疫的漏洞。

當時媒體也積極在疾病防治上做宣導，成立於1902年的《大公報》，在鼠疫橫行之時，以媒體的力量宣揚西方醫學與公共衛生常識，當時大公報的文章分成兩種，一種是論述報社的政治態度、中心思想、科學化的基本價值、評論時事；另外一種爲附件，以平常人所能瞭解的日常用語，宣揚西方醫學與公衛常識[283]。其中有篇附件《講衛生學當知》文中寫道：

我們中國人，在養生的道理上，多是不肯講究的，……如

280　李玉尙：〈近代中國的鼠疫應對機制──以雲南、廣東和福建爲例〉，頁122。
281　許新民：〈近代雲南瘟疫流行考述〉，頁126。
282　李穎、王尊旺：〈清代福建溫疫論述〉，《福建中醫學院學報》20.3（2010），頁67。
283　馮志陽：〈媒體、瘟疫與清末的健康衛生觀念〉，《史林》6（2006），頁98。

今，我把西洋至淺的衛生學，稍說一說，請大家留心，也是大有益處的事情。衛生學是什麼呢？就是講保養身體的法子。……人的心是總管血脈的，一呼一吸，循環周轉，日夜不息的。凡是人，過於勞苦，血脈就消耗……地方髒污，房屋窄小，那些濁氣最容易傷人……睡覺的地方，必須要合外頭通氣，不然緊緊的關在一個小屋子裡，那濁氣一會功夫都滿了，與人大有妨礙。[284]

雲南地方政府《蒙自海關報告》，內容提到當時百姓生活環境，隨處可見貧民遊蕩於街頭，百姓住處擁擠雜亂、鼠類猖獗、牲畜漫步於街道、排泄物隨處可見、雜草在露天成堆放置、城市排水系統不良且衛生條件落後，文中以雲南省的這個小城市，可以窺見當時整個中國各城市的縮影，充滿了擁擠與髒亂，在這樣子的環境之下，當傳染病爆發之時，很難不會產生大規模的傳染[285]。當時《大公報》極力宣導居家環境衛生的概念，認為與其高舉神佛偶像的神轎，行遊街遶境、作法事、辦廟會的方式來驅逐所謂的疫鬼，不如就從環境的整潔衛生做起，才是真正防治瘟疫的方法，文中更是對此類廟會之事，認為是無知之人裝神弄鬼嚇唬小兒，對瘟疫的防治沒有真正的效果，認為中國的貧窮落後不足為懼，這些不科學迷信的舉動，所謂的驅逐疫鬼是一種異端邪說，才是阻擋中國進步的一大缺口，《大公報》積極鼓吹環境衛生學在清道排污、糞便管理、屍體掩埋與處理三大方面，利用媒體力量報導街道整理有序地區，巡捕房會給予嘉獎；對於官廁數量與所在位置，以及糞便處理方式給與透明化的報導；針對疫病之後屍體掩埋與喪葬方式，《大公報》宣揚符合傳統土葬又兼具防疫的作法，主張埋葬深度需深挖，宣揚民間機構協助安葬無主屍骸的義行做報導，以此為中國傳統習俗兼具衛生學的概念。《福州青年報》在鼠疫期間刊登廣告宣導防疫方式，鼓勵民眾多設捕鼠器具，死鼠以石灰掩埋或是焚燒，房屋內必須保持乾淨，整潔食物避免放置桌面當收於廚櫃，保持室內水源的乾淨，並指出飲食必須要謹慎，飲水必須煮沸，避免食用生冷食

284　馮志陽：〈媒體、瘟疫與清末的健康衛生觀念〉，《史林》，頁99。
285　許新民：〈近代雲南瘟疫流行考述〉，頁124。

物，恐傷腸胃導致抵抗力變弱，鼓勵民眾勤沐浴、常更衣[286]。華南鼠疫期間清國政府與民間面對疫情的態度，對照當時的西方社會的防疫作為，相同於十九世紀中後期，因為細菌發現而對醫療發展的進步之外，也使西方公共衛生管理的機制更加成熟，提供了國際之間防疫的功能，對西方列強而言，防疫是為了阻絕疾病，歐洲列強心中的清國政府防疫作為，讓他們相信傳染病從「骯髒的亞洲」，傳播到「乾淨的歐洲」這樣子一個心態。1851年西方列強在巴黎召開了第一屆國際衛生大會，為了管制傳染病傳入歐洲，會中選定的霍亂、鼠疫、黃熱病是必須通報的傳染病[287]，因為霍亂、鼠疫在當時亞洲地區反覆爆發，黃熱病是由中南美洲傳入北美及歐洲，此時歐洲、北美各國當地仍然有天花、猩紅熱等疾病肆虐，故這些規定帶有偏見色彩，尤其西方列強殖民地多位在中南美洲與亞洲地區，對照西方防疫的措施，官方與民間比較具體的做法有：官方醫療、公衛防疫、邊境檢疫與管制、民間行善團體的支持、民間自主防疫作為、宗教與民心依託。

三、宗教與民間習俗

自古以來不論東西方對瘟疫的起源，常歸咎於上天對人類的懲罰，在古代中國，瘟疫來自於上天對人世間道德敗壞的懲罰，此說法最早出現於東漢時代，那時民眾相信中天庭的存在，認為天庭諸神審視民間社會風氣與道德觀的運作，掌管對人民施行懲罰的神明為瘟神，由五位神明擔任，又稱為五瘟使者[288]。所以在鼠疫這類會造成大規模傳染性的疾病，通常被視為上天對人間的處罰，而民眾為了祈求疫病的緩解與結束，在疫情擴散之時會以法會祈福建醮、迎神廟會、瘟王膜拜，以鑼鼓喧天、燃放炮竹……等方式，或稱之為驅疫，以此祈求上天的垂憐，但傳染病的阻決在於隔離，疫情擴散之時民眾的群聚，是否加重疫情的擴散值得省思，或有廟會之後疫情果然緩解，是上天垂憐？抑或是與疫情將盡的時間點謀和值得討論？在雲南地區民眾稱呼鼠疫產生的淋巴結腫塊為「癢子病」，

---

286 楊齊福、楊明新著：《近代福建鼠疫論述》，頁105。
287 祝平一著：《健康與社會華人衛生新史》，頁32。
288 [美]班凱樂著，朱慧穎譯：《十九世紀中國的鼠疫》，頁115。

在迷信的思維下，認為家中有人感染癩子病，需丟棄家中所有跟癩子形狀類似的東西，包含銀子、銅錢或家中一切物品，藉著這樣的方式去嫁禍別人平安己身，甚至延伸去祭拜不存在的「洋阿爺」、「洋阿奶」的神祇，認為洋與癩為近音字，以此與鼠疫做聯結，甚至迷信送葬隊伍以婦女裸身抬棺，這樣洋阿爹就不好意思跟來，希望能藉此緩和疫情[289]；但或許從另一角度去觀察在瘟疫蔓延之時，社區民眾為迎神明降駕施法去除瘟疫，在舉辦廟會之前，主動打掃街巷房舍環境、水井清潔，藉此取悅神明讓瘟疫過去而得到效果也有可能。當時雲南地區藉宗教活動緩和疫情的方式有兩大系統，分別為滇西地區的目蓮法會，與滇東、滇南的都天祭拜；目蓮救母為佛教故事，佛祖弟子目蓮以神通法力下地獄，見到母親受餓鬼之苦，最後救助十方眾僧讓母親解脫，後來這也成為農曆七月十五中元節由來之一，雲南地區民眾因為將疫病視為鬼魅作祟，所以在疫情擴散期間，舉辦目蓮法會消災祈福，但雲南在這之前本無目蓮法會的儀式，後由四川傳入，所以地緣上滇西地區民眾舉辦法會居多[290]。雲南東北與滇中地區，流行祭拜都天府來驅逐病邪，都天府是祭拜唐代名將張巡，以及相傳在元代揚州大疫，以符咒治療民眾的孚惠為主，原本流行於安徽、江西、江蘇等地，在雲南鼠疫流行時傳入雲南東北部地區，所以該區多以祭拜都天府為主，供奉主神為都天太子，雲南地區都天府的信仰不同於江南地區，沒有張巡的事蹟，而是加入都天太子，認為其掌管疫病與疾病的收放，民眾對都天太子的信奉就是祈求太子降妖除魔，使瘟疫不再降臨[291]。清末福建名士吳增所著《泉俗激刺篇》貢王篇有著這樣的記載：

> ……有病藥不嘗，用錢去貢王。生雞鴨，生豬羊，請神姐，
> 請跳童，目蓮傀儡演七場，資財破了病人亡。此時跳童又跳
> 起，說是王爺怒未已，托神姐，再求情，派刀梯，派火城，
> 五牲十六盤，紙船送王行。送王流水去，鑼鼓聲動天……[292]

---

289 李玉尚、顧維方：〈都天與目蓮：清代云南鼠疫流行與社會秩序重建〉，《社會科學研究》，頁144。

290 李玉尚、顧維方：〈都天與目蓮：清代云南鼠疫流行與社會秩序重建〉，頁146。

291 李玉尚、曹樹基：〈咸同年間的鼠疫流行與雲南人口的死亡〉，《清史研究》2（2001），頁30。

292 彭榕華：〈瘟疫對福建古代社會風俗的影響〉，《南平師專學報》26.2（2007），頁154。

文中詳述了當時民眾面對疫病的無力感，並試圖藉著宗教祝禱的方式，祈求王爺神威蓋世散去疾病，卻忽略了根源在於醫療與衛生學的不進步。鼠疫是烈性傳染病，病程發作快感染力強，一家有人染疫數日全家皆亡，所以隔鄰不敢往來探視，甚至家中染疫之人無人照顧與安葬，所以當時多依託寺廟中尼姑與法師，入宅照顧患者與逝後代為安葬，是否也是這樣的因素，讓面對疫病來臨，無可奈何的眾生產生對宗教的寄託？有些地區會以另一種信仰形式進行自主隔離，例如廣西地區，某些關帝廟會藉著乩童起乩，指示信眾在門口貼上瘟部副總管的符令，藉此達到自主隔離的目的，或是民眾在門口貼上家有病者，提醒來訪者警惕，當然這樣的做法也相對讓健康的家庭，避免染疫患者來訪增加了感染率[293]。閩南地區民眾對於瘟神、瘟王的信仰更是熱烈，閩南地區因為山林密布、氣候濕熱，自古以來瘴氣、瘟疫頻繁，所以當地民眾對於瘟神的信仰非常虔誠，在福州稱為「五帝」；在泉州稱為「五府千歲」；閩南地區將瘟神稱呼為王爺，祭祀數量高達360位，遍布閩南各縣市，有供奉三王者稱為三王府、四王者稱為四王府、五王者稱為五府千歲，或統稱為王爺公廟。數千年來這一種瘟神作祟的思想模式，一直深植於閩南地區民眾心中，甚至將這樣子的信仰，藉著移民之時帶到臺灣，也就是現在臺灣到處可看到的王爺公廟，雖然以現代科技的眼光來看，疾病的緣起與擴散就像前面所述，防疫重點在於居家環境的整潔，與阻絕接觸的隔離措施，但不可否認這樣子心靈上慰藉與依託，常常也是安定人心的表現，但是這樣子祭祀廟會活動，往往導致人群的群聚，增加瘟疫傳播的速度。

第四節　香港鼠疫

一、香港鼠疫緣起與傳播途徑

　　關於香港鼠疫史，香港處於這場瘟疫中最關鍵的位置，當時香港是英國在亞洲最繁榮的港口，航線遍布全球，因此在這場瘟疫中，香港是將疫情往世界擴散的主要因素？當時印度鼠疫調查委員會（Committee for

---

293　[美]班凱樂著，朱慧穎譯：《十九世紀中國的鼠疫》，頁125。

the Investigation of Plague in India），顧問馬田醫生（C. J. Martin）於1911年所做的報告中指出，1894年廣東鼠疫藉著蔓延到香港，是將鼠疫傳染至全世界的主要關鍵；也是有史以來，影響最廣的一次大流行，當瘟疫藉著香港往西傳播到加爾各答以及印度全境，造成全印度在15年間死亡人數超過七百萬[294]。所以香港地區上承自中國鼠疫疫情，並往世界擴散，不論在鼠疫散佈途徑、政府公衛、防疫系統、中西醫治則、民心意向可提供討論，研究之處皆有獨立成書的規模，但有鑑於本書設定，在兩岸之間的鼠疫疫情與中醫醫治探討，所以筆者將其歸納於十九世紀中國華南鼠疫考中之一節。

1894年3月廣州爆發鼠疫，當時與廣州相鄰的香港，對於這樣子的傳染病不瞭解，不知是否會有急性的傳染症狀，以及傳染途徑為何？所以港府先派遣國家醫院署理院長勞遜（Dr. Lowson），到廣州去瞭解疫情，因為四月份是中國的清明節，居住在香港的華人搭乘船舶回中國掃墓祭祖，5月7號香港國家醫院庶務員阿雄，因為反覆不停地高燒，被醫師診斷為「弛張熱」，弛張熱者即為身體有產生化膿性發炎的症狀，引起敗血性發燒，但勞遜依照患者臨床病理現象：持續高燒、頭痛、喉嚨痛、口渴、頸部、腋下、鼠蹊處有淋巴結腫大的症狀，他診斷為鼠疫[295]，同時東華醫院已經有二十多名的鼠疫患者，這些患者都群聚在太平山水池巷與樓梯街一帶，當時申報亦有報導：

> 香港華人近得一病，時時身上發腫，不日及斃，其病初起於
> 粵省與北海，近始蔓延而至，每日發病者約三十人，死至
> 十七八人[296]。

該區在英治初期是華人聚集處，英國領港初期於1843年將香港分為：維多利亞區是歐洲人生活區而華人則劃分在太平山西營盤稱為「上市場」，以及中環地區山坡處稱為「中市場」以及蘇杭街附近稱為「下市場」，1844年又將中市場的華人遷移到上市場地區[297]，造成上市場居民生活空間受到

---

294 黃雁鴻：〈19世紀末檔案文獻對香港鼠疫的記載〉，《歷史檔案》1（2018），頁109。

295 羅婉嫻著：《香港西醫發展史1842~1990》（香港：中華書局，2018），頁109。

296 冼維遜：《鼠疫流行史》（廣州：廣東省防疫站，1989），頁203。

297 郭衛東：〈應對鼠疫：1894-1895年的港澳〉《歷史檔案》4（2011），頁80。

壓縮，且當地居民多屬貧窮，經濟能力較低，生活環境衛生不良，貧窮與髒亂之處本為疾病易滋生之處，當時太平山民宅示意模型如圖8。

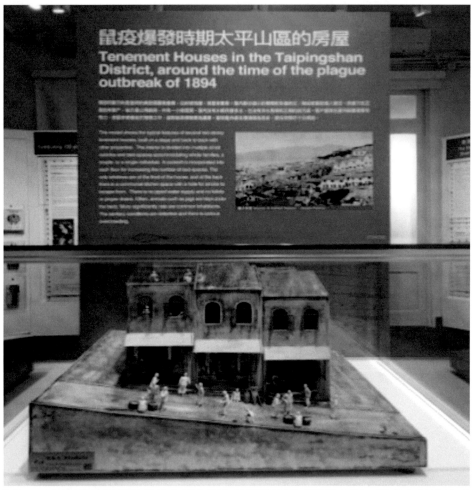

圖8、1894年香港鼠疫爆發於太平山華人社區模型圖（資料來源：筆者自攝於2019年五月香港醫學博物館）

　　1872年香港當地華商仕紳集資之下，成立東華醫院，專門為貧苦華人治病，與華人病患過世後喪葬事宜，兼具醫療機構與善堂的功能，且董事皆為華人也成為與政府傳達民瘼的主要機構[298]。在當時東華醫院除了是慈善組織之外，醫院董事會由民間精英組成，與當時中國境內諸多善堂，被稱為「官僚體制外積極分子精英」[299]，其地位與角色除了醫治病人疾病之外，也扮演著殖民政府與華人社區之間溝通的橋樑，在基層的民間有著更

298　陳鳴：《香港報業史稿(1841-1911)》（香港:華光報業有限公司，2005），頁111。

299　[美]班凱樂著，朱慧穎譯：《十九世紀中國的鼠疫》，頁137。

大的話語權與代表性，當時港英政府在管理中國人事物上，必須與東華醫院管理團隊進行協商，但是這樣的機構在鼠疫中的角色，也因爲與港府在傳統民俗與現代化防疫中產生諸多碰撞，且東華醫院是明清以來慈善機構的延伸，所以在於疾病治療的成效上，不如患者受到慈善機構給予照顧上來的受到注目（如圖9）。

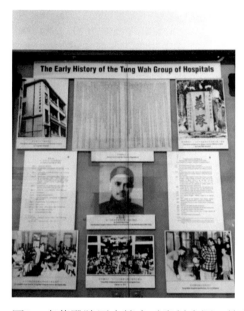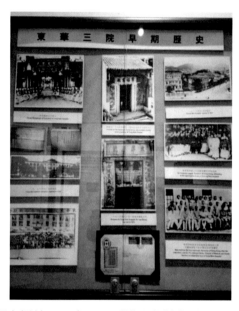

圖9、東華醫院歷史簡介（資料來源：筆者自攝於2019年五月香港醫學博物館）

　　香港國家醫院庶務員這一個案例，開啟了香港鼠疫史的篇章，爾後十六年內，香港地區反覆發作鼠疫，以港英政府發表的疫情報告，共造成14,657人染病，13,535人死亡，死亡率高達92%[300]。單從1894年5~10月急間有2,674人染病，其中華人2,619人、非華人55人，導致死亡人數共2,485人，華人2,447、非華人38，死亡率93.4%[301]。筆者認爲這項數據的準確度具有誤差，因爲當時中國與香港之間往來密切，如果有患者在香港染疫回鄉而病死，或是廣州染疫的患者來到香港而死亡，皆會造成統計上的誤差，儘管如此可以從這項數據中看出當時情況的惡劣。

　　至於傳染病的來源如何？如前面章節所言，筆者的考證認爲，當是從

300　崔艷紅：〈19世紀末、20世紀初，香港鼠疫與港英政府的應對措施〉，《歷史教學》12〈2010〉，頁53。

301　羅婉嫻著：《香港西醫發展史1842~1990》，頁112。

北海沿著廉州、高州，傳遞到廣州府，採用沿岸陸路的傳染途徑，如果是以海上運輸為傳染途徑的話，香港位居在廣州與北海之間，當先受到鼠疫傳染病疫情的影響，再傳到廣州，故應是香港居民回廣州之後把病帶回香港。

二、港英政府防疫措施醫療做為與華民衝突

　　討論港英政府的防疫政策前，我們需先瞭解英國政府的「國家醫學」政策，為何英國能以中央集權的國家醫學政策，強勢介入香港醫療公衛？可以從十九世紀初期，歐洲諸國對於公共衛生實務，僅限於受到瘟疫威脅才會重視，但是到了十九世紀中期，受到微生物致病原學說的發展，政府與醫藥界，對於微生物與流行性疾病的脈絡，有了具體的概念和共識，英國政府開始積極建立國家醫學制度，其範圍在於醫療衛生防疫制度的建立與執行，尤其在19世紀中期，英國本土受到嚴重霍亂流行，當時衛生學家艾德溫‧查德威克（Edwin Chadwick）呼籲政府，以法律為基礎的公衛制度，來管理英國城鎮嚴重的衛生問題；也就是藉著法律面的保障，讓醫療政策得以在民間確切的實行，達到防治疫情的目的；1866年英國政府國家衛生法通過後，在後續的7年中不斷的立法修正，擴大了政府在衛生事務的管轄範圍與權力，於1875年公布全面性的衛生法[302]。在英國建立了全面的國家衛生醫療系統，其職掌與實際運作，以政府為主體做強勢的主導，英國領有香港後，也將這套制度完整植入殖民政府，讓港英政府在這次鼠疫大流行，在法源的立基點上，得以採取積極且強硬的對策，且當時英國政府殖民香港之初，與香港華人社區最大的隔閡，在於英國政府國家醫學制度，想要加諸在華人社區與華人社團上，卻遇到極大的反彈，主因在民眾對於現代醫學的不信任。危機管理專家羅伯特希斯，曾經提出危機處理的「4R模型」，也就是危機減輕力（Reduction）、預備力（Readiness）、反應力（Response）、恢復力（Recovery）四個方面，所以在第一個病例產生之後，短短數日於5月11日，港英政府即以1887年制定的公共衛生條例為基本法，制定了《香港治疫章程》，並於5月

302　[美]班凱樂著，朱慧穎譯：《十九世紀中國的鼠疫》，頁145。

11日刊登於香港政府公報：

1. 所有疫症病人必須由家中移往醫療船海之家（又譯夏珍尼亞號，Hygeia）或潔淨局指定的其他地點。

2. 所有鼠疫患者屍體應按照潔淨局指定的規例下葬。

3. 所有染病或懷疑染病的個案必須即時向附近的警署報備，警署亦應第一時間通報潔淨局。

4. 潔淨局的官員負責搬移病人前往海之家或其他指定地點，其他人等不可動。

5. 潔淨局人員負責搬運因疫症死亡的屍體前往安葬，其他人等不可妄動。

6. 潔淨局人員有權進入任何屋宇檢查，如發現情況不衛生，有權即行潔淨消毒，亦有權自行把病人或任何屍體運往海之家或其他指定地點治病或安葬。

7. 何病人使用過的家居衣服、被舖床具等必須由潔淨局人員徹底潔淨消毒，然後交回原主，其他人等不得妄動。

8. 如經過徹底潔淨消毒之後，潔淨局人員仍以為不妥，有權自行銷毀這些物品。

9. 任何房間、居室曾為疫症病人或因病致死的人使用的，必須由潔淨局人員徹底潔淨消毒。如房屋有三人因疫症死亡，屍體搬走後，全屋所有用具必須徹底消毒，住客必須搬出，直至潔淨局人員以為房屋再適合居住為止。

10. 潔淨局人員有權決定關閉即使潔淨消毒後仍然不合衛生標準的房屋，如要重新入住，需有潔淨局發出的准許入住令。

11. 所有公眾或私用廁所，每日必須潔淨消毒兩次，並以潔淨局認可為準。

12. 在潔淨局內成立一個由三人組成的常設委員會，組員由局方自行選出。[303]

---

[303] 黃雁鴻：〈清末港澳鼠疫的防疫法例與政策比較（1894-1895）〉，《行政》31（2018），頁72。

另5月31日於香港政府公報中，防疫章程的條文加入了六項衛生附例：

1. 潔淨局常設委員會有權向房屋不合衛生要求的屋主發出通知，對房屋進行清潔、洗刷及消毒。
2. 通知發出後48小時，若該房屋的衛生情況仍未達要求，委員會有權接管房屋，把居民遷移至衛生環境合規格的地方。

   若需潔淨局人員為房屋進行清潔、洗刷及消毒，這些費用需由屋主支付。
3. 若未能找到屋主，相關費用由物業持有人負責。
4. 經醫學驗證後，若證實房屋不適合居住，委員會有權關閉該房屋，屋內住客由委員會安排遷移至空置貨倉或徵用之船隻。

一切處置不宜居住房屋內物品及人員的遷移費用由屋主或物業持有人負責。

由此可以看出，十四世紀歐洲黑死病，肆虐歐洲各國長達數百年，十九世紀霍亂再度影響歐洲大陸，英國有著難以抹滅的印象，因此英國政府對於鼠疫防治有著切身之痛與充分的經驗，能迅速的在第一起病例中，架構起整個防疫模式。

我們可以在《香港治疫章程》看到了港英政府的實際作法，即為通報、醫治、隔離、消毒、清潔這五種主要的作為，該章程是以衛生條例為基礎，關於衛生條例，1870年代香港的英國衛生學專家、傳染病學專家，建議殖民政府針對香港地區雜亂不堪、充滿污穢擁擠的華人社區提出改革建議，如奧斯伯特・查德威克（Osbert Chadwick）撰寫一份香港衛生報告的建議書送呈港督府，建議政府建立一套完整的衛生政策，1883年港英政府成立永久性的機構「衛生委員會」，制定衛生條例後續的防疫事項[304]。如條文第一條的記載，凡是疫病之人皆要強制送到醫療船「海之家」安置，當時以勞遜醫師為計劃主導者，此舉因當地華人對英國政府不信任而引起反彈，且華人對現代化的公衛防疫系統亦不瞭解，害怕進船隔離之後，沒有活著出來的機會，所以導致大量染疫的患者四處逃竄，抗拒政府防疫措施，甚至潛逃回中國；這也造成實際染疫患者，數量上統計的

---

304 [美]班凱樂著，朱慧穎譯：《十九世紀中國的鼠疫》，頁146。

難度，在上述條例中，對於屍體處理的方式也不為華人所接受，華人觀念中死者為大，大體的處理必須符合華人所謂備極哀榮的觀念，而當時港英政府對於鼠疫患者，屍體的處理方式為了避免感染，所以禁止家屬領回屍體，交由潔淨局統一處理，規定將屍體灑上石灰粉後放入棺木，再塗上石灰且棺木埋葬深度由「工務署西人度加地督工，掩埋恐其草率從事，挖掘不深致有穢氣洩出」必須深入土中九呎以上，以避免屍體腐爛後穢氣傷人[305]。

因為上述規定，造成很多華人家中有因疫病而死，卻私藏屍體的情形，間接導致防疫的阻礙，條文中有規定患者的衣服必須清潔或燒毀，這點尚可接受，但是對於住家有因疫病而死，居家皆需清潔消毒，住戶必須強制遷出，且清潔費用需由屋主支付，另外潔淨局若對居家有所防疫上的疑慮，可以接管該處房屋，這在當時華人社區，皆已起極大的反彈與衝突，華人民眾與官方公權力之軍警，常有攻擊與激烈抗議的手段發生，尤其是強制隔離治療的政策，在華人圈引起強烈的反對，追根究底就是華人對殖民政府與西方醫學的不信任，但港英政府仍然以公權力強力執行，積極搜捕疫病患者。如5月12日將36位染病的患者送至海之家隔離，而華人以不配合及暴動方式抵抗港英政府防疫作為，可從1895年11月30日刊登於《香港政府憲報》（Hong Kong Government Gazette）〈第495號公告〉瞭解，《香港政府憲報》是香港政府的官方出版品，所有政府公告、條例、法規及相關草案經憲報刊登後才生效。〈495號公告〉是香港潔淨局為防止鼠疫蔓延展開的工作進度報告。針對鼠疫展開的防疫工作，動用軍警進行逐戶探訪，追蹤房屋數量和住／訪客數量，以及定期監視廣州的夜間輪船等。本次公告也詳細記錄了，染疫群眾的發病史及隔離情況，關於疫區房屋消毒，以硫黃薰蒸物品、地板、天花板，牆壁則使用強酸高氯酸汞消毒，對於公共廁所、夾層地板和臥室、地下室皆有消毒規範，若屬於違規建築空間，將於六個月之內拆除。儘管港英政府以一系列應對措施之後疫情趨緩，衛生情況也得到極大改善，但為避免翌年春天鼠疫捲土重來，仍有許多工作要進行。附件還包含軍警於6月1日至15日的巡邏區域分

305　羅婉嫻：《香港西醫發展史1842~1990》，頁119。

配值班表、26宗死亡病例相關資料、未符合衛生條件需拆遷的房屋公告，及政府防疫支出明細（包含軍警、醫務人員、工程師等人員支出、運費、房屋清潔費、消毒費、臨時部門的清除垃圾費、下葬費用等，共耗資港幣$29,051.15）[306]。

5月20日東華醫院主席劉渭川，與港府代表殖民地醫官艾爾斯、警察總監梅含理在東華醫院開會，商討如何平息華人的不滿情緒[307]，華人代表提出讓染疫者回廣東，以及免入屋搜查這個部分，港英政府態度堅決拒絕，梅含理認為不讓香港疫病患者回廣東，是廣東政府的規定，而隔離的政策梅含理認為：

> 凡疫病之人若不另闢地方以居之，則不能禁止其傳染，二百
> 年前英國曾有此症，當時死者無數，此其明效大驗也[308]。

隔離是必須的，兩造之間的衝突點，港英政府認為隔離與防疫政策，是為了阻絕疫病，合乎西方人的醫療要求，因為華人對西式醫療防疫準則不信任，當時港督羅便臣認為，控制鼠疫最重要的方式就是隔離，是保護所有香港居民健康最佳的方式，對華人代表停止逐戶搜索的要求，羅便臣認為這是「一群不講道理的人士的不合理要求」[309]且禁止香港華人回廣東，一方面是廣東政府關閉了華人回鄉的通道，再者當時香港已經對國際宣布為疫埠，是不准出入境。所以港英政府為了打擊華人的暴動，於5月24日派出砲艇，停泊在東華醫院，以及太平山對面的海面戰備警示，筆者認為港英政府與華人之中的衝突，除了前述對於西方醫學的不信任之外，最重要的是對於醫療公衛系統，東西雙方產生很大的歧見，港英政府的立場，疫情藉著統計資料中顯示，大部分鼠疫患者都是來自於華人社區，尤其是太平山該地的華人社區，充滿了髒亂擁擠，衛生條件惡劣，所以驗證了港府的推測，也強力執行西方式的醫療公衛政策。所以在同年10月疫情舒緩之時，有鑑於大部分鼠疫患者皆來自太平山地區，港英政府決定拆除該區，對此北里柴三郎亦表示支持：

306 Colonial Secretary's Office: Government Notification No.495, The Hong Kong Government Gazette, 30th November 1895, Hong Kong 1895, pp. 1195-1202.

307 羅婉嫻：《香港西醫發展史1842~1990》，頁126。

308 〈香港疫信〉：《申報》，1894年6月2日（光緒二十四年四月二十九日）。

309 羅婉嫻：《香港西醫發展史1842~1990》，頁128。

須將污穢之房屋盡行拆毀，如曾出疫症之地，其渠中泥土亦

必盡行掘挖，將來復此屋勿任居人過於稠密。

於是港英政府通過《清拆太平山條例》(Tai Ping Shan Resumption Ordinance)，[310]將此地房屋盡數拆除夷爲平地，並禁止人類居住，爲了防止土壤中仍有鼠疫桿菌，以重複翻土消毒之法進行消毒，之後改建爲卜公花園（Blake Garden）（圖10）。

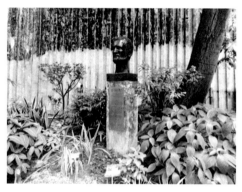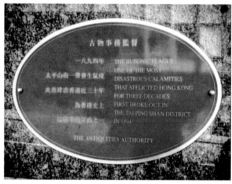

圖10、卜公花園源自於1894年鼠疫期間港英政府清拆民宅後改建爲公園（筆者自攝於2019年五月香港卜公花園）

當時疫情迅速爆發的初期，海上隔離所已經不足以容納疫病患者，於是港英政府將堅尼地警署，改建爲鼠疫專治醫院堅尼地醫院[311]，但華人對殖民政府的不信任及對西方醫學成效的質疑，儘管鼠疫患者不需送到海中船舶海之家去隔離，但是對於堅尼地醫院的收留醫治仍充滿了抗拒，所以當時頻頻發生居民與衛生人員在稽查與清潔消毒過程的衝突，於是港府以折衷的方式，將西灣舊玻璃廠改爲堅尼地城玻璃廠醫院，並委託東華醫院管理，甚至將新建的屠宰場，改爲鼠疫患者臨時醫院[312]，筆者試著去理解當時當地華人的心態，香港華人對於由華商背景組成的東華醫院管理階層的信賴，且東華醫院醫療業務以華人信賴的中醫爲主，但是港英政府醫療政策以西醫爲主，兩造之間的隔閡要如何取得合作？由勞遜醫師爲主的公部門醫療機構，認可東華醫院在堅尼地城玻璃廠醫院執行中醫診治，但是須受到政府西醫爲主的監督，也就是說當西醫認定爲鼠疫病患後，才得

310　羅婉嫻：《香港西醫發展史1842~1990》，頁138。
311　楊祥銀：〈公共衛生與1894年香港鼠疫研究〉，《華中師範大學學報》49.4(2010)，頁69。
312　羅婉嫻：《香港西醫發展史1842~1990》，頁118。

以由患者醫院交由中醫治療，剝奪了中醫被診療自主權，中醫治療在香港已經失去主導之地位；在堅尼地城玻璃廠醫院，患者承載量滿額之後，在以屠宰場改建的臨時醫院補其不足，後續越來越多的歐洲人感染鼠疫，港府以華人所抗拒的海之家，改爲以歐洲患者收容爲主，5月15日負責華人群聚感染社區，清潔消毒工作的史路比郡輕步兵團（Shorprhine Light Infantry），多名英國軍人染上鼠疫死亡，包含帶隊執行官維斯上尉，染疫的患者不僅是華人，更延伸到印度人、葡萄牙人、歐洲人以及日本人，也給執政當局一個警示，這類傳染病並不侷限於華人；原本殖民政府抱持著，歐洲人對這類疾病具有免疫力的幻覺，在英國軍人染疫之後徹底破滅[313]。所以海之家在後期，改收留歐洲人爲主，6月8日疫情持續擴大，港英政府鑑於傳染病爲主要業務的醫院不足以應付疫情，且原本的隔離醫院也極需清潔與消毒，所以建立棚屋醫院來收容新增的鼠疫患者，在當時鼠疫防治醫院中，玻璃醫院、屠宰場臨時醫院、東華醫院，是以中醫爲主的診治醫院，當時媒體對於中醫治則成效，並沒有提出質疑與批判，在環境清潔方面，這幾家中醫診治的醫院，卻受到媒體強力的批評，當時《士蔑報》對於屠宰場臨時醫院的報導：

……男人、女人和兒童都躺在污穢不堪的地方，很顯然沒有

人讓他們保持清潔，或者得到他們希望獲得的幫助。

在報導政府管理的醫院記載：

……堅尼地醫院，在這裡任何東西都是明亮與清潔的，沒有

氣味、沒有污跡，任何安排都有助於減輕鼠疫患者的痛苦，

也不缺乏看護，……[314]

這一段文獻資料中，筆者原本推判媒體似乎有偏頗意味的報導，是否在取悅殖民政府？但考證《士蔑報》的創報精神與中心思想後，認爲這樣的報導是中立且客觀的，《士蔑報》於1881年6月15日創刊以來，首任主編羅伯特·弗雷澤·史密斯（Robert Frazer Smith）以報刊中無畏的表達觀點聞名，當時支持第八任總督軒尼詩爵士，對於繼任者第九任港督寶雲多所抨擊，立場也以在港華人之處境爲出發點，反對種族歧視之殖民

313 羅婉嫻：《香港西醫發展史1842~1990》，頁111。
314 楊祥銀：〈公共衛生與1894年香港鼠疫研究〉，頁70。

政策，以香港代言人自居，並且對於港英殖民政府官員多所抨擊，導致官署官員對其恨之入骨，曾因過度攻擊總督而遭誹謗罪起訴[315]。故以此背景作如此報導應當無偏頗之處，另外港英政府在鼠疫的防治上，除了上述所言的醫療、公衛、社福的作為之外，還利用了媒體的力量，向民眾發佈訊息，透明訊息的溝通在危機處理是非常重要的，可以立即阻絕謠言，並消除民眾的恐慌。所以港英政府在五月第一起病例爆發後，即頻繁的以媒體《申報》來發佈公告，尤其是5月29日總督府發出通告，正式宣布香港為疫區，並且藉著媒體的宣傳，告訴民眾已經採取有效的手段隔離與阻絕疾病的傳播，以《申報》為例五月份報導疫情11次，六月份幾乎每日通報，七月份報導13次[316]。疾病傳播期間，資訊的透明化越高，民眾的情緒就會越穩定，謠言流言就會越少，港英政府在100多年前就懂得利用媒體，以開誠佈公的態度面對民眾，達到阻絕謠言以及安定民心的效果，在防疫的過程中最重要的，就是政府對疫情不隱瞞誠實面對。對照2020年武漢肺炎肆虐期間，中華民國政府衛生福利部疾病管制署，對於疫情在國內的狀態，也是每日藉著媒體誠實面對，據實以告，最後得以穩定民心有相同的道理。在海關檢疫部分，港英政府宣布為疫埠後，各國政府對於香港行來之船舶，須在外海十數日等待檢疫不准進港，如法屬越南西貢港，對於香港來船需等待十日；新加坡與呂宋政府也禁止香港來船進入港口，或是直接不進入香港載運貨物與人員，改到其他航線，尤其上海自香港疫情爆發後，凡從香港來行之船隻須在外港等候十日，待海關醫官上船檢疫和發給免疫通行證始可入港[317]。

整個鼠疫在香港地區雖然反覆發作十六年，但是在港英政府的強勢運作以及鼠疫病原菌被發現，現代醫學治療藥方得以開發，使鼠疫疫情發展從五月延續到九月後暫時得以平息。九月後港英政府宣布解除疫埠，回顧香港在鼠疫公部門的作為，可從在1897年6月5日刊登於《香港政府憲報》〈第225號公告〉，主題為〈1895及1896年香港鼠疫的醫學報告書〉，由當時的殖民地總醫官勞遜於1895年3月2日撰寫，詳細記錄香港1894年爆

315　陳鳴著：《香港報業史稿1841-1911》，頁59。
316　崔艷紅：〈19世紀末20世紀初香港鼠疫與港英政府的應對措施〉，頁55。
317　曹樹基：〈1894年鼠疫大流行中的廣州、香港和上海〉，《上海交通大學學報》4.13（2005），頁80。

發鼠疫之後的傳播過程，和隨即展開的各種抗疫、防疫工作，有助於瞭解追蹤疾病的起源和之後的進展。有關中國和香港近代鼠疫的歷史資料，可從1896年英國醫師Dr. Allbutt的醫學書籍，以及在廣東職業的英國醫師Dr. Rennie撰寫的鼠疫報告收集取得[318]。醫家們認為此次鼠疫源自雲南，隨著陸路或者貿易路線傳播到廣州，並蔓延至香港、澳門及其他地區，影響深遠；此份報告還詳細回顧1894年香港鼠疫患者的疾病史，同時也觀察到1895年的降雨量非常少，乾旱程度比1894年嚴重，極有可能是導致疫情發展的主要關鍵；經過1894年鼠疫流行之後，港政府於1895年採取比之前更嚴格和規範更精細的防疫工作，包括消毒和清潔疫區房屋、消毒公共廁所、維持東華醫院的日常檢查、住戶日常探訪、個人健康檢查、將可疑民眾隔離到西區醫院、將確診患者使用已消毒的救護車轉送至傳染醫院，若與患者有接觸史則移送至船上隔離觀察，這一些公部門積極作為，可以窺見當時英國殖民政府在面對已爆發疫情時的處理態度。

三、鼠疫期間香港中醫困境與現代醫學細菌學的發展

如前所言東華醫院以中醫為主要治療方式，在1872年鼠疫流行之前即已成立，結合著明清以來慈善機構的角色中，善行為主、醫治為輔，在鼠疫流行期間，因為中醫在於鼠疫辨證上的不明確，如鼠疫之病多以「熱病」稱呼，受到以西醫為主的港英政府，對於診斷能力的質疑，甚至有英國西醫醫師，質疑中醫藥治療能力，主張香港政府須禁止東華醫院，使用傳統醫學療法，港督在1896年曾指派衛生委員會調查，該委員會在調查後作成決議，東華醫院使用中醫藥是合法，且具療效不應該禁止，建議可以繼續原有醫療模式[319]。香港在鼠疫期間，中醫的治療受到西醫監督與主導，凡是疑似鼠疫病患須先由西醫診斷出確定病症，再交由中醫治療，後續直接設置華人西醫師的西醫門診，介入主導東華醫院醫療體系之運作，壓縮了當地中醫之發展[320]。筆者認為東華醫院在疫病之前，是一般中醫醫院，診療項目以一般內科病症為主，當疫情蔓延時，才從事傳染病防治工

318 Colonial Secretary's Office: Government Notification No.225, The Hong Kong Government Gazette, 5thJune 1897, Hong Kong 1897, pp. 459-477.

319 金應熙：《香港史話》（廣州：廣東人民出版社，1988），頁134。

320 羅婉嫻：《香港西醫發展史1842~1990》，頁143。

作，會使其治療此類熱毒疫病的經驗就甚少，不若日治時期臺灣傳染病醫院，平時不開放只在疫情期間方始執業，再者香港當時華人社區衛生條件雖差，但是不像臺灣一般，有著大量的傳統風土病症之傳染病，所以中醫師在治療急性傳染病上的經驗，可能不若臺灣漢醫較有經驗；面對致死率極高的鼠疫，在當時東華醫院的角色中，撫慰華人病患，提供醫療資源與喪葬安置，才是華人所需要，至於中醫醫治成果則顯得不是那麼重要。

後續本書將對同時期，臺灣漢醫在日本殖民政府主政期間，雖然也受到西醫的監督，卻能擁有更大的自主性；成立以臺人為主地的「臺灣人黑死病治療所」，以公醫為所長，漢醫為主任醫師，建立起臺灣漢醫與西醫合作的機會，以西醫外科切除，輔以漢醫治療癒後調養，建立起中西醫結合論治的模式，加上當時臺灣漢醫在取得政府授予執照後，依規定成立諸多醫學會，養成漢醫學術的風氣，相較於當時香港的中醫，不僅在執行業務權限中受到壓縮，治療效果不再受到民眾青睞，醫療行政也被西方醫學主導，當時不論是否為傳染病一律皆從西醫診斷後交由中醫[321]；香港中醫的發展在港英政府強勢介入下失去醫療主導權，也失去與西醫能合作的機會，因為疫情的發展而沒落；但臺灣漢醫在殖民政府以漢醫為公醫的助手身分上，雖接受西醫監督但擁有自主診療權之下，仍得以繼續發展，且讓臺灣漢醫受到現代醫學薰陶，除了擁有治療鼠疫專書《疙瘩瘟治法新編》，與諸多報章雜誌中發表醫學文章、甚至在專業醫學期刊《臺灣醫事雜誌》中發表漢醫治則，可看到當時香港中醫的困境。

十九世紀中期，西方醫學在法國醫學家路易士巴斯德(Louise Pasteur)，對於微生物的研究提升醫學發展，他提出菌原論，倡導疾病細菌學說，認為人類的疾病，是因為受到病原菌感染所導致，而後德國醫學家海因里希・赫爾曼・羅伯・柯霍（Heinrich Hermann Robert Koch），以動物實驗驗證此學說，並提出判斷疾病病原菌的依據，從健者與患者體內病原菌存在否、可被分離培養病株與健株的對照、病株分離出病原當相同，由此確定疾病與病原菌的因果關係；「柯霍氏法則」(Koch Postulate)成為細菌學說的經典，這樣時代背景下的醫家，開始嘗試去透

---

321 蔡令儀著：《日治初期鼠疫防治與現代臺灣漢醫的萌生》（臺北：國立陽明大學科技與現代研究所2020），頁98。

視病原菌的存在，並尋求治療方法，儘管如此，知名歷史學家曹樹基曾提出，當時在病原菌致病學說發展的同時，英國受到環境醫學的影響至深，港英政府認為疾病的發生與公共衛生和環境有關，因為鼠疫多發生於擁擠骯髒的華人社區[322]。

1894年5月11日，香港宣布為疫埠時，國家醫院署理院長勞遜接受《士蔑報》專訪，指出華人社區髒亂的環境，是導致鼠疫傳染病擴散的主因，香港鼠疫多發於低下階層華人聚集區，這與廣州鼠疫發作區域相同，都是衛生條件惡劣的地區[323]。1894年6月12日，日本傳染病研究所所長北里柴三郎（以下簡稱北里），應港英政府之邀來港針對鼠疫做研究，試圖找出病源，當時港英政府與香港醫界，對於日本學者北里的研究給予極大的支持，其原因可以回溯到日本最後一任幕府時期，英國支持日本由藩王、武士、農民所組成的倒幕派，並在明治維新期間，為了制衡在東亞崛起的俄羅斯勢力，與抗衡中國北洋水師實力，極力協助建設日本軍隊，催生日本現代化的基礎，日本方面也派出大量的留學生，前往英國留學，兩國之間建立起密切的情感，所以投射在港英政府的香港地區。北里從患者臟器的血液中，檢驗出過去未曾被發現的桿菌，為一種革蘭氏陽性菌，並認為此為鼠疫病原。6月15日此一發現，由勞遜以「北里桿菌」之名，向倫敦醫學期刊《刺絡針》（The Lancet）投稿，於8月25日刊出。同一時期來自法國巴斯德實驗室的年輕醫學家，亞歷山大‧埃米爾‧約翰‧耶爾森（Alexandre Emile Jean Yersin）也來到香港，同樣想要找出鼠疫病原菌，但他的研究過程，並沒有受到港英政府的重視與支持，甚至拒絕耶爾森屍體解剖的要求，後來是賄賂了看守太平間的士兵，才得以得到研究屍體的機會，耶爾森取樣部分不同於北里，他從患者腫脹的淋巴結中取樣，發現了與北里不同的一種革蘭氏陰性菌，耶爾森為此菌命名為「巴斯德鼠疫菌」，這樣的成果讓耶爾森透過法國使館，向港英政府提出更多的屍體解剖機會，來驗證這樣的發現，並於7月30日在法國國家科學院發表，引起了當時科學家極大的爭議，兩人皆認為自己的研究成果是正確的，並否定

322　曹樹基：〈1894年鼠疫大流行中的廣州、香港與上海〉，《上海交通大學學報》4（2005），頁77。

323　楊祥銀：《殖民權力與醫療空間：香港東華三院中西醫服務變遷（1894-1941年）》（上海：上海社會科學文獻出版社，2018），頁33。

對方的成果，當時科學界也因此被迫選邊站，但鼠疫病原菌菌種的爭議，隨著更多的研究成果，樣貌得以清晰的浮現。日本另一科學家緒方正規，於1897年在臺灣研究鼠疫，從患者現了耶爾森所發現的細菌，1899年與北里在神戶與醫界訪談時，認爲耶爾森發現的菌種，才是鼠疫病原菌，因爲緒方發現的菌種，爲耶爾森所發現的菌種，而北里的菌種是患者進入敗血症之時，兩種菌種皆會出現，所以現今鼠疫菌種的學名爲耶爾森所發現的菌種[324]，稱爲「耶爾森屬鼠疫種」（*Yersinia pestis*），簡稱耶爾森氏菌。1896年6月耶爾森以發現的菌種，製造出抗鼠疫血清，注射23位患者，其中21人康復2人過世；後又因原本菌種培養的方式造成的危險性，改良了加熱性的菌種培養，自此開始展開了以鼠疫血清治療的年代，1898年另一來自巴斯德研究所的科學家，保羅‧路易斯‧蒙德（Paul Louis Simond）在印度孟買研究鼠疫傳染病，將已死於鼠疫的老鼠裝入紙袋，灌入肥皂水，再取樣水中鼠蚤並以顯微鏡分析，發現鼠蚤中帶有鼠疫桿菌，而健康的老鼠體內鼠蚤，沒驗出有鼠疫桿菌，證明了帶有鼠疫桿菌的鼠蚤是致病的關鍵。因爲剛死的老鼠體內，鼠蚤不耐屍體的低溫，所以會尋找其他宿主，而人類若是接觸到將受到感染，但是接觸到已死數日屍體，早已冰冷的鼠屍則不會被感染，另外再以玻璃中置放罹患鼠疫瀕死的老鼠，瓶蓋內側以細繩綁住一個小籠子，放置健康的老鼠，以確保兩隻老鼠不會有肢體上的接觸，在患病鼠死亡之後的5日，健康鼠亦感染鼠疫，證實了帶鼠疫桿菌的跳蚤爲其傳染途徑[325]。而首次大規模疫苗接種的科學家，亦是來自巴斯德研究所的沃爾夫‧哈夫金(Waldemar Mordecai Haffkine)（以下簡稱哈夫金），1896年印度爆發大規模的鼠疫傳染，哈夫金以研發的疫苗，針對染疫的囚犯進行人體試驗，在接受接種疫苗的154位囚犯中，有3人當天死亡，隨後的6日裡沒有任何死亡病例，未接種疫苗的191名患者中有3人當天死亡，6人在後續的六天內死亡，以此證明疫苗，有顯著的保護作用，於是接下來的三個月內，將疫區人群一萬餘人接種疫苗後，該地鼠疫死亡

---

324 王道還：〈一八九四年七月葉赫森、北里柴三郎公布黑死病病原〉，《科學發展雜誌》367（2003），頁76-79。

325 殷瑜、陳代傑：〈鼠疫防治進程中的重大科學發現〉，《中國抗生素雜誌》45.4（2020），頁398-399。

率從60.1%降到23.9%[326]。在病原菌被確立之後，西方醫學家們對鼠疫的治療有了清楚的治療輪廓，這樣的成就提供了治療鼠疫有療效的曙光，也引領了西方醫學至此躍進的發展。爾後在1930年代開始，鼠疫的治療在抗生素的發明取代了血清疫苗，青黴素在當時被廣泛使用，雖然以現在的眼光來看，青黴素治療的效果差，且有很高的抗藥性，但在當時可以避免鼠疫，導致人類大量的死亡，1940年至今，從革蘭氏陽性菌的灰色鏈黴菌提煉出的鏈黴素，或是鏈黴菌中放線菌提煉的四環黴素以及氯黴素，或現今受世界衛生組織（WHO），認定最有效的治療藥物氨基甙類抗生素[327]，雖然抗生素的藥效受困於細菌的突變而產生抗藥性，在抗病的同時也不免導致抗生素的濫用與過量，進入惡性的循環，但回首百年以來，鼠疫治療史似乎在抗生素與疫苗的研發，加上環境公衛系統的發展，人類世界才得以避免因為鼠疫大規模的死亡。

四、論強勢鐵腕實行防疫之港英政府

從香港鼠疫流行史，可以看出港英政府在防疫措施方面，以公權力主導疫情期間醫療、公衛、防疫工作，積極建立防疫醫院、改善衛生環境、建立完整污水排放系統，強勢主導患者隔離安置，並支持民間慈善團體，對於貧病死者的安葬撫卹事宜，尤其民間慈善團體多為富裕，且具有社會影響力的華商組成，更能發揮殖民政府與基層華人社會之間溝通的橋樑。相對於對岸廣州，清國官方在防疫措施只能辦廟會、求神問卜，並依賴民間慈善組織為防疫的主力，足以看出兩個政府的差異。另外有學者分析港、澳兩地，在防疫上雖取得長足效果，但兩個不同國家的殖民政府對比下，認為澳門葡萄牙政府在防疫措施上，更勝於英國政府；原因在於1895年澳門鼠疫流行時，葡國政府不同於英國政府，以強制隔離阻絕的手段，造成華人對港英政府防疫措施的排斥與阻力，反而借助華人社團，對於華人為主的社會基層產生的力量做防疫，不僅可以讓葡國政府政策得以暢行，也可以讓華人社團對民間有安撫人心的作用[328]。澳門緊鄰廣州、香

326　張延齡、張暉著：《疫苗學》（北京：科學出版社，2004），頁13。

327　王梅、唐新元、楊永海、祁芝珍：〈鼠疫耶爾森菌抗菌素耐藥性及其研究進展〉，《中國公共衛生雜誌》35.7（2019），頁923。

328　郭衛東：〈應對鼠疫：1894-1895年的港澳〉，《歷史檔案》，頁90。

港，當鼠疫爆發，澳葡殖民政府為了防治鼠疫在澳門的擴散，於1894年5月15日頒布《防疫條例》[329]，其條例的摘要針對供應日常用水之船舶，可以照常靠岸，但人員不得上岸，華人社區水溝需每日清洗消毒，菜市場、屠宰場每日以消毒水清潔，廣州、香港來澳交通船舶，由水警參與防疫檢驗，若船上有人染疫全船折返，水上居民有人染疫者應立即舉報，在入境管理與檢疫系統規定，夜間任何船舶不得與岸上民眾往來，由水警詳加巡查，白天由各關口入境官之民眾，須由醫師診斷才准予進入，夜間關閉各閘門，由警察負責巡邏，養生局在各入關處派駐醫師參與防疫事務，各社區由養生局，另派防治委員督導社區清潔工作，軍營之醫務由醫官針對進入民間消毒的官兵坐回營檢疫，並設立隔離醫院，收容救治染疫民眾。

　　筆者能夠理解澳門如何面對疫情時全身而退，但港、澳兩個港口，在當時發展程度與航運吞口量差距極大，且兩地人口數也差距甚多，澳門面對非重災區的珠海，而香港面對災情最嚴重的廣州，筆者肯定葡國政府，能夠與華人社團密切配合，透過協商與溝通化解歧見，全面抗疫。另外，在前述文章中所提及葡國政府，在拱北關防疫措施的施行得當，也是防疫的重要政策，故結論中筆者認為在疫病初起，港英政府承受各界的指責，在鼠疫之前並未對於香港醫療衛生負起建立的責任，早年所訂立的衛生條例沒有確切的落實，所以在鼠疫爆發之後，港英政府依照衛生條例訂立防疫章程，設立潔淨局以政策施行強制作為，雖引起文化差異的華人民怨與抗議，但是在港府，借重華人社團領袖的力量協助，加上不隱匿病情誠實面對，並以媒體作為政府醫政醫令的發聲筒，適時解除民眾疑慮安定民心，也廣設收留醫療院所，搭配華人就醫習慣，中西醫分治延聘學者專家針對傳染病找出病源，確立治療菌種，影響後代西醫面對鼠疫的治療方式，也間接讓中醫藥治療的香港華人，能接受西方醫學的治療，將後續十幾年鼠疫反覆發作的機率降低，並在1895年成立醫務委員會，交出1895年醫務委員會報告書，確立香港醫療醫政醫令，致力推廣西醫於華人社區普及，讓更多華人參與醫療事務，肯定東華醫院中醫治則對社區醫療的貢獻，並訓練東華醫院中醫師，對於現代西醫病理學的概念，確定港英政府

329　賴文、李永宸：《嶺南瘟疫史》，頁658。

在香港醫療精神的統一觀[330]。雖然因爲廣東與香港鼠疫的傳播，導致第三次世界鼠疫大流行，往東流傳到日本；跨過太平洋到北美；往西傳播到印度再到中東地區，但港英政府的防疫表現可說是百年前疾病防治之典範，對應現代仍不遑多讓，儘管如此澳門地區在1895年香港、廣州爆發鼠疫流行之後，澳門第一起病例到1915年完整撲滅，也長達20年間反覆發作，單以1898年到1909年染上鼠疫致死者高達2,594人[331]。

　　總結當時華南鼠疫的疫病史，再回顧2020年春新冠肺炎COVID-19的傳播爲例，該病源自於中國武漢，向世界傳播，中華民國政府在2019年12月底，卽因爲網路上流傳疫情的徵兆提早佈署，先以關閉邊界阻絕感染源，再藉著隔離是最有效的防疫策略，投入人力與資金，組成口罩國家隊，提供國內足夠口罩數量及防疫裝備，並且不以封城爲手段，但以宣導社交距離來避免疫情的傳播，而使得臺灣在這一波疫情之中，雖因最接近中國，將會導致大感染的預測中全身而退，而世界諸國爲了擋住疾病的蔓延，以鎖國封城政策企圖阻絕疾病的傳播，但延遲的防疫策略導致傳染病的傷害，除了造成醫學與公衛體系的負擔之外，封鎖過程中導致經濟發展停頓，與產業結構斷鏈的深層影響，世界各國也因此處於解除封鎖復工，或是繼續以封鎖阻絕疾病的兩難中。

330　劉士永、皮國立著：《衛生史新視野：華人社會的身體、疾病與歷史論述》（新北：華藝數位，2016），頁147。
331　黃雁鴻：〈1895年鼠疫與澳門公共衛生的發展〉，《澳門理工學報》3（2019），頁177。

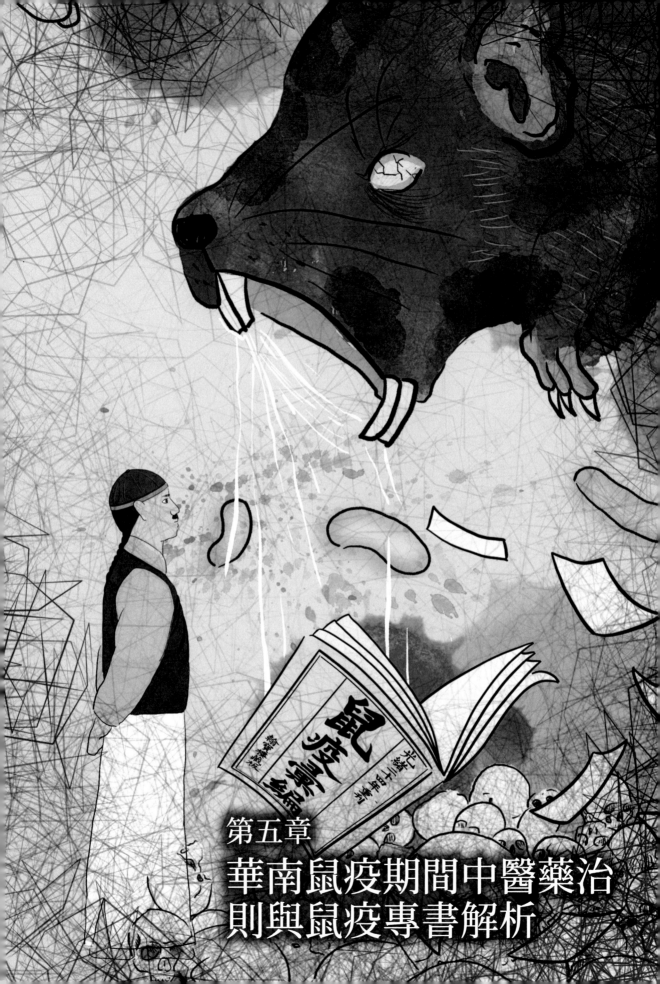

第五章
華南鼠疫期間中醫藥治
則與鼠疫專書解析

第一節　從《溫疫論》看古代中醫傳染病之學理

討論鼠疫在中醫辨證論治、用藥用方之前，筆者認爲要先瞭解《溫疫論》這本中醫治療瘟疫類疾病的經典著作，該書成書於明代崇禎年間，由江蘇吳縣醫家吳又可（以下簡稱吳氏）所著，當時的明帝國，面臨了境內流寇紛擾，境外各民族虎視眈眈，朝綱不振、饑荒、瘟疫四起，成爲帝國傾倒的最後階段。當時醫家以《傷寒論》治法多所不效，然吳氏以己身對於傳染病的認識，結合臨床醫治成果，於明崇禎十五年（1642年）成書《溫疫論》，全書共分93論，以疫病的病因闡述病理、症狀、治療、癒後、傳變、反覆的過程，並將《傷寒論》中溫病理論獨立出來，成爲瘟疫系統的學派，以四時之氣致病者爲傷寒，天行異氣而致病者爲溫病，有傳染特性的溫病爲瘟疫，明確指出彼此之間的差異，並創「戾氣致病學說」，明確指出傳染源由口鼻而入的傳播途徑，在細菌尚未被發現的時代，吳氏已經在書中明確的指出其觀察，也藉著「六淫致病」學說，並明確地指出不同的戾氣，所造成的不同病理現象，以及不同的戾氣所感的生物體有所不同，明確的指出現代醫學中，細菌或病毒對於細胞受體的專一性，《溫疫論》一書卽使到了21世紀的現今，書中所記載的中醫治療方式，對於現今傳染病仍有明確的療效。

吳氏在自序開宗明義地指出：

> 夫溫疫之爲病，非風、非寒、非暑、非濕，乃天地間別有一
> 種異氣所感。[332]

造成瘟疫的原因，就是因爲異氣所導致，如王叔和在〈傷寒例〉所云：「……此非其時而有其氣。是以一歲之中，長幼之病多相似者，此則時行之氣也。[333]」這種非其時有其氣，所導致的疾病有著傳染性，而吳又可將這樣的論點，以異氣的認知，提升到另一層次。他認爲這樣的異氣致病，有著導致老幼相同的症狀，與倚門傳染的特性，和劉河間之〈原病式〉所提出所有的病證，都是來自於六氣有所不同，因爲導致瘟疫的雜氣，更甚

332　[明]吳有性著，唐文吉、唐文奇譯注：《溫疫論》，頁1。

333　王良、黃秀深、羅雄：〈探討吳又可分析瘟疫的發病原因和機制〉，《四川中醫》28.1（2010），頁42。

於六氣爲病的起始，吳氏也認爲《傷寒論》對於各經之病的傳變皆有治法，但瘟疫治法卻是不同，因爲傷寒爲病起於冬時，而《傷寒論》中的溫病則在春、夏、秋皆有，然瘟疫不等同於《傷寒論》的溫病，是四時皆有的傳染性疾病，也就是溫病與瘟病皆是熱病，但瘟病爲疫有烈性傳染性，吳氏的認知是科學的，因爲瘟疫的流行，天氣只是原因之一，但並非絕對之主因，吳氏認爲天氣、瘟疫雜氣組成與致病因素，有著更複雜的因素，這也是後世醫家當爲明辨之處，清代中葉的劉松峰所寫的《松峰說疫》，對於瘟疫之氣也認爲不同於傷寒，是一種正邪交雜之氣，所以辨證上不若傷寒之氣的單純與規律：

> 世人誤認瘟疫爲傷寒，云傷寒是雅士之詞，天行瘟疫是田舍間俗語，誤亦甚矣。疫氣邪正混合，倘邪勝正衰則危……[334]

這樣的致病異氣有著何種特質？吳氏認爲：

> ……無象可見，況無聲複無臭，何能得睹得聞？……其來無時，其著無方，眾人有觸之者，各隨其氣而爲諸病焉。[335]

也就是這種致病的毒氣，是無形且的不會令人有感覺，吳氏說到了一個重點，就是不同的異氣感於人，會產生不同的病理現象。所以瘟疫難治之因就在如此，文中有言「甚合某年某處，眾人所患之病悉相同，治法無異。」這個部分類似現代流行病學中的群聚傳染[336]；也影響了後世醫家在治療瘟疫的思維，尤其在華南鼠疫期間，溫病派醫家因爲患者的臨床症狀都相同，所以主張「不經辨證，治疫爲要」，廣傳藥方協助治療，也引起重視辨證論治的經方派有所質疑；在「時疫感久而後發」，提出傳染過程發病先後，有人立刻發病，有人染病後幾日病發，類似疫病潛伏期的概念。吳氏認爲導致異氣的發生，爲六淫之氣所致，不同的氣感染不同的病與物種，這裡可以看到現代醫學中，細菌、病毒對細胞受體有專一性。

> 如牛瘟、羊瘟、雞瘟、鴨瘟，豈但人疫而已哉？然牛病而羊不病，雞病而鴨不病，人病而禽獸不病，究其所傷不同，因

334　笈成資料庫（無日期）：《松峰說疫》，取自：https://tinyurl.com/yxtoffwh（民110年02月25日）。

335　[明]吳有性著，唐文吉、唐文奇譯注：《溫疫論》，頁141。

336　顧祐瑞著：《圖解流行病學》，頁45。

其氣各異也。[337]

筆者以流行病學中感染譜（spectrum of infection）的概念，去對比《溫疫論》中對於傳染病的病程變化，與現代流行病學有吻合之處，感染譜指的是生物感染了病原體之後，經過發病與傳染的過程，產生輕重不一的臨床現象，可分爲隱性感染、顯性感染、感染者以死亡爲結局的傳染病這三大類[338]，這種易感性取決於群體中，每一個體的身體狀態，

> 凡人口鼻之氣通乎天氣，本氣充滿，邪不易入；本氣適逢虧
>
> 欠，呼吸之間外邪因而乘之。

可以看出本氣即爲抵抗力的強弱，決定了群體的易感性[339]，所以筆者以《溫疫論》中的論述，結合現代傳染病學的概念，在書中對於瘟疫的輕重，

> 其年疫氣盛行，所患皆重，最能傳染，即童輩皆知言其爲
>
> 疫。至於微疫，反覺無有，蓋毒氣所鐘有濃薄也……[340]

以感染譜的概念去論述分類。

1. 隱性感染爲主的傳染病

在傳染病中這一類的比例佔很大，只有少部分在感染後有明顯的症狀，致死風險較低，很多傳染病都是隱性，所以要觀察到有明顯症狀的病人不多，如同冰山上的一角。吳氏認爲：

> 其感之深者，中而即發；感之淺者，邪不勝正，未能頓
>
> 發[341]，邪自口鼻而入，感於膜原，伏而未發者，不知不
>
> 覺[342]……疫氣不行之年，微疫轉有，眾人皆以感冒爲名，實
>
> 不知爲疫也……疫自愈，實非藥也，即不藥亦自愈……[343]

這幾段條文可以看出，「微疫」就是隱性的傳染病，身體症狀輕微或是沒

337　[明]吳有性著，唐文吉、唐文奇譯注：《溫疫論》，頁148。
338　顧祐瑞著：《圖解流行病學》，頁120。
339　吳志明、石瑜：〈試論《溫疫論》對瘟疫流行病學的認識〉，《雲南中醫學院學報》27.1（2004），頁12。
340　[明]吳有性著，唐文吉、唐文奇譯注：《溫疫論》，頁147。
341　[明]吳有性著，唐文吉、唐文奇譯注：《溫疫論》，頁12。
342　[明]吳有性著，唐文吉、唐文奇譯注：《溫疫論》，頁10。
343　[明]吳有性著，唐文吉、唐文奇譯注：《溫疫論》，頁148。

有症狀，並以感冒爲例，衆人皆認爲是小病，只需服發散藥卽可治，吳氏認爲此症若不服藥也可自癒，因爲它就是一種隱性的傳染病，常人只需要保持正氣盛則可以不病。

2.顯性感染爲主的傳染病

這類傳染病的特點，都有明顯的臨床病症，絕大多數呈顯性感染，只有一小部分是隱性感染。吳氏書中大部分多爲顯性傳染病，有著明顯的症狀與癒後，所以有大量的方藥醫治，認爲邪氣在經絡爲表症，在胃中爲裡症，在膜原則爲經絡與胃交關處，故爲半表半裡之症，若邪氣浮越陽明、少陽都有不同的病症，這部分說明了，病邪進入人體後，會依照臟腑正氣充實與否，產生感染部位的病症。

3.感染者以死亡爲結局的傳染病

這類傳染病患者會產生明顯且急性的臨床症狀，致死率與對個體的危害性極高，吳氏認爲因瘟疫而死者，有兩個重要的因素，一個是急性大規模的傳染病，如

> 至於瓜瓢瘟、疙瘩瘟，緩者朝發夕死，急者頃刻而亡，此在諸疫之最重者。[344]

另外一種就是失治，或是不當治療而死，急症用緩藥導致病程日久邪盛正虛而死，或是因爲患者表現出虛弱的表現，而妄投補劑之藥[345]，導致正氣受到鬱滯不得輸佈邪氣牢固，使病勢更嚴重而死。

傳染病學是一種以群體爲概念的醫學，在治療疾病之時，也從事避免疾病擴散的研究，亦避免再一次疫情的發生；現代醫學對於傳染途徑的認知，是建立在傳染原經過病原體，傳播到另一個有機體，所經過的途徑，舉凡空氣、水源、土壤、食物、接觸、媒介所導致，或是醫源性與垂直傳播[346]。在吳氏著作中的傳染途徑認爲：

> 邪自口鼻而入……凡人口鼻之氣，通乎天氣，本氣充滿，邪

344　[明]吳有性著，唐文吉、唐文奇譯注：《溫疫論》，頁141。
345　[明]吳有性著，唐文吉、唐文奇譯注：《溫疫論》，頁107。
346　顧祐瑞著：《圖解流行病學》，頁5。

不易入，本氣適逢虧欠，呼吸之間，外邪因而乘之。昔有三

人，冒霧早行，空腹者死，飲酒者病，飽食者不病。[347]

口鼻而入包含了空氣、水源、食物、接觸，幾乎涵蓋主要傳播的途徑，另外吳氏認為避免疫病的侵犯，就要讓己身抵抗力強，病邪則不入，他舉出三人冒霧而行，飽食者胃中充盛，正氣輸佈全身而不病，也可以看出吳氏強調正氣存則邪不入的概念。疫氣經過傳播途徑進入身體之後，在臟腑的感染途徑，吳氏認為有九種類型稱為「九傳」，分別為半表不裡、表而再表、半裡不表、裡而再裡、表裡分傳、表裡分傳再傳、表勝於裡、裡勝於表、先表後裡、先里後表。單看邪氣離開膜原之後，往經絡臟腑，視其正氣強弱與否做感染，所以醫者當明辨傳變之道，不可汗吐下之治顛倒誤用，或只針對症狀醫治，卻忽略了更深層的逐邪之道。

整本《溫疫論》中，筆者認為〈辨明傷寒時疫〉[348]篇中，是最重疫的章節，吳氏認為唯有將傷寒與時疫做詳實的辨證，醫家醫治疾病時便有理可循，避免辨證錯誤而讓病患失治，該章節吳氏以對話自問自答的方式，說明彼此的差異，吳氏用方多是《傷寒論》的用方，那麼傷寒與時疫豈不相同？吳氏對此認為「以是症用是方」，什麼樣的疾病，用什麼樣的用方治療，但不代表什麼樣的用方，就一定是治療什麼樣的疾病，這在邏輯上是不相同的。傷寒與時疫的不同，筆者總結幾點論述：

1. 傷寒是感受外邪所致，患者先產生皮表疙瘩後，四肢拘急屈伸不利，頭痛、身痛、發熱、惡寒、脈緊無汗是傷寒，脈緩有汗是傷風，時疫的話初起無症狀，若開始覺得發冷之後就是發熱，但不會惡寒，以現代病理現象，傳染病產生發冷的症狀，就是有了感染的情形，而後體內免疫系統抵抗病原的過程，會產生發燒，且傷寒投劑一汗而解，時疫發散雖汗不解，要等到病程後期，邪氣潰散後產生發汗現象才能解。

2. 傷寒不傳染於人，時疫能傳染於人，傷寒是邪氣從皮表侵入人體，感受病邪後立即發病，時疫是從口鼻而入，感受邪氣候不會馬上發病，須過些時日患者正氣不固，或邪氣日亦旺盛時才發病。

347　[明]吳有性著，唐文吉、唐文奇譯注：《溫疫論》，頁13。
348　[明]吳有性著，唐文吉、唐文奇譯注：《溫疫論》，頁61。

3. 對於邪氣的特性，吳氏認爲傷寒的邪氣輕飄發散，依照循經前行；但時疫的邪氣根深蒂，位於半表半裡「膜原」之間，循經感染沒有順序，依照臟腑虛實發展，時疫邪氣若不潰散則不傳變，不傳變就無法到腸胃間，以瀉下方式將邪氣排出體外則癒；然而時疫邪氣，若在瀉下後仍然未完全痊癒之因，在於疫邪有表裡分傳；傳表未盡積留肌肉，傳裡未盡積留腸胃，造成表裡之氣皆有鬱結之症。這時候就要觀察患者可食否，在病程發展之時，患者可食表示疫邪未到腸胃，若虛弱不可食，表示邪氣未盡瀉，固病稍癒後先暫時不給飲食，以避免「食復」的病症。

4. 傷寒病後身體發斑疹是病邪加劇，時疫病後發斑疹是病情減緩。

5. 傷寒是六經感受邪氣，彼此產生傳經的病理現象，時疫是體內受邪，由內而外浸淫六經，所以不會有傳經的情形。

6. 所以傷寒初病以發汗而解，時疫初病以通利瀉下爲主，但兩者之間有無相通呢？吳氏認爲不論病邪從何而來，病理現象如何變化，傷寒與時疫最終傳及的臟腑在於胃腑之處，所以這也是吳氏用承氣湯將病邪導出的關鍵，傷寒與時疫開始時病程發展不相同，但是最終之處卻是相同的。

在瘟疫病證中，吳氏多以下法治療，在〈注意逐邪勿拘結糞〉[349]章節中，吳氏認爲承氣湯針對陽明腑實之證所導致的熱盛傷津、譫言妄語、胃中有燥屎爲主要用方，但後世醫家對於若沒有燥屎，則不用承氣湯治療，他認爲以承氣湯治療瘟疫的症狀，有三十餘症可以下法治療，只要看舌苔黃、胸脅脹滿，就可以用達原飲加大黃瀉下，不必拘泥有無燥屎之症，另外病在膜原的概念，膜原理論在更早的內經中也有論述，《素問・舉痛論》：「寒氣客於腸胃之間，膜原之下。[350]」分析兩造之間的說法，可以視爲解剖部位，其確切的位置極有可能在於內臟的膜狀組織，或是具有覆蓋與保護的筋膜組織，等同於遍佈全身皮表、肌肉、臟腑之間，具有聯繫

---

349 [明]吳有性著，唐文吉、唐文奇譯注：《溫疫論》，頁45。
350 內經舉痛論。

神經傳導的膜狀結構[351]。除了以解剖部位視之外，也可以視爲臨床病理現象的轉變，因爲膜原位居半表半裡之間，內近三焦又與腸胃相鄰，其受病多以濕熱病邪，當邪毒初客病在半表半裡之間，產生熱毒感染濕熱瘀滯，而導致寒顫、發燒、舌苔厚膩的症狀，與現代醫學的臟腑感染理論相同，此一階段是治療的極佳時機，所以病在膜原可視爲傳染病，感染初起的症狀[352]，所以膜原的論述，在明清以後的醫家認知中，除了是解剖部位之外，也以經絡學說的理論，將膜原的概念著重在氣之所聚的三焦，尤以胃部做爲體內氣機通行的中心位置，由可視的部位理論，延伸到調節身體氣機運作的運化的概念。筆者綜合上述，認爲吳氏對於瘟疫的認知，在於病部所在於膜原，而攻邪逐熱的部位在腸胃間，因爲大凡「客邪貴乎早治」，可以看出，攻邪之時體內正氣具體表現在腸胃的功能，在攻邪瀉下的治療方式中，藉著大黃走而不守，清熱瀉毒驅逐腸胃間之邪氣，開通胃氣的功能，將熱毒因子蕩滌腸胃間濕熱後，由後竅排出讓胃氣恢復，患者能食來增加抵抗力，所以在〈疫痢兼證〉篇中吳氏主張：

夫疫者胃家事也，蓋疫邪傳胃十常八九，既傳入胃，必從下

解，疫邪不能自出，必藉大腸之氣傳送而下，而疫方愈。[353]

可以看出胃部的逐邪瀉下，可以恢復胃部運化治癒疫病的主要方式，另外雖然吳氏在〈妄投補劑〉論中提到，勿以惡寒發熱認做傷寒，勿以嘔吐泄瀉認做霍亂，勿以脈沉細手足厥認做內寒裡虛，勿以傷寒方療瘟病，勿以薑附參尤療瘟疾，因爲這樣的治療方式恐助邪氣鬱於正氣。病邪氣當先治，不要因爲患者虛弱，而不用攻伐藥物，邪氣是致病根源使人衰落，邪氣去除病人恢復正氣，一開始用補藥，導致體內邪氣牢固，正氣被鬱滯不得輸佈全身，使病勢更嚴重。這樣的理論似乎與〈前後虛實篇〉所云：

病有先虛後實者，宜先補而後瀉，先實後虛者宜先瀉而後

補……[354]

兩造之間似乎有所衝突，該篇中認爲患者染病，先產生虛症而後有了實

351　高嘉駿、王洪圖：〈膜原部位初探〉，《北京中醫藥大學學報》，28.5（2005），頁14。

352　朱崇峰：〈病在膜原的辨正與臨床意義〉，《浙江中醫雜誌》9（2000），頁400。

353　[明]吳有性著，唐文吉、唐文奇譯注：《溫疫論》，頁212。

354　[明]吳有性著，唐文吉、唐文奇譯注：《溫疫論》，頁123。

症，需先輔助正氣後再瀉熱去毒，若是產生實症後正氣衰，則需要以瀉熱去毒之後再補正氣，實際上吳氏指出祛邪爲治療瘟疫的第一要務，但是也須依據患者實際上體內邪氣虛實作治療，這其中的奧義就是在詳實的辨證之後，才能有效的論治，以避免誤治與失治的情事。

病後的調養從〈食復篇〉[355]中可以看出，吳氏對於病後能食與否，不一定代表病愈與否，傳統中醫治病在病癒後，都會有「服稀粥以助效力」，以米粥昇發胃氣、和胃調中，但吳氏認爲以能否飲食，來觀察邪氣是否積留於胃中，主張病愈初期暫勿先給飲食，在病程中若患者皆可飲食，表示邪氣未入胃中，若病與後反而不欲食，代表胃中仍有餘邪未解，若給予飲食恐怕會造成病症復發的情形，所以病癒後先暫時不給予飲食，以靜養來觀察胃氣是否恢復再緩緩以米粥進食。

吳氏《溫疫論》一書，奠定了古代中醫對於溫病、瘟疫、熱病的病理基礎，並從傷寒的架構下，獨立出一門專以傳染病研究的學科，對於溫病在病因、病機、辨證論治、證類辨別，提出有創造性的學理依據，《溫疫論》成書的背後因素，有著令人心酸的時代背景，當時內外交迫、朝綱不振、生產力低下所產生的饑荒遍野，社會戰亂動盪不安所衍生的傳染病，造成迅速且死亡率極高的感染，在此背景下吳氏融會貫通古代醫書，又能突破前人論述，對於瘟疫的病因、病機、辨症論治，加上本身臨床經驗，提出了創新且完整的理論，將溫病、瘟疫系統從傳統的傷寒論中獨立而成一學科，對中醫在治療傳染病的理論上，《溫疫論》佔有極大的影響力。

第二節　以《松峰說疫》爲例論述中醫瘟疫治則

在論及華南鼠疫期間中醫藥治則之前，筆者先就由「溫病」與「瘟疫」作一概述，「溫病」泛指使人染於熱病的病症，是跳脫出傳統傷寒對疾病論治的範圍，起源於宋金元時期，隨著當時領有疆域之廣，疾病與地理之間的關係，產生臨床用方隨著地域的不同，有著不同的臨床治則，當時醫家們認知的《傷寒論》，以經方治病逐漸不能滿足臨床上的需求，如

355　[明]吳有性著，唐文吉、唐文奇譯注：《溫疫論》，頁209。

龐安時在《傷寒總病論》提到：

> 溫毒與熱病脈同，唯証候異而用藥有殊耳，誤作傷寒發汗
>
> 者，十死無一生[356]。

金元四大家之劉完素以《黃帝內經》中致病十九條病因，發現有十五條與火熱之氣染病有關，成為熱病產生的主因[357]，發展出溫病雛型的病症用治之法，認為熱病初期以辛溫解表藥，反使患者產生壞症，製作如雙解散、防風通聖散，以清熱瀉火治則，奠定溫病的學術起源。

明清時代溫病學說，逐漸成為一門獨立的學科，溫病並不是單一疾病的名稱，它所代表的是因外來不正之氣染人於病，產生發熱症狀的統稱，其致病因素具有傳染性、季節性、區域性、流行性，病程發展有階段性；明代末年吳又可《溫疫論》詳實地將溫病、瘟疫脫離傷寒的治則，成為一個獨立的系統，不僅集溫病之治，更將瘟疫與溫病的關係，作了詳實的介紹，對於傳播途徑，他提出天地不正之氣，由口鼻而入，推翻了之前醫家，對於溫病是由皮毛而入的看法，「瘟疫」就是在溫病範圍中，相較於溫病更具有烈性傳染的特徵，且不如溫病般有流行性、季節性、特定族群、男女老少之間的不同，瘟疫就是具有延門闔戶，不論男女皆染同病與同症的特色；以現代流行病學的角度來看，流行性疾病，在一特定時間內眾多人口所罹患的疾病，一般的流行病大多具有傳染性，也有非傳染性，有小規模也有跨州大面積流行，早期流行病學的研究，確實以傳染性疾病為主，但近代的流行病學研究，將慢性病與非傳染性疾病，也納入流行病學之中[358]；傳染病病學為流行病的一環，強調病原體與宿主之間的相互作用，大致可分為寄生蟲型、細菌型、病毒型傳染病，在細菌致病學說於十九世紀末發展以來，醫家對於疫病產生的觀點，由地氣論中環境與疾病的關係，到了病原菌致病學說，但環境與致病菌也處於相對的平衡上，〈2001年世界衛生報告〉「傳染病依然是威脅人類健康最大的殺手」[359]，

---

356 沈孟衍、楊仕哲著：《龐安時傷寒總病論解析》（臺中：晨星出版社，2017），頁249。

357 馬思佳、劉佳其、趙玉強：〈淺談劉完素學術思想對於後世溫病學派形成的影響〉，《科學教育》6（2017），頁156。

358 顧祐瑞：《圖解流行病學》，頁4。

359 顧祐瑞：《圖解流行病學》，頁118。

筆者在此提出流行病學與傳染病的基本論述，就是認爲「溫病」與「瘟疫」的從屬關係，「溫病」如流行性疾病，概括著有無傳染性的流行病，有地域與種族的分別，而「瘟疫」則與其相反且具有強烈傳染性的疾病。

筆者以鼠疫爲主題，卽爲烈性大規模傳染病的傳染病，所以在論及當時中醫治則中，以溫病的略概到其中的瘟疫，再到清代諸多鼠疫治療專書中，不論是在瘟疫治療之方藥、針刮、避疫、調養，都有舉足輕重的影響。

《松峰說疫》成書背景，由清代儒醫劉奎（以下簡稱劉氏），有感於當時對於疫病治療經書過少，時醫多以傷寒治療疫病，成效不彰或反遭壞症，認爲傷寒治瘟疫有很大的盲點，在故在其自序中可看出：

> 傷寒自仲景而下……著書立說者，無慮數十種。獨至瘟疫，
> 則略而不講焉。……核焉而不精，語焉而不詳[360]。

其習醫過程承傳統經書《內經》、《難經》之影響，下承吳又可《溫疫論》的啟發，成書《松峰說疫》一書，專責於疫病的治療，以五運六氣學說加上《溫疫論》對疫病治療方式，將疫病分爲溫、寒、雜疫，細分臨床病症與病因，治則首創「治疫八法」，用藥方面更是獨樹一格，劉氏認爲傳統經方治療瘟疫效差，但清熱瀉火藥治療有其成效，卻容易傷陰傷血，唯獨人部類用藥，治療疫病取其清熱瀉火之外，又兼顧滋陰潤燥，在當時疫病治療方爲一特色，本節將對《松峰說疫》醫學思想、辨證論治、用藥用方做一簡短的介紹，由此章中瞭解整個鼠疫時期中醫藥的辨證治則。

劉氏以《溫疫論》的基礎提出「三疫學說」，除瘟疫之外，還提出寒疫、雜疫的論述[361]，認爲此三疫病理現象與治則皆不同。寒疫者不論四季皆會發病，頭痛、身熱、頸項強痛，受於風則汗出受於寒則不汗，症狀與瘟疫相似，卻不可用清熱瀉火之藥，或太過使用發汗之法，一經染病衆人皆同，故稱爲寒疫，病程較久才能痊癒，然因爲寒之故多爲無汗，所以劉氏主張寒疫治療，宜以傷寒之治加上浮萍、黃芩清熱通絡。雜疫者具有複雜多變寒熱之症，較瘟疫難以揣摩，一經染病衆人病症相同，爲疫癘氣流行所染病，治療瘟疫有一定的方法，治療雜疫卻沒有固定的方劑，故以

---

360 [清]劉奎撰：《松峰說疫》（北京：人民衛生出版社，1987），頁4。
361 [清]劉奎撰：《松峰說疫》，頁42。

症用方，劉氏認爲雜疫患者常兼具泄痢，止痢當爲用治方向，若患者痢不止、身熱脈大則難治，身熱脈小者可治，這部分對照該書成書時期筆者認爲比較類似在十九世紀初，於中國造成大規模感染，由細菌所引起的古典型霍亂。另外對於《景岳全書》中對於瘟疫的論述：

> 瘟疫本即傷寒，無非外邪之病，但染時氣而病，無少長率相
>
> 似者，是即瘟疫之謂[362]。

劉氏認爲此非也因爲瘟疫爲病，不僅在於頭痛、身熱等症狀，重要的是染病者，皆具有相同的症狀，而非景岳所言無少長相似，且具有傳染性從鄰里到城鎮無一不染病。

對於瘟疫的治療，劉氏發展出一套瘟疫統治八法，「解毒、針刮、湧吐、熱熨、助汗、除穢、宜忌、符咒」；其中解毒之法作用於已病、未病之時所用之方，不須芩、連、柏、梔等苦寒之藥，以銀花、綠豆甘寒藥物即可解；針刮之法，在於刺出毒血，達到活血、通絡、散結；汗吐之法承襲《溫疫論》主張，並詳加論述補其不足；熱蘊之法補其《景岳全書》之不備，爲瘟疫取汗之良方；除穢之法，在於疫病與環境衛生之述，例如書中所言，染疫之家不可將衣物、器具送與無疫之家，就是這樣的道理；宜忌之述在於癒後調養，以避免瘟疫癒後食復現象；符咒之術以現代觀點來看，似有荒誕之處，但筆者認爲在當時瘟疫之後，鄰里之間死傷狼藉，符咒之術可以藉著禮佛祭神之敬，達到安撫人心的效果。

劉氏臨床用方的特色，所用藥物取之便、用之驗的特點，如綠豆、飴糖、金銀花等，注重可服、可抹、可攜帶傍身的避瘟方，善於利用人部類藥物。書中首方爲〈金豆解毒煎〉，劉氏以金銀花味甘寒，清熱解毒、消腫散瘀，對於疫病導致熱毒癰腫有極佳的效果，以現代藥理分析，金銀花抗菌圖譜廣泛，對於傷寒桿菌、痢疾桿菌、鏈球菌有極佳效果[363]；綠豆通行十二經絡，清熱解毒、消暑利濕，李時珍認爲綠豆取其皮可達清熱，取之肉可達解毒，現代藥理分析，對於葡萄球菌有抑制作用[364]；陳皮調中理氣健脾、和中，在此方中爲使藥，因爲內含檸檬醛、柚皮苷與黃酮類等成

362　[清]劉奎撰：《松峰說疫》，頁189。

363　吳棟、吳煥：《實用中藥學》（臺中：晨星出版社，2014），頁235。

364　吳棟、吳煥：《實用中藥學》，頁262。

分，能降低腸胃道亢進作用[365]；蟬蛻作用在疏風散熱、透疹止癢，對於風熱在表有極佳的清瀉效果，成分內含甲殼質、殼聚糖，能降低肌肉緊張，抑制交感神經興奮的效果[366]，所以此方可看出適合在疫病初起，對人體達到清熱瀉火，又能針對鼠疫導致淋巴腫大有確切效果。

劉氏在避瘟方的使用範圍上多而廣泛，整本書中共計有65方，總計用藥116味藥，所研發各方多為佩帶、焚香、納鼻之用，藉此除去穢氣避免疫病[367]（見表2），以上避瘟方為有具體用藥，實際載明用處者，不含另方、偏方或有避瘟法無避瘟方者，我們可以發現蒼朮與雄黃，在此處被大量使用，蒼朮《本草綱目》記載，苦溫無毒，治療風寒濕痺、霍亂、吐下不止、除惡氣、避鬼魅、心腹脹痛、山嵐瘴氣溫疾、健脾安胃、令人發汗[368]。雄黃性味辛溫有毒，入心、肝、胃經，能夠解毒殺蟲，治療癰腫疔瘡、濕疹疔毒、蟲蛇咬傷有很好的效果，《本草綱目》認為可以蝕惡肉生新，治療寒熱鼠漏、殺鬼避百邪，李時珍認為可以化腹中瘀血殺蟲，因為具有毒性，大多用於外敷使用[369]；現代藥理雄黃為四硫化四砷(As_4S_4)，對於皮膚真菌、綠膿桿菌、金色葡萄球菌皆有殺菌的效果[370]，綜觀兩味藥物，筆者認為蒼朮、雄黃在古書中皆有避惡氣、除鬼魅之功，加上苦溫辛散藥物，可以發散邪氣，加上蒼朮有健脾安胃的效果，所以劉氏避瘟方中多用之，也影響後代如《鼠疫彙編》中的避瘟方亦多用雄黃之屬。

表2、《松峰說疫》避瘟方類型

使用方式	避瘟方
焚香	避瘟丹、太蒼公避瘟丹、神砂避瘟丸、神聖避瘟丹、避瘟丹另方、又方避瘟丹、避瘟殺鬼丸、太乙紫金錠
佩帶	務成子螢火蟲丸、除穢靖瘟丹。
可佩帶、焚香	太乙流金散
可佩帶、納鼻	藜蘆散

365　吳棟、吳煥：《實用中藥學》，頁429。
366　吳棟、吳煥：《實用中藥學》，頁515。
367　孫敏：〈《松峰說疫》治法特色〉，《中國臨床研究》24.3（2011），頁242。
368　[明]李時珍著：《本草綱目》（臺北：世一出版社，2000），頁428。
369　[明]李時珍著：《本草綱目》，頁314。
370　吳棟、吳煥：《實用中藥學》，頁664。

在劉氏用方有另一特色，就是採用了大量的人部類藥物，不論是已製成藥的人中黃、人中白，或是合藥煎服的童便、金汁之類，在現代中醫臨床用方中，已經甚少使用，但劉氏認為：

疫氣邪正混合，倘邪勝正衰則危。藥之苦寒者傷胃，溫補者
助邪。如人中黃之類，最為合法[371]。

所以我們可以看到諸多人中黃、人中白用藥，並配合童便、金汁調服的用方，人中黃為甘草粉置於竹筒中，放入糞坑中一段時間而成之藥物，性味苦寒無毒，《本草綱目》認為可以治療天行熱疾、中毒惡瘡、癰腫發背，有滋陰退火功用與金汁相同[372]；人中白為健康人之尿液沉澱物，性味鹹寒無毒，主治肺痿勞熱、吐血、清熱降火、消瘀止痛，以現在藥理分析，人中白主要的成分為磷酸鈣、硫酸鈣、碳酸鈣、激素等，可以抗發炎收澀傷口，對於口腔瘡瘍潰爛都有明顯的療效，因為具有滋陰潤燥之效，由以心火上炎，口舌生瘡之症[373]；童便為健康人之尿液，以童子者為佳，治療鬼氣疰病，朱丹溪認為滋陰降火其效甚速，李時珍認為可以殺蟲解毒、治療瘰病[374]，值得注意的是，雖然現代中醫師在臨床上，因為人部類用藥炮製後，產生衛生疑慮的因素也多所不用，甚至臺灣專業中藥相關書籍，如《中藥炮製學》、《實用中藥學》等，關於人中白、人中黃、童便、金汁等藥也多所不載，但近代西方醫學，卻多所使用類似人中黃、金汁成分的臨床藥物，治療方式首推者即為糞便微生物移植（Fecal microbiota transplant, FMT），透過健康捐贈者的糞便內微生物，與天然抗菌物質合成，注入患者腸道中（灌腸、鼻胃管、十二指腸注入、膠囊服用），改善病症的一種方式，這樣的治療有助於平衡腸道菌叢，對於困難梭狀桿菌感染的患者有所助益[375]，這樣的技術最早可於1958年，美國醫界對於以抗生素治療腸道感染後，在大腸黏膜增生產生黃色斑塊的新感染，稱為偽膜性

371　[清]劉奎撰：《松峰說疫》，頁195。
372　[明]李時珍著：《本草綱目》，頁1602。
373　張新新、高昂、劉向輝、陳國權、王利娜、鞏江、倪士峰：〈人中白藥學研究概況〉，《寧夏農林科技》53.6（2012），頁129。
374　[明]李時珍著：《本草綱目》，頁1604。
375　林宜君：〈以糞便微生物移植治療困難梭狀桿菌〉，《感染控制雜誌》28.3（2018），頁139。

腸炎患者，實施糞便移植，重建腸道菌叢生態的治療方式[376]，所以筆者認為人類糞便類藥物，在傳統醫學的治療，對照現今FMT的發展，似乎值得研究的方向，雖然中藥人中黃，和西方醫學糞便植入還是有差別，因為人中黃以糞便加上甘草粉，置於糞坑中製成，這一個變數是否與健康糞便，直接透過人體會有差別，但這方面也值得臨床醫師，做為研究的參酌，該書中大量使用人部類藥物，也影響了日治時期臺灣漢醫黃玉階，治療鼠疫用方，這部分在後續會有詳述。

劉氏《松峰說疫》一書，反映了明清時期，對於瘟疫的治療方式，也反映出溫病與瘟疫的從屬關係，在吳又可《溫疫論》的基礎下，提出了瘟疫辨治，與用藥的新思維，以六經作辨症基礎，細分瘟疫之屬性，創造統治瘟疫之八法，便捷有效之用方，與注重避疫的思維，影響百年後華南大鼠疫期間，傳統醫學在鼠疫方面的治則。

第三節　當時中醫對鼠疫病機病因的認識

十九世紀中國華南鼠疫，在廣東西部廉州、高州等地，以及與廣西交接處的龍州、北海地區，因為有較長鼠疫發病史，所以這些地區在同治、光緒年間，當地醫生們很快的就產生了治療鼠疫的用藥用方，例如《高州生藥驗方》、《茂名驗方》以及諸多生藥驗方，醫生以古籍中的啟發，以及對於藥理的認知，展開了臨床上的運用，圖產生治療效果的驗方，而鼠疫發源的雲南地區，在當時內服藥物的驗方反而比較少，當地大多都是以外科的手法，切除鼠疫導致的淋巴結腫塊，隨著兩廣交界處鼠疫驗方的流傳，這些驗方也往廣東、福建以及雲南地區流行，除了民間驗方的流行之外，中醫醫家們也開始從古典溫病相關著作，去尋找治療鼠疫用藥用方的契機，包含當時廣為流傳的溫病專書，例如《溫病條辨》所記載的藥方，都被當時醫家拿來做為臨床試驗的用藥，如羅汝蘭根據王清任《醫林改錯》的活血解毒湯，用來治療鼠疫，但該方原本為道光年間治療北京流行

376　胡娜、趙瑜、馮琴、彭景華、胡義揚：〈我國古代人糞入藥考析〉，《中華中醫藥雜誌》35.6（2020），頁2760。

的古典型霍亂[377]，從這邊可以觀察到在鼠疫之前，各地醫生以古典醫書之中的驗方爲基礎，積極尋求治療鼠疫的新方劑與醫理。

當時諸多有治療鼠疫臨床經驗的中醫醫家，如羅汝蘭、鄭肖嚴、余伯陶……等人，認爲鼠疫的感染源爲瘟疫之氣，從地面而來鼠先染疫，死鼠身上濕濁污穢之氣，藉著與人體接觸，薰入人體感受疾病，提出了地氣論的主張，也就是說鼠類因地氣而死，人感鼠毒而發作瘟疫，所以鼠疫要發生前，街市會產生大量的自斃鼠的異象，醫家們還觀察到，除了自斃鼠之外，這些鼠類出現在街市中，有著病鼠不畏人，死亡地點多在水塘與水缸邊，病鼠成群出現街市，後續死掉之鼠類外還有其他家禽[378]。

地氣論的主張，看似與明清兩代溫病學家吳又可、陳修園，認爲溫病類傳染病是由天氣和毒氣的看法，似乎有衝突之處，但是我們觀察鼠疫傳染途徑，有鼠類傳染人類外，人類之間除了接觸傳染之外，也會因爲空氣傳播而導致疾病，應是不相衝突的，再者以地氣論認爲，鼠類感染地氣中的濕濁污穢之氣，鼠類因爲染疫，而感覺到熱盛而渴欲飲水，在飲水之時就污染水源染病給人類，這部分跟十九世紀末保羅‧路易斯‧蒙德（Paul-Louis SimonD）的實驗中，以死老鼠置於水中，再取其水中的鼠蚤化驗出鼠疫桿菌，證明鼠疫病原菌存在鼠蚤中，所以當時還未發現病原菌之前的醫家，觀察到在地氣染鼠之後，又染人爲疫其重要的關鍵，就是接觸！不論是飲食、飲水受污染的接觸，還是鼠蚤嚙咬的接觸；吳存甫《治鼠疫法》有云：「……穴於土中，受地氣獨早也……言地氣者必兼言天氣，其說乃全……」這個地方指出了鼠類穴居，接觸濕濁之氣是致疫的主要關鍵，其中言地氣必兼言天氣，就可以看出吳存甫認爲瘟疫的起源，是天氣與地氣要兼論的，也就是不論地面濕濁之氣，與空中不正之氣，都是疫病的傳播媒介，而地氣論的主張，建立在地面濕濁之氣因鼠穴居而先染，後續羅汝蘭在《鼠疫彙編》中延續了地氣論主張：

> 疫由天地之氣固矣，然天氣下降，地氣上升，此常理也。何
>
> 如變而爲疫……故熱毒熏蒸，鼠先受之，人隨感之，由毛孔

---

377 曹樹基、李玉尚：《鼠疫：戰爭與和平，中國環境與社會變遷（1230~1960年）》，頁312。

378 李玉尚：〈近代民眾和醫生對鼠疫的觀察與命名〉，頁174。

氣管入，達於血管，所以血壅不行也[379]。

這裡不僅指出，地面濕濁穢氣如何與天地相染，也指出了環境與疫氣傳變的關係，後鄭肖嚴在《鼠疫約編》中說明「……何謂鼠疫，疫將作而鼠先斃，人觸其氣，遂成為疫。……」這裡明確的指出，接觸為疫的概念，余伯陶在《鼠疫抉微》提到：

> 時疫流行，每緣地氣含有濕毒，鼠先受之而死，死鼠腐臭，
> 與天時屬，往往釀而成疫，疫行而死亡枕籍，併其屋舍器皿
> 鬱有穢氣著於物而中於人，遂至傳染流行瀰漫無涯矣[380]。

這裡余伯陶不僅繼承了地氣學說的理論，更延伸到疫氣與環境的相對關係，他認為染疫之人，居家一切用品皆具有毒氣，當以清潔消毒為要，所以鼠疫大流行期間，官方政府在防疫作為上，就是隔離、清潔、消毒，目的就是為了阻絕傳染病的傳播，相較於西方醫學在鼠疫的治療方面，最早期時一度陷於無藥可施的困境中，在耶爾森發現鼠疫桿菌為病原菌之後，開始從事血清疫苗的研發，漸漸地看到西方醫學在治療上的曙光，但是在中國傳統中醫醫家們，不論是以症論治還是謹守經方用治，在這一波疫情中，產生了積極有療效的治療法則，中醫醫家以臨床上的病症，去抽絲剝繭出大概的輪廓，也在西方醫學進入中國醫療體系之後，讓中醫在接觸之餘，有了與西方醫學互動的過程，當時中國境內因為鼠疫疫情，傳統中醫學不論是時方派治療，還是遵古派的經方治療，或是鄉野中時醫、走行醫之切割手法治療，或是傳統採藥人生藥、青草藥物的治療，因為疫情而有了大鳴大放的特色，在當時不論內服、外敷、外科、經方、時方，都有其特色與學理基礎，本章節將對當時傳統醫學治療法則作分析，也藉此分析這一系列關於鼠疫治療專書，在辨證論治用藥用方的醫學哲理做解析。

第四節　當時中醫藥治則概況

當時醫界與民間，對於鼠疫有了比較具體的稱呼方式，廣東地區大多以「核證」或是「標蛇時疫」，這是依症狀定名的稱呼方式，例如當時

379　[清]羅汝蘭著：《鼠疫彙編》，頁3。
380　[清]余伯陶著：《鼠疫抉微》，頁5。

《申報》在廣州鼠疫流行期間，對這樣病症的報導：

> 當疫症初起時，身上生一惡核，大如青梅，小如綠豆，痛徹
> 於心，頃刻間神智昏迷，不省人事，所染之症皆係兩腿夾縫
> 或兩腋底或頸際起一毒核，初時只如蚊蟲所噬，轉瞬即寒熱
> 交作，紅腫異常，旋起有黑氣一條，蜿蜒至要害處，隨即夭
> 亡。

以症狀推測可能為腺鼠疫，發病後在淋巴結處產生紅腫結塊，多集中在腋下、胯下、兩腮之間，中醫臨床上可視為核腫熱毒之病，或是依照如《黃帝內經》中所述瘰癧之症，當時廣州十全堂醫家黎庇留認為「核症患者，其病結核如瘰，傳染廣傷人，速故以疫名」[381]，或因為人與人之間傳染特性，稱呼為人瘟；潮汕地區以「粒腫」來稱呼鼠疫，因為身體會產生浮腫的紅粒，具有傳染性，福建閩南地區多稱呼為「粒仔病」，也是這樣的意義，在當時臺灣民間因為鼠疫與鼠有關，稱為「鳥鼠病」或「貓鼠病」；雲南地區稱呼為「癢子病」，因為癢子的名稱，在當地為羊睪丸的稱呼，患者在鼠蹊處的淋巴結腫大，讓當地人聯想到腫如羊睪丸般，或是有以定名，季節冬末後春發溫稱為冬瘟病[382]，另外在《樂言隨筆》文集中可以看出：

> 滇黔兩粵……所感病象，無論男女壯弱，一經發熱，即生癢
> 子，或在腋下，或現兩胯、兩腮，或痛而不見其形，遲則
> 三五日，速則一晝夜即斃……

面對這類傳染病的治則，醫家們發現鼠疫有著病勢猛烈殺人極速，且容易產生多重併發症候，有先發核腫、發燒高熱、吐血而亡、譫言妄語或發核腫在不同的部位，產生不同的症狀，或有先發熱而發核，或是先發核而後發熱，所以當時醫家林慶銓在《時疫辨》中，認為這樣的病症：

> ……有均一藥也，用於此效用於彼不效者，有同症而同藥，
> 用於前效，用於後不效者……[383]

所以經過這些醫家，從症狀上去抽絲剝繭，也漸漸建立起有系統的治則；

---

381 賴文、李永宸：〈1894年廣州鼠疫考〉，《中華醫史雜誌》29.4（1999），頁208。

382 李玉尚：〈近代民眾和醫生對鼠疫的觀察與命名〉，頁177。

383 屈志勤、羅英、文潔賢：〈嶺南名中醫抗擊甲午鼠疫述評〉，《廣州中醫藥大學學報》36.9（2019），頁1464。

認爲這病症的病因，來自於時疫地氣所致，藉由口鼻互易傳人爲病，毒熱相鬱於血管，凝滯不通，瘀腫成核證，當毒熱遍佈全身，毒入心包則產生譫語、神昏、熱毒攻心的病症，因而清熱涼血、疏通血脈、去瘀消腫、散結潰堅，爲中醫醫家治疫病主流；當時醫家李石樵主張，此病輕用涼散之劑，重用清熱瀉火之方，可使疫病治之；譚少珊認爲此爲春夏之際，時疫爲春瘟，由瘟毒之氣入血分，導致血管凝滯而成結核[384]。明確指出這類傳染病，具有症狀不同，且藥石難攻的特色，隨著臨床醫家投入研究者眾，也慢慢藉著治療經驗，總結出一套治療方法；除了發現疫情將來時環境產生的異象外，也從患者臨床症狀，發現到患者發病速度，比六淫邪氣致病更來的迅猛，一般而言六淫致病猛於內傷七情，但癘氣之病更猛烈於六淫致病，染病之人會產生高燒不退、遍身疼痛、鼠蹊、腋下、頸項之間有紅腫結核，或流膿血不止，數日後身體產生斑點，並有鼻衄、吐血、解黑便的情形，而後譫言妄語以至於昏迷而死，這類毒熱旺盛的現象，到了疫情後期中醫醫家們累積了治療方法，加上西方醫學細菌治病學說進入中國，晚清的中醫醫家，在傳統中醫的辨證論治系統中，也結合了大量西方醫學的思想精神，融會貫通成爲衷中參西的主流力量，如當時鼠疫重災區福建的醫家李建頤，受到其父以《鼠疫彙編》書中用方，治癒鼠疫患者後深受啟發，他認爲學習治病之法以《傷寒論》爲治療外感的起始，習醫者當先研究《傷寒論》，再延伸到治療各科，包含鼠疫類的瘟病，西方醫學的概念，可以讓醫家確切認知致病毒菌的存在，並建立確切與之應對的理法方藥，這部分後續有詳加研究。

當時民間記載的驗方有兩大方向，一種是內服中藥達到消瘀散結、清熱、瀉火、解毒，一種是以外科手法切除再敷貼藥物，雖說外科切除看似西方醫學的方法，然自明代陳實功以外科卓著以來，中醫外科切除術在民間一直有其使用者，雖然傳統中醫外科，在內科化的醫學氛圍中式微，甚至在有外科內科化的發展，但鄉野中外科切除腫瘤、疔癤、點痣一直都存在著，筆者彙整相關資料研究與分析。

雲南地區對鼠疫稱之爲癢子病，病者癢子結大則產生硬塊，又稱爲

---

384 嚴世芸：《中國醫籍通考寒溫條辨治疫彙編》（上海：上海中醫學院出版社，1991），頁1812。

「疙瘩」，硬塊小而多者，患者難以痊癒且多死亡，而硬塊大如雞蛋者可治癒，可以看出當時民眾對鼠疫治療有效與否，認定在疙瘩的大小而非治療的方法。當時有中醫外科醫家，認定此淋巴腫大病因在於「熱」，主張將疙瘩切除，再以藥物包覆待傷口癒合，所以雲南鼠疫期間，對於鼠疫所產生的疙瘩治療，除了服用藥物之外，還有以利刃切除疙瘩，或以善於吸血的螞蝗，置於皮表吸取疙瘩毒液，或以火針刺破表皮層，破壞疙瘩的結構，並引流出膿水之後，再輔以麝香、雄黃等藥物敷貼傷口[385]。麝香、雄黃這類藥物在臨床上，有活血止痛、解毒殺蟲的效果，不管在外敷內服都有極佳的效果，其內含的麝香酊對於多種細菌，有抗菌抗發炎的功效在，外敷方中常與雄黃同用，雄黃本身是金屬礦物性藥物，含有二硫化二砷（As_2S_2），臨床上用作外敷癰腫疔瘡皮膚類病症，又性能燥濕可以止血收澀傷口，對綠膿桿菌與皮膚真菌及瘧原蟲有極佳抑制效果[386]；除了切除術之外，用火針刺破腫塊引膿出血，也是當時常用中醫外科手法，根據文獻記載，雲南地區因為醫藥不便，十九世紀末鼠疫橫行之時，外科手法為當時一大主流特色，尤其是滇西，而滇東與滇南因為與兩粵相接，在治療鼠疫上多以藥物治療，可能是當時來自於廣東地區鼠疫治療專書，如吳存甫《治鼠疫法》與羅汝蘭《鼠疫彙編》，在臨床上有成效，遂傳到雲南東部地區，所以滇東多服藥，滇西多切割，為當時雲南醫家對於鼠疫的主要治療方式[387]，此外民眾的經濟能力也是考量；這類中醫外科「打癍割血」，也是外科切除疔腫皮膚病的手法，早期江湖走行醫用此法為人治病，「癍」者廣東人對疔或癤的的稱呼，打癍就是以蓖麻根搗爛，塗抹疔腫患部之上，外表用芋頭葉蓋住，留一個透氣孔，當搗爛的蓖麻根乾燥之後再行更換，一日數次日夜更換，待疔腫破口流膿為拔毒出氣，或是用草藥製成的拔毒膏塗抹患部，待膿成之後拔出疔頭[388]。羅汝蘭之姪羅啟沃，發現此法可治療鼠疫產生的淋巴結腫大，改寫藥方成「經驗塗癍方」；割血即

385 李玉尚：〈手術與藥物:清代後期雲南鼠疫流行中的治療〉《思想戰線雜誌》41.2（2015），頁98。
386 苗明三著：《常用中藥炮製新譯及運用》（臺北：文光圖書有限公司，2003），頁585。
387 李玉尚〈手術與藥物清代後期雲南鼠疫流行中的治療〉，頁104。
388 鄭洪：〈晚清嶺南鼠疫流行下的中醫知識生產與變革〉，《復旦學報》1（2021），頁106。

是刮痧與放血，在手足關節青筋處刺破出血，微出血即可不須大出血，藉這個方法達到清熱涼血的目的，然而外科手法在當時滅菌的意識未建立，術後感染經常是患者的風險之一。

另外根據德化縣鼠疫大流行期間，有史料指出腺鼠疫患者，因為腋下淋巴腫大、結塊、紅腫熱痛兼併發燒、神昏瞻語，家人延請永春醫家尤振新診治，尤氏以剖腹的青蛙敷於腋下，約一炷香時間後更換一隻，經過十幾隻後終被治癒，而尤在當地用此法治癒甚多腺鼠疫的病患，有「鼠疫聖手」的稱號[389]。這部分筆者認為當是受到古籍藥典如《本草從新》、《本草求真》的影響，吳儀洛所著的《本草從新》對於青蛙類藥物田雞的敘述文中寫道：

田雞一名蛙。解熱毒……搗汁服。治蝦蟆瘟病……嘉謨云：
天行面赤項腫、名蝦蟆瘟、以金絲蛙搗汁、水調、空腹頓
飲、極效、曾活數人。燒灰塗月蝕瘡……[390]

文中可以看到天行傳染性疾病，導致頭面頸項腫大，用這味藥有其散腫潰堅、清熱涼血、消炎消腫的功效，另外對於蛙類用藥的敘述，在清代醫家黃宮繡所著《本草求真》，也有相同的記載：

蛙清熱利水性則寒故能清熱利水解毒……時行面赤項腫瘟
毒。用金線搗汁水調。空腹頓服。即效……[391]

文中對於流行性傳染病導致面赤、紅腫、瘟疫之毒的腫塊，可以以蛙類用藥或敷貼或內服，所以前文中尤氏用蛙類藥物，治療鼠疫導致的淋巴結腫塊是有其道理，若以現代藥理分析，以中國林蛙為例可以從皮膚中分離出，有抗菌能力的多肽混合物多肽F，對於革蘭氏陽性菌、陰性菌，都有抗菌效果，而且抗菌的活性比苯甲酸鈉或山梨酸鉀還高，另外林蛙皮中的活性多肽類物質，對於實驗鼠表皮有增生的效果，在治療皮膚創傷方面可以達到止血、止痛、阻絕傷口與空氣接觸造成感染[392]，若以蛙類同屬於無尾

389　鄭忠民：《解放前德化縣鼠疫流行概況》，《德化文史資料》31983，頁61。

390　《本草從新》（無日期）：〈蛙〉。取自：https://ctext.org/wiki.pl?if=gb&chapter=501989#p59（民109年10月15日檢索）。

391　南京中醫藥大學編著：《中藥大辭典》（上海：上海科學技術出版社，2014），頁1227。

392　牛艷秋、徐險峰：〈中國林蛙藥理作用的研究概況〉，《中國藥師雜誌》13.4（2010），頁568。

目，但不同科種之蟾蜍作外敷，是否有相同的效果？蟾蜍以《本草綱目》
的記載：

> 蟾蜍，土之精也……治蜈蚣毒……退虛熱，行濕氣，殺蟲，
> 而為疳病癰疽諸瘡要藥也。…崔實《四民月令》云：五月五
> 日取蟾蜍，可治惡瘡…[393]

可以看出古代醫家，蟾蜍多用於外敷疔腫癰毒，以現代藥理做分析，蟾蜍
皮有抗腫瘤，蟾蜍噻嚀與華蟾酥毒基為其有效成分，酯蟾毒配基經實驗證
明可以使巨噬細胞提高對菌種的吞噬，抑制細菌的生長，外敷於糖尿病患
者的傷口久不收口，體表之感染效果甚佳[394]；另外，由蟾蜍皮精練而的蟾
酥也有麻痺肌肉的效果，所以民間外科手法之前，未免患者刀割疼痛，會
以蟾酥塗抹皮表，作為麻醉藥品施用。對照古籍中對於無尾目生物，蛙與
蟾蜍在臨床上，藉著外敷傷口達到清熱瀉火、去腐化瘀的療效。

在藥材使用上當時民間偏方或是驗方，甚多帶有濃厚的地域色彩，用
藥的特色有兩種，分別為生熟藥之分，生藥者是青草藥物，採擷後生用或
曬乾用，沒有經過傳統中藥炮製處理，「生藥」最早出現在何克諫的《生
草藥性備要》[395]，該書記載了嶺南地區青草藥物，這類藥物的特點是「取
之便、用之驗、價之賤」，隨手可得提供貧窮民眾在山野間取用，但因未
經炮製有相對的毒性，相對而言，有經過炮製後的藥物就是熟藥，吳存甫
《治鼠疫法》為治療鼠疫專書之首，在當時他已經將用方以生熟藥分別
之，他認為生藥宜貧家，熟藥宜富家，鼠疫由雲南往兩廣傳播，由以廣西
地區多為貧民，這類青草藥在當地受到歡迎，成為治療鼠疫的主要用藥。
因為當時中醫為醫藥分業，大多數是由中醫師診治後，拿著處方去藥房抓
藥，或是藥房內有駐診醫師，民眾支付診斷費用及藥費，但往往因阮囊
羞澀而無以為繼，所以民間驗方，在當時受到基層民眾的歡迎，如福州居
民有使用新鮮白鴿血沖溫水服用，據信可以利用飛禽類食蟲的特性，治療
血管內的毒蟲；同安居民以巴豆霜、雄黃與麵粉煮醋後服用治療鼠疫，當
地民眾稱之為「三聖丹」；連江縣居民，用鳳仙花根莖搗爛後，塗抹於淋

393　柳長華主編：《李時珍醫學全書》（北京：中國中醫藥出版社，2015），頁1014。
394　李光勇、張娟娟、顧雪竹、許啟泰：〈蟾蜍皮的臨床應用概況〉，《中國實驗方劑學
　　雜誌》20.14（2014），頁236。
395　鄭洪：〈晚清嶺南鼠疫流行下的中醫知識生產與變革〉，頁107。

巴結腫大[396]。撇開鴿血較無藥理根據的驗方外，以連江縣民用鳳仙花外方做藥理研究，鳳仙花始載於《本草綱目》[397]其種子又名「急性子」，為解毒藥有通經催生之效，而其莖也可外敷作為跌打損傷之用[398]，在一些民間偏方中，可用於治療淋巴結腫大，然而從現代文獻中，並沒有該藥物對於淋巴系統，有直接抗腫瘤的作用，反倒從外用抗發炎方面，我們可以看到鳳仙花中的二萜類皂苷，可達到抗發炎的作用，其作用甚至更勝乙醯柳酸（俗稱阿斯匹靈，Aspirin）[399]，其機轉有可能是透過抑制NLRP3發炎物質的產生[400]，達到抗發炎的作用。

在1894~1895年廣州鼠疫流行期間，在廣州行醫的女醫師賴瑪西（Mary Niles），發現有幾位患者服用熊膽有確切的療效，根據她的觀察，當時鼠疫患者服用中草藥藥物後，有20%的患者有明確治療的效果[401]，賴瑪西也觀察到在當地有以中醫藥為主的治療鼠疫醫院，盛行於廣州民間，加上治療鼠疫專書《鼠疫彙編》，在當時建立起確實有效的中醫藥治療模式，也吸引後續香港鼠疫流行期間，大量的香港華人返回廣州作治療。熊膽在當時中醫藥界，臨床上使用頻率極高，熊膽為熊科動物的膽或膽汁，為名貴中藥材之一，現在大多透過引流手術的方式，將熊的膽汁引流，李時珍於《本草綱目》中敘述熊膽：

> 熊膽，苦入心，寒勝熱，手少陰、厥陰、足陽明經藥也。故
> 能涼心平肝殺蟲，為驚癇痙忤、翳障痔痔、蟲牙蚘痛之劑
> 焉[402]。

可用於清熱解毒、平肝明目、殺蟲止血之用，主要成分大多為鹼金屬鹽

---

396 楊齊福、楊明新：〈進代福建鼠疫論述〉，《福建師範大學學報》4（2007），頁104。

397 [明]李時珍著、國立中醫藥研究所編：《本草綱目》（臺北：國立中醫藥研究所，2001），頁703。

398 甘偉松著：《藥用植物學》（臺北：國立中醫藥研究所，2007），頁343。

399 Grabowska K, Wróbel D, mudzki P, Podolak I. Anti-inflammatory activity of saponins from roots of Impatiens parviflora DC [published online ahe年 of print, 2018 Nov 16]. *Nat Prod Res*.2018;1‑5.

400 Sun X, Shim DW, Han JW, et al. Anti-inflammatory effect of Impatiens textori Miq. extract via Inhibition of NLRP3 inflammasome activation in in vitro and in vivo experimental models. *J Ethnopharmacol*. 2015;170:81‑87.

401 祝平一著：《健康與社會：華人衛生新史》，頁56。

402 [明]李時珍著，國立中醫藥研究所編：《本草綱目》，頁1553-1555。

類[403]，現代藥理對於中樞神經有鎮靜、抗痙作用[404]，並且有抗發炎及抗菌作用，對於金黃色葡萄球菌、肺炎球菌都有抑制生長之效[405]，而在膽囊方面有利膽和溶解膽結石作用[406]，雖有不少作用，但現代因為動物保護觀念抬頭故少用之。當時的醫家，對於鼠疫的用方依患者的表現形態，認定為熱、毒之證，考證文獻中當時使用醫治鼠疫的用方，茲舉數例分析其方義：

人參販毒散加減

黨參二錢 川芎二錢 羌活二錢 獨活三錢 柴胡三錢 前胡四錢 桔

枝三錢 枳殼二錢 生地三錢 彤五錢 貝母四錢[407]

以方中看來，當是屬於出於《太平惠民和劑局方》，所記載的「人參敗毒散」的加減方，[408]該篇文獻中所寫「人參販毒散加減」，「販」字當是「敗」字，應該是該作者傳抄錯誤，人參敗毒散在臨床上，針對外感寒毒濕邪患者，症狀惡寒、發熱、無汗、肢節煩疼、頭項強痛、並兼顧氣虛困頓，少氣乏力可以補益元氣，解除表邪，除去骨節風痛，以功用主治來看，似乎符合鼠疫初起的症狀，而方中再加上生地，意在於清熱涼血、瀉血中伏熱，治療因為鼠疫導致的陽毒發班，又可滋陰潤燥之功[409]，以及貝母可以清肺中痰飲，以及散結破堅、治療腫塊、無名腫毒[410]，以方劑組成論之當是以腺鼠疫治則為主。雲南醫家謝自制，於光緒十三年(1887年)研發的治療癢子良方，同年受到雲南巡府批准，由善後局印刷萬張提供給民眾取用，治療鼠疫該篇藥方其成分如下：

連翹、牛茅、銀花、只殼、台烏、焦查、紫樸、柴胡、赤

芍、白芷，牙皂花粉、秦艽、全蠍、薄荷、貫仲、防己、殭

403 國家中醫藥管理局：《中華本草》（上海：上海科學技術出版社，1999年），頁574-577。

404 王巍巍：〈熊膽粉的藥效學研究〉，《黑龍江中醫藥雜誌》23.2（2010），頁196-198。

405 寇冠軍、張晨、王作林、徐強、王保和：〈熊膽粉的藥理學研究進展〉，《中國藥物評價》31.3（2014），頁142-145。

406 連常寶：〈熊膽粉的藥理作用及臨床應用研究概述〉，《海峽藥學》20.8（2008），頁71-75。

407 李玉尚：〈手術與藥物：清代後期雲南鼠疫流行中的治療〉，頁103。

408 劉景源編：《太平惠民合劑局方》（北京：人民衛生出版社，2017），頁45。

409 [明]李時珍著、國立中醫藥研究所編：《本草綱目》，頁495。

410 [明]李時珍著、國立中醫藥研究所編：《本草綱目》，頁469。

蟲、白礬、青皮、三稜、莪朮以上俱五錢，荊介、防風、靈

仙、鬱金、甲珠、玄參以上各一兩，北細辛三錢[411]。

總結以上藥方，以臨床功用、主治分析：連翹、銀花、貫眾、柴胡功在清
熱解毒。枳殼、台烏、焦楂、青皮消食行氣，可以消除腸胃之間脹滿不
適。荊芥、防風、薄荷、白芷可以散風解表，將外邪從汗解，針對表邪所
致的惡寒、發熱、頭身疼痛。北細辛、靈仙、秦艽、牙皂花粉，可以針對
體表、經絡、臟腑，因為外在風邪致病之證，達到祛風的效果；赤芍、三
稜、莪朮、鬱金、甲珠行血破血。全蠍、殭蟲治療因為病毒、細菌，引起
的外邪入體內，導致的手足、四肢抽搐的痙病，有止痙的功效，防己有利
水的效果。鼠疫在中醫的觀點，屬於溫病的範疇，病人會有發熱的現象，
所以本方使用連翹、銀花、貫眾、柴胡等藥品用來解熱，其中銀翹、金銀
花在現代藥理中有抗菌作用，而在淋巴腺的腫脹上，使用發表透疹之荊
芥、防風等藥物，若有血熱的症狀貫眾亦可涼血，當有些風證，還有使用
祛風類的薄荷、白芷、北細辛、靈仙、秦艽，若有痙攣的症狀則有全蠍、
白僵蠶，另外對於病患患病後食欲不佳，則使用枳殼、烏藥、焦山楂，本
方對於鼠疫本身的主證及併發症狀皆有使用對應的藥物。不過本方也有些
特別之處，方內使用「牙皂花粉」在古代本草典籍均未收載，而在現代中
也無相關記錄，所以是否有其意義是值得研究。

在這場鼠疫大流行中，各醫家多以溫病，或《溫疫論》為主的時方
派，但仍有以傷寒學為主的經方派醫家，如前所言《溫疫論》將瘟疫、溫
病與傷寒的病症分開，吳又可認為瘟疫之氣非寒、非熱、非暑、非濕，為
天地間非有正常之氣，不同於四時正常節氣運作的傷寒，所屬病氣症狀雖
有類似，但用正常節氣致病的傷寒治法多有不治。儘管如此當時廣東知名
醫家如易巨蓀等人，在這場瘟疫大流行中，仍用傷寒學派治法醫治患者，
得到相對的療效，易巨蓀本名慶堂，號巨蓀，廣東省鶴山縣人，自幼深受
先祖薰陶，熟讀醫書、內經、本草，尤以《傷寒論》為醫學思想中心，為
當時知名經方派醫家，後主持十全堂醫局與陳英畦、黎庇留、譚彤暉等人
交好，常論仲景用藥用方精神，被譽為當時醫界四大金剛，並將臨床醫案

---

411 李玉尚：〈手術與藥物：清代後期雲南鼠疫流行中的治療〉，頁104。

著書《集思醫案》流傳於世。1894年華南大鼠疫在廣東造成嚴重的災情，易氏有鑑於「粵人患疫核，醫者照法治之不效。予於時疫一證……」，鑑於當時醫家在治療鼠疫上，多採用敗毒散、防風通聖散、達原飲而多所無效之下，遂觀察鼠疫病症揣摩治法，重新鑽研仲景岐黃之術，找出足以治療之用方，當時易氏採用《傷寒論》〈升麻鱉甲湯〉，治療鼠疫獲得顯著的成效，在《集思醫案》書中寫到，易氏對於鼠疫的觀察他認為：

> 甲午歲，吾粵疫症流行，始於老城，以次傳染，漸至西關，
> 復至海邊而止……先死鼠……有一家而死數人者，有全家覆
> 絕者，死人十萬有奇。……有先發核後發熱者，有發熱即發
> 核者，有發熱盛或病將終而後發核者，有始終不發核者……
> 核之部位以在頂，在脅腋，在少腹為重，在手足為輕……[412]

從這一篇中可以看出，易氏從當時鼠疫大流行觀察到幾個重點：疫情好發月份起於二月終於六月，正是春夏之時；要擴散之前，街上必先見到自斃鼠類，並引用《禮記》〈月令篇〉：

> ……地氣且泄，是謂發天地之房，諸蟄則死，民必疾疫，又
> 隨以喪。命之曰暢月……[413]

從一家死數人到全家滅絕，導致十萬餘人的死亡，可以看出病勢的猛烈；其症狀依觀察可以分成先產生淋巴腫塊，再產生發燒者為輕症，腫塊與發燒同時產生者次之，始終發燒腫塊不出者為重症，再依照淋巴腫瘤腫塊發出部位，觀察到發於手足與腋下為輕症，而發於少腹者為重症。文中依照易氏自述，因為《千金方》關於嶺南惡核之症的敘述，認為跟鼠疫的症狀類似，其用方為〈五香散〉，筆者的考證其所指應為《備急千金要方》中〈蛇蟲等毒〉的用方[414]，〈五香散〉是針對江南地區射工毒所致的用方，以此用方的精神則參照《傷寒論》中理法方藥，以〈升麻鱉甲湯〉治療鼠疫之症，救治甚多鼠疫患者，《金匱要略》〈百合狐惑陰陽毒病脈證并治〉：

412　岐黃之術《集思醫案》：（無日期）。取自：http://qihuangzhishu.com/1211/8.htm
　　　（民109年10月15日檢索）。
413　[唐]孔穎達疏、〈十三經注疏〉整理委員會：《禮記正義》（北京：北京大學出版社，1999），頁553。
414　高文柱校注：《備急千金藥方校注》，頁642。

陽毒之為病面赤斑斑如錦文，咽喉痛，唾膿血。五日可治，

七日不可治，升麻鱉甲湯去雄黃、蜀椒主之[415]。

《諸病源候論》將陰陽毒，分為卷八的傷寒陰陽毒與卷九的時氣陰陽毒，

《金匱要略》的論述接近《諸病源候論》〈卷八〉[416]，《脈經》對於陰陽

毒的看法則略有別於《金匱要略》，《脈經》：

陽毒為病，身重、腰背痛、煩悶不安、或見鬼、或吐血、下

痢、其脈浮大、數面赤斑、斑如錦文、喉咽痛、唾膿血、五

日可治，七日不可治。[417]

但《脈經》的論述比較傾向於《諸病源候論》〈卷九〉，[418]症狀中的面赤

斑斑如錦文，這是疫毒熱盛熱壅於上而發熱故面赤，出現斑狀錦文則是血

分熱盛，對照鼠疫患者身體產生黑斑狀，此血熱壅盛則鬱滯的現象，類似

令咽喉痛、吐膿血之症，可視為陽毒上迫胸、肺，而導致毒熱致腐而咳出

膿血，這個病理現象對照肺鼠疫患者，有著吐膿血也有謀合之處，陰毒患

者因為疫毒邪熱傷人，血脈阻滯、經脈不行、凝血為青黑、身痛，這部

分對照鼠疫患者，身痛無定處的病理現象也有相似之處，故趙獻可云：

「此陰陽二毒，是感天地疫癘非常之氣，沿家傳染，所謂時疫證也。[419]」

醫家對於陰毒（面青黑咽痛）與陽毒（面赤斑斑），自古以來都有所不

同的論述，有一派認為陰、陽毒的區別，是在於寒熱的輕重不同，熱盛者

為陽毒，寒盛者為陰毒；也有醫家認為陽毒為外感毒氣傷於陽經，陰毒是

毒熱傷於陰經；筆者認為以外感毒邪，犯於體表之時會有發熱惡寒，感染

的症狀，當表熱盛患者會面赤斑斑，隨著邪氣由表傳裡，感染於血液之

中，面色則會由赤轉為青黑，因此陰毒與陽毒的辨證，在於是否有表證，

有表證者為陽毒，沒有表證者為陰毒。筆者推論易氏會採用此方，最重要

的原因就是對時行疫毒治療的效果，〈升麻鱉甲湯〉的組成升麻、鱉甲、

當歸、甘草、蜀椒、雄黃，陰毒者去蜀椒、雄黃。升麻味辛、甘，性微

415　李克光主編：《金匱要略》（臺北：知音出版社，1990），頁108。

416　丁光迪編著：《諸病源候論校注》，頁174。

417　沈孟衍、楊仕哲著：《龐安時《傷寒總病論》解析》（臺中：晨星出版社，2017）頁163。

418　丁光迪編著：《諸病源候論校注》，頁199。

419　李克光主編：《金匱要略》，頁109。

寒，有辛溫解表、發表透疹、清熱瀉火、升提陽氣之功，可將皮表邪氣發散而出[420]；鱉甲味鹹性寒，入肝、腎經，可以滋陰潛陽、養陰清熱、散結破堅，對於疫毒導致的毒熱腫瘤潰破的效果[421]；當歸味辛、甘，性溫，入心、脾、肝經，主治活血、養血、統血、潤燥，針對血虛患者有很好的滋養作用，兼具婦人調經之用，爲婦科要藥[422]；蜀椒味辛，性熱，入脾、胃、腎經，溫中燥濕、殺蟲止癢，治心腹絕逆諸痛[423]；雄黃味辛，性溫，歸心、肝、胃經，有燥濕殺蟲、消癰腫、止癢之功，主治疔腫癰毒，所以升麻鱉甲湯的架構用治疫毒熱鬱於血脈臟腑，以及疫毒所致皮膚發斑、紅腫熱痛等病症。

　　另一經方派醫家黎庇留，更以方中升麻重下之法，升麻劑量高達二、三兩，筆者認爲升麻在傳統經驗方中，有解百毒、避瘟疫的效果，若患者產生譫言妄語之症，黎庇留再佐以犀牛角一到三錢，如此的治療成效佳，活人無數，與當時溫病派醫家，在石膏重下的用藥精神中有類似之處，所以我們可以觀察到，經方派的升麻與時方派的石膏皆是重下；黎庇留重下升麻爲一大臨床特色，初起同道中人使用升麻不過五分，用藥太過而有疑慮，所以黎庇留以打碎並布包升麻，贈與患者同藥共熬，取得良善的效果，諸醫家才認同重下升麻之法[424]，一時之間藥店升麻幾乎缺貨。古籍之中認爲升麻有清熱瀉火、發表透疹、溫毒發斑、升提元氣等效果，因內含升麻素、阿魏酸、三帖皂甘等成份[425]，在現代藥理研究中發現對於微生物有殺菌的效果，阿魏酸有增強細胞吞噬功能，抑制血小板凝結，提升白血球數量[426]，大劑量（45g）的使用對清熱解毒有強力的效果，小劑量（3~6g）的使用，在於升提陽氣、發表透疹的效果較佳[427]。

420　[明]李時珍著、國立中醫藥研究所編：《本草綱目》，頁464。
421　[明]李時珍著、國立中醫藥研究所編：《本草綱目》，頁1401。
422　[明]李時珍著、國立中醫藥研究所編：《本草綱目》，頁485。
423　[明]李時珍著、國立中醫藥研究所編：《本草綱目》，頁1058。
424　古求知、孫海嬌、劉奇、吳新明、趙薇、老鷹榮：〈近代嶺南傷寒名家黎庇留學術經驗淺析〉，《上海中醫藥雜誌》51.2（2017），頁33。
425　吳德松、卿晨：〈升麻藥理學活性研究進展〉，《醫學綜述》15.6（2009），頁919。
426　張濤：〈HPLC測定升麻中阿魏酸的含量〉，《中國藥品標準雜誌》3.2（2002），頁41。
427　張紫薇、陳慧娟、梁尚華：〈升麻方藥考略〉，《中華中醫藥雜誌》34.2(2019)，頁559。

十九世紀華南鼠疫
兩岸三地中（漢）醫治則　　／ 168

易氏治療是去掉蜀椒跟雄黃，以中醫臨床運用，本身熱藥是治療寒症，寒藥是治療熱症，既然如此爲什麼治療陰毒，要把溫熱藥去掉？筆者認爲蜀椒、雄黃入經在較深層的脾、胃、肝、腎等臟腑，對應人體皮、脈、肉、筋、骨，在於較深層的肉、筋、骨的位置，這些入裡證的辛溫熱藥，不足以透發寒毒，卻反而導致過於溫熱，傷及陰氣受損，因爲蜀椒藥性爲辛、熱，入脾、胃、腎經；而雄黃的藥性爲辛、溫，入心、肝、胃經，以歸經來看都是屬於裡證，用溫熱藥是取其透發的效果，針對皮表的寒毒來運用，如果邪在裡而用過於溫熱的藥去治療，不僅無法發表透疹，恐怕會導致溫熱傷陰，故將蜀椒跟雄黃去掉。另外易氏使用升麻鱉甲湯治療鼠疫，皆以重下升麻爲君藥，易氏認爲有感天地邪氣，或從口鼻而入，或從皮表而入，邪未入臟腑當以升麻升提、發散的特性引邪外出，故以升麻一味爲要，藥書中寫道其未入臟與腑之時：

> ……亦當使之由外而出，……即至入臟與腑仍可用升麻鱉甲
>
> 湯，隨症加入各藥以收效……[428]

再去掉蜀椒、雄黃治療無數人甚效，傷寒學派在床上治療熱性疾病，如白虎、承氣效果顯著歷久不衰，當時知名治療鼠疫專書《鼠疫彙編》，雖以活血化瘀爲主要用藥，但也有以〈白虎湯〉爲架構的多方，易氏研究《傷寒論》認爲仲景所創〈升麻鱉甲湯〉在古代用治陰陽毒，在面對鼠疫病症治療亦有顯著的成效，足以看出傷寒學派用治溫病疫毒時症，在衛氣營血辨證與用方的效果。

另一位古典傷寒學派的醫家黃仲賢，在其著作《鼠疫非疫六經條辨》對於當時治療鼠疫的溫病派醫家有所撻伐，他認爲溫病派醫家，不重視辨證論治，不講究患者的陰陽、寒熱、虛實，一昧以藥方流於世供患者取用，這樣容易會有誤醫之患，且對於溫病派醫家用藥多爲寒涼藥，這些寒涼藥有清熱瀉火之效，但傷陰，若是一昧以清熱瀉火藥去消炎、消腫，是不辨醫裡投機取巧的行爲：

> 惟寒涼之效先入爲主，故世人多求方，而不辨證，信之益
>
> 深，害之無窮，于是愈者嘉其方之效靈，不愈者諉於命之當

---

428 屈志勤、羅英、文潔賢：〈嶺南名中醫抗擊甲午鼠疫述評〉，頁1465。

盡[429]。

並認爲鼠疫，非溫病派醫家所謂天行時疾，他以鼠疫患者身體產生的核腫，去判斷顏色白紅、大小、軟硬，在不同的位置與相對應的六經來辨證，正如他所言：「核症初起之形色分六經，再以六經之寒熱辯症脈。」例如核白而軟而小，代表病在太陽經，稱爲含水之經，症狀惡寒、發熱、脈象浮緊而數；又如核白而堅，病在陽明經，稱爲造氣之經，症狀蒸蒸發熱、脈象洪大而常[430]。在審視鼠疫症狀與脈象後，將鼠疫以六經循行爲治療主軸，分成太陽經核腫疏泄皮膚表邪以辛溫藥治療，陽明經核腫入肌肉緊滯以甘寒藥治療，少陽核腫在表裡之間以辛涼藥開通，太陰核腫以溫補脾土爲要，少陰心經核腫以疏通血脈鹹寒藥治，少陰腎經補其陰陽以受納氣，厥陰核腫以消瘀散熱藥治之，分門別類各依法理治之。故認知疾病的產生不止於一個病因，提出鼠疫屬於《傷寒論》中六淫之邪所引起的論點，黃仲賢對於溫病派醫家的攻訐，認爲溫病派醫家不重視辨證論治，但以《鼠疫彙編》爲例，書中對於傷寒與溫病初起脈象辨證：

> 傷寒始本太陽，發熱、頭痛而脈反沉，太陽症而見少陰脈，
> 故用四逆湯溫之……溫病始發未嘗不發熱、頭痛而脈見沉、
> 澀、小急，此浮熱之毒滯於少陰不能發出陽分，所以身熱四
> 肢不熱此為厥……[431]

這部分書中將傷寒與溫病在初始時的症狀做分辨，溫病爲烈性傳染病，剛開始時症狀類似傷寒，但彼此病因病機不同，例如患者產生發熱、惡寒、頭痛、身痛但手足厥逆，這不單純的是外感而是感染，所以作者在書中提醒讀者需要注意，且書中也以臨床表現來判定病症輕重：

> 核小、色白、不發熱為輕症，核小而紅頭、微痛、身微熱、
> 體微酸痹，為稍重症，單核紅腫、大熱、大渴、頭痛、身
> 痛、四肢痿痹為重症，抽搐不省人事、面身紅赤不見結核，
> 感毒最盛，壞人至速皆至危症。

羅汝蘭也將鼠疫核腫依照核腫大小、形狀、軟硬、紅腫熱痛否做分級，所

429　[美]班凱樂著，朱慧穎譯：《十九世紀中國的鼠疫》，頁111。

430　李雪梅、鄧狖：〈嶺南黃仲賢《鼠疫非疫六經條辨》研究〉，《中醫文獻雜誌》6（2019），頁12。

431　[清]羅汝蘭著：《鼠疫彙編》，頁16。

以黃仲賢對於溫病醫家的批判，或許有囿於偏見，且疫病傳播之速，或許使醫家無法一一辨症論治，以藥方廣傳可以不經辨症，讓患者以藥方內容以症是藥，或許是當時不得不行的做法。有趣的是雖然黃仲賢在辨證上，尊崇古典傷寒派的法則，但是在論治方面卻使用時方，筆者認爲是爲了應付疫病，在臨床上快速病變，而採取這類自從古以來，民間醫生臨床驗方加減而成的時方，同時當時溫病派醫家，在臨床用方也多以時方爲主，除了少陽合病以《傷寒論》〈小柴胡湯〉治療外，幾乎都是時方，例如太陽合病用〈加味香蘇飲〉；陽明核病用〈八味犀角地黃湯〉[432]。當時治療鼠疫眾多溫病派醫家的瘟疫理論，在中國已被廣爲接受且甚有成效，傷寒派醫家在當時的話語權較低下，但經方派醫家以衷聖做爲臨床治療的標準，認爲鼠疫這類傳染病，非溫病派醫家之法，而是需要獨尊聖方，聖者指的是張仲景，在清代中醫界張仲景的地位已到了「聖」的格局，認爲《傷寒論》是萬病之書，可以醫治任何疾病，若有不備《金匱要略》補之[433]；經方派醫家，講究傳統六經辨證，與陰陽寒熱虛實之辨，抨擊時方派醫家，不懂辨證用藥迅猛，對此吳存甫曾表示，這些過度的辨證面對烈性傳染病，是緩不濟急；而羅汝蘭認爲：

> 鼠疫一病，根於時，蘊於熱，無問男婦，無問老幼，無問強
> 弱，皆同一症。

認爲不同體質的患者，罹患鼠疫的病理現象是相同的，故不需以古法辨症，當以清熱活血逐瘀攻之，以求兵貴神速，後來師承羅汝蘭思想的醫家黎佩蘭，也對經方派醫家提出批評：

> 時師拘泥於三陰三陽，如紙上談兵，雖具至理，娓娓動聽，
> 究無當於臨陣也[434]。

意卽面對烈性傳染病，過多的辨證只會延誤治療時機，由此可以看出時方派醫家在臨床的態度，雖說〈升麻鱉甲湯〉是故有方劑，在使用上因爲千年來的臨床效果，不會受到太多的質疑與批評，但時方派醫家的新方，往往會受到質疑與挑戰，需藉著臨床成果，累積大量醫案來支撐其成效。但

432　李雪梅、鄧狆：〈嶺南黃仲賢《鼠疫非疫六經條辨》研究〉，頁13。
433　鄭洪：〈晚清嶺南鼠疫流行下的中醫知識生產與變革〉，頁109。
434　鄭洪：〈晚清嶺南鼠疫流行下的中醫知識生產與變革〉，頁110。

時方派醫家在治療鼠疫方面，臨床用藥的使用上顯得更爲靈活，不拘泥於古法治則，而是嘗試著以跳躍式的思考模式，講究以症用藥的精神，沒有經典古籍的學理背書，但更爲靈活的嘗試，醫治效果靠效驗的達到宣傳效果，也因爲如此受到不斷的質疑與挑戰，如重下紅花，在當時引起不少的討論，所以《鼠疫彙編》每個版本都會印上「經驗多人，切勿疑誤」[435]，苦口婆心的宣傳其療效，也足以看出當時中醫醫家，在用藥用方與學理法則上，有明確目標與多元架構。

　　另有融會中西醫的醫家，如福建醫家李健頤（以下稱之李氏），爲清代末期至民國期間福建地區名醫，其生長年代適逢福建鼠疫大流行；其父親以中醫藥治癒鼠疫患者甚多，故跟隨父親學習岐黃之術，學成後初於莆田廣德春藥房，擔任座堂醫生，對於治病醫理用藥以傷寒論爲宗，並中西互參有所成，民國初年著名醫家張錫純譽其爲：「當世名醫深得家學淵源……所載之醫案治法莫不精良……。[436]」在治療鼠疫上的成就上，其〈加減解毒活血湯〉與〈二一解毒湯〉……等，當時治癒鼠疫患者無數，在疫病的傳播途徑與防疫措施中，融合了現代醫學的觀念與實驗精神，在著作《鼠疫治療全書》中可以一窺端倪，一生著作甚多被譽之爲鐵筆，後人爲之著作編著於《李健頤醫學論文集》中。在李氏著作中對於鼠疫症狀做了完整論述之外，還將鼠疫與另一種相類似的傳染病「橫痃」做分辨，以及將外感發熱，與疫毒發熱的病理現象做了清楚的辨證，如鼠疫與橫痃比較，李氏認爲鼠疫先惡寒再發熱，橫痃反之；鼠疫核腫於鼠蹊、腋下、肩頸之間，色澤紅熱與青紫；橫痃單獨發於鼠蹊、睪丸之處，指的是梅毒毒發於鼠蹊處，由不潔交媾感染毒氣所致，屬於花柳病症[437]，大如鵝卵比鼠疫核腫更大，感染時患部紅腫熱痛內有蓄膿，膿潰傷口呈魚口狀，另外鼠疫發熱與外感發熱也不同，李氏認爲鼠疫會先惡寒後發熱，這屬於臨床病理現象的感染所至，橫痃會產生惡寒但不會發熱，從脈象來看，李氏認爲鼠疫之脈或浮沉、或細數、或結代無一定型，表示非常病之脈，外感風寒的脈象以所傳經脈的不同，有一定的脈象表現，書中另一個比較有趣的

435　鄭洪：〈晚清嶺南鼠疫流行下的中醫知識生產與變革〉，頁110。
436　劉德榮：〈福建近代名醫李健頤醫案選析〉，《長春中醫學院學報》16.2（2000），頁12。
437　王咪咪：《李健頤醫學論文集》（臺中：學苑出版社，2011），頁348。

鼠疫辨識法，咀嚼生黃豆，若食豆味甜爲鼠疫，食豆味腥爲外感[438]，暫且不論這個測試法是否精準，也可以看出當時醫家，面對傳染病的民間驗法之趣味；對於鼠疫的傳播已經有了初步且具規模的概念；他認爲「夫霍亂之生傳之蒼蠅，鼠疫之生發於死鼠」[439]，所以疫病傳染的途徑有：

　　1. 病人排泄物感染。

　　2. 蟲蝨吸毒菌感染。

　　3. 物類受毒菌感染。

　　4. 畜類吸收疫毒。

建立了疫病傳播與鼠蚤成疫的概念，所以李氏認爲疫病之時勿相訪，乃因病家患者口內毒氣甚，所用碗筷器具皆有毒氣，所染物與病人相談，疫家皆爲傳授疫氣：

> 病人咳嗽及言語時噴出之痰新鮮有毒，腥氣最烈，其內微生
>
> 物甚多，固有傳染之必能[440]。

這裡可以看到，李氏當時的學術涵養已經具有現代醫學微生物的概念。

　　平潭鼠疫源自於福州鼠疫，於1892年後爆發，且在平潭地區反覆爆發五年，根據李氏所述，當時有西門君，將一個鼠籠中間以鐵絲網隔開，使兩鼠不能相近，一邊放進染疫的病鼠，一邊放置健康無病的鼠類，兩日之後染病鼠類死亡，無病鼠類亦染疫不久則死，接著消毒鼠籠後，再放進染疫但不帶鼠蝨的病鼠，另一邊放進健康鼠，結果染疫病鼠死亡，健康鼠數日後依舊存活，所以李健頤當時指出，「蟲蝨」爲疫情傳播的關鍵。不久當地另一醫師觀其實驗後，以猴子做試驗，將五隻健康的猴子中，甲、乙兩隻分別注入染疫而死的鼠血，丙隻餵食塗抹有染疫血的香蕉，丁隻與染有鼠疫的鼠類同處一籠，放在以木條格開有三個空間的木箱中，中間不置物，另邊放健康戊猴一隻，外邊以蚊帳蓋住，實驗結果發現五隻猴子皆染上疫病，注入疫血甲乙者六日死，食疫血香蕉丙者八日死，與疫鼠同籠丁者十日死，與之隔開的那隻戊猴，染疫但未死，原因在於剛死於鼠疫的動物身體溫，鼠屍毒性強，屍體冷卻後，鼠蚤毒性變弱，傳播力差，所以戊

438　王咪咪著：《李健頤醫學論文集》，頁342。
439　王咪咪著：《李健頤醫學論文集》，頁294。
440　王咪咪著：《李健頤醫學論文集》，頁296。

猴染疫而不死。故李氏云：

> ……在觀夫跳蚤傳疫之源，又可證明毒之所在矣，夫跳蚤善
> 處於鼠之毛竅間，吸疫鼠之血，即吸疫鼠血液之毒菌，而後
> 傳到人體，遂將其所悉之毒菌吐出，乃由人之血管而入於血
> 液中……[441]

相較於當時西方醫家席蒙的鼠疫桿菌傳播途徑實驗中，證明鼠蚤身上的鼠疫桿菌，是導致傳染的結果，可以看出當時同一時期，中西醫醫家對於傳染途徑的實驗結果。

李氏善於運用下法重劑量主治瘟毒疫病，人被疫病所襲疫毒入三焦，傳經到陽明兼少陰，而導致核病，患者的症狀有：身大熱、大煩渴、脈洪大、舌苔黧黑、唇齒焦枯，若再傳入心包，則譫語神昏，所以主張以重下大黃、石膏，清陽明實熱、逐臟腑濕熱，則心包邪自清，所以在他著作〈鼠疫治案〉篇中，我們可以看到大黃、石膏劑量上的重下，熱不退再加重劑量到大黃一兩、石膏四兩，且採取追服法，一劑服盡無甚效再服一劑，不拘泥於當日：

> ……李阿琴之女……與加減活血解毒湯……大黃八錢石膏四
> 兩……連服兩劑熱減其半……」、「……有翁姓者房候復感
> 鼠疫……神識不清核腫……加減活血解毒湯……大黃一兩石
> 膏六兩……連服兩劑神識恢復……」、「福清縣嶺美村林
> 氏……患鼠疫……服西藥阿斯匹林熱退又發……四肢痹痛神
> 識不清……大黃六錢石膏六兩連追二劑連服三日共計七劑而
> 癒……[442]

以上案例來看，光是七劑中的大黃劑量四兩餘、石膏劑量四十餘兩，可見用重下之劑迅猛且疾速，若病稍癒，李氏則以滋陰用藥護體真元，使之恢復生息。李氏最常用的方，融合了羅汝蘭之加減解毒活血湯，自創李建頤之「加減活血解毒湯」，成分為荊芥、浙貝母、板藍根、連翹、甘草、雄黃、冰片、赤芍、桃仁、紅花、生地、金銀花、紫草，表熱盛加知母、石膏，且石膏重下；裡熱盛加大黃；毒在血分加犀角、丹皮、藏紅

441　王咪咪著：《李健頤醫學論文集》，頁298。

442　咪咪：《李健頤醫學論文集》，頁309-311

花、晴天葵、金汁、神犀丹；毒在氣分加忍冬藤、杏貝；心包伏熱、神昏譫語加安宮牛黃丸、至寶丹；毒埋經絡、核腫刺痛時再加乳香、麝香來鎮定止痛[443]。「二一解毒湯」其成分為：金銀花、荊芥、連翹、板藍根、浙貝母、甘草、雄黃、冰片、赤芍、桃仁、紅花、生地、紫草、大青葉、鮮蘆根、石膏，其中鮮蘆根重下四兩，石膏重下三兩[444]。外敷用方與前述醫家大致略同，筆者考證到比較特殊的部分，是用了「顛茄」這個草本植物，筆者研究鼠疫用方至今，首見治療專書中以顛茄作為外用敷傷口的記載。顛茄（*Atropa belladonna*）是常見的草藥之一，其全草和根含有大量生物鹼，尤其以未成熟的果實內含量最高，生長範圍在歐洲、喜馬拉雅山地區、中國西南境內，主要成分莨菪鹼（Hyoscyamine）、莨菪苷（Scopolin）、阿托品（Atropine）等[445]，這些生物鹼可抑制副交感神經，故常用作止痛鎮靜劑，內服常用於治療胃潰瘍、十二指腸潰瘍、膽結石導致的疼痛，多服致人於死，其使用歷史非常久遠，目前最早的文獻記載，可追溯至十六世紀，十八世紀後開始有論文以其為主題發表，使用上可將其葉製成酊劑使用，但需要注意病人是否有散瞳、口乾、昏眩等不良反應發生[446]，因為含有迷幻作用，中世紀歐洲巫術中常用作材料，有散瞳的功效，中世紀義大利女人常用顛茄果實提煉的眼藥水，滴於眼睛使瞳孔擴張，讓眼睛看起來更明亮動人，為義大利文「bella donna」，意思為漂亮的女人，本品沒有收錄在中醫本草類古籍中，而中華藥典有記載。[447]在李氏的外敷用方上，可消炎消腫。

李氏身處的年代，也是中西醫在中國彼此彙通之時，所以臨床用方也加入了中藥與西藥併用的案例，例如某一案例先以「二一解毒活血湯」內服治療，再用顛茄軟膏外敷後，以靜脈注射核苗清注射液，待熱燒退以刀口劃開核腫部位引膿外流後，用稀釋的加波力酸水洗淨後，敷上硼酸軟膏[448]。這個案例中李氏認為中西藥，在藥理上同一屬性的話可以同用，不

443　王咪咪：《李健頤醫學論文集》，頁316
444　王咪咪：《李健頤醫學論文集》，頁303
445　甘偉松：《藥用植物學》，頁488-489。
446　陳瑞龍：《生藥學》（臺北市：合記圖書租版社），頁55-58。
447　中華藥典編修委員會：《中華藥典第七版》（臺北：行政院衛生署食品藥物管理局，2011），頁427。
448　王咪咪：《李健頤醫學論文集》，頁305

須擔心彼此藥性相反而忌用，方中核苗清的注射液，現在很難考證是什麼藥物，加波力酸水卽為苯酚（化學式：C_6H_5OH，PhOH），也就是俗稱的石碳酸(Acidum Carbolicum)，在臨床上多用於殺菌消毒，用敷上硼酸軟膏硼酸分子式（H_3BO_3）可以消毒殺菌，可以預防傷口感染，中藥中常用的硼砂經過酸化之後可以得到硼酸，有著相同的藥理作用。對於李氏對於活血解毒湯的運用，筆者將王清任《醫林改錯》中活血解毒湯、羅汝蘭《鼠疫彙編》加減活血解毒湯、李氏加減活血解毒湯三者比較如表3。

表3、王氏活血解毒湯、羅氏加減解毒活血湯、李氏加減活血解毒湯比較

醫家	出處	組成
王清任	《醫林改錯》活血解毒湯	連翹、柴胡、葛根、生地、當歸、赤芍、桃仁、紅花、枳殼。
羅汝蘭	《鼠疫彙編》加減解毒活血湯	連翹、柴胡，葛根、生地、當歸、赤芍、紅花、桃仁、厚朴、甘草、石膏、知母、銀花、竹葉，危症加藏紅花、或是重下紅花、紫草。
李建頤	《治鼠疫全書》加減活血解毒湯	連翹、生地、赤芍、桃仁、紅花、甘草、金銀花、紫草、石膏、大黃、荊芥、浙貝母、板藍根、雄黃、冰片。

李氏方義中，認為以羅汝蘭藥方中去掉柴胡、葛根、當歸、厚朴這些辛散的藥，因此為熱毒劇烈之症，恐辛散藥助長病勢，加上雄黃解毒殺菌、冰片開竅通絡之功，以生地、銀花來清肌解熱，取代原方中柴胡、葛根的作用，以紫草涼血活血、解毒、發透疹；板藍根、浙貝母來散結潰堅、清熱解毒，以連翹疏風散結、消腫散結、清心退熱；甘草和中、護土兼退熱，在荊芥的使用上，羅汝蘭認為毒熱之證不用溫性藥，所以荊芥也被認為不適合使用的溫散藥，但是李氏的用藥之中選擇了荊芥，他的意思在於病入血分，可以將血液中有毒物質汗化流出，荊芥本身就是發表散風，消瘡瘍的用藥，再加上李氏慣用重下大黃、石膏用藥，達到清熱解毒、攻積散結、逐瘀通絡而成其功，藉由這樣的分析比較，我們可以更瞭解李氏用方的精義。清末民初醫家冉雪峰，著作《鼠疫問題解決》書中認為，鼠疫之病為陰氣凝滯受阻、毒氣內結則成燥毒，一般病症之脈，以浮數脈為熱盛，浮緩脈為熱退；但鼠疫之病，熱之進退與脈之緩數為相反，

他認爲此爲少陰病症之屬，鼠疫熱盛脈沉緩，病勢趨緩脈浮數，用方之一以王清任〈解毒活血湯〉主治，再配上麝香以追服法服藥治療，另一醫家區德森在對《時疫辨》註解，認爲一般病症臨床上，皆可以用溫病涼方治療，寒涼之病溫方治療，但是鼠疫不行以熱病寒治的思維，而是要加諸痰症阻瘀的概念[449]，紹興何廉臣在《全國名醫驗案列編》書中認爲，當時鼠疫治療中醫的法則有幾個面向：

1. 熱毒鬱結肌膚，治則以清熱瀉火消瘀散腫爲主。
2. 熱毒鬱閉肺經，治則清熱解肺毒化痰潤燥。
3. 熱毒入營血而染，治則清營血瀉熱養陰護心。
4. 陰竭陽脫之症，治則驟補眞陰回陽救脫[450]。

以此觀察我們發現，當時對於鼠疫認知爲手足厥逆的寒毒，或是發熱高燒的熱毒上，比較會有不同的觀點，但經方派醫家認知爲陰陽毒，以陰陽現象並俱的毒氣所致，是較可信的判斷，但對於邪氣致毒染身的概念是一致的，以表證發之、裡證下之、血證清之、正氣虛以補之的辨證觀點。

　　與中國在水一方的香港，在鼠疫大流行期間，中西醫藥界對於疾病的認知與治則，在香港地區綻放了既競爭又合作的一面，英國殖民香港帶來了西方醫學與公衛，並對於傳統香港華人所習慣使用的中醫中藥，認爲其是不科學且迷信的醫療方式，以白種人種族優越感的視角，來看待香港華人慣用的傳統醫學，同樣的情形也發生在同期的臺灣，日本自明治維新全面西化以來，建立了一個新興的強國，在甲午戰爭之後，清國割讓臺灣給予日本，當時臺灣的漢人，也跟香港華人一樣在醫療的需求上，以漢醫漢藥爲主，日本殖民政府同樣以不科學迷信的態度看待，而港英政府在1850年所成立的國家醫院，其實最主要的目的，是在於醫治當地的歐洲人爲主[451]，對於華人醫療習慣，採取不干涉的態度，國家醫院在當時並沒有受到華人的青睞，主要原因對於西方醫學不習慣與不信任，再者當時看西醫所費不貲，對於低層華人而言是無法負擔的。而這一場鼠疫傳染

449　屈志勤、羅英、文潔賢：〈嶺南名中醫抗擊甲午鼠疫述評〉，頁1466。

450　楊林、張濤：〈腺鼠疫病人治療的方法〉，《中國熱帶醫學雜誌》12.9（2012），頁1161。

451　姜鍾赫：〈鼠疫與香港殖民醫學下的華人女性病患(1841-1900)〉，《近代中國婦女史研究》26（2016），頁69。

病，在致病原並未被發現之前，整個中西醫在疾病的治則上，有著很明顯的差距，當時西醫能做的多以阻絕、隔離、清潔、消毒之公衛手段為主，而在治療鼠疫上，則以緩解患者核腫產生紅腫熱痛為主，但是中醫在用藥用方方面，有一套完整的治療處方與診斷的方式，例如當時諸多中醫醫家的著作：吳存甫《治鼠疫法》、羅汝蘭《鼠疫彙編》、黎佩蘭《時症良方釋疑》、鄭肖岩《鼠疫約編》、及余伯陶《鼠疫抉微》，這些醫家以臨床上病理現象觀察，融合傳統中醫理論，不論是熱毒、瘀血、脈痰核而生，或是毒氣鬱滯而致氣機不暢……等醫理，配合上清熱瀉火、散結破堅、活血化瘀、通絡逐瘀……等，在當時產生極為有效的治則，也吸引當時大量香港華人返回廣東醫治，又因疫情之故無法回鄉，而產生對港府的抗議事件。廣東鼠疫期間，《鼠疫彙編》的治則成效，在當時成為中醫治療鼠疫的標竿，筆者也考證當時香港當地流傳的中醫處方箋：

> 貫眾、牛蒡子、梔子、連翹、當歸、防風、茯苓、甘草、蒼
> 朮、川黃連、檳榔、木香、黃柏、厚朴、半夏、蘆根、茅
> 根、藿香[452]。

這一帖用於鼠疫治療的藥方，雖然沒有劑量記錄，但我們可以看到藥方中，分成幾個方向為主，第一是清熱解毒類藥物，鼠疫是屬於熱毒入侵，故使用藥物以清熱為主，如：貫眾、黃連、梔子、連翹、黃柏等，第二類為理氣、下氣的藥物，用來處理患者脾胃消化等問題，如：檳榔、厚朴、半夏、藿香；第三類則為利尿藥物，用來引濕熱下注，達到退燒目的，如：茯苓、蘆根、白茅根；這樣的藥方組合，大多以中、下二焦為主，且有大量的祛濕和風藥，可用來處理鼠疫產生的腫塊達到透疹之目的，推斷該處方是針對腺鼠疫，所引起的淋巴發炎症狀，因為方中用了貫眾這味藥，臨床上多用治療流行性腮腺炎，但本方沒有看到針對上焦肺熱的藥品出現，推斷本方有可能是香港中醫，針對腺鼠疫而開立的藥方。這帖藥方對照當時治療顯學《鼠疫彙編》有極大的差異，首先《鼠疫彙編》將鼠疫認定是毒熱鬱於血管，凝滯成毒而腫大，所以治療的方義在清熱解毒、活血通絡、攻結散積，所用藥物大多是清熱涼血的黃芩、黃連、黃柏、生

452　蔡素貞：〈鼠疫與臺灣中西醫學的消長〉，《臺北文獻》，164（2008），頁175。

地、石膏、滋陰解毒的玄參、熱入心包神昏譫語的羚羊角、犀牛角、通絡逐瘀的藏紅花、蘇木。對照上述香港當地的處方箋，筆者認爲似乎在於鼠疫初起，毒熱之始，治療用方方中先以清熱利濕藥物引熱外出，在加上發表透疹，表邪外束，疹毒內陷的藥方且清熱藥如黃連、黃柏作用在中、下焦之處，可以引熱下行，但方中沒有強力的散腫破堅用藥，只有治療腮腺炎的貫眾具消腫塊的效果，此方爲初起用方，或是以治療溫病陽毒發班、痄腮這類頸部氣分、血分毒熱的藥物流用於治療鼠疫。

綜觀上述中醫藥治則分析，當時的醫療環境中，對於鼠疫醫治的法則，用治之法有內服湯藥之外，有外科切除疙瘩後敷藥，或是以螞蝗吸血排膿，或是火針刺入皮膚，破壞疙瘩此類腫瘤硬塊結購，併引膿血排出，再加上清熱瀉火、躁濕收澀傷口，外敷中藥敷貼，但總體成效並不良善，筆者認爲重點還是在於大環境中公共衛生、防疫的不實，未能落實居家環境清潔，阻絕傳染源有莫大關係，傳染病的先天之原，在於環境的衛生，後天之原，在於醫藥的治則，不可不謹記。

華南大鼠疫中重災區廣東與福建兩省，都有大量的治療鼠疫專書出世，參與當時鼠疫傳染病的救治，其中較具知名專書依照出書順序分別爲：吳存甫（以下簡稱吳氏）的《治鼠疫法》、羅汝蘭（以下簡稱羅氏）《鼠疫彙編》、黎佩蘭（以下簡稱黎氏）《時症良方釋疑》、鄭肖岩（以下簡稱鄭氏）《鼠疫約編》、及余伯陶（以下簡稱余氏）《鼠疫抉微》，其他治療鼠疫的中醫專書，還有1910年間由鬱聞堯、丁福保、楊心梅編撰，以《鼠疫彙編》爲基礎，包含《鼠疫約編》、《辨症求眞》等書的內容，用藥用方與醫學辨證論治，重新編定成《鼠疫良方彙編》一書，另有江蘇吳縣醫家陸晉笙，認爲自吳存甫首創鼠疫治療專書以來，歷經羅汝蘭《鼠疫彙編》，鄭肖岩《鼠疫約編》，余伯陶《鼠疫抉微》以來，建立了一套完備的治療法則，可以提供醫家在治療上完備的依據，但若要置於民間居家防疫用書，則感內容廣博讓病家無所適從，所以他採集這些醫書之精要，以最簡便的有是症用是方的方式，編成《鼠疫節要》一書[453]。

中醫鼠疫治療專書，最早是由吳氏蒐集同治五年到光緒初年（1866

---

453 吳文清：〈近代中醫防治鼠疫著作及特點分析〉，《河南中醫學院學報》22（2007），頁80。

年-1875年），在廣東高州、廉州、雷州、瓊州、廣西安南等地，治療核腫的驗方集結成書，這本書在中醫治療鼠疫病症之中，最傑出的貢獻是首度以鼠疫這個病名，用在中醫藥專書之中[454]，以觀察到鼠死而疫作，建立起鼠與疫之間的關聯性，在疫病要發作之前，街上產生大量自斃鼠的異況，當時距離耶爾森發現鼠疫桿菌還早十幾年，但是醫家藉著異象的觀察，並思索著鼠類伏於地的生活型態，長期感受地氣中濕濁污穢的毒氣中，若感疫而死，而邪氣藉空氣中流傳，於人之口鼻而染疫的推斷。

根據羅氏自序所言，最早是在光緒十五、六年間（1889年-1890年），鼠疫在廣東地區爆發；

> 鼠疫者，鼠死而疫作，故以為名……方書所不載……鄉復一
>
> 鄉，年復一年，為禍烈矣，為患久矣……

羅氏認為這病是帶有瘟疫地氣的鼠類，導致人類感其疫氣而病，接著互相染疫，有鑑於鼠疫禍害年復一年，鄉復一鄉的傳染成病，翻遍古籍沒有能對此醫治的用藥用方，所以代表的是古代沒有鼠疫病症嗎？筆者認為非也，而是當時對於這類傳染病，已經確定是因鼠而疫，而中醫古籍中，對於鼠疫的病名之前是不存在的，而有另外多種相對應的名稱，如疙瘩瘟、大頭瘟……，所以羅氏以鼠疫的當代病名去搜尋中醫古籍，當然會無所獲，後來在光緒十七年春（1891年），拜讀了王清任《醫林改錯》的用方，認為鼠疫是毒氣瘀滯，在血管導致血流不行而阻滯成腫塊，所以採用書中用方，同年冬與吳存甫相識，拜讀其大作《治鼠疫法》後，將其用方與《醫林改錯》的啟發，改寫於自己的著作中，光緒十九年（1893年）當地鼠疫再度大流行，書中用方得到很好的治療效果，所以由此可以知道吳存甫的《治鼠疫法》雖然已經失傳，但是其內容與精神，卻在《鼠疫彙編》書中得到彰顯。

黎氏《時症良方釋疑》，緣起於光緒二十五年（1892年）肇慶鼠疫時期，他在當時閱讀了《鼠疫彙編》深知其效佳，但當地的醫生對於此書的態度，同於當初羅氏所遇到的問題，眾多醫家們對於藥方用藥劑量的質疑，與服藥一日數劑此重劑的猜疑，但黎氏深信《鼠疫彙編》的用藥用

---

454 賴瓊：〈近代以來雷州半島鼠疫的流行與防治〉，《廣東醫學院學報》31.5
（2013），頁607。

方，所以他提出患者初受鼠疫感染之時，以《鼠疫彙編》用方在藥房抓藥時，駐診醫師皆對用藥劑量與每日服用帖數不以爲然，反而建議患者減輕劑量與服藥帖數，導致後來諸多病患因此延誤了治療時機，因醫者誤判藥理造成的傷亡，並認爲鼠疫的治療必須秉持著「有是症用是方」的精神，隨症狀加重劑量，不需考慮患者體內三陰三陽的變化，皆以重下、驟下、攻毒去邪、化瘀爲主，以免遲了治療時機。在熟讀《鼠疫彙編》後認爲書中架構太大，「詞語繁重臨事忽遽無暇詳閱」所以再三鑽研後，捻其症狀分類，並將書中內容簡要分門別類作系統的編排，並將原本解毒活血湯用方中加上蘇木一兩、石膏一兩[455]，將《鼠疫彙編》中的用方，依照病症的傳變加入加減方，如熱盛必加羚、犀；熱盛卻見手足厥逆，必加重藏紅花，達到行血化瘀；以及服藥法中，除了遵循羅氏的醫理外，在面臨胎前產後的產婦患者，亦有考量到身體狀況給予加減，另外黎氏認爲治療鼠疫的藥方必須用長流水去熬煮[456]，書中亦建議患者服藥後的藥渣，可作爲藥浴清洗身體，達到宣通毛竅、散結瘀滯之效，並附上自己臨床醫治成果的醫案，整本書共分爲鼠疫方釋疑、辨症、治法、方藥、加減法、論買藥、服藥法、飲食、患患預防、醫案，共計十個部分寫成《時症良方釋疑》一書。

這場瘟疫廣東省疫情慘重，筆者考證當時治療鼠疫專書，認爲羅氏著作《鼠疫彙編》，當是當時最爲詳盡的治療專書，不僅在辨證論治與用藥用方的精義，也從此書之後，諸多中醫醫家在治療鼠疫方面，皆以此書爲圭臬。光緒十七年（1891年），石城縣歲貢擔任訓導職務的羅氏，平日多讀醫書，對於中醫藥多有造詣，因爲鼠疫從安鋪地區流傳到石城縣城，造成大流行死亡者衆，因此廣尋偏方，希望能提供給當地患者服用，在偶然閱讀醫家王清任《醫林改錯》對於瘟疫的治則：

> 道光元年，京師時疫，日死人無數……熱毒中於血管，血壅
>
> 不行。夫已壅不行，必然起腫……[457]

書中王清任觀察道光元年（1821年）的疫病患者，針刺其尺澤穴，流出黑

455 [清]黎佩蘭撰，李劍、張曉紅編：《時症良方釋疑》（廣州廣東科技出版社2018），頁27。

456 [清]黎佩蘭撰，李劍、張曉紅編：《時症良方釋疑》，頁32。

457 [清]王勳臣著：《醫林改錯》（臺北：台聯國風出版社，1991），頁50。

紫色的血，認為瘟毒將氣血凝滯，而血液的堵塞使津門不通，導致身體上吐下瀉，故開立〈解毒活血湯〉，主在處理血凝和清除瘟毒之用[458]。這類的瘟疫會導致體內熱毒成瘀，堵塞血管而成結核如瘰癧，於是羅氏將書中用方解毒活血湯，加上自己獨到的見解，寫成〈加減解毒活血湯〉，提供給石城當地鼠疫患者，當作治療鼠疫的用方，效果甚佳救活多人。

其中值得注意的是，羅氏受到王清任《醫林改錯》解毒活血湯的啟發，以此方治療鼠疫，然而這一方實際上在當時是道光年間，中國受到亞洲型霍亂侵襲，導致大規模死傷的背景下成書，所以這一方是治療霍亂藥方，何以治療霍亂之方用治鼠疫？王清任認為此病「不分男婦老少眾人同病乃瘟毒也[459]」，明確認知此具有傳染性的疾病，主張除了傳統中醫治療霍亂用方，建立在清脾胃熱，與溫中止瀉之外，必須加以活血、通絡、逐瘀的概念治療方才有效，也就是這個的概念，加上兩病皆具有傳染性，讓羅氏觀察鼠疫的病理現象後得到啟發，以霍亂的藥方用治鼠疫，巧合的是以現代醫學認知，霍亂與鼠疫病原體皆屬於細菌性傳染病。

針對兩方作分析，解〈毒活血湯〉主要可用於霍亂初期，上吐下瀉的症狀；而加減解毒活血湯，更改柴胡和連翹比例，並將枳殼更改為厚朴，書中描述連翹清熱效果較佳，在熱盛時可達到更好清熱解毒之效，對比現代藥理，我們亦可看到連翹和柴胡二者雖然皆具抗菌、抗發炎作用，然而在抗菌作用上，連翹可針對較多元的菌種，可達到較廣效的作用[460,461]；在枳殼與厚朴的替換上，兩者雖都有行氣之效，而方中認為厚朴色赤，可引藥入血分外，經薑製後之厚朴，對於腸胃刺激較枳殼輕，可降低相關不良反應的發生，而若熱更盛，可增加石膏、知母，讓清熱解毒作用更加；而在藥理上，厚朴可以達到肌肉鬆弛及降血壓的作用[462]，這些都可以有效的降低體溫，達到退熱的效果。

對於處方的更動，作者認為該方已經熱入血分，是否加重連翹的劑

458　闞飆、王多春著：《霍亂》（西安：陝西科學技術出版社，2005），頁12。
459　[清]王勳臣著：《醫林改錯》，頁51。
460　國家中醫藥管理局：《中華本草卷15》（上海，上海科學技術出版社，1999年），頁909-919。
461　國家中醫藥管理局：《中華本草卷16》，頁156-159。
462　國家中醫藥管理局：《中華本草卷6》，頁881-887。

量就可以透熱？以及柴胡本身除退熱外，對於神經方面有抗痙之效，可以緩和部分的血分症狀，故筆者在下修柴胡劑量上有不一樣看法，但因為未見實際病患，故此為筆者的一己之見。當時羅氏除了參考王清任的用方之外，並得到吳存甫《治鼠疫法》的領悟，認為這本書中治療鼠疫相關用藥用方，若能隨症加減，可以充分治療當時鼠疫病症，於是參考該書中的用藥，加上〈加減減毒活血湯〉編訂成冊，寫成《鼠疫彙編》一書，該書付梓後隨著羅氏在臨床上治療的經驗與心得，總共出了五個版本；光緒十九年（1893年）春城鄉鼠疫復發，羅氏運用加減解毒活血湯，救活很多罹患鼠疫重症患者，消息傳開之後鄉民求取藥方與書籍的人們接踵而至，當時也有人因為成效驚人，質疑加減解毒活血湯的成效不若所言，甚至誹謗說該方醫出了人命，為此羅氏撰文針對謠言反駁，並通過實際治療鼠疫的經驗，發現藏紅花在活血化瘀的藥效甚佳，這部分後有詳述，再加上其侄羅啟沃所寫的「經驗塗瘰方」針對鼠疫產生的頸部、腋下、鼠蹊處淋巴結腫塊的外敷用方，因為效果卓著，在第二版中收錄其中，該版本因為內容中用藥用方甚為有效，在當地大受歡迎，在光緒二十年（1894年），石城陀村流行鼠疫，感染數百人，患者按照書中的方劑治療，有速效，因此全村沒有人因為鼠疫而死亡，一時之間該書洛陽紙貴，各地藥房、出版社皆復刻此書廣為宣傳，這些自行刻發的書，純粹為了滿足群眾防治鼠疫之急需，沒有變動書中內容，因此這次諸多復刻，並不是新版之始，而是二版的多次復刻。

清代醫家的著作在臨床上有功效之時，諸多藥局會助印復刻，讓民眾防疫或是置於廟宇，作為善書供群眾使用，光緒二十年秋冬之際（1894年），羅氏重編作第三版，將書中兩方屬於吳存甫用治下法的方子刪除，因為他認為這兩方是以大黃為君藥，如果鼠疫初期用這兩方來治療的話，會導致表邪內陷的病症，當患者疫毒邪盛而素體虛虧之時，位於皮毛的邪氣將會陷入深層筋骨，甚至臟腑之間，而產生邪實的病變，增加「原起論證」與醫治禁忌；對於鼠疫流行之初民間異象，並提出了地氣論的理論，講述環境與疾病傳播的關係，此篇論述與現代公衛學說已多有謀合之處，增加「釋疑說」二則，以及臨床治案九則，並區分了輕重症用藥劑量的準則，這一個版本較之前有著更科學化與嚴謹的態度。

清光緒二十一年（1895年），鼠疫再度肆虐，此次疫毒更盛，所以羅氏著書第四版，此次疫情除了少部分輕症的患者，大多數患者皆重症，且用藥劑量增加更多於前幾次，患者服藥多達六、七帖，甚至一旬方可奏效，所以這次的版本將方中活血化瘀、清熱瀉火的藥物，如石膏、桃仁、大黃、紅花劑量上加重，羅氏主張用藥重下的精神，在於鼠疫為病病程的發展迅速猛烈，非用重下劑量以及追劑方式服用不可，這即是該版主要訴求「追服法」的精神。所以臨症用方也抱持「不以輕劑治重病，不以緩劑治急病」的精神，臨症用治如為將者沙場用陣行兵，兵貴神速，尤以烈性傳染病更要求用藥之重下，求取效果之猛速，且鼠疫臨床病理現象複雜詭譎多變，治法沒有一定量度，如同其病脈沒有規律般，如光緒二十三年（1897年）瓊州案例中可以看到[463]，患者初起熱不甚，但已經產生鼠蹊處淋巴結腫大，羅氏認為此為毒盛，但尚未遍及全身故熱不盛，所以用〈解毒活血湯〉重下石膏、知母、紫花地丁後，然因患者對於石膏之寒性有所懼，改用羚羊角、犀牛角、藏紅花各一錢，紫花地丁依舊，當患者有些譫語的症狀出來，表示毒熱進入心包，再重下竹葉清心瀉熱，紫花地丁依舊重下，功在消瘡退熱，再加黃耆補益元氣，這部分對照羅氏之前，瘟病不可擅用參尤耆附類補益之藥，在於熱毒盛用補益藥物，恐讓正氣受鬱滯邪氣更盛，但這個案例患者在熱毒已緩之後，可以加些補益藥物助正氣以禦病，再加上黃耆本身除了補氣之外，還有托瘡、生肌、排膿止痛的效果。又如光緒二十一年（1895年）陀村治案[464]，一少婦罹病初起，身熱、頭痛、渴、頸部有淋巴結腫塊紅腫熱痛，羅氏急用解毒活血湯兩劑連追，再加知母、石膏、羚羊角、藏紅花清血熱解毒化瘀，患者一日內以雙倍劑量追服四帖，以這個劑量來看，可以看出用藥之重下，當腫勢已穩定痛、渴稍順，但熱未退、大便未通，再加朴硝、大黃潤腸通便，盪滌腸道之毒，筆者認為中醫理論中，所謂盪滌腸中濕熱的本意，就是將腸道中壞菌，如沙門氏桿菌、革蘭氏陰性菌、大腸桿菌等，藉著這類峻下藥物排出體外達到解毒的效。羅氏主張面對瘟疫用藥需重下劑量，他舉例光緒十七

463　[清]羅汝蘭著：《鼠疫彙編》，頁81。
464　[清]羅汝蘭著：《鼠疫彙編》，頁77。

年（1891年）春城疫[465]，當時當地友人抄寫該方廣爲流傳，得到極佳的治療成效，有人抄寫並延醫診視，時醫約此藥重下恐不濟於身體，故刪減一倍劑量，服之後則死；羅氏主張的重劑量追服法，面對此烈性傳染病才能得到確切的效果。除此之外這版本上增加「復病治法」，強調了癒後的調養，飲食作息知要與情緒控管切勿憂思惱怒，在書後附加了羅氏十餘年的經驗方〈疫毒中氣經驗方〉這部分當非鼠疫之症，筆者考證該方治療感受不正之氣，腸胃濕熱、上吐下瀉、家家感染，當爲霍亂之症，如前所言廣東省三大傳染病，除了鼠疫居首，其次就是霍亂，所以羅氏也在鼠疫專書上，增加個人治療霍亂的醫案兩則至於書末。

　　同年廣東瓊州海口縣再度暴發鼠疫，當時羅氏以貢生身分，任職於瓊州海口縣，遂以捐款印書傳送於當地，但瓊州地區醫家對於鼠疫病症的不瞭解，以及對書中用方多所疑慮而不用，「……瓊醫或從而笑之甚從而訾之……」，甚至看到他的處方簽之後有嘲笑的、有詆毀的，因爲受到李時珍《本草綱目》的影響，認爲桃仁、紅花之類的藥材，尤其紅花用之不可超過三錢，而羅氏的用方中大多不少於五錢，所以對他的處方簽有所疑慮不敢嘗試，隔年光緒二十二年春（1896年），鼠疫達到傳染的高峰期，死者數千人，當地醫生「各出手眼，百無一效」，用盡方法卻沒有效果，使死亡人數越來越多，一直到了二月底，才有一個大膽的患者來找羅氏治病，結果一治見效，後來連續治癒數人後聲名大噪，求醫者接踵而至每次他幫病人看病開藥，都會贈送《鼠疫彙編》一本，按照書中指示十之八九皆癒，從此以後當地醫生，皆相信羅氏用方可以治療鼠疫病症，於是羅氏將前四個版本的內容，重新編排補充了各家脈學理論、鼠疫緣起論、瓊州當地的醫治成果五則，到了這一版《鼠疫彙編》最終的樣態底定，也因爲《鼠疫彙編》的治療成果，影響了後世諸多醫家以中醫治療鼠疫方面的思維，清光緒二十七年（1901年），醫家鄭肖岩針對《鼠疫彙編》的內容，增補臨床用方後，寫成《鼠疫約編》；清宣統二年(1910年)，醫家余伯陶將《鼠疫彙編》、《鼠疫約編》採擷書中內容，增訂本身臨床用方，集結成書《鼠疫抉微》，由這三本醫書中，可以看到當時鼠疫大流行的傳染途

465　[清]羅汝蘭著：《鼠疫彙編》，頁73。

徑，與當時醫家用藥用方的精義，可窺清代鼠疫研究概況[466]。

病程發展方面，羅氏將輕重做分類，分為輕症、稍重症、重症、重危症、至危症；他認為瘟疫在以前被視為風、寒、暑、濕、燥、火六氣所致，但明代吳又可著書《溫疫論》推翻這樣的看法，認為瘟疫是天地之間不正之氣，不問節氣，不分男女老幼，隨時致人生病，且會反覆發作，病因皆從口鼻而入，起源之始在於兵禍與天災之後，產生大規模流行性傳染病[467]，所以疫氣在天地之間，由天氣下降，地氣上升而致疫，傳播途徑在於疫氣盛行先見鼠死，然後人感疫氣而致病，其症發熱、惡寒、咳血、頸部、腋下、鼠蹊處有瘰癧產生，而後身長斑疹色黑，致人死地快速。對於該病的起源，羅氏以當時的觀察，認為是來自安南（現今的越南）傳播到廣西，再到廣東雷州與沿岸城市，鼠疫的傳播在人群聚集的城市因人群密集、公衛系統發展不良、環境多污穢髒亂，當疫病一起即發生大規模傳染，但在鄉間人群稀少、環境空曠、污穢濕濁亦少，所以疫病傳播造成的死傷也少[468]；所以《鼠疫彙編》書中，開宗明義為首四句「居要通風，臥勿黏地，藥以清解，食戒熱滯」，就表明鼠疫預防的方法，羅汝蘭對於鼠疫認定在環境的污穢，與不潔病原體，先寄生於老鼠身上的跳蚤，後藉著人鼠之間的感染，由口鼻進入肺先受邪氣，衛氣不固毒熱鬱滯，從皮表進入感染於血管，導致血液毒熱而發病，導致患者身疼痛、肢節煩疼、咳喘、往來寒熱、惡寒、發燒等症狀，這跟現代鼠疫的傳播途徑類似。

傳染病的預防與防疫的措施，首重的就是居家清潔與環境的整理，以臺灣多雨濕熱的氣候型態，本易滋生傳染源，平時各級政府積極宣導，居家環境整理與清潔，每當颱風過境，各地政府即開始從事清潔與災後復原、大型廢棄物之處理、水溝清淤、噴灑藥物以杜絕傳染源。所以《鼠疫彙編》中開宗明義四句話，也強調了環境清潔，預防勝於治療的理念，另在余伯陶的《鼠疫抉微》一書中，認定鼠疫初起，也是因為環境污穢，染有鼠疫菌的鼠屍，陳屍於路面，藉著接觸感染了人群，書中並引用西方醫學家，將感染鼠疫的老鼠解剖後，發現受感染的老鼠外表、軀幹，與

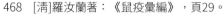

466　范曉艷：〈簡析清代《鼠疫彙編》的理法方藥〉，《河南中醫雜誌，2002》，22.1，頁7。

467　[清]羅汝蘭著：《鼠疫彙編》，頁26。

468　[清]羅汝蘭著：《鼠疫彙編》，頁29。

一般老鼠並無異樣，但是解剖後發現，受感染老鼠內臟，充滿膿液污穢的血液，與一般老鼠不同。以及《鼠疫抉微》書中也觀察老鼠是否染疫，並說明染疫之鼠身體僵硬，體毛鬆散，眼睛紅赤黑晶凸起，於夜間活動，因體內毒熱發作，口渴異常故飲用大量的水，白天遇到太陽日照之時毒發而死[469]。

以症狀觀察羅氏認為先起核後發熱，這是疫毒由毛孔入肌肉腠理之間，先發熱再起核，這是肺先受病，邪病從口鼻而入，在中醫辨證論治，當時時方派醫家對於經方派醫家過於辨證上有所批評，然時方派醫家在辨證上雖不若經方派細膩，但仍將鼠疫以部位細分為上中下焦，以症狀做輕重分為輕症、稍重症、重症、重危症、至危症；羅氏參照吳鞠通《三焦辨證》將鼠疫分成上、中、下焦之三焦分症的診斷模式，上焦證：

> 脈不緩不緊，不浮不沉而動數，尺膚熱，頭痛身痛，微惡風
> 寒，熱渴自汗，日午後熱盛，間有不惡風寒，不汗不渴者，
> 舌苔白。

此處羅氏認知鼠疫初起，疫毒在空氣中藉著皮膚的接觸，或是口鼻進入人體致病，首先會侵犯肺部，導致疫毒壅盛於肺，而衛主氣故與肺同病，初期重症將危及心包絡，進入營血所主，導致患者舌絳紅乾燥卻不渴，致使神昏譫語、熱閉心包而癲狂，因為疫毒進入營血系統，患者皮膚見斑出疹，後續若因邪深誤治，或是未經治療，疫毒進入中焦系統。中焦症：

> 面目俱赤，語聲重濁，呼吸俱粗，大便閉，小便澀，舌苔老
> 黃，甚則黑有芒刺，但惡熱不惡寒，日晡益甚。

這是陽明熱症臟腑受邪，導致患者產生大汗出、大煩渴、脈洪大、腹脹腹痛、大便結而譫語……等，這類陽明熱症之傳經，導致病邪再入下焦，下焦症：

> 熱邪久羈，或下或未下，或夜熱早涼，或熱退無汗，或身熱
> 面赤，口舌燥，甚則舌謇囊縮，痙厥，神昏，循衣摸床，舌
> 縮耳聾，齒黑唇裂。

這時候因為疫毒熱邪積留體內日久，導致患者腎陰虛虧受損且熱傷心神，

---

469 [清]余伯陶著：《鼠疫抉微》，頁4。

邪盛正虛，導致患者會產生摸弄衣被、撫摸床緣、齒黑唇裂的症狀。脈見脈來動速忽而中止再反動或小緊數的結代脈，所以《鼠疫彙編》用方用藥於鼠疫初起，邪由口鼻而入，此為上焦之症，在治則上以清熱瀉火、解毒與發表為主，上焦症重避免傷及心包，在清熱之中，加上清營涼血的用方以退熱降毒；當病傳中焦產生陽明熱症，以解毒化瘀用瀉下之法治之，尤其是見到六症：

> 大熱不渴，舌黑起刺，腹脹腹痛，大便結而讝語，熱結旁
>
> 流，體厥，脈厥……

皆可用瀉下治法，這部分書中多用承氣湯法，筆者認為羅氏有承襲《溫疫論》用方的精神，吳又可認為張仲景設立〈承氣湯〉治療陽明腑實症，症狀為胃中燥、大便必硬、大便難、胃中有燥屎，後代醫家多用此方攻邪，若沒有以上的症狀則不用；但是吳又可認為此方設立，是為逐邪，而非大便硬而設，若是等到已經大便硬結了，代表熱盛傷津，病人的血液被邪熱所傷，會產生各種病變，錯失治療時機，所以吳又可認為瀉下不嫌晚，只要陽明腑實皆可用[470]；下焦之症，因為疫毒留於體內日久，患者產生腎陰虛虧受損，且熱傷心神邪盛正虛，羅氏認為在清熱解毒化瘀之中，加以滋陰潤燥之方，標本同治在攻疫毒的同時，兼具滋養肝腎之陰，藉以固本培元[471]。

綜觀羅氏《鼠疫彙編》書中治療方向及在內治服藥，表症以白虎，裡症以承氣，入心包以羚犀，輔以外治膏敷，慎貼膏藥避免長時間導致感染，適時用針刺手法刺潰腫瘤放出毒血，另外在第五版症治論中提出：

> ……其輕者如赤眼發頤（俗名豬頭腮），其重者頭腫俗名
>
> （大頭溫）、頸脹俗名（蝦蟆溫）……[472]

這部分有個值得討論的現象，就是羅氏將現今流行性腮腺炎，納入鼠疫的範圍，流行性腮腺炎或稱耳下腺炎，中醫稱「痄腮」俗稱豬頭皮，屬於腮腺炎病毒所引起的疾病，初期的症狀為發燒、肌肉痠痛、頭脹痛、全身無

---

470 甄雪燕：《中醫歷代名家研究叢書吳有性》（北京：中國中醫藥出版社，2017），頁51。

471 曾蘭：〈清代羅汝蘭三焦辨治鼠疫〉，《中國中醫基礎醫學雜誌》22.1（2016），頁22。

472 [清]羅汝蘭著：《鼠疫彙編》，頁19。

力、臉頰的單側或雙側腮腺會產生疼痛的腫脹，隨著病情的發展，有可能會影響到大腦、胰腺、生殖系統發育的功能，現今醫學多以疫苗注射治療與預防，中醫治則在吳鞠通《溫病條辨》中認為是熱毒在表，毒熱鬱結所致，有邪在衛分，上焦多以清涼解表藥物治療[473]。以症狀發燒、頭痛、惡寒、頸部腫塊來推斷，不屬於鼠疫病症的流行性腮腺炎，在當時會讓羅氏將此病與鼠疫混合一談，有當時辨證上混淆之處。

另外，前述有提到第二版之中，羅氏有鑑於番紅花效果甚佳的部分，於此作藥理分析，番紅花雖名為花，但其實是鳶尾科番紅花（*Crocus sativus*）之乾燥柱頭[474]，非完整的花朵，因為僅採收柱頭故為名貴藥材；該植物原產於阿拉伯一帶，元代由蒙古人作為香料帶進中原，《飲膳正要》中稱其為咱夫蘭，這來自其英文讀音（Saffron），主心憂鬱積氣悶不散，常用為肉的調味品[475]；本草典籍的正式記載要到《本草綱目》的時期，在別名有其音譯而來的洎夫藍、撒法郎，而功效上除《飲膳正要》所提之外，還多了活血的功效[476]，對應現代藥理研究，番紅花的水溶液有抗凝血及血管擴張的作用，可對應典籍所說的活血，而對於記憶力提升的效果，可對應其對於心神的療效[477]。在第四版中羅氏將石膏、桃仁、大黃、紅花劑量上加重，筆者認為為加速清熱瀉火，與疏通血管鬱滯之效，將這幾味藥的藥理作分析，石膏為硫酸鹽類礦物，主成分為含水硫酸鈣（$CaSO_4 \cdot 2H_2O$），首載於《神農本草經》列為中品。由於石膏色白屬金，且清熱之功甚著，入肺、胃二經，以往古代四神之一的西方白虎神與其相喻，所以石膏又有「白虎」之別名。石膏藥性甘、辛，大寒，臨床上可分成生用和煅用，生品清熱瀉火，除煩止渴，是治療外感熱病常用藥，也適用於胃火上炎引起的頭痛、牙痛，而煅後生肌斂瘡用於燒燙傷。清末

473 黃碧松、楊子峰、楊書蘭：〈銀翹散現代藥理研究近況〉，《中醫兒科醫學雜誌》7.1（2005），頁64。
474 衛生福利部臺灣中藥典第三版編輯工作小組編纂：《臺灣中藥典第三版》（臺北：衛生福利部，2018），頁335。
475 《飲膳正要》（無日期）：藏紅花。取自:https://bit.ly/2RE2be7（民110年1月5日檢索）。
476 [明]李時珍著，國立中醫藥研究所編：《本草綱目》（臺北：國立中醫藥研究所，2001），頁564。
477 國家中醫藥管理局：《中華本草》（上海：上海科學技術出版社，1999年），卷22，頁261-264。

民國年間知名醫家張錫純，認爲石膏涼而能散有透表解肌之力[478]。就現代藥理而言，石膏對多種原因引起的高熱不退、大熱煩渴有較好的療效，也能減輕口渴狀態與古籍記載的功效主治相對應[479]。而鼠疫用方中，我們可以觀察到，石膏的運用廣泛且重下劑量；例如羅氏的《鼠疫彙編》、黎氏《時症良方釋疑》、鄭氏《鼠疫約編》、余氏《鼠疫抉微》、臺灣首位漢醫黃玉階《疙瘩瘟治法新編》，以及諸多民間驗方，都可以看到石膏使用的記錄，甚至張錫純本人在治療溫病之症，最有名的方「石膏阿斯匹林方」[480]更是其中一絕，利用石膏的藥理特性，搭配上西藥阿斯匹林共同使用治療溫病患者，他認爲阿斯匹林，臨床上用來治療解熱、頭痛、關節痛，亦能抗凝血達到疏通血脈的效果，其性味味酸、性涼，所以可以清熱發表，使體內的燠熱邪氣，由表發散與酸泄作用，在瀉肝的效果搭配上石膏解熱消炎的特性，兩者相得益彰，其服法以蔗糖水送服阿斯匹林，這個部分筆者認爲是在於蔗糖性味甘溫，可以補脾緩肝，也減緩阿斯匹林傷胃的副作用，待全身汗出，再服用石膏湯三分之二碗，以助阿斯匹林發表的藥性，等到汗出盡若有餘熱，便再服用其餘石膏湯，不服用阿斯匹林待熱退爲度。

　　大黃因其色黃得名，爲蓼科多年生植物掌葉大黃（*Rheum palmatum*）、唐古特大黃（*R. tanguticum*）或藥用大黃（*R. officinale*）的根及根莖，始載於《神農本草經》列爲下品，歷代本草均有收載。大黃在中藥界有「將軍」之名號，《本經》以「蕩滌腸胃，推新致新」，強調大黃有較強的瀉下特點，並借此特點使熱毒下泄清解，如同將軍能快速平定禍亂使天下太平，從而達到「安和五臟」。大黃藥性苦、寒，具瀉下攻積，清熱瀉火解毒之功效，常用於大便秘結與胃腸積滯、癰腫疔瘡、水火燙傷等熱毒證。此外，大黃入血分，能瀉火止血和下瘀血，所以也用於血熱出血與瘀血諸證。就現代藥理而言，大黃的有效成分蒽醌苷，能刺激大腸蠕動導致排便，但小劑量的大黃能引起便秘，因爲其所含的鞣質，具有收斂止瀉效果，小劑量使用會降低蒽醌對大腸的刺激作

478　高學敏：《中藥學》（北京：人民衛生出版社，2000），上冊，頁331。
479　國家中醫藥管理局：《中華本草》，卷2，頁296-298。
480　張錫純原著，李政育編校：《新編醫學衷中參西錄》（新北：元氣齋出版社，2015），頁283。

用[481]。大黃抗菌效果佳對葡萄球菌、淋病雙球菌最敏感，對流感病毒也有抑制作用。另外，大黃具保護胃粘膜、保肝、利膽、促進胰腺分泌，降壓、降低血清膽固醇等作用。大黃用於止血已有悠久歷史，近年來用於治療消化道出血療效確切，與古籍記載的功效主治相對應[482]。桃仁爲薔薇科植物桃（*Prunus persica*）或山桃（*P. davidiana*）的種子，首載於《神農本草經》果部下品。桃仁味苦、甘平，有小毒，歸心、肝、大腸經，具活血化瘀，潤腸通便、消癰排膿、止咳平喘之功效[483]，主要用於治療痛經、血滯經閉，產後瘀滯腹痛，癥瘕結塊，跌打損傷，瘀血腫痛，肺癰、腸癰，腸燥便秘等。就現代藥理而言，桃仁能舒張血管、抑制血液凝固，促進子宮收縮，有助於產後子宮復歸；脂肪油有潤腸緩下作用，苦杏仁苷有鎮咳作用[484]。以下茲採擷《鼠疫彙編》數方作分析：

> ……過此傳入中焦，有體壯毒熱而傳者，有誤服忌藥助毒致盛而傳者，有改清改緩積毒致盛而傳者，此時由不按症加重急追多……其症核愈腫大面目紅赤舌苔老黃午後熱盛……若兼見渴，強壯者加重白虎湯。脈浮而促，加減味竹葉石膏湯，竹葉五錢，石膏八錢，麥冬六錢，本方甘草改三錢是也。二症能加羚羊角、犀角、西藏紅花各錢半更好，或加梔子、黃芩各三錢亦可。[485]

以上方看來，若將病傳上、中、下焦的話，這時已經傳入中焦，或是誤服忌藥而導致面目紅赤，舌苔老黃，午後發熱，熱毒熾盛的時候，立刻改用〈白虎湯〉或〈加減竹葉石膏湯〉，〈白虎湯〉的組成石膏、知母、甘草、粳米。臨床上就是用在治療陽明病：脈洪大，不惡寒，反惡熱，日晡潮熱，心煩不得臥，陽毒發斑。而竹葉石膏湯又是白虎湯的變化方，由〈白虎湯〉去掉知母，加上竹葉、人參、麥冬，方中以竹葉、石膏重下爲君，再加上人參、麥冬滋補肺氣，治療氣陰兩傷；文中也有提及加羚羊角、犀角這些性味鹹寒，入心肝經，主治平肝息風，清熱解毒的用方；以

481　高學敏：《中藥學》，上冊，頁595-601。
482　國家中醫藥管理局：《中華本草》，卷6，頁708-720。
483　高學敏：《中藥學》，下冊，頁1113-1115。
484　國家中醫藥管理局：《中華本草》，卷10，頁75-80。
485　[清]羅汝蘭著：《鼠疫彙編》，頁49。

及用在涼血解毒的藏紅花，或加梔子、黃芩這些性味苦寒，清熱利濕，涼血解毒的用藥。

羅氏也有提到治療鼠疫若已發核腫與熱症兼具，或是發核不熱但已有惡寒、身痛、頭痛，疔瘡，癍疹，衄嗽咯吐，神昏譫語、痞滿腹痛這些熱毒迫血成瘀的症狀時，他沒有選擇傳統清熱解毒方，而使用《醫林改錯》活血解毒湯的用意，在於既然鼠疫，導致血熱成瘀症，只用清熱解毒湯不足以治療，乃須加上活血的成分，所以可知鼠疫是熱毒瘀之症雜錯的表現。

> ……有清熱解毒之藥，而無活血去瘀之藥也。活血解毒
> 湯……治吐瀉抽筋之時疫，然移治此症，實為得宜[486]

另外，在病勢初起未及服藥之時，以針灸刮痧之治，忽然手足轉筋，不識人，面目全身紅赤，這是鼠疫的急症，用大針刺兩邊手足拗處約莫半分深，大概在尺澤、委中兩穴附近，使之出血，在將毒血捻出人即醒可以立即緩解患者發燒猝中不省人事之症，或用生薑塗抹全身，或刮痧、捻痧亦有效。刮痧之法以細磁杯抹上茶油，先刮肩背頸項之處，後刮胸前肋脅處，再刮手腳彎曲處，如曲池、委中等穴，刮至皮下出現紅紫色止[487]，另外《時症良方釋疑》中黎氏主張服藥後的藥渣不宜丟棄可以讓患者做藥浴浸泡大出汗為止[488]。

《鼠疫彙編》中羅氏認為鼠疫之症，最易反覆發作，患者在病癒之後，要注意飲食、作息、情緒、壓力，以避免反覆發作，可分為微熱未解發作、微熱已清發作，這些都是體內餘邪未盡的緣故，有病癒之後，因為飲食未慎，過食厚味而發作，「宜戒雞鴿牛羊蝦蟹蔥蒜糯米麥酒，凡生冷熱滯有毒等物切不可食[489]。」上述食物多為「發物」，容易使身體生痰動火，痼疾復發，或是病症加重，如魚、河豚、蝦、蟹、甲殼類食物，為美國食品藥物管理局認定高過敏原的食物，這些高過敏原的食物，含有異種蛋白質，或是含有組織胺，食用後容易使體內免疫系統發出攻擊反應，

---

486 [清]羅汝蘭著：《鼠疫彙編》，頁21。
487 [清]羅汝蘭著：《鼠疫彙編》，頁62。
488 范曉艷：〈簡析清代《鼠疫彙編》的理法方藥〉，《河南中醫雜誌》22.1（2002），頁8。
489 [清]羅汝蘭著：《鼠疫彙編》，頁40。

有些食物過敏原高，容易引起人體代謝紊亂，導致皮膚或體內發斑疹、痘疹、感染擴散，或是潰瘍之症，所以羅氏認爲病癒後的飲食調理，極爲重要，另外，認爲要避免過度勞傷，宜多靜心休養。[490]

十九世紀的華南鼠疫期間，東西醫家逐漸對鼠疫有了治療的概念，中醫醫家們瞭解到鼠疫是地氣所致，如前所言將疾病與環境劃上了等號，擁擠、髒亂、污穢與疾病的傳播是正相關，同時的西方醫學也持同樣的論點，所以才會有英國後續的國家醫學政策的制定。在這之前我們可以看到，東西醫家對於鼠疫傳染病，就是圍繞著環境醫學的主軸，當耶爾森發現了鼠疫傳染源，是因爲鼠類體內的病原菌所產生，再藉著帶菌鼠的傳播，造成人畜之間互易的傳染模式；整個治療與防疫的概念，從環境與疾病的關係，伸展到環境、病原菌與疾病的關係，在病原菌確定之後，西方醫學以抗生素治療得到了迅速的療效，但是抗生素對於細菌型傳染病，所產生的抗藥性，讓更多的抗生素堆疊在人體內，這是現代醫家急需去探索的治療法則，而中醫在抗生素療法的成果下，在現代醫學抗疫體系中似乎黯淡甚多，甚至有學者指出顯微鏡發現了細菌，代表中醫在現代醫學的沒落，但筆者認爲急性感染雖然創造了現代西方醫學的先機，但是人類社會的慢性老化，卻依舊是傳統醫學擅長的舞台，更何況抗生素所產生的抗藥性，中醫用法方藥的治療下，以古方在現代醫學的治療中產生新的思維與智慧，這些都是值得現代中醫醫家極力去探索的。

此次鼠疫大流行中，筆者發現到傳統中醫的改變，中醫論治理論的多元化，有經方與時方的相互輝映，有中西醫學相輔的論治，也看到中醫界有著走向現代化的改革，因爲醫家良莠不齊引起社會的議論，醫學知識的評估，中醫靈活辨證的治療方式，這些在當時都需要被社會大衆所探討的，而帶有文本優勢的儒醫，在臨床經驗的運用，或許不如以實際療效爲主的民間時醫，但對於中醫醫學哲理與辨證論治，時醫者卻不如飽讀醫籍的儒醫；例如廣州知府施典章在1900年仿效西醫醫師執照取得的方式，舉辦了第一次廣州府醫學考試，由此取得醫師執照，當時也由廣州與南海、

490　康健雜誌：美國食品過敏原標示更清楚。取自：https://www.commonhealth.com.tw/article/article.action?nid=63778，（民108年11月27日檢索）。

佛山等地，串連成立中醫學術的社團「醫學求益社」[491]，定期舉辦研討會，期勉中醫學走向學術化的進步，促成了中醫的變革，而傳統醫學的轉型如中醫教育制度、中醫執照取得、中藥商與中醫醫家之間的權責規範可以看出，在當時已經有了變化的契機。

491　鄭洪：〈晚清嶺南鼠疫流行下的中醫知識生產與變革〉，頁112。

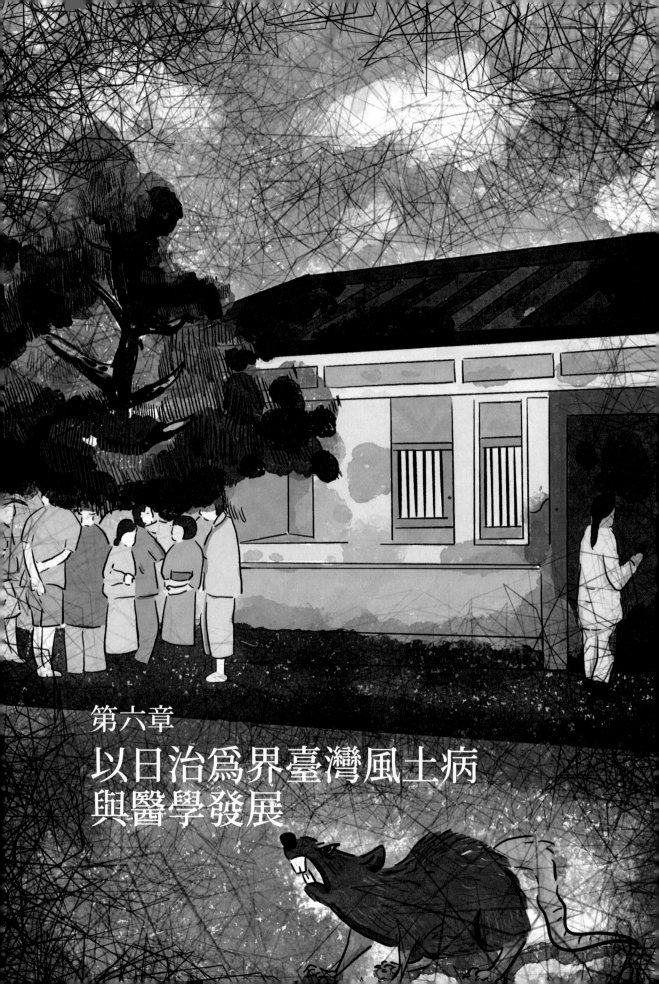

第六章

以日治為界臺灣風土病
與醫學發展

楔子

　　臺灣地處東經120-122度、北緯22-25度，地理位置東臨西太平洋，西與中國以臺灣海峽相隔，北與宮古海峽與日本相鄰，南以巴士海峽與菲律賓相對，西南為南中國海之樞紐，屬於南北狹長型島嶼，物種豐富多樣，起源於冰河時期因海面下降，北極冰棚形成物種藉以冰河陸橋遷移後，經過演變形成獨特多樣的新品種，氣候為熱帶與亞熱帶並存的海島型氣候，因東北季風與西南氣流交會的影響，經年雨量豐沛，島內叢山峻嶺森林茂密，潮濕溫暖的氣候與萬物滋長，也容易產生各式的風土病與熱帶疾病，自然界氣候因子一直與生物的繁衍，有著極大的關聯，對於微生物細菌、病毒到傳播的宿主，帶原昆蟲與嚙齒性動物的散佈情形有著正相關。

　　本章將以日治時期作為臺灣醫療史的分水嶺，會用日治來做分隔點，因為是十九世紀與二十世紀的分界，是社會人文科技發展、現代醫學發展的分水嶺；例如細菌學說在這個時期被發現與發展，推翻了舊醫學時代體液與瘴氣學說，日治之前介紹荷西明清時代，臺灣中西醫學發展史，日治之後介紹臺灣在日本殖民後的現代化進程，與國家衛生主張的發展。

第一節　荷西時期，臺灣地理風土病

　　臺灣因地理環境下所「盛產」的瘴癘之氣，對於外來者不論是漢人移民或是明、鄭、荷、西、清國、日本的統治者而言，是最難克服的一大考驗；瘴癘是中文對於溫暖潮濕熱帶雨林中，所產生致人於病有毒氣體，而產生病症的形容，在中國古籍中多形容嶺南之地，因氣候導致疾病的成因；臺灣在當時被稱為瘴癘之地，也因為潮濕溫暖易生病原的氣候特性，是植物性細菌繁殖的要素，也造成對人體健康產生不良影響，加上多為未開發、充滿森林沼澤之地，更是各種病菌最好的生長場所，這也就是自古以來不良風土的要素，也讓歷代統治者有此稱之。所以杜聰明在日治時期，臺灣前後醫療環境的改變中，認為臺灣因為地理位置與氣候之故，為瘴煙蠻雨之島，島上充斥霍亂、瘧疾、痢疾等風土病，以當時臺人人口數觀察，死於這些病症者理當不少[492]。

492　林昭庚、陳光偉、周珮琪著：《日治時期の臺灣中醫》，頁19。

荷蘭人領臺期間為風土病症所苦，對荷蘭而言臺灣因為地理位置之故，在大航海時代中，扮演著荷蘭與其他歐洲國家，對日本與中國貿易的箝制角色，據有臺灣就控制東北亞與東南亞之樞紐，初起先據有澎湖，但澎湖島上的貧瘠，相對於物產豐盛腹地遼闊的臺灣，有著令荷蘭人更迷戀的誘因，荷蘭據臺時期島上已有少數的漢人移民，與多數的原住民，雖然物產豐富，但島上的風土病，卻為荷蘭殖民政府為首要克服之處，統治初期公衛系統的建立、自然資源的管理為首要任務，當時漢人移民習慣在住家旁圈養豬隻，為此荷蘭殖民政府發布兩次行政命令，於1639年8月13日發佈：

> 那些直到現在養在他們房屋後面的豬，因為造成極大的臭氣和污穢，必須於八天內拆除豬舍，把他們所有的豬移往第一漁場附近飼養，違者均將按照告示處罰[493]。

1643年3月30日：

> 任何人都不得在熱蘭遮市鎮裡或其附近養豬，必須帶到第一漁場的界樁南邊飼養，違者，沒收豬以外，還是罰款25里爾[494]。

另外在《熱蘭遮城日記》中記載：

> 南部各村被視為非常不健康，所以不只荷人，即如土著，離開此地到南部去住一小段時間，不死也病。所以宗教議會認為不宜派牧師到南部使其面臨死亡的威脅……[495]

同一時期據有臺灣北部的西班牙殖民政權，也苦於臺灣瘧疾、痢疾……等風土病症，當時多米尼克派(Dominico)的神父帶入西方醫學，在雞籠、滬尾、噶瑪蘭為當地原住民治療傳染病，並成立教會傳遞福音[496]；當時傳染病猖獗的情形，讓1649年在屏東萬丹社宣教的牧師，建議殖民政權撤出臺灣南部，理由是此地大量的傳染病，導致許多士兵與政府人員死亡，可

---

493 江樹生編：《熱蘭遮城日誌——第一冊》（臺南：臺南市政府，1999），頁447。
494 江樹生編：《熱蘭遮城日誌——第一冊》，頁45
495 [英]甘為霖著，李雄揮譯：《荷據下的福爾摩莎》（臺北：前衛出版社，2003），頁287。
496 哈鴻潛、高田：〈荷蘭據台時期之醫學〉，《中華醫史雜誌》24.3（1994），頁148。

稱為殺人坑[497]。1653年臺灣本島受到蝗災的侵襲，造成全島大饑荒，同年麻疹與天花大流行造成居民大量死亡[498]；在臺灣疾病史中，對於瘧疾最早的文書記載，可在1653年第十一任駐臺長官Cornelis Caesar在回報書信中，描寫多位傳教士因為感染瘧疾而死亡，當地漢人也因瘧疾與麻疹造成大量的死傷，導致勞動力下降農地荒蕪無人耕種，影響當年的收成，有造成飢荒的可能性[499]；明末福建武裝海商集團，與在臺灣之荷蘭政權的征戰史中，當時文人盧若騰著作《島噫詩》，詩集中敘述了臺灣的惡風惡水，「……驚聞海東水土惡，征人疾疫十而九……[500]」，鄭軍入臺後將士因水土不服而損失慘重，鄭氏本人亦因此英年早逝，根據後代歷史學者之考證，鄭成功亦是罹患瘧疾而逝[501]；阮旻錫著作《海上見聞錄》之記載明鄭治臺初始「……令兵丁俱各屯墾。初至，水土不服，疫癘大作，病者十之七八，死者甚多……[502]」；施琅在康熙七年（1668年）所奏之〈盡陳所見疏〉，文中對於臺灣風土病，引起漢移民之水土不服而亡的奏摺中可以看出：

> ……原住臺灣者，有二、三萬，俱係耕漁為生。至順治十八
> 年，鄭成功親帶去水陸偽官兵並眷口共計三萬有奇，為伍操
> 戈者不滿二萬。又康熙三年間，鄭經復帶去偽官兵並眷口約
> 有六、七千，為伍操戈者不過四千。此數年，彼處不服水土
> 病故及傷亡者五、六千……[503]。

文中所謂原住臺灣者，指的是鄭成功父子從中國沿海帶過去的軍隊與移民，而非臺灣當地原住民族，文中敘述因風土病導致的死亡率高達五分之一。

---

497 程紹剛著：《荷蘭人在福爾摩莎》（臺中：聯經出版公司，2000），頁315。
498 江樹生著：《熱蘭遮城日誌－第三冊》（臺南：臺南市政府，1999），頁289。
499 劉翠溶、劉士永：〈臺灣歷史上的疾病與死亡〉，《臺灣史研究》4.2（1997），頁91。
500 [明]盧若騰、吳島校釋：《島噫詩校釋》（臺北：臺灣古籍出版社，2003），頁121。
501 戴寶村：《國姓爺歷史與傳說》（臺南：吳三連臺灣史料基金會，2001），頁7。
502 李尚仁：《帝國與現代醫學》（臺北：聯經出版社，2008），頁282。
503 中國臺灣網（無日期）：〈盡陳所見疏〉。取自：http://big5.taiwan.cn/wxzl/lswx/200511/t20051118_213319.htm（民109年11月22日檢索）。

第二節　清國時期，臺灣地理風土病

　　清康熙三十六年（1697年），郁永河（以下簡稱郁氏）任職於閩省知府幕僚，其人為康熙年間浙江生員，個性豪邁不羈性喜遊歷，因福州火藥庫大火，所存放之硫磺、硝石全遭焚毀，郁氏請命前往臺灣採礦，先從福州南下到廈門，轉往鹿耳門，沿著臺灣西部腹地往北移動，到北部開採硫磺，爾後再由淡水回福州覆命，他將這次的經歷寫成《裨海記遊》，得以一窺當時臺灣的風土民情，在當時中國與臺灣多以船舶往來，而島內的移動也多以船舶採與近岸航行移動，因為當時臺灣，除了府城與淡水之外，幾乎多屬未開化之瘴癘之地，充滿了蟲蛇魍魅，與未開化之生番。此時漢人移民到臺灣開墾也多有數量，但絕大部分地區仍屬化外之地；郁氏卻選擇以陸路移動的方式，因為當時船舶往北移動需靠南風，而出發時為農曆四月南風未盛須待風起，加上近岸航行恐處暗流海礁故以陸路移動；雖然郁氏友人多加勸阻，以半線以北叢林茂盛瘴癘氣盛，生番襲擾恐有不測，但郁氏仍然堅持陸路北行，所以友人多給予藥物依身，從府城出發隨從五十五人，往北一路經過新港社、嘉溜灣社、麻豆社這些地方，郁永河看到此處房屋井然有序、草木茂盛、民以農作，謂之「孰謂番人陋？人言寧足信乎？」此地雖為番地但離府城近，自荷蘭治臺期間，最早接受西方文明的平埔族，加上明鄭時期受漢文化薰陶，人民懂理知教，直到過了半線之後天氣不同於府治，從半線社、大肚社、牛罵社、過大甲溪走宛里社，狂風暴雨、山嵐瘴霧、惡風惡水難以前行人跡罕至，在此停留數天後，待雨勢漸緩洪水稍退繼續起身北行，進入竹塹社到南崁社，這一段路的天氣型態卻是天氣炎熱，走行八、九十里未遇一人，茅草叢生太陽炙熱無樹蔭以避，只能以山澗沖涼解暑，從這一段的經歷中可以看出，當時的大甲溪為臺灣南北氣候型態的分隔點，潮濕多雨與天乾物燥的不同型態，對此郁氏嘆曰：「直狐狢之窟，非人類所宜至也。」從竹塹到南崁的這段路，完全沒看見任何房子，也沒有遇見任何人，連想找棵樹遮蔭也沒有。只好在地上挖洞，用瓦釜燒飯。遇到溪澗則在太陽下沖沖涼解熱。到達淡水社之後暫居甘答門（今關渡）考察礦脈，發現當地多為森林原始景觀[504]，而整

504　中國哲學書電子化計劃（無日期）：《裨海紀游卷中》。取自：https://ctext.org/wiki.pl?if=gb&chapter=559061（民109年11月22日檢索）。

個從南到北的探險過程中，隨從五十五人死傷過半。

康熙五十六年（1717年），諸羅縣知縣周鍾瑄主修《諸羅縣志》，對於臺灣的瘴癘之氣的記載：

> ……竹塹以北，雨暘亦異：夏、秋常旱，冬、春多陰風細雨，或驟雨如注，人日在煙霧中，瘴毒尤甚。故鄭氏以投畀有罪者。……
>
> ……淡水離雞籠二百一十里，凤號煙瘴，近臺北之極邊。……雞籠社名小甕堅如鐵，紅夷狡獪計非庸；蠻煙瘴雨今晝暗，石寒砌冷鳴霜蛩。……
>
> ……通事黃申璞社於吞霄，徵派無虛日；社番苦之。土官卓個、卓霧、亞生鷔而驍，陰謀作亂。……是役也，勞師七閱月，官軍被瘴毒死者數百人。……[505]

從《諸羅縣志》可以看到當時臺灣的地理觀，從府城以北過半線之後的臺灣，在當時是未開化的環境，被視為惡風惡水，土地貧瘠無法耕種，瘴癘氣盛生番橫行，未教化的蠻荒之地，文中有「璞社」一詞，是源自荷蘭殖民時代，為免漢人與番人之間過多的接觸，與商業往來影響稅收，故設地界區隔出原漢界線，並設璞社由漢人競標，價高者得擔任與番人之間生意往來之戶，荷蘭政府得以藉此抽取稅金，得標之漢人為了掌握番人情勢，率部族宗親屯墾於璞社之處，而成聚落。

康熙六十七年（1722年）首任巡台御史，黃叔璥所著《臺海使槎錄》，有提到當時臺灣的環境：

> ……諸羅自半線以南，氣候同於府治；半線以北，山愈深，土愈燥，水惡土瘴，煙瘴愈屬，易生疾病，居民鮮至……[506]。

《臺灣府志卷四》對於當時臺灣的地理環境有這樣的敘述「……而自下淡水以南，悉屬瘴鄉；偽時以處有罪之人，無一生還者。……」[507]「偽時」

---

505 中國哲學書電子化計劃（無日期）：《諸羅縣志》。取自：https://ctext.org/wiki.pl?if=gb&res=885812&searchu=%E7%98%B4，（民109年年10月25日檢索）。

506 [清]黃叔璥《臺海使槎錄》（無日期）：〈卷一氣候〉。取自：https://ctext.org/wiki.pl?if=gb&chapter=384725，（民109年10月15日檢索）。

507 李文良：《清代南臺灣的移墾與「客家」社會（1680-1790）》（臺北：國立臺灣大學出版中心，2019），頁31。

即明鄭時期，「下淡水」以南為流放有罪之人，凡流放至此無一生還，下淡水就是現在屏東平原之處，當時溪北之處為漢人墾植之地，以「里」這個基層行政單位，來作為管理與稅收之處，溪南之處為土番活動範圍，也從這裡可以發現，明鄭時期對於臺灣墾殖範圍，已擴展到高屏溪[508]；康熙四十三年（1704年）任職於鳳山知縣宋永清，亦在其詩〈渡淡水溪〉中詳述當時臺灣南部，充滿瘴癘的風土特色：

> 淡水悠悠天盡頭，東連傀儡遍荒丘。雲迷樹隱猿猴嘯，鬼舞
> 山深虎豹愁。野寺疏鍾煙瘴路，黃沙白露沁寥秋。不知談笑
> 封侯者，冒險沖寒似我不[509]。

詩中描述度下淡水以南，為鳳山八社的領地，當地人跡罕至充滿陰雲瘴癘，到此之人必死無疑，然土番卻居住於此，明鄭時期漢人之前不曾有瘴癘之風土病，也感嘆當地漢人為了利益，與土番交易不懼疫病；當時不管是移入臺灣的移民，或朝廷欽命的官員，皆視瘴氣風土病的臺灣為畏途，因為到臺灣除必須先經過波濤洶湧的臺灣海峽，到了臺灣之後，又要能耐瘴癘之惡，儘管如此，當時來臺灣的移民仍然前仆後繼，而眾多移民所帶來的病菌與傳染源，以及土地開墾，導致環境的改變，使既有的生態與疾病體系失衡，令原本居住的原住民因無其抗體而死亡，更加重了風土病的蔓延；《諸羅縣志》中首度將臺灣南北瘴氣，依照臨床的病理現象作了區別，稱為南瘴與北瘴。

> 臺南、北淡水均屬瘴鄉。南淡水之瘴作寒熱，號跳發狂，治
> 之得法，病後加謹即癒矣。北淡水之瘴，瘠黦而黃，脾泄為
> 痞、為鼓脹；蓋陰氣過盛，山嵐海霧鬱蒸中之也深。又或睡
> 起醉眠，感風而發，故治多不起。要在節飲食、薄滋味、慎
> 起居，使不至為所侵而已。[510]

文中認為北瘴比南瘴更為猛烈，南瘴可治北瘴難癒乃因「山嵐海霧鬱蒸」所致，這部分融入了地理歷史病因學說的概念，依照地區的不同，將類似的病症做了分別，臺灣府海防同知孫元衡對於臺灣風土病症，著有〈瘴氣

508　李文良著：《清代南臺灣的移墾與「客家」社會（1680-1790）》，頁31。
509　第三屆通俗文學與雅正文學：〈全國學術研討會論文集〉，《國立中興大學中國文學系》2002，頁355。
510　劉翠溶、劉士永：〈臺灣歷史上的疾病與死亡〉，頁93。

山水歌〉的詩詞可以看出端倪：

> 瘴山苦霧結胚胎，窮陰深墨堆枯煤。赤日沈為死灰色，勁風
> 萬古無由開。下有長河名淡水，玉椀澄之清且旨。化為碧血
> 與鴆漿，殺人不見波濤起。山有飛禽河有魚，上原下隰黃茅
> 居。島民生與瘴相習，諸番雜作古丘墟。墟中娑婦能為鬼，
> 婆娑其舞歌笑娓。舌語疑咒走癡癲，人瘴由來勝蛇虺。嗟我
> 禦暴分邊城，掃除無力空含情。樵山飲水滋慚恧，仕宦五瘴
> 良非輕。[511]

文中敘述瘴癘之氣讓人生病，而當地的原住民卻不受瘴氣的影響，最後以
瘴氣之厚，投射了自己仕途不濟的憂愁；這首詩中點出了一個重點，新移
民與原住民對於環境的適應性。另外一首詩則是在孫元衡感染瘴病之後所
寫：

> 半間七尺呻吟地，擁被披裘對夕曛。侵隱墨蚊何善伺，緣空
> 朱蟻似多聞。芳樽獨負忘歸子，良藥全憑抱節君。莫道前軒
> 花有徑，未能著屐已離群[512]。

文中寫到因染瘴病，而產生「擁被披裘」，因為瘴病忽冷忽熱的症狀，詩
中描寫全身黑色的蚊子，與火紅色的螞蟻常來擾，似乎暗示了他的生病
與這些昆蟲有關，所以醫師診治後開給「抱節君」，即為竹子所產的藥物
當是竹瀝，竹瀝原名竹汁，為竹竿至於火上烤後，二端產生的汁液[513]，其
功效類似竹茹，可清熱降火，滑痰利竅，主治肺熱痰壅、中風痰迷等症
狀[514]，然而性味較竹茹更為寒涼，故李時珍認為使用時，需要搭配薑汁以
制其寒性，降低對腸胃的不適[515]；除內服外竹瀝亦可外用治療小兒瘡、小
兒赤目[516]。我們在此不去評斷竹瀝治療瘧疾的效果，單就以上的史料，可
以看出臺灣歷經荷、西、明鄭、清代，與後續的日本統治期間，基本上這

511　尹全海編：《清代巡台御史巡台文獻》（臺北：九州出版社，2009），頁172。

512　尹全海編：《清代巡台御史巡台文獻》，頁174。

513　《本草綱目》（無日期）：竹瀝。取自：https://tinyurl.com/y5u2l5ub（民109年10
　　月13日）。

514　國家中醫藥管理局：《中華本草》，卷23，頁401。

515　《本草綱目》（無日期）：時珍曰：薑汁為之使。取自：https://tinyurl.com/
　　y5u2l5ub（民109年10月9日檢索）。

516　國家中醫藥管理局：《中華本草》，卷23，頁402。

個所謂瘴癘之地的本質，並沒有太大的改變；嘉慶十二年（1807年），嘉義縣學教諭謝金鑾所著之《續修臺灣縣志》，對於臺灣的地利環境與風土病症的敍述爲：

> ……臺灣沉沒巨浸，風濤所撼，蛟龍所窟，氛瘴晦冥……臺灣本瘴毒地，雨暘寒燠，皆非氣之正。建置而後，居民廣集，人類孳生，瘴氣屏銷，霧露風雨無所挾而為癘。……邑治附郭，和暖時多，與彰化之極北而多寒、霜雪頻降者異矣。人居稠密，煙火萬家，零露既稀，瘴氣不入，與鳳山之極南，甫晡而露降、日出而霧消者異矣……[517]

內文指出從府城到諸羅屬於邑治，所在地因爲人口稠密開發興盛，所以瘴氣與疾病鮮少，而進入彰化以北，鳳山以南，因爲尚屬未開發之地，叢林茂密瘴氣多盛易使人致病，點出了開發的程度決定了瘴氣致病的機率；淡水廳志的史料記載：「嘉慶二十有五年夏大旱。秋疫……」、「同治夏四月，大疫。五月，大旱，飢……」[518]。1871年來臺灣宣教的牧師馬偕醫生，在著作《From Far Formosa》，中譯《福爾摩沙記事馬偕臺灣回憶錄》，敍述臺灣的濕度很高、陽光很熱、叢林茂密、植物生長迅速，岩石上長滿了青苔與藤蔓，在叢林內幾乎看不到太陽，生長迅速的植物容易引起瘧疾，這個疾病如同覆蓋在這一片美麗島嶼上的烏雲，因爲它的緣故，導致島上的人民每隔幾個月就會受到瘧疾的侵襲，在這裡霍亂和瘧疾，像瘟疫一樣散播全島，常常會毫無警訊的出現，使得醫生來不及救治生命，我們常常被居民叫去，隨著送葬逝者的隊伍中給予祝禱[519]，清法戰爭期間，法國艦隊首先攻打基隆不下，又轉攻滬尾受挫，在基隆登陸戰之時付出極高的代價，部隊受到當地流行性疾病，赤痢傷寒與森林熱的感染相繼病亡者不在少數[520]；當代國學大師胡適之父胡傳，在光緒十九年（1893年）擔任代理臺東直隸

517　中國哲學書電子化計劃（無日期）：《續修臺灣縣志》〈卷一〉取自：https://ctext.org/wiki.pl?if=gb&chapter=296907&searchu=%E7%98%B4，（民109年10月14日檢索）。

518　中國哲學書電子化計劃（無日期）：《淡水廳志》〈卷十四〉取自：https://ctext.org/wiki.pl?if=gb&chapter=334601&searchu=%E7%96%AB，（民109年11月4日檢索）。

519　[加拿大]馬偕：《福爾摩沙紀事：馬偕臺灣回憶錄》（臺北：前衛出版社，2007年），頁36

520　莊永明著：《臺灣醫療史》（臺北：遠流出版社，1998），頁27。

州知州，對於當時臺灣後山的風土病症也以多瘴來形容，其著作《臺灣日記與稟啟》記載：

> 東路水土尤惡；沿海、沿山之路煙瘴尤惡。從人得病，死亡已盡。……僕僕作牛馬往來於炎蒸瘴炙之中，凡六閱月。從人先後道病死亡已盡，只剩孤身。……此次遍歷台疆，往來於炎天熱日之中、瘴雨蠻煙之內，六閱月之久，從者三人先後死亡已盡……[521]

此時距離清領臺灣歷二百餘年，而臺灣之風土與傳染病仍如同初領之時，所以當時清國政府實際統治臺灣的範圍，嚴謹的看來也是在西半部平原處，對於充滿山嵐瘴氣原住民族居住的領地，則設立「民番界碑」做區隔，提醒漢人墾植的過程，勿誤入原住民領土而受到不測。（如圖11）

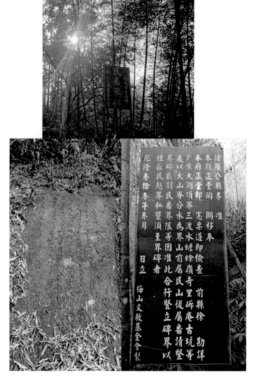

圖11、諸羅民番界碑（筆者自攝於2021年03月29日）

筆者認為外來政權長時間的統治，未能改變臺灣島內惡劣生存環境與傳染病控制，是否在於執政者對於環境公共衛生的著墨過少，亦或是東海一隅之島不足為外來政權所重視。

考證上述古籍文獻中，好發在臺灣的風土病，除了瘧疾有比較明顯的病理論述之外，對於風土性的傳染病，多以瘴、瘴氣、瘴癘、瘴瘧、疫癘來概稱，而沒有一個較具體的描述，可以視為一種熱帶性的傳染病或是風土病，而瘧病是其中之一且較為嚴重者，日本人治臺之後，就將這些熱帶性的傳染病，以症狀做了較嚴謹的考證與分類。1895年清日爆發甲午戰爭，清國戰敗結束對臺灣212年

---

521 中國哲學書電子化計劃（無日期）：《臺灣日記與稟啟》取自：https://ctext.org/wiki.pl?if=gb&res=430947&searchu=%E7%98%B4（民109年10月18日檢索）。

的統治，臺灣割讓給日本，日人接收臺灣的過程中，臺灣民主國在同年五月成立並起身抗日，日本親王北白川能久於臺灣東北部登陸，八月佔領彰化，不少將士卻染上熱病，能久親王感染瘧疾而逝，從五月開始的征臺之役持續到年底傷亡不過七百餘人，生病者將近二萬七千人，其中導致四千六百人死亡，幾乎都是罹患瘧疾[522]。

第三節　流行病學的角度，傳染病的雙向傳播

傳染病的傳播與擴散有一定的條件，如果這一些所謂的瘴癘之氣，導致的霍亂、瘧疾、赤痢⋯⋯等病症，絕不可能是單向傳播當為雙相往來。這些病症不只是移民族群會感染，當地的人亦同受害，但綜觀上述史料我們可以看見的是，幾乎都是外來人致病的敘述，與對於惡劣環境的感慨；而且內文中都有番人不受病害的敘述，真的是在地的原住民不受病害的關係嗎？

> 災難自海上而來，降臨在我們身上！沙喃腦海中又浮現，伊尼卜斯這句陰魂不散的夢兆預言，冥冥中一抹不祥的感覺掠過心頭⋯⋯[523]

筆者認為並非如此，在一片土地上不論是外來移民，還是本地人民，對於疾病都有被侵襲的可能，而傳染病在擴散之前，病原都有一定時間的發展，當人口群組在未曾居住的地區開始生活時，疾病的感染也都是最厲害，後續再藉著人體的演化與環境長久融合之後，身體對於疾病有比較好的抵抗力，或是基因群組對於疾病透過世代的發展，能夠產生抵抗力，所以這樣子的生態條件決定了地區性風土病，與外來傳染病的基本關係。所以面對疾病，即便是原住民也不能夠倖免，差異在於對於疾病的抵抗力，來臺灣屯墾的漢人，對於島上的疾病無法適應，將臺灣視為瘴癘之地，但是臺灣本地的原住民，也因為外來人種的移入，帶進來非本土性的傳染病，引發擴散與大規模的感染而致病，就如同西班牙部隊僅以168人，戰勝

522　駱芬美著：《被混淆的臺灣史：1861~1949之史實不等於事實》（臺北：時報文化，2014），頁32．

523　王家祥著：《倒風內海》（臺北：玉山社出版社，1997），頁20。

了有數萬部隊的在地政權印加帝國，如何辦到？靠的就是西班牙人帶去的外來疾病天花[524]。

嘉慶二年（1797年）中國移民吳沙，第二次進入了蘭陽平原，遇到了噶瑪蘭原住民發生了傳染病痘症，吳沙以醫藥治之，

> ……居無何，番患痘，枕藉死，闔社遷徙。沙以藥施之，不敢食；強而服之，病立瘥。凡所活百數……[525]

從文中我們可以看到，為何長期居住於此地的原住民，沒有辦法抵抗這一種疾病？而吳沙以一個漢人移民，卻能夠輕易的協助治療「強而服之，病立瘥」，所以筆者認為這個疾病，應不是蘭陽平原原生的傳染病，而是外來移民所帶入的疾病，所以才會讓外來移民吳沙，可以以症狀用方藥，吳沙知道這個病症要怎麼去處理，而久居出此地的原住民，對於疾病沒有抵抗力，也沒有發展出確切的治療方式，這個病當為移民所帶入，又如《臺灣番政志》記載，當時鄭成功部隊到了瑯嶠（現屏東恆春地區）時，

> ……高揭帥旗，其旗尾因風招展，所指處則該社土番盡瘟疫而死，不待討伐……[526]

原文中塑造鄭成功英明神武，不戰而屈人之兵，實則說明了外來族群帶來的傳染病，導致原生物種沒有抵抗力則染疫而死。所以證實了傳染病，通常隨著人群移動的因素，本地的病原使人生病，但外來移居人口所帶的病原，改變了原住地區的風土病結構，影響居民的抵抗力，舊世界的流行性疾病，帶入封閉孤立的新世界，就是導致新世界毀滅性災難的開始。以流行病學的因素來看，外來移民的進入所帶來的疾病，導致原住地區的人民健康造成巨大的影響，如上述美洲地區，若不是西班牙人帶入的天花大爆發，讓沒有免疫力的原住民大量死亡，西班牙人不太可能攻陷阿茲特克帝國，而後續的三百年間，殖民者又從非洲帶來大量的奴隸到美洲，填補因為印地安人死亡所造成的勞動力缺口，於是非洲移民所帶來的疾病，又造

524　簡炯仁：〈「臺灣是瘴癘之地」一個漢人的觀點〉，《臺灣風物》46.4（1996），頁21。

525　陳偉智：〈傳染病與吳沙「開蘭」一個問題的提出〉，《宜蘭文獻雜誌》3（1993），頁15。

526　莊永明著：《臺灣醫療史》，頁20。

成沒有抗體的美洲人民大規模死亡[527]，美洲新大陸如此卽便是當時的臺灣亦是。

第四節　日治前臺灣醫學發展史概論

關於臺灣的醫療史研究，筆者從臺灣首位醫學博士杜聰明教授，提出的臺灣醫學發展五個時期來觀察，他認爲臺灣醫學的發展：原始醫學時代（1544年之前），瘴氣醫學時代（1544-1865年），教會醫學時代（1865-1894年），日治醫學時代（1895-1945年），國民政府醫學時代（1945年至今）[528]。明清到日治之前，臺灣的醫學發展有著這樣的特色，自荷蘭與西班牙殖民政權撤離臺灣，隨著殖民者進來的西方醫學也因此而黯淡，取而代之的是清國統治期間，大量的漢人移民，帶來的傳統中醫藥學蓬勃的發展，加上原住民族的傳統醫學，與臺灣特有的本土藥材，以及臺灣因為地理環境，而所產生的熱帶性疾病，讓臺灣的中醫藥學，尤以草藥學方面的發展，逐漸有著不同於中國的中醫藥學的面貌。

一、日治前臺灣西方醫學發展概況

大航海時代西班牙人與荷蘭人，先後來到這個臺灣建立起自己的勢力，統治者帶來了軍隊、宗教、西方醫學，藉此可以做爲軍隊所需，也可以在殖民地內以醫學治療，輔以宗教傳教的方式，所以荷蘭人治臺期間，對於醫療過程的文書信件與史料中，有了更多的著墨；1624年荷蘭人在臺灣建立殖民政權後，設立臺灣長官機構（Gouverneur van Formosa），負責臺灣島之行政大權，轄下設立各機構有行政員、稅務官、法院長、檢察長、稅務員、會計長、醫院長……等，其中首位長官Maarten Sonk據考證卽是一位醫師[529]，但在當時西班牙人與荷蘭人所帶進來的西方醫學，並沒有在臺灣正式的生根茁壯，其背後的原因，應該是當時所帶來的醫

527　[英]Pratik Chakrabarti著，李尙仁譯：《醫療與帝國：從全球史看現代醫學的誕生》（新北：左岸文化，2019），頁75。

528　張加昇、蘇奕彰：〈日治時期前臺灣醫療發展之探討〉，《中醫藥雜誌》25.2（2014），頁310。

529　葉永文著：《臺灣醫療發展史:醫政關係》（臺北：紅葉文化事業有限公司，2006），頁30。

療能量低，所服務的對象爲殖民者的軍隊與傳教士跟文武官員，對於地方上眞正治療人民的量能有限，且多以醫療來輔助傳教，對臺灣人的醫療服務範圍多以原住民爲主，可能是漢人移民信賴傳統中醫學之因，也沒有積極的規劃殖民地的醫療前景。所以當荷西兩國撤離臺灣之後，西方醫學在臺灣的啟蒙尚未經過茁壯，而直接陷入停頓，對荷蘭與西班牙殖民者而言，醫療只是爲了商業殖民目的的一種手段，圖的是殖民利益；當時臺灣的外來醫學技術，除了殖民者帶來的西方醫學外，就是漢人帶來的中國醫學，兩者之間中醫學在臺灣立根茁壯的發展，西方醫學隨著殖民者的離去而停頓，相較於日本雖然鎖國，但對於西方醫學、醫藥、航海相關書籍，是可以流通不被禁絕的，這也是日本鎖國之後，荷蘭醫學「蘭醫」能夠成爲日本現代醫學發展的重要因素之一[530]；綜觀上述清領臺灣期間的初期到中期，臺灣與西方世界甚至西方醫學，仍然保持著距離，一直到十九世紀末，西方列強用槍砲迫使清帝國向世界開放，臺灣才與西方醫學又正式開啟接觸。

《臺灣基督教史》的作者林金水先生認爲，臺灣基督教的發展，就是西方傳教士用手術刀當作敲門磚，將十字架插在臺灣這片土地上[531]。西方文明是藉著武力征服與傳道兩面並進，但醫療的手段一直是這兩個路徑的共同點，如前所言西方醫學系統，隨著荷西退出臺灣之後，臺灣的醫療體系以漢人移民的中醫藥學爲主，直到清咸豐八年（1858年）與清咸豐十年（1860年）清國與英法聯軍兩次戰役之後，簽訂的天津條約、北京條約[532]，西方強權覬覦臺灣盛產之樟腦、茶葉、煤礦、蔗糖、國際貿易的地理位置，將臺灣列入通商口岸之地，設立淡水、基隆、安平、打狗四個港口，作爲對外貿易的港口，清國政府並設海關監管貿易事務，西方列強在臺灣可以合法居住、經商、生活、傳教，而西方醫學也隨著殖民主義再度進入臺灣，帶來了中斷近二百年的西方醫學，隨著西方帝國主義進入，揭開了杜聰明博士口中的「教會醫學時代」的序幕，最早由服務於廈門教

530　哈鴻潛、高田：〈荷蘭據臺時期之醫學〉，《中華醫史雜誌》24.3（1994），頁148。

531　林金水著：《臺灣基督教史》（北京：九州出版社，2003），頁19。

532　臺灣大百科全書，通商口岸（無日期）。取自：http://nrch.culture.tw/twpedia.aspx?id=5051，（民109年10月27日檢索）。

區，基督教長老教會杜嘉德牧師（Rev. Carstairs Douglas），於1860年由淡水地區進入，遊歷了淡水與艋舺等地，鑑於當地醫療之匱乏，且未有基督教之信仰，遂向英國母會海外傳道委員會鼓吹，以醫療之作爲行傳教之實的醫療宣教爲方針[533]；當時進入臺灣以醫學服務，行傳教之實的醫師傳教士，有北中南三個代表性人物。

最早來臺灣醫療傳道者是馬雅各醫師，他本身有醫師背景與宣教師身分，由英國長老教會的外國宣道會，派來臺灣宣教之前，先前往廈門學習閩南語，1865年馬雅各從廈門出發登陸打狗（高雄），與杜嘉德牧師停留數日後，轉往臺灣府城臺南傳道，並在當年6月16號開始了醫療傳道的行爲，這一天臺灣基督徒認定爲，基督教在臺灣宣教的紀念日[534]；首先在臺灣府西門城外租用民房，成立了「看西街醫館」，這是臺灣第一間以西醫爲主的醫療院所，也是現在臺南新樓醫院的最前身，初起之時求診者衆每日皆有數十名患者，藉著醫療與傳道的行爲，在臺灣播下了福音的種子；後來因爲本地漢醫與地方仕紳的反對，甚至有謠言指出，這一些西洋醫生殺害小孩、挖眼睛、取腦髓，用來做藥的謠言，於是在7月9號發生了民衆暴動，對馬雅各等人攻擊，其弟子吳文水報官，沒想到官府的態度是要求他們遷往別處，於是馬雅各等人前往旗後（旗津），在英國領事館接受保護[535]；並在旗後地區租了三間店面，作爲旗後地區醫療傳道之開始，當時求診者衆有來自澎湖、高雄、屏東的患者求治，1869年馬雅各重回府城，將旗後的打狗醫館，交由巴萬得醫師負責，早在1865年馬雅各與天利商行職員必麒麟，在平埔族社區做訪問，及高山族原住民做接觸，爲他們提供祈禱與藥物治療瘧疾，這一次的經驗，讓馬雅各認爲平埔族與高山族，會比漢人更容易接受基督教，於是積極在這些原住民部落，施行醫療傳道的服務[536]。後續馬雅各返國後，英國長老教會又派德馬太、安彼得等醫師，來臺灣接續醫療工作，並於1874年與甘爲霖牧師，於府城西竹圍崙仔頂購地，蓋起二樓洋房設計的新樓宣教館，1900年新的新樓醫院建成，安彼

533 梁佩瑜著：《南部醫療傳道簡史及醫療傳道精神的探討》（臺南：臺南神學院，2004），頁5。
534 梁佩瑜著：《南部醫療傳道簡史及醫療傳道精神的探討》，頁6。
535 駱芬美著：《被混淆的臺灣史：1861~1949之史實不等於事實》，頁133。
536 梁佩瑜著：《南部醫療傳道簡史及醫療傳道精神的探討》，頁8。

得醫師任院長，隔年由馬雅各醫師之子馬雅各二世，來臺繼承父志接掌院長[537]。

　　臺灣北部醫療宣教的代表馬偕牧師，於1871年由加拿大長老教會，派遣來臺灣宣教，馬偕並算不是醫師的身分，但是在神學院就讀期間，有研習解剖學與生理學，來臺灣宣教以醫療做輔助，尤其對於拔牙的技術琢磨頗多；臺灣史專家莊永明先生曾表示：「尊崇馬偕為臺灣口腔外科的先驅者實不為過[538]」，對於當時臺灣的醫療環境，馬偕牧師認為臺灣不是沒有醫師，只是沒有完整的醫師培訓教育系統，其醫療方式雖然看起來不科學，但臨床上草本藥物的使用非常有效，這些醫師沒有受過正統醫學訓練，大多是跟隨老醫師從經驗中學習，或者是研習醫書來開始行醫[539]；馬偕牧師認為在臺灣的中醫，跟西方醫學一樣有內科與外科的分別，但是內科醫師相較治療骨傷科的外科醫師更受到尊重，馬偕在北臺灣地區，從事傳道醫療與教育的工作，並創立了北臺灣基督教長老教會，也將西方文明引入了當時臺灣社會。1879年創立淡水馬偕醫館，現今馬偕紀念醫院前身，1882年成立牛津學堂與理學堂大書院，1884年創立淡水女學堂，在他的醫療傳道過程中，他認為治療瘧疾與牙科，是他在臺灣醫療行為中最重要的一環，牙痛是人類最無法忍受的疼痛之一，臺灣漢人與原住民的牙痛，多因嚼食檳榔與吸菸所導致，漢人相信牙齒裡面有黑頭蟲在咬，才會導致牙痛，傳統漢醫拔牙的方式粗糙且殘酷，所以他回憶1873年第一次幫人拔牙的時候，用了木質的樹片打造出他想要的模樣，輕鬆地幫漢人士兵的牙齒拔掉，所以馬偕醫師在臺灣的醫療工作以拔牙為主，早先請本地的鐵匠依照他所需要的工具去打造，後來由美國紐約訂購一整套拔牙工具，在他醫療傳道的過程，大多尋找一塊空曠之處，或在佛道教廟宇的台階，或是在田野的莊稼中，帶領信徒與患者傳唱聖歌，接著拔牙、傳道、傳福音；自述從1873年到他離開為止，他拔掉的牙齒超過21,000顆[540]，但是因為信仰與風俗習慣的關係，他會將拔下來的牙齒交給患者，以避免產生不

537　梁佩瑜著：《南部醫療傳道簡史及醫療傳道精神的探討》，頁11。

538　駱芬美著：《被混淆的臺灣史：1861~1949之史實不等於事實》，頁137。

539　[加拿大]馬偕著：《福爾摩沙紀事：馬偕臺灣回憶錄》，頁297。

540　[加拿大]馬偕著：《福爾摩沙紀事：馬偕臺灣回憶錄》，頁304。

必要的猜忌。

　　臺灣中部基督教醫療傳教啟程較晚，1896年蘭大衛醫師在甲午戰爭之後，來到臺灣中部的彰化地區，租用一間民宅作爲醫療傳道的處所，這也是彰化基督教醫院的起始，蘭大衛醫師對患者提供免費的醫療服務，還致力於培育對西方醫學有興趣的學生，造就了很多優秀的醫師[541]，在蘭大衛醫師醫療傳道期間，最令人感念的事蹟則是「切膚之愛」的故事，這個事件描述在1928年，蘭大衛醫師醫治13歲病童周金耀的腿傷，將其妻子連瑪玉女士腿部的皮膚，移植到周童的傷口，根據周童事後的敘述，在當時麻醉技術不成熟，在手術執行期間一度清醒，看到蘭醫師正在切除蘭媽媽腿上的皮肉，雖然切下的皮肉沒有補在我的身上，但是這樣子的行爲卻深深烙印在我的心中[542]，《臺灣基督長老教會百年史》該書中對醫療傳道的功能：

> 醫療傳道確實是宣教活動的一個主要部門。大多數情況下，
> 福音的傳入往往是藉著醫療而開始進行的。因醫療的事功往
> 往有助於排除本地人對宣教師及基督教的偏見與反感，獲得
> 不少人的感謝和恩念，而這些都是直接或間接地有助於傳教
> 之工[543]。

醫療與傳教並進的宣教方式，可以藉著解除患者的痛苦，進而得到對宗教的信任感與依賴性，降低因爲不瞭解而產生的誤解與被扭曲的教義，從而獻身成爲教徒與侍奉者的角色，所以馬雅各醫生說過：

> 我相信傳道是跟在藥丸和外科刀剪的後面，一個病人病癒的
> 時候，正是向他傳福音的好機會[544]。

但依據上述的史料，醫療傳教在當時產生與傳統臺灣社會的衝突與反彈，筆者認爲有幾個因素：

　　第一、是基督教禁止崇拜偶像，以及反對祭拜祖先這樣子的教義，漢
　　　　　人社會則是多神信仰，舉凡山川、大地、草石、樹木、與有貢

541　駱芬美著：《被混淆的臺灣史：1861~1949之史實不等於事實》，頁141。
542　林宜平：〈「切膚之愛」的外科技術網絡〉，《科學發展雜誌》542（2018），頁84。
543　梁佩瑜著：《南部醫療傳道簡史及醫療傳道精神的探討》，頁25。
544　梁佩瑜著：《南部醫療傳道簡史及醫療傳道精神的探討》，頁20。

獻之人，皆有成神的機會，不得崇拜偶像與傳統漢人社會的價值觀有很大的牴觸，再加上地方上諸多廟宇神壇，多為仕紳與鄉民共同參與，若是眾人多信仰單一神的基督教，那廟會神祇會無人信仰；在祭祖的方面，更是嚴重的牴觸傳統儒學思想教育慎終追遠的傳統習俗，所以當時導致基督教宣教過程的重大衝突，例如馬偕在其著作中提到，醫療施藥傳福音之後，當地決議信仰基督之後，他會要信徒們做一些事：

> ……讓他們把拜偶像的一切行頭都丟到籃子裡……把金紙神像神主牌香及旗幟等堆成一大堆……還有好幾個人互相近在點火來燒這一堆東西……有很多人對於又髒又油膩的神像表示輕蔑……每當有正在燃燒的觀音被撥出舉起來時大家就轟然大笑……我請大家跟著我起唱普天之下萬國萬民都當向主歡呼頌揚……[545]

就是這樣的傳教方式，會讓當時受漢文化影響根深柢固的居民強烈反彈，也是造成衝突的因素。

第二、西方醫療系統大多以外科為主，拔牙、切除腫瘤、外科縫合，此種侵入性的療法，這是西方醫學外科的強項，也藉此能夠迅速解決患者病痛的方式，有別於傳統中醫，以己身內化調養來抵抗疾病的思維，也因為外科這樣的效果，更為顯著與明確，會讓民眾相信西醫效果，間接接受基督教的宣教的信仰，但在傳統儒學，身體髮膚受之父母不敢損傷的傳統思維下，以及傳統中醫藥執業的漢醫，反對此種侵入性的治療。

第三、西方醫學的醫療過程引起民眾疑慮，在實行醫術之前會引導唱聖歌，然後施行醫療手法，末了再傳道與作祈禱，整個過程充滿了宗教，而這些醫院之中，也都掛有聖經相關圖畫或著作，常常會讓民眾認為西方醫學，就是藉著西方的神明來進行治療，或者是施展所謂的妖術魔法，所以當時謠言說，馬雅各醫

---

545 [加拿大]馬偕著：《福爾摩沙紀事：馬偕臺灣回憶錄》，頁221。

師以耶穌之名，取死者的內臟或是眼睛，做成藥散治療疾病，才有那麼好的效果[546]，其實中醫師大多知道傳統中藥典籍《本草綱目》中也有〈部補〉用藥，但整個西醫施術的過程，夾帶著大量的宗教儀式，難免會人鄉民仕紳們產生誤解。

對於基督教義充滿陌生與不解的漢人社會中，傳教士以西方醫學治療疾病，講究的是疾病的治癒與心靈的撫慰，但是漢人社會對此不瞭解，只看到如魔術般神奇的醫療方式，漢人社會的士大夫與仕紳乃至民眾，因為不瞭解而產生敵意與恐懼，進而造成扭曲誤解與反彈，也是這類加諸在傳教士身上的謠言與民眾暴動主要原因。

二、日治前臺灣中醫學發展概況

臺灣在明帝國萬曆年之前沒有文字記載，有的也僅是片段式的論述，沒有有系統的著作，更多為傳聞類的傳說，不足以作為考證；正史《臺灣府志》〈卷一〉，對於臺灣的出現與明帝國的連結，始於「宣德間，太監王三保舟下西洋，因風過此。[547]」明代嘉靖年間，都督俞大猷剿滅倭寇，也僅止於鹿耳門外哨輒還，未真正的踏上臺灣這片土地，〈卷九〉：

> 相傳明宣德間太監王三保到台，曾於此井取水，即今府治西
> 定功大井也[548]。

也僅已是傳聞而已不足以證明，明帝國與臺灣之間正式往來的史料，正史如此個人史篇更遑論其客觀性，陳第的《東番記》寫於明萬曆三十一年（1603年），因為沈有容將軍，欲驅逐橫行於海上的倭寇，遂發兵攻打倭寇藏居處臺灣，邀陳第隨行以二十餘天的體驗寫成《東番記》一書，該書雖然有了大員的初次面貌，但文中如：

> 鄭內監航海諭諸夷，東番獨遠竄，不聽約，於是家貽一銅
> 鈴，使頸之，蓋狗之也[549]。

這樣的論述沒有辦法提出確切的證據，鄭和哪一次的航行有到過臺灣？更

---

546 雷一鳴：〈清末宣教臺灣之英人〉，《臺灣文獻》7.34（1956），頁79。

547 蔣毓英著：《臺灣府志》（南投：國史館臺灣文獻館，2000），頁1。

548 蔣毓英著：《臺灣府志》，頁127。

549 維基文庫（無日期）：《淡水廳志》〈卷十四〉。取自：https://zh.m.wikisource.org/zh-hant/%E6%9D%B1%E7%95%AA%E8%A8%98，（民109年11月6日檢索）。

多的是充滿中土主義的偏見，實則難以客觀去看待臺灣的歷史，也顯示出中國在當時對臺灣的陌生，正史如此更遑論關於醫療的歷史，更難以找到正式文書的記錄。

十四、五世紀，已經有漢人從福建來到臺灣從事墾殖，中國海商集團以臺灣爲補給轉口貿易的商港，將物品販售到中國、日本、歐洲，而更多亡命天涯的倭寇海盜，以臺灣爲海上補給站，這時的漢人移民帶來傳統中國的生活方式與風俗習慣之外，也將中國傳統醫藥學帶到了臺灣，尤其當中國的中藥學理論，遇上臺灣本土草本藥物之後，更延伸出有臺灣特色的用藥思維，此時臺灣社會除了原住民特色的傳統醫學外，中國移民帶來的中醫藥學與宗教醫學，在此漸成一種主流醫療，隨著臺灣獨特氣候中，所產生致人於病的瘴癘之氣，在清領臺灣之後，造成清國官員視其爲蠻荒不毛之地，爲流放罪犯之所，不願就任臺灣爲官，導致官職懸缺八九成無人以繼，蔣師徹在著作《臺游日記》中有云：

> 閩府志職官附考云：雍正十一年，覆准臺員道員准鎮協例三
> 年報滿，知府、同知、通判、知縣視參將等官二年報滿；蓋
> 其時版圖初隸，風氣未開，風濤之險，瘴癘之惡，之官者皆
> 視爲畏塗，故著令如是[550]。

說的就是當時清國官員，不願就任臺灣的過程，明清兩代大量的漢人移民，隨著明鄭王朝招撫來到臺灣開墾，當時爲了增加兵源與開墾人力，皆鼓勵其所屬攜家帶眷而來，荷蘭人領臺期間，也因爲需要人力作農業墾殖生產，也從中國沿岸省分，招募大量漢人移民至此，當時渡海艱難歷經辛苦，上岸之後又逢水土不服而病故，醫藥不備的當時統治者視爲一重大考驗，鄭成功驅逐荷蘭人，在臺灣建立起明代延續政權之後，大量的從中國招募更多的漢人移民，其中也含有診治病症的醫師，如史料記載明代萬曆年間，因爲戰亂而避居臺灣之沈光文，在停留於「加溜灣」社期間，以教讀與醫藥治人之儒醫[551]維生，清領臺灣初期大量的漢人移入，臺灣其中有不少儒醫之輩、藥房經營者、走方郎中，爲民眾提供醫藥救治；加上

---

550 張加昇、蘇奕彰：〈日治時期前臺灣醫療發展之探討〉，《中醫藥雜誌》，25.2（2014），頁312。
551 葉永文著：《臺灣中醫發展史：醫政關係》（臺中：五南出版社，2013），頁15。

政府與民間也開始設立相關機構，如藥房與養濟院，醫藥環境才得以逐步改善，尤其以撫卹鰥寡孤窮的養濟制度，在清初領臺期間為臺灣醫藥的特色，高拱乾《臺灣府志》〈卷二規制志卹政篇〉記載：

> 臺灣縣養濟院在鎮北坊。康熙二十三年，知縣沈朝聘建。鳳
> 山縣養濟院在土墼埕尾。康熙二十三年，知縣楊芳聲建。諸
> 羅縣養濟院在善化里。康熙二十三年，知縣季麒光建。義塚
> 在臺灣縣寧南坊之南。俗名鬼仔山[552]。

當時沈朝聘，在現今臺南市所建立的養濟院，為臺灣第一座社會救濟福利機構[553]，乾隆到光緒年間，清國政府又在彰化、臺北、新竹等地設立養濟院、普濟堂、棲流所，澎湖廳設立媽宮城育嬰堂……等機構，其中乾隆元年（1736年）在彰化所設立之養濟院，為當時俗稱「灑哥亲」的瘋病收容所[554]，可以看出這些社福機構開始有官方醫療的色彩。清代的社福機構的制度源自於明代，持續以養濟院救濟鰥寡孤獨之人：

> 鰥寡孤獨廢疾不能生存之人，在京許兩縣申文戶部告給養
> 濟，在外聽州縣申詳，府按動支預備倉糧給養，多使人沾實
> 惠，昭朝廷卹民至意[555]。

初期是以發給米糧、銀兩、衣物濟之，一年中發給六個月，後期康雍之時發給十個月經費由政府支出，到了清代中期因為割地賠款財政窘迫，遂由各地仕紳出資支持政府政策，這時養濟院制度是沒有醫療服務，直到乾隆年間針對若干帶有傳染性疾病的收容者，為避免交互傳染而採取隔離養濟措施，這時的養濟院功能開始多了醫療的功能；如福建省沙縣以水南坊，為孤老收容人的收容處，以東門廣譽坊為帶有傳染性疾病的收容人隔離處，這時候開始類似公設醫院的醫療服務。清代另一個社會福利醫療機構——普濟堂，相較於養濟院是比較具有醫療功能，針對具有謀生能力，但鰥寡孤獨無以為繼者作輔助，最早是服務京師附近修路工人，康熙十一年（1675年）四月，兵部侍郎陳德華《普濟堂功德碑記》載：京師廣寧門外

---

552 中國哲學書電子化計劃（無日期）：《臺灣府志》〈卷二〉。取自：https://ctext.org/wiki.pl?if=gb&chapter=721099#p297，（民109年11月8日檢索）。
553 陳永興著：《臺灣醫療發展史》（臺北：月旦出版社，1997），頁331。
554 陳永興著：《臺灣醫療發展史》，頁46。
555 付瓊略：〈論清代養濟院制度的發展與演變〉，《黑龍江史志》21（2013），頁43

有普濟堂，距城二里，行旅輻輳之衝。初期在每年的冬天，聚集這些窮人給予米食口糧，春天發給衣物、鞋履以及農工所需之工具，希望讓這些窮人能夠自食其力；普濟堂比較起養濟院更有醫療的特色，對於患病的窮人「其有疾者，藥之，養之。分醫治，而稽其事[556]」，普濟堂內設有病坊給予醫治，病坊內設有傷寒、癆病、骨傷等科別，分門別類給予治療，這種分科治療與現在的醫院有著類似之處，而對於患病死於病坊者由善堂來給予安葬。

　　光緒年間臺灣巡撫劉銘傳，曾經規劃由官方主導的現代化醫療系統，光緒十二年（1886年）成立了官醫局、官藥局、養病院，「招聘西人為醫生，以醫人民之病，不收其費。」聘請西洋醫師為官吏以及駐軍作診療，此舉已有現代醫院之醫療、用藥、住院系統的概念，成立臺北官醫局，設立於臺北城考棚，由劉銘傳為總理統籌一切醫務為兵勇治病，並聘請西洋挪威籍韓先醫師[557]，但是當時官方醫療機構服務對像，皆以官僚為主，一般老百姓無權享受，加上這個新政試辦的時間太短，劉銘傳於1891年被清廷召回，接任的邵友濂因為財政緊縮將其廢棄，由此可以看到清代在臺灣醫療體系建立脈絡[558]。

　　臺灣的醫療源自於中國醫學，在明清時代由漢人移民帶入臺灣，開始興盛發展，雖然史料中對於明清民間醫療系統沒有明確的記載，但以史料片段與游逸詩文散記的記錄中，傳統醫學隨著漢人移民進入臺灣，一直延續使用到今日，其影響力與西方醫學成為現今臺灣主流醫學系統。

　　在當時臺灣中醫的養成背景與中國相同，主要養成有幾個途徑：一、由官方醫學教育體系中產生，這是極少數；二、從事藥鋪醫藥行業者，對於學徒以口語相傳，或是經驗的累積，藉著學習與接觸中藥，習得藥材分辨、功用主治、炮製技術、膏丹丸散的製作方式，而後在涉獵醫書學習基本的學術理論；三、有識字者自行研習醫術，士子求取功名不利，為官之人仕途受挫，或遭貶官罷職改而習醫，這類仕人被稱為儒醫。儒醫起於宋代，興盛於明清兩代，以宋代為例科舉制度下錄取進士者有109,950人，而

556　張磊、梁峻：〈清代北京慈善機構的醫療特點淺析〉，《北京中醫藥》29.5（2010），頁385。
557　莊永明著：《臺灣醫療史》，頁31。
558　林昭庚、陳光偉、周珮琪著：《日治時期の臺灣中醫》，頁20。

明清兩代錄取的進士名額共51,624人[559]，足以看出明清兩代科舉制度上的嚴厲與競爭，所以當時以儒生身分投入習醫，成為醫者更是如過江之鯽；這類儒醫藉著文本的優勢熟讀醫書，累積對於疾病的辨證與用方藥的概念後，拜師醫家學習看診模式，診斷方法與病人之間的互動技巧、治療疾病的思維，習得醫家本質學能；四、對草本植物用藥有經驗的採藥人，藉著藥材採集習得經驗而從醫，這類醫家在當時多被稱呼為「青草仙」。由此可看出，在古代，幾乎是只要想當醫師，就可以從事醫療的行業，甚至很多是不識字，全憑經驗在執行醫術。這樣的情形之下，醫師的品質自然良莠不齊。

三、明清時代臺灣知名中醫醫家

中醫藥學隨著漢人移民來到臺灣，自此明清領臺期間，大量中醫醫家也隨著移民潮進入臺灣，在臺開展了傳統醫學的發展，茲以此做簡單論述。

首位中醫醫家當是儒醫沈光文，明代末年滿人入關，追隨魯王退守浙江，魯王兵敗隱身於普陀山為僧，後鄭成功聚眾金廈圖反攻，沈光文由金門搭船至泉州，半路愈颱風侵襲漂流到臺灣宜蘭，輾轉到臺南，當時為荷蘭人所統治，以傳統中醫藥醫治漢人移民與原住民，比鄭成功驅逐荷蘭人領臺更早了數年，鄭成功領臺之後，禮遇沈光文，後來鄭經繼位，因為沈光文寫詩諷刺日益衰敗的國政，差點引來殺身之禍，不得已逃亡羅漢門（現高雄市內門區），後又移居到加溜灣社（臺南市善化區），以教書與幫人看病為業，清領臺灣之後，沈光文組織臺灣第一個詩社東瀛詩社，拓展臺灣文化教育的領域，被譽為開臺文獻始祖，在善化區有沈光文紀念館[560]（圖12）。

沈佺期，福建南安人，明崇禎十六年（1643年）進士，明代滅亡後，原追隨唐王，後隨鄭成功進入臺灣，以醫藥救濟居民，不分貧富貴賤，治

559　王崇峻：〈棄儒業醫──中國近世醫者的社會地位之變〉，《孔孟學報》84（2006），頁244。

560　駱芬美著：《被混淆的臺灣史：1861~1949之史實不等於事實》，頁129。

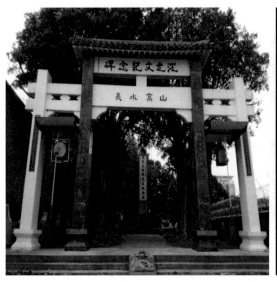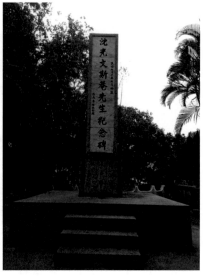

圖12、台南善化沈光文紀念碑（資料來源：筆者自攝2020年11月13日沈光文紀念碑）

癒者甚多，爲民衆所敬重，明永曆三十六年（1659年）卒於臺灣[561]。

陳逸，清康熙三十二年（1693年）貢生，以醫藥行醫於臺南府城，爲人宅心寬厚，誠懇待人，醫治病患平易近人醫德濟衆[562]。

胡悼献，福建永定人，原爲生員，以「援例捐納」取得貢生資格，康熙年間來臺開墾，墾殖範圍千甲，歲入穀物數萬，爲當時地方仕紳，少年時棄儒從醫，來臺有成之後以醫術濟人，愛好文學於淡水開創明志書院，開啓臺北城之文風[563]。

張達京，廣東潮州人，其人外觀人高馬大儀表俊俏，少年於鄉里習醫與從商，清康熙五十年（1711年）來臺，因通顯番語與熟捻醫術，在疫病期間以醫術治療民衆與番人，土番頭目稱讚其德行，以女爲妻人稱「番駙馬」[564]。

卓夢采，鳳山縣人士，性質樸愛好文學自習醫術，朱一貴發起民變事件時感受其德，多次求之襄助但卓氏不爲所動，遂散盡家財，資備糧食

561　張子文、林偉洲、郭啟傳著：《臺灣歷史人物小傳——明清暨日據時期》（臺北：國家圖書館，2003），頁280。
562　張子文、林偉洲、郭啟傳著：《臺灣歷史人物小傳——明清暨日據時期》，頁208。
563　張子文、林偉洲、郭啟傳著：《臺灣歷史人物小傳——明清暨日據時期》，頁145。
564　張子文、林偉洲、郭啟傳著：《臺灣歷史人物小傳——明清暨日據時期》，頁187。

予家族鄰里後遁入山中農耕詠詩，事件之後知縣陳志泰仰慕其行誼，頒贈「儒林芳標」匾額一幅[565]。

秦士望，清雍正七年（1729年）爲貢生，彰化設縣協助鑿溝以墾建設縣城城門，並捐款興建西門外大橋，與南門關帝廟，當地癩痢者眾無藥可治，患者因此遭遇親人所棄旁人所絕，稱之「天刑」；士望憐憫又懼感染於民，故在八卦山麓設養濟院給予收容與醫治[566]。

林元俊，臺南人祖籍廈門，精通醫術爲當時大國手，專長書法與揮毫作畫[567]。

蔡光任，澎湖人士，移居臺灣自幼習醫，年長後以精湛醫術濟世，尤擅長痘科，天性質樸單純，病家所招急應，遇有孤苦貧寡者以藥襄助不收費用[568]。

李朝動，爲鄉里豪傑人物，性喜急公好義又喜讀書更通醫術，清咸豐四年（1854年）招募鄉勇參軍，擒張必達獲得功勳，朝廷御賜八品頂戴[569]。

徐恢續，臺灣人士，居郡治西定坊，功於山水花鳥畫作，更精通醫術，濟人甚多鄉里頌之[570]。

廖維楨，彰化人，精通醫術宅心仁厚，凡有貧苦者以藥相濟，清光緒七年（1881年）彰化知縣傅端經急病百醫罔效，招廖維楨前往救治，不出幾日則愈，知縣獻「功同思貌」匾額相贈，而名滿當地[571]。

上述爲清領臺灣時期知名中醫醫家，以下記載醫家則爲清日時期知名漢醫，因橫跨清國與日本兩個政權，多生於清領之時，名耀於日治之後，本書仍將其列入清領臺灣期間知名醫家。

黃守乾（1857年－1907年），鹿港人士，世人多稱之「鹿港乾」，年少時就讀於私塾，學習漢文與熟讀歷代經典，成績優異其師讚許天資聰穎可求取功名，因其父親以剃髮爲業，世代子弟不得求取功名，黃守乾知

565　張子文、林偉洲、郭啟傳著：《臺灣歷史人物小傳——明清暨日據時期》，頁286。
566　張子文、林偉洲、郭啟傳著：《臺灣歷史人物小傳——明清暨日據時期》，頁162。
567　張子文、林偉洲、郭啟傳著：《臺灣歷史人物小傳——明清暨日據時期》，頁100。
568　張子文、林偉洲、郭啟傳著：《臺灣歷史人物小傳——明清暨日據時期頁》，309。
569　張子文、林偉洲、郭啟傳著：《臺灣歷史人物小傳——明清暨日據時期頁》，72。
570　張子文、林偉洲、郭啟傳著：《臺灣歷史人物小傳——明清暨日據時期頁》，158。
571　張子文、林偉洲、郭啟傳著：《臺灣歷史人物小傳——明清暨日據時期》，287。

求取功名無望，故改學習岐黃醫術，研究歷代醫學經典著作，學成後，以儒醫身分，用精湛的診斷方式與精準的用藥用方思維，治癒者眾而聲名大開名享當時，1896年臺灣爆發鼠疫大流行，當時臺灣人對於日本殖民政府採用西方醫療手法不能接受且多有疑慮，故殖民政府成立臺灣人黑死病治療所，由黃玉階與黃守乾受聘爲該治療所囑託醫務職位，這是臺灣史上第一次漢醫進入公職醫療系統中，在流行性傳染病鼠疫與霍亂流行期間，協助官方推動各項防疫措施，1899年艋舺保安醫院成立，收容傳染病患者，聘請黃守乾爲主任醫師，後因工作勞累感受肺炎，於1907年過世，得年50歲[572]。黃守乾在當時爲了將漢醫現代化，於1898年與黃玉階與黃守乾等人籌組「漢醫例會」，致力於漢醫科學化，更聘請西醫師來例會講演，每個月例會三次，藉此增加漢醫，在現代醫學之生理、病理學方面有更多的涉獵[573]。

尤子樵（1861年-1929年），福建晉江人士，本爲儒學書生，渡海來臺後以教書爲業，後拜於黃玉階門下學習醫術，學成之後於艋舺地區行醫，行醫之法不拘泥於古法，每有創新之舉，治癒者眾由以多起疑難雜症，爲臺北城內首屈一指名醫，與葉鍊金、黃守乾齊名，且多受託付四處出張外診，後接受艋舺濟安醫院之聘，爲常駐醫師，尤氏除了醫術精湛外，更熱愛詩文，當時多次參與瀛社之聚會，本身也與黃玉階同爲社會團體「斷髮不改裝運動」發起者[574]。

林以時，清國秀才後習漢醫，在宜蘭開設種藥商號，1905年宜蘭爆發鼠疫，協助救治有功，承總督府褒揚爲仕紳，1920年授予紳章[575]。

葉鍊金，臺北人，恆生堂漢醫，曾擔任臺北醫生會會長，1908年葫蘆墩爆發鼠疫，在當時區長張麗俊的邀請下，偕同漢醫黃玉階一起防疫與救治鼠疫病患，醫治千人，後來在瑞芳地區醫治腦膜炎，流於活人數百[576]。

陳自新，大稻埕人，泉州籍，光緒年間府試秀才，從黃玉階學習漢

572 中醫藥文化記憶（無日期）：〈醫林人物小傳黃守乾〉。取自：https://demo.cms.culture.tw/nricmtw/zh-tw/people/508300，（民109年11月16日檢索）
573 《臺灣日日新報》，第5版，1901年7月21日。
574 中醫藥文化記憶（無日期）：〈醫林人物小傳尤子樵〉。取自：https://demo.cms.culture.tw/nricmtw/zh-tw/people/508292，（民109年11月21日檢索）。
575 連雅堂：《人文薈萃》（遠藤寫眞館，1921），頁77。
576 林進發：《臺灣人物評》，西元1929年刊本，頁121。

醫，因「乙未之變」城中大亂，與黃玉階偕同奔走，引領日軍入城，擢升大稻埕保良分局主理，臺灣鼠疫流行時期，與黃玉階偕同醫治病患，因仁心仁術，乞藥者眾，個性潔身自愛，不貪不取，明治三十年（1897年）總督府受配紳章以資獎勵，而後授予醫生免許狀[577]。

　　日治時期對臺灣社會的漢方醫療，社會風氣導正，移風化俗有最大貢獻且深受總督府支持與肯定的，首推臺灣第一位領證漢醫師黃玉階。黃玉階，字蓂華，生於彰化縣大肚堡五汊港（現臺中市梧棲區），原籍福建泉州，其自幼好讀書，抱大志，信奉齋教至於虔誠，終身持齋不娶，勸人為善積功去過，成立公堂弘法說善書以端正世風，視普渡眾生為職志；同治九年（1869年）跟隨漢醫李清機學習醫術[578]，光緒元年(1875年)於大稻埕開業執醫，診病配方仁心仁術，心懷良善不收診金，行醫濟世並經營醫蔘坊，光緒十年(1884年)臺北爆發霍亂，黃玉階憑其醫術治癒數百人，而後在臺灣鼠疫流傳期間，協助總督府以漢醫手法治療鼠疫，並與黃守乾擔任臺灣人黑死病治療所囑託醫務，並著書《療養新方》、《傷寒吊腳痧醫書》、《疙瘩瘟治法新編》[579]本書中對於黃玉階著墨甚多，其醫學涵養與社會貢獻，將在後續文中另述。

第五節　日治時期臺灣醫學發展

　　1871年六十六名琉球人，因海難漂流到臺灣南端，現今屏東縣滿州鄉，遭遇高士佛社原住民殺害，1874年日本人以琉球為本國人民，在臺灣遭遇殺害，向清國提起抗議，而清國認為「生番系我化外之民，問罪與否聽憑貴國辦理」的態度，日本因此籌備首次征臺之役，史稱「牡丹社事件」，整場戰事由日本獲勝，但戰事死傷者不過數十人，卻因臺灣瘴癘之氣而染病者共16,409人次，日本動用軍人共5,990人[580]，也就是說每位兵士因為熱病而罹病二到三次，日本人稱之「臺灣熱」。因為缺乏微生物學的

577　[日]鷹取田一郎著：《臺灣列紳傳》，（桃園：華夏書坊，2009），頁8。
578　[日]鷹取田一郎著：《臺灣列紳傳》，頁1。
579　林昭庚、陳光偉、周珮琪著：《日治時期(西元1895-1945)の臺灣中醫》，頁72。
580　莊永明著：《臺灣醫療史》，頁56。

概念，尚不知道明確的病名，若以症狀推斷應當是瘧疾或是赤痢，日本人與臺灣第一次的接觸，所面臨的困難不是原住民的驍勇善戰，而是臺灣的瘴癘之氣，也看出日本在明治維新之後國盛軍強，但軍隊卻缺乏熱帶地區作戰的經驗。時隔二十一年後的1895年，清日爆發甲午戰爭，清國戰敗，臺灣割讓給日本，將結束對臺灣212年的統治，日人接收臺灣的過程中，臺灣民主國在同年5月25日成立起身抗日，日本親王北白川能久於臺灣東北部登陸，8月佔領彰化不少將士卻染上熱病，相傳在10月18日能久親王感染瘧疾而逝，從5月開始的征臺之役，持續到年底傷亡不過七百餘人，生病者將近二萬七千人，其中導致四千六百人死亡，幾乎都是罹患瘧疾[581]。所以竹越與三郎在《臺灣統治志》中，以征臺戰役軍隊染病傷亡率，比戰死率高出數十倍，軍士眾人面臨傳染病的恐懼，稱呼臺灣為「鬼界之島」，就像一個神祕又充滿疾病，讓人恐懼的「鬼島」[582]。也讓領有臺灣的日本政府首要任務，即改善臺灣風土環境，與推動臺灣現代化醫療與公衛系統的建立，筆者認為日本殖民臺灣的方式，不同於西方列強以掠奪式的殖民態度，恣意的開發殖民地資源；而是以培育型殖民，改變殖民地風土，開啟殖民地發展，以求更長遠的資源取得，大衛阿諾曾說過「醫學本身就是一種殖民的力量」[583]，筆者認為殖民政府統治一個不同於文化的新領地，透過資源的掠奪，對被殖民者的生命主權的宰割，相較於對殖民地以硬體建設、軟體文教所收穫到的利益，這遠比一次性買賣所奪取到的更多更長久，所以不論是十六世紀以來，歐洲國家進入非洲、美洲，除了掠奪所需之外，更希望能長久的制約宰割，所以除了武力征服，用醫藥做人心向背的收買，更是一大因素。

一、後藤新平國家衛生原理與醫療施政

1895年臺灣成為日本帝國海外第一個殖民地，面對當時臺灣的風土病症，對於母國醫療量能的負擔，及領臺初期各地頻繁的武裝抗日運動，這些統治衍生的問題，與所需的經費，造成日本強大的壓力，在1897年

---

581 駱芬美著：《被混淆的臺灣史：1861~1949之史實不等於事實》，頁32。

582 [日]竹越與三郎著《臺灣統治志》(臺北：成文出版社，1985)，頁468。

583 劉士永、王文基著：《東亞醫療史：殖民、性別與現代性》（臺中：聯經出版社，2017），頁119。

曾有國會議員提議，將臺灣以一億圓，出售給覬覦臺灣利益，甚至爲此開啟清法戰爭的法國，這種「臺灣賣卻論」[584]的想法。然日本政府綜觀帝國日後的方展，在於包含中國在內的東亞地區，在這之前當先克服統治臺灣的阻力；故積極以醫學與公衛系統的介入打造臺灣。此時的醫學是指由日本帶入的西方醫學，有著以日本現代醫學教育、醫療體制的醫學，又稱爲新醫學，與原本在臺灣的傳教醫學有所差異，也與傳統的漢醫大相逕庭，這部分被視爲舊醫學，新醫學著重在當時十九世紀期間，最興盛的細菌學、免疫學理論，與環境公衛疾病的預防；統治初期的日本殖民政府，著力安定臺灣社會與掃除境內反日勢力，1896年後藤新平先是擔任總督府衛生事務囑託，期間到臺灣中南部視察後，轉往中國廈門與英屬香港考察，認爲治理臺灣，必先在公衛系統的建立，

> 欲杜絕傳染病流行，首當在臺灣普及衛生設施，其根本之道
> 就是要建立上下水道[585]

他認爲當時日本人與臺灣人，不同的背景所產生不同的民族性，可藉著改善衛生來降低致病率，首要要務就是建設提供乾淨水源的設施，來讓臺灣民眾有感於殖民政府的恩惠，達到殖民地心理層面的向心力，所以在衛生事務囑託職位期間，擘畫出臺灣的衛生制度，包含了傳染病原預防，設立醫院與公醫制度，故將東京大學的教授，威廉‧京恩蒙特‧巴爾頓（William Kinninmond Burton）聘請來臺，籌劃下水道工程，日後被譽爲臺灣自來水之父，以及聘請山口秀高擔任臺北醫院院長職務。

1898至1906年，歷經前三任總督，專注於島內抗日分子的武裝鎮壓，與民間懷柔政策後，第四任總督兒玉源太郎與行政長官後藤新平，則是奠定了殖民統治的基礎，後藤新平以其著作《國家衛生原理》爲當時施政主軸，該著作是以生物學爲基礎，打造了國家概念，他認爲：

> 國家實是至高的人體，至尊的有機體，生物學說亦轉而為
> 此，國家衛生原裡的起源[586]

---

584 李筱峰著：《爲這個時代留下永遠的歷史見證與記錄》（臺北：新自然主義出版社，2004），頁269。

585 陳皇志：〈後藤新平的「生物學原則」與科學統治〉，《臺灣學通訊》114（2019），頁12。

586 范燕秋：〈新醫學在臺灣的實踐(1898-1906)——從後藤新平《國家衛生原理》談起〉，《新史學》9.3（1998），頁52。

將國家比喻成人體或是有機體，以生物學的概念，去闡述國家運作的原則，認爲殖民者不僅要引進新世代的概念，也要尊重社會上原本就有的舊習慣，人類屬於群居的動物，因爲與自然競爭機能不足，所以組成了社會，以社會的力量與大自然競爭，當社會穩定的發展，爲了永續的生存時，衆多的社會就會組成國家，成爲唯一主權者；所以他的結論是人類爲至尊的分子，一起組成國家這樣一個衛生團體，簡單的說廣義的國家衛生理論，將國家視爲一個人體，其中心思想就是憲法，其作爲就是行政系統，舉凡外交、軍事、司法、衛生、醫療、經濟、財政……等，狹義的國家衛生理論，就是行政系統內的醫療、醫政、醫令、衛生、保健……等，接任民政長官後，後藤新平提出〈臺灣統治救急案〉[587]（又稱六三法案），法條大意讓臺灣自謀建設財源，換得總督府在臺灣，除了國防、外交之外最大的自治權；所以內容集中在擴展財源、樽節開支，節約行政支出、開展鴉片專賣、募集外債興建公共工程、目標在於產值興業臺灣財政獨立，此法案獲得日本中央政府的支持。六三法案被視爲經營臺灣的新方向，可以減少中央政府挹注臺灣建設經費，由臺灣總督府發行公債自籌經費做建設，讓臺灣爲日本南進的據點，這法案也讓臺灣總督府具有行政、立法、司法的大權，讓總督府的地位提昇至近皇帝般，有獨立的行政事務發展空間[588]。

二、日治時期臺灣現代化醫學教育

　　明治二十八年（1895年），總督府在臺灣舉行始政式的第三天，卽成立衛生委員會，第四天卽在大稻埕創辦大日本臺灣病院[589]，由此可以看到日人致力於臺灣現代化醫藥、衛生、教育的決心，要推動臺灣現代化，首重醫學制度的改革，必須先改善舊有臺灣本土之漢醫學，當時參照日本本國對待漢方醫的態度，採取漸進式的方針，殖民政府在臺灣推廣現代醫學的進程較本國爲快，日本本土在明治維新之後，確立以西方醫學爲日本主

587　公共電視文化事業基金會：《臺灣百年人物誌》（臺北：玉山社出版公司，2005），頁42。

588　范燕秋：〈新醫學在臺灣的實踐(1898-1906)——從後藤新平《國家衛生原理》談起〉，頁61。

589　莊永明著：《臺灣醫療史》，頁56。

要醫學，對於境內漢方醫採用漸禁的態度，廣設西式醫學校與舉辦西醫檢定考試，另外，在醫師執業資格考試中，以考試科目阻絕日本漢方醫的報考資格。明治十二年（1879年）發布的醫師考試規則，規定要報考醫師資格者，並須修過物理、化學、生理、病理、解剖、藥劑、內科、外科相關學業，方可申請執業證書，這規定等於宣判了日本漢方醫家的執業死刑，而後經過日本漢方醫數年的爭取，明治政府曾經一度有所退讓，在明治十五年（1882年）決議漢方醫執業規則，更改爲在正規醫遍佈全國之前，承認漢方醫醫師的資格，准許二十五歲以上之漢方醫學子弟，免試取得開業資格[590]；但明治三十九年（1906年）通過第〈四十七號法律〉，日本本土全面進入以西方醫學爲主的醫療體系，臺灣在明治二十九年（1896年）日本領臺第二年，就通過〈臺灣醫業規則〉[591]，確定臺灣未來醫學走向以西方醫學爲主，但是推廣的初期遭遇的反彈，也同於日本本土，且因爲臺灣人長期醫療習慣以漢醫爲主，加上西方醫學在臺灣，受到民衆依賴度不足且有疑慮之時，總督府對臺灣漢方醫學的態度，也是等同於內地採漸進的方式，但不同的是，殖民政府確立醫學的方向後，對於漢方醫的壓抑力道卻甚於內地。

大日本臺灣病院，此爲現今臺大醫院的前身，當時從日本派來醫師10名、藥師9名、護士20名[592]；1897年4月由臺灣病院的院長山口秀高，在院內成立「醫學講習所」，又稱爲「土人醫師養成所」，這裡的土人指的是臺灣本地青年，用意在於培養臺灣本土醫師，這也是臺灣醫療史上，第一所官辦醫學教育機構，師資由臺北病院醫師四人、藥師兩人、共計六員，當時是醫師、藥師們工作之餘，兼任教學工作而非專任師資，全程採用日語教學[593]，1899年在民政長官後藤新平的規劃下，升格爲臺灣總督府醫學校（以下簡稱醫學校），開啟了由殖民政府主導臺灣現代醫學教育之濫觴[594]，醫學校修業時間五年，以臺灣年輕人爲招收對象，〈臺灣總督府醫

---

590 廖育群著：《遠眺皇漢醫學-認識日本傳統醫學》（臺北：東大圖書公司，2007），頁44-45。

591 莊永明著：《臺灣醫療史》，頁175。

592 莊永明著：《臺灣醫療史》，頁194。

593 莊永明著：《臺灣醫療史》，頁240。

594 莊永明著：《臺灣醫療史》，頁99。

學校規則〉第一條，醫學校爲授予本島人，醫學教育與醫師養成之處，同年4月1日正式開學，首任校長山口秀高[595]，5月1日正式開學，授課研習時間預科一年本科四年，並將土人醫師養成所第一年招生的學生5人，併入本科第二年，第二年招收的學生10人併入本科第一年，1899年招收71位學生爲預科一年級，但成立初期招生情形並不理想，因爲研習期間五年的過程太過漫長，加上當時臺灣人醫療習慣，仍以漢醫藥或是廟宇藥籤爲主，對於以外科見長的西方醫學，多持懷疑與恐懼的態度，所以早在醫學校成立之前的醫學講習所，與醫學校成立之後，都面臨招生的困境。所以當時醫學校內的主要幹部山口秀高、高木友枝、崛內次雄等人，積極遊說地方仕紳、商賈、買辦、儒學世家、社會賢達子弟就讀醫學校，讓這些社會上有能力的臺籍人士子弟，鼓勵就讀醫學校，畢業後可進入日人爲主的菁英統治階層，從土人醫師養成所到醫學校時期，初期入學生，其家中從事漢醫藥爲業的子弟，加入醫學校行列者甚多，如知名的漢醫黃玉階之姪子黃瑤琨，在1897-1898年兩年間就讀於此，土人醫師養成所招募且向在繼續研習的20名學生，家中以漢醫藥爲業的漢醫、漢藥子弟共有7人佔35%[596]，這是一個很大的比例，也是一個值得去研究的主題。醫學校以入學從寬畢業從嚴的教育理念，採用種質不重量的菁英養成策略，招生未設限學生背景之階層，讓所有各階層子弟皆可就讀，創造出臺灣人要進入上流社會，就是就讀醫學校成爲醫師，1902年由土人醫師養成所，併入本科二年級的5人中，只有3人畢業，1903年由土人醫師養成所，併入本科一年級的10人中，只有1人畢業，1899年正式招收的71人中，在1904年只有10人畢業，從此以後開啟了臺灣青年，需藉著擠入醫學系窄門順利畢業，方能進入上流階級之列[597]；臺灣正統醫學教育體制，從1910年臺北醫學專門學校，到1935年臺北帝國大學醫學部改制，殖民政府在臺灣50年期間，皆重視醫學體系，可以看出殖民政府有意在臺灣，藉著對於醫學政策的重視，製造出一批臺人醫師，讓臺人無法參與政治性事務下，藉著從醫成爲臺人菁英分子，在老一輩的臺人心中，要出人頭地唯有擠入醫學校的窄門，這樣子的

595　莊永明著：《臺灣醫療史》，頁241。

596　朱眞一：〈醫林特稿最早期醫學校畢生生與馬偕醫師〉，《臺北市醫師公會會刊》57.2（2013），頁79。

597　朱眞一：〈醫林特稿最早期醫學校畢生生與馬偕醫師〉，頁76。

成果，解決了殖民政府在臺灣醫療人力不足，也得以應付人口成長所需醫療量能的增加，提供了更多臺灣本土醫師，從事公醫或私人院所開業為主的醫療模式，可視為殖民政府，刻意打造出臺人菁英分子的新統治階層，藉由醫學系統的訓練成為醫師，作為與殖民政府共享利益的一群，但也相對的賦予臺籍醫師，照顧全島人民醫療所需的責任與理念[598]。

三、日治臺灣時期醫療改革

　　日治臺灣初期，在衛生行政長官後藤新平的構想下，提出國家衛生論，增強國家衛生機能的重要性，所以領臺初期採取一系列的衛生防疫作為，建造自來水工程，建構城市的地下排水系統，與定期對居家環境的清理；然而其對醫療方面的態度卻是支持西醫輕視漢醫，當時的總督府臺北病院院長，兼總督府醫學校首任校長山口秀高曾說過：

> ……臺灣所謂醫生者只是唸過一些醫書，甚至有不識字者靠經驗的傳承，用些草根樹皮來醫治疾病，比內地的醫生充其量只是賣藥業者……[599]

臺灣現代醫學教育開始之後的1899年，總督府設立「臺灣傳染病與地方調查委員會」，由民政官後藤新平擔任負責人，針對臺灣地區風土病症，如霍亂、瘧疾、天花、鼠疫，展開研究與監控，由各府立醫院院長、醫師擔任委員，並由高木友枝發行《臺灣醫事雜誌》專業醫學期刊，從事風土病症的研究，1902年另發行《臺灣醫學會雜誌》[600]，該雜誌成立的目的：

> 提供在臺灣交換和傳遞，包含細菌血清學之醫學知識，和西方醫學研究成果公開場域，對總督府提出擘劃衛生事業建言[601]。

可以看出對於病原菌與血清學說的重視，十九世紀中期，巴斯德藉著實驗，證明細菌與疾病的關係，找出導致疾病的細菌，以滅菌方式即可治療

---

598 劉士永、張仲民、甄橙、陳康芬、皮國立著：《衛生史新視野：華人社會的身體、疾病與歷史論述》（臺北：華藝數位出版社，2016），頁106。

599 林昭庚、陳光偉、周珮琪著：《日治時期(西元1895-1945)の臺灣中醫》，頁85。

600 [日]小田俊郎著，洪有錫譯：《臺灣醫療50年》，頁15。

601 沈佳姍：〈眾擎易舉臺日免疫知識拓展之制度與人事研究〉，《臺灣師大歷史學報》57（2017），頁196。

疾病的思維，高木友枝亦是此派醫學的支持者，但當時日本東京帝國醫科大學內，細菌學尚未成為獨立學科，血清學更是依附在細菌學的範圍內，所以高木友枝藉著臺灣，這片因細菌致病且風土病症多的土地，來實踐他的醫學思想與研究，也因為針對血清學的研究，提供日本傳染病研究所更多臨床數據，在任職於衛生課課長期間，因適逢臺灣鼠疫大流行，由日本傳染病研究所輸出之鼠疫血清與疫苗，以1904年為例，各自有2,160與901單位，光是臺灣就佔有1,220與880單位，可以看出對傳染病提前部屬之成效[602]。

　　當島內醫療系統的建立，已經初具雛形，不論是醫院、公醫系統、醫學教育，都開始具備相當的規模後，總督府開始著手，對島內原有的醫學系統展開改革，如前所言殖民政府獨尊西方醫學，為醫療政策之首，對於傳統漢醫學，抱持著比較排斥與貶抑的態度；但當時民間對於漢醫學的依賴，與對新醫學的信賴度不高，所以總督府對傳統醫學採用漸禁政策，而非貿然禁止；當現代醫學教育、現代醫療環境已經開始，面對舊有醫學的態度，執政者將其社會定位以二分法，創造了無形卻又實際存在的階層化，日本人的地位、殖民者、新醫學、權力中心；臺灣人的地位、被殖民者、舊醫學、權力邊緣化；所以臺灣人只能藉著進入新醫學的教育系統，才能晉升如同日本人的階層享受權力，明治二十九年（1896年）5月總督府頒布〈臺灣醫業規則〉，規定執業醫師必須取得執照，以及偏遠地區的醫師限定執業地區[603]。明治三十一年（1898年）總督府針對臺灣地區土人醫生人數進行調查，當時土人醫生的設定為，非日本醫學教育系統下產生的醫師，泛指在臺灣執行醫療業務的漢醫生，與西方醫學傳教系統所培養的洋醫生，總計1,070人，漢醫1,046人洋醫24人[604]；再將漢醫細分為良醫、儒醫、世醫、時醫四個等級，良醫者為研習醫書，精通辨證論治者，儒醫者為習儒出身，有功名之讀書人研習醫書有所得，世醫者擁有祖傳祕方，得以醫治民眾者，時醫者為追隨醫家學習醫術，或為藥房之助手學成後有

602　沈佳姍：〈衆擎易舉臺日免疫知識拓展之制度與人事研究〉，頁198。
603　「臺灣醫業規則中改正（府令六四號）」（1899-07-06），〈明治三十二年臺灣總督府公文類纂永久保存追加第七卷文書衛生警察及監獄〉，《臺灣總督府檔案‧總督府公文類纂》，國史館臺灣文獻館，典藏號：00000427012。
604　林昭庚、陳光偉、周珮琪著：《日治時期(西元1895-1945)の臺灣中醫》，頁52。

所得者，這部分的分類當時非常紊亂，官方對於各種醫家的認定不一，所以在登記之時常有謬誤之處[605]；筆者認為〈清代臺灣中醫的發展〉一文中，根據當時地方志史料，將當時醫家分成，讀書人出身領有功名，且與公部門往來密切之儒醫，以行醫為慈善事業，兼營藥材買賣之商醫，以墾殖讀書兼任行醫為主的墾殖型儒醫，以宗教傳道行醫之醫家，受西方醫學影響之醫家這五種[606]。筆者這裡的用詞醫師與醫生名詞之差異，醫師指的是受到現代醫學教育養成者，而醫生則是泛指舊時代漢醫，與少數醫療傳教所產生的洋醫，殖民政府將其歸納入醫生的範圍，明治三十四年（1901年）7月23日，總督府發布《府令第四十七號》〈臺灣醫生免許規則〉12條[607]。記載著臺灣醫生執照的取得與規範，以及行醫方式與範圍，規定所有漢醫要在同年底之前，向管區警察官署登記，否則將視為密醫。

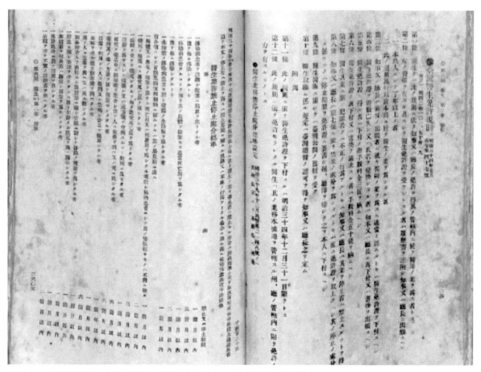

圖13、臺灣醫生免許規則（資料來源：筆者自己收藏）

605　陳昭宏著：《日治時期臺灣皇漢醫道復活運動》（臺北：國立政治大學臺灣史研究所論文，2015），頁17。

606　陳志忠著：《清代臺灣中醫的發展》（臺中：東海大學歷史研究所碩士論文，1998），頁80。

607　張秀容著：《日治臺灣醫療公衛五十年》（臺北：臺大出版中心，2015），頁330。

並在同年底依照〈臺灣醫生免許規則〉舉行了臺灣第一次，也是最後一次的漢醫師考試，該次考試應考者2,126人。考試及格者1,097人，另外，有很多在地方上行醫日久頗有聲望，未經考試給予執照者650人，考試不及格給予補考取得執照者計156人，總共合計1,903人[608]，這些領證漢醫，在地方上執行醫療業務，受到地區的限定不得跨區執業，若有遷徙須向當地警察官署辦理登記。這些完成登記的漢醫，與少數洋醫被稱為醫生，根據〈臺灣醫生免許規則〉第九條規定，醫生者協助醫師，實行每年春秋之時的種痘業務，醫生的醫療行為與其他相關事項，受到臺灣公醫之監督[609]。當時漢醫考試具體方式，除了有功名具聲望少數醫生，可以免試得到醫生免許證外，例如新竹廳在漢醫免許考試之前，通報37名有名望出類拔萃之漢醫，免試取得醫生證書[610]，其餘漢醫接受各支廳指定考試日期前往應試，當時漢醫考試非總督府主管機關舉辦，而是由各廳舉行，考生應試要自行準備筆硯，考試科目視各廳的不同有不同的題目，在考試前有主管考試事務之公醫講解「醫道」[611]，例如臺中縣彰化辦務署，在明治三十四年（1901年）9月21日，舉辦醫生證書考試，應考題目為：試申論臺灣醫生之種類與學術是否相同？何為五臟？何為傷寒？臺中縣下各辦務署所在地為何？該次考試參加漢醫六十餘人[612]；枋橋（現今新北市板橋區）在同年11月29日舉辦醫生考試，由支廳長一瀨勝三郎擔任主試官，公醫鈴木丈次郎擔任監試官，考前講解行醫之道，考試題目為：驚風症候與治法、論痢病症候與治法，考生照各考題發揮，但某病用某藥不須名列，只需以湯頭藥方回復；水返腳（現今新北市汐止區）於12月2日舉辦醫生考試，題目為：試論痢疾、傷寒、梅毒用藥症治[613]？這一些考試對於以內科為業之儒醫，或是教會系統以現代醫學訓練的洋醫皆非難事，但對於走方郎中，或以外科瘡瘍切割、點痣，或是傷科拳腳師傅而言，面對這樣需要

608　丁崑健：〈日治時期漢醫政策初探——醫生資格檢定考試〉，《國立空中大學生活科學系生活學報》13（2009），頁93。

609　「臺灣醫生免許規則（府令第四七號）並二同上二關シ各醫院長へ通達」（1901-05-16），〈明治三十四年臺灣總督府公文類纂甲種永久保存第五卷文書外交衛生〉，《臺灣總督府檔案‧總督府公文類纂》，國史館臺灣文獻館，典藏號:00000584025。

610　〈醫師領牌〉《臺灣日日新報》第1002號，明治三十四年9月3日。

611　〈醫生試驗〉《臺灣日日新報》第1076號，明治三十四年12月1日。

612　〈醫生考試〉《臺灣日日新報》第1034號，明治三十四年10月11日。

613　〈醫生考試、試考醫生〉《臺灣日日新報》第1077號，明治三十四年12月3日。

醫學學理素養的考試，就顯得有些捉襟見肘，於是找槍手冒名頂替之情事層出不窮；如前所言此次考試錄取者，與孚有聲望免試給予執照者有1,097人，但這還不足以符合總督府規劃的漢醫名額，於是又舉辦第二次、第三次的補考，最後全島取得漢醫執照者總共1,928名，另外筆者廣做涉獵發現，當時報章記載只有明治三十四年（1901年）9月3日的《臺灣日日新報》報導漢醫考試取得執照的過程，以「醫師領牌」作篇名，這在當時是唯一一篇以醫師稱呼漢醫者，如前所言

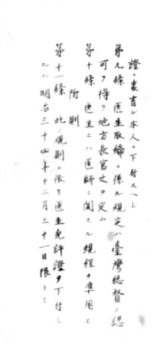

圖14、臺灣醫生與醫師從屬關係（資料來源：國史館臺灣文獻館）

殖民政府，將受到醫學系完整教育訓練，取得執照的西醫稱之為醫師，而漢醫與洋醫未經醫學教育，所訓練出的稱為醫生，所以當時報章也多用醫生稱呼漢醫或洋醫，但在這篇是很特殊的以醫師稱呼漢醫。

　　所以可以看出殖民政府的態度，就是臺灣醫療以西方醫學為主，然傳統漢醫學受到民眾的支持，與醫療習慣在短期內無法改變，所以在無法完全禁絕之前，以西方醫學為主的公醫監督，另外筆者認為有一個重點，也是殖民政府無法禁絕漢藥的主要因素，就是漢藥舖為殖民政府帶來的稅賦收益，當時的漢醫藥是醫藥分類的，一般民眾去求診於漢醫取得藥方，拿到漢藥舖抓藥，或是在廟宇求得藥籤前往漢藥舖抓藥，所以當時有多數的漢藥舖，延聘漢醫來店駐診，或是漢醫自行開設藥舖，所以我們可以觀察到一個有趣的現象，漢醫師在唯一一次的執照考試之後走向萎縮，但漢藥舖的卻是欣欣向榮發展，舉例明治三十四年（1901年）全島漢藥舖有2,011家，到了大正九年（1920年）全島漢藥舖高達3,511家[614]，可以看出當時榮

614　江秀彥：《臺灣藥業發展中國家角色之分析》（高雄：國立中山大學博士論文，2006），頁74。

景，也可以推敲出殖民政府，對於漢醫藥矛盾的態度，一方面覬覦漢藥舖的稅收，另一方面否認漢醫在臨床上的診斷與用方。

四、日治時期臺灣公醫制度與種痘業務

日本殖民臺灣之始，為瞭解決臺灣風土病的為害，推行公醫制度與種痘業務，這個政策看似福祉於臺人，其實是為了日本人的利益著想，因為臺灣是日本第一個殖民地，大量的日人來臺，若沒有安全無虞的衛生環境，反而禍及來臺日人，再者臺灣嚴重的風土病，尤其以大規模傳染病蔓延之時，會嚴重影響臺灣經濟、商業、勞動力，甚至民心安定度，所以以衛生為主要精神的執政作為，將臺灣改造成適合人居處之處，是當時殖民政府首要任務，以行政命令為基礎組織起地方，建構嚴謹的行政機構如保甲制度，再將西方醫療系統，以現代進步的醫療體系帶進臺灣，對於本土傳統醫學，採取不科學不信任的心態，強制臺灣人民接受新式醫學，以國家權力作為建構實行現代醫學的媒介，強迫人民接受新的醫療方式與習慣，而公醫制度就是其一。

日治時期臺灣總督府設置公醫制度，主要的用意是利用醫治人民病痛，來達到安撫人心助於統治，藤新平在公醫會議[615]中提出，設置公醫的理由在於透過醫療的行為，能兼具基層醫政、醫令、公衛事務工作的延伸；

> 公醫是殖民地公共衛生第一線工作者，猶如西方傳教士一般，扮演國家拓殖先驅、文明傳播者的角色。與地方警察行政並行，推展公衛生[616]。

他認為自古以來大多數的國家，會以宗教來襄助與鞏固統治地位，然而他認為以醫療的方式，除了可以治療民眾疾病之外，也可以讓民眾對於殖民政府產生向心力，就如同西方宗教在傳教的過程，往往以醫療做輔助；公醫制度除了治療民眾疾病之外，在地方上可以參與種痘業務，與警察協同來做疾病的防疫，與衛生政策的執行，尤其在當時臺灣社會，普遍存在著

615　[日]鈴木哲造：〈日治初年臺灣衛生政策之展開——以"公醫報告"之分析為中心〉，《臺灣師大歷史學報》36（2006），頁144。

616　范燕秋：〈新醫學在臺灣的實踐(1898-1906)——從後藤新平《國家衛生原理》談起〉，頁68。

霍亂、瘧疾、鼠疫……等傳染病，而培養臺灣本土人士成為公醫，也可以建立起臺灣人，在社會基層領導者的地位，幫助殖民政府的統治，所以公醫在當時與地方醫院相比，角色顯得主動；

> 公醫是殖民醫療體系裡的警察，散落在臺灣重要的市街，深入臺民的生活世界，是基層醫療體系的監控者：檢視管內人民的健康狀況，監督自行開業的醫療人員、藥業人員[617]。

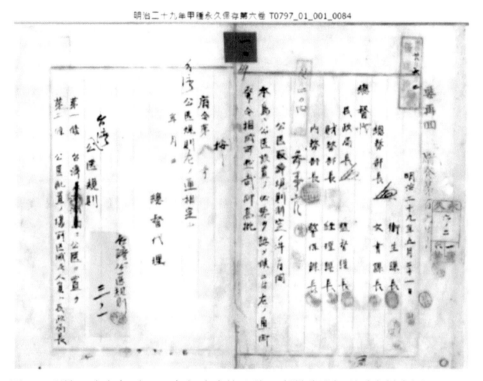

圖15、明治二十九年（1896年）府令第八號，臺灣公醫規則（資料來源：http://tais.ith.sinica.edu.tw）

公醫的工作內容，除了臨床醫療工作狀況，還須視察責任區域內的公共衛生實務，配合法院與其他官廳所下的命令，對於工作的執行成果，每個月必須將負責區域內，衛生業務進度提交民政局，提交負責區域內，醫療、防疫、衛生相關之報告書呈交總督府，不只僅作為醫療的實行者；〈公醫規則〉發布之後，總督府又制定公醫報告，在每個月中旬，各官廳事務報告時提交，向民政負責機構，報告責任區內傳染病爆發前先兆，地

---

617 董惠文著：《行政監控與醫療規訓：談日治初期傳染病的防治》（嘉義：南華大學社會學研究所碩士論文，2004），頁79。

方流行性疾病與特殊疾病的概況，呈送上月所治療患者的病歷報告[618]，在當時的公醫制度，除了負責醫療、衛生、防疫事務之外，還負責醫政相關事項，如監督醫師、助產士、產婆、針灸師、按摩師的執業情況，對於藥物通路的藥劑師、藥種商（負責中藥材販售批發業務者）、藥物產地品質良莠的審查，甚至大眾娛樂處所，如電影院、戲院、澡堂的衛生規範，學校環境與衛生，協助警察機構參與驗屍……等，都是公醫負責的範圍[619]，由此可以看出公醫制度，不僅是醫療的行為，更是融合醫療、醫政、醫令與民政，建構起醫療與衛生事務的綿密網絡，後世學者認為殖民政府公醫制度，雖然是殖民醫學中，為了服務殖民者所設，但日本政府的做法，是擘劃出全盤醫學系統，作為服務殖民者，與增加臺灣醫學能量的具體作法，明治三十年（1897年）一月份公醫報告中，對於公醫必須以推動醫療，與執行衛生事務，訓飭各公醫不該只服務在臺內地人，忽視本地人的醫療需求，否則將有怠於政府對公醫的期許，也期勉各公醫能協助政府，推廣臺灣各項公共衛生事務，俾使臺灣島民建立起衛生習慣，推動種痘事務、傳染病防治、居家環境的清潔為主要事項[620]；1896年公醫制度確立之後，總督府開始招聘日本醫師，南移臺灣擔任公醫，直至1897年全臺灣共派駐了96位公醫，根據1898年總督府制定〈公醫候補生規則〉規定，凡是當任公醫醫師者，必須要先從擔任半年的後補生做起，期間必須研習臺灣語言、醫事、衛生、風土病症，以及顯微鏡學、臨床實驗這些課程，等待有空缺時再補充，並由府立醫院院長監督這一些公醫，1899年民政長官指示，各地公醫組成公醫會再進而組成全臺公醫會，1904年制定臨時臺灣公醫講習課程，每年都會舉行在職訓練，直到1911年臺灣本土醫師的人數增加，開始由臺灣醫師擔任公醫，公醫候補生的製度才廢止[621]。

　　日治初期公醫制度確立之後，首要防疫任務為種痘業務，種痘的目標在於防治天花，當時天花為一主要傳染病，當時由漢醫執行承襲自中國

618　[日]鈴木哲造：〈日治初年臺灣衛生政策之展開——以“公醫報告”之分析為中心〉，《臺灣師大歷史學報》36（2006），頁147。

619　[日]鈴木哲造：〈日治初年臺灣衛生政策之展開——以“公醫報告”之分析為中心〉，頁154。

620　許錫慶編譯：《臺灣總督府公文類纂衛生史料彙編二》，頁34。

621　范燕秋：〈新醫學在臺灣的實踐(1898-1906)——從後藤新平《國家衛生原理》談起〉，頁69。

的人痘種痘術。早在古代傳統中醫對天花已有深層的認識，由《諸病源候論》中可以看到有關的記載：

> 熱毒盛，則生瘡，瘡周匝遍身，狀如火瘡，色赤頭白者毒
> 輕，色黑紫黶者毒重。亦名豌豆瘡[622]。

另外《肘後備急方》、《備急千金要方》……等古籍也多對此治則有充分的敘述，明清兩代中醫採用人痘種痘法作為防疫，在民間與政府的推動下，廣泛且迅速的發展，如俞茂鯤《痘科金鏡賦集解》：

> ……種痘起源於明代隆慶期間，寧國府太平縣……張璐張氏
> 醫通：……近期有種痘之說，初起江右，達於燕齊，現分布
> 南北皆有……

清代康熙皇帝更首度以國家力量，推動全國種痘，在《康熙庭訓格言》中敘述：

> ……得種痘方，故招考種痘醫家，全國境內不論內地或蒙
> 古，皆推動種痘……[623]

這是首次由官方主導種痘事務，《醫宗金鑑》〈幼科種痘心法要旨〉記載；傳統人痘種痘術的方法有幾種：1.痘衣法，將病患穿過的衣服給接種者穿上，讓患者因為感染而產生抗體。2.漿法，將患者身上的膿泡以棉花吸附之後，塞入患者鼻腔內，藉此取得抗體。3.旱苗法，將患者身上的膿泡結痂後，研磨成粉以管吹入患者鼻腔中。4.水苗法，將結痂之後表皮風乾之後，用水調勻沾以棉花沾染塞入鼻孔中[624]。傳統中醫以人痘接種方式，也影響到西方世界，預防天花種痘發展的思維，根據史料記載1700年英國皇家學會會員馬丁・李斯特（Martin Lister）醫師，收到由英國西印度公司，商務人員寄來的信件，信中記載了在中國預防天花人痘接種之法，描述中醫人痘接種過程，就如上述所敘述的一樣，英國皇家學會圖書館的檔案中，還記載著當年1月14號，哈維斯(Clopton Havers)醫師在皇

622　丁光迪主編：《諸病源候論校注》，頁160。
623　馬伯英：〈中國人的人痘接種術是現代免疫學的先驅〉，《中華醫史雜誌》25.3（1995），頁140。
624　翁曉紅、李麗華、肖林榕：〈明清時期疫病的預防思想與方法〉，《福建中醫學院學報》16.4（2006），頁58。

家學會的一份報告，介紹的人痘接種預防天花的方式[625]，1710年瑪莉蒙太古夫人，跟隨丈夫就任英國駐土耳其大使，發現在當地民眾會用沾有天花病毒的長針，為孩子們劃破上臂的皮膚作防疫接種，與中國人塞鼻方式的方式不同，這樣的技術提高了成功率也減少的感染的風險[626]。這項技術傳到英國皇室時，對於這種來自東方人痘接種技術還有疑慮，1721年倫敦爆發天花大流行，邁特蘭醫師與皇室御醫，以倫敦監獄的囚犯做人體實驗，接種後如果活下來就可以得到釋放，後來的結果這6位都沒有死也重新獲得自由，後續醫療團隊以倫敦一座孤兒院中，找到11位沒有感染過天花的孤兒，將為他們接種疫苗之後，沒有發生任何意外，從此以後人痘接種技術從中國來到了英國，皇室貴族們爭先恐後施打人痘疫苗；1796年英國鄉下醫師愛德華・詹納（Edward Jenner），發現乳牛的乳房部位局部潰瘍，為牛痘病毒所引發，與天花病毒為類似的病毒種，由此發明了以牛痘漿液接種方式做為防疫，比傳統人痘接種法更為安全，也廣為世界各國所採用，當時日本殖民政府，也採用此種方式為臺灣民眾接種。

　　明治三十年（1897年）4月間，發生臺灣當地漢醫以傳統的人痘法為民眾接種，不慎造成天花大流行，殖民政府有鑑於此，遂緊急通過立法，從今後不准傳統取天花患者痘漿，或是結痂接種的人痘苗接種法，一律改為安全無副作用的牛痘苗接種方式[627]；並且訴求接種之後終生免疫，不會因為感染天花而傷害容顏，但當時臺灣民眾對於西方醫學的不信任，多以傳統漢醫人痘接種方式為主，從史料中我們可以觀察到，明治二十九年（1896年）7月份，公醫業務報告第307號公文中，對臺灣地區民眾實施種痘業務，有鑑於臺灣各地天花皆有流行的狀況，所以在此文中，明訂種痘相關的手續，並且訓令各地官員，依照各地區風土民情，制定出因地制宜的接種方式，如附件之中記載，各式種痘標準，初次接種者於嬰兒，出生後滿一年內實施第一次種痘，之後5到7年內實施再一次種痘，之後的5到

625　謝蜀生、張大慶：〈中國人痘接種術向西方的傳播及影響〉，《中華醫史雜誌》30.3（2000），頁134．

626　王哲微著：《戰爭對於鼠疫天花黃熱病》（臺北：風格司藝術創作坊，2015）頁145。

627　「痘漿又八痘痂接種禁止（府令第一二號）」（1897-04-20），〈明治三十年臺灣總督府公文類纂甲種永久保存第十三卷衛生〉，《臺灣總督府檔案・總督府公文類纂》，國史館臺灣文獻館，典藏號：00000133020。

7年內第三次接種，未滿16歲者，需有監護員負責其相關種痘事宜，當有天花大流行之時，不受前兩項期限的限制，地方全面接種種痘疫苗，且接種疫苗全部免費[628]。在預防天花的種痘政策制定之後，總督府全島遍行此政策，但是一開始的種痘推動並不順利，最主要是在於殖民政府初領臺灣僅一年，民眾對日本政府的不信任，與對西方醫學的猜忌，以及傳統漢醫在本島，執行旱苗法人痘接種業務行之有年，雖然殖民政府的種痘服務是免費的，卻影響到傳統漢醫以種痘收費服務的商機，所以當時漢醫散佈流言，謊稱日本人免費的種痘，表面上是免費，實際上會在隔年加徵稅金，並且質疑西方醫學在種痘上的療效，加上當時公醫執行種痘業務，是協同警察系統挨家宣導，更加深民眾對於殖民政府的疑慮，所以每每公醫到一個部落去執行種痘時，庄內婦人、小孩紛紛避走，若有臺灣人接受種痘之後，也往往以為一次種痘即可終生免疫，而拒絕第二、三次的種痘，為了要普及種痘業務，消除民眾對於牛痘接種法的誤解與偏見，以及對降低民眾對警察與官署的恐懼，所以總督府採取了對應措施，由警察勸誘民眾種痘，並且動員基層幹部，以及地方仕紳階層率先做表率參與，讓民眾對於這樣子的醫療方式有信心，另一方面有鑑於民眾對於傳統醫學的依賴，於是教授傳統漢醫，不再以旱苗人痘法來執業，改用牛痘接種的方式，以公醫執行業務之實，讓漢醫參與作為助手；例如當時艋舺地區，警察官署支署長中川清君，有鑑於臺人躲避殖民政府種痘政策，遂嘗試著以公醫教導漢醫種痘，再發給痘漿讓漢醫黃守乾、張揚清，沿街為孩童執行種痘業務[629]；臺北縣士林公醫長野悟，在明治三十四年（1901年）2月份業務報告中，提出了他的作法，將轄區內臺灣傳統漢醫生中選出12名，口授有關種痘的概念，例如種痘的發展與沿革，種痘體質適當與否的辨證，實際種痘方法操作，患者發生陽性與陰性反應的症狀，讓這一些傳統漢醫學習種痘方式之後，對於普及臺灣種痘率會有所幫助；東勢角公醫今井清廉，在明治三十四年（1901年）3月份業務會報中，提及他讓兩名臺灣傳統漢醫同行，這些漢醫非常熱心的為民眾講解，種痘的方式與注意事項，如果有遇到規避的人，他們會去懇切的與民眾溝通，讓他們安心的接種，對於整個

628　許錫慶編譯：《臺灣總督府公文類纂衛生史料彙編一》，頁31。
629　〈種痘良法〉：《臺灣日日新報》第557號，明治三十三年3月3日。

施行種痘業務，帶來很大的幫助，所以他建議若要讓接種率更普及的話，首要讓臺灣傳統漢醫共同來參與，以公醫爲主監督漢醫生爲民衆接種，避免產生接種之後的不適應反應，對於接種普及率有意外的成效[630]。日治時期擔任葫蘆墩保正張麗俊，在其日記著作《水竹居主人日記》中也提到，當時保正與警察偕同號召臺灣孩童，由公醫當任監督，由漢醫擔任種手實施種痘業務（如圖16）[631]。另外從這份《漢文日日新報》的報導中，也可以觀察到以公醫爲主，漢醫爲助手的種痘模式，成爲一種被廣泛運用的方法，藉著漢醫在民間的影響力，作爲官民之間醫療行政溝通的橋樑，報導中指出當年不足一歲幼童，全臺灣有十萬人，將在2月到4月之間，由各廳廳長排定時間，以公醫與漢醫生依申請順序來實行種痘業務，滿1歲以上之幼童與青少年，廳長另外安排臨時種痘時間，當疫病傳染之時有感染危險者，將對15歲以內之兒童做全面性的接種，該報導指出目標在4年之內，將15歲以內民衆做全面性的接種[632]。

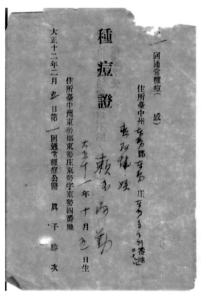
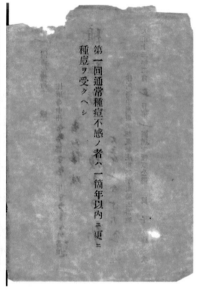

圖16、大正12年種痘證書（資料來源：筆者自藏）

630　[日]鈴木哲造：〈日治初年臺灣衛生政策之展開——以“公醫報告”之分析爲中心〉，頁161。

631　張麗俊著、許雪姬、洪秋芬編：《水竹居主人日記（一）》（臺北：中央研究院近代史研究所，2000），頁27-28。

632　〈種痘施行方法〉：《漢文臺灣日日新報》第2316號，明治三十九年1月23日。

表4、漢醫輔助種痘業務之成效分析（此表引用自：張麗俊著、許雪姬、洪秋芬編：《水竹居主人日記（一）》）

| | | 初種 | 再種 | 三種以上 | 計 | 天花患者及死亡人數 | |
						患者數	死亡數
漢醫介入之前	1897	31,146	21,660	4,196	57,002	401	40
	1898	9,014	9,070	3,057	21,141	282	33
	1899	28,512	15,796	5,404	49,712	398	5
	1900	50,021	24,823	10,182	85,026	416	6
漢醫介入之後	1901	83,378	46,559	17,334	147,271	261	11
	1902	112,071	56,472	16,520	185,063	285	10
	1903	123,081	60,229	21,054	204,364	39	0
	1904	114,726	58,786	25,271	198,783	23	0
	1905	117,764	57,081	27,585	202,430	23	0

資料來源：臺灣總督府，《臺灣總督府統計書》，臺北：臺灣總督府，各年度。

　　上述表格中可以看出從1897~1905年間，臺灣種痘業務成效表格，除了種痘業務外，公醫在霍亂與鼠疫等傳染病的防治中，也扮演重要的角色，尤其是鼠疫的防疫方面，舉凡與鼠疫相關的醫療、隔離、清潔、消毒、衛教、甚至船舶檢疫方面，都可看到公醫的身影，如同佐倉孫三在《臺風雜記》一書中，對於明治年間臺灣鼠疫的記載：

> 台地多疫病，瘴癘、鼠疫為最慘毒者。鼠病俗呼曰草疫，又曰瘟疫，以當其春氣漸動之時發生也。鼠疫之發也，鼠必斃於屋之內外，其毒浸染人體，是以稱鼠病。此疫流行之時，土人戒不食餅果油暈等，蓋鼠族多嗜糖類也。余曾在總督府官舍，所使役廝夫斃此疫，警吏來命十日間通行遮斷，頗悉其慘狀。當時竊謂台地衛生之術未開，不免鼠疫之來襲。我邦則氣候清涼，衛生之術亦整備，雖有鼠疫，不能侵入。既而神戶、大阪、東海地方發此毒，上下狼狽。氣候之不可恃，其亦如此耳[633]。

可見到日治初期鼠疫的禍害，也在後續第七章中，會有詳細關於那個時代鼠疫為病的論述，總之公醫在當時國家衛生理論的政策中，可說是一個人

633　[日]佐倉孫三：《臺風雜記》（臺北：臺灣銀行經濟研究室，1961），頁55。

從出身到過世，都可以看到公醫在其身上參與過的痕跡。

五、殖民政府番地醫療政策與熱帶風土馴化

　　筆者先行強調本節中所有番人、番地、生番、熟番之用詞，絕無種族歧視之用意，意在引用當時殖民政府理番政策之稱呼，在此申明之，日本政府在「牡丹社事件」中，首次與臺灣原住民接觸的過程，深知原住民族生性剽悍勇猛善戰，所以首任總督樺山資紀，在明治二十八年（1895年）始政後的8月25日，對幕僚提到，生番雖然天資駑鈍愚昧，但是有其強烈的風骨，若不能處理好番人事宜，留下不良印象，日後將難以統御，這也是番人敢與支那人，勇敢對抗二百年的原因[634]。遂於明治二十九年（1896年）成立「撫墾署」統領番地事宜，但當時因為臺人武裝抗日事變頻傳，所以該機構不久後即裁撤，但初期殖民政府以物資、醫療的挹注，極力攏絡番地，避免番人與臺人抗日沆瀣一氣，如同殖民初期對付武裝抗日的手法一般，對於未歸順的番地也採用武力鎮壓行動；日本殖民臺灣初期設隘勇線制度，所謂的隘勇線就是在臺灣漢人與高山族原住民之間，設立一條保護線，線內設置警務機關、巡察隘勇，維持地方警務事宜與保護線內樟腦生產廠之員工，全臺灣在新竹、南投、宜蘭等地設有四條隘勇線，當時全長已經達到436公里，共設置19個「蕃務官吏駐在所」，48個隘勇監督所，426個分檢所，將中央山脈圍繞出一個隔離的地理環境，後來南庄事變後，總督府決議廢除隘勇線制度[635]；臺灣總督佐久間左馬太，任內制定一項「五年理蕃計畫」，自1910-1915年期間，預計以軍事武力的方式，在兩年之內針對北番掃蕩，並且同步向前推進隘勇線的突破，代表了總督府確實統治臺灣的意圖，不滿足於清國時期，統治範圍只限於沿海地區，計畫確實將臺灣完全掌控，將原本的被動安撫改為主動出擊，雖遇到番民劇烈反抗，總督府調動大量軍隊參戰，由以「太魯閣討伐戰」尤其慘烈，之後番地得以納入總督府直接控制的範圍[636]。

634　莊永明著：《臺灣醫療史：以臺大醫院為主軸》，頁185。

635　陳添壽著：《臺灣政治經濟思想史論叢》（臺北：元華文創股份有限公司，2017），頁268。

636　王佐榮著：《帝國・臺灣：1895～1945年寫真書》（臺北：蒼璧出版有限公司，2019），頁4。

十九世紀華南鼠疫
兩岸三地中（漢）醫治則　　／ 240

在逐漸歸順之後，即開始於理番政策，基於國家衛生論主張治理臺灣之方針，對於番地之醫療規劃也在其中，初期殖民政府對於番地醫療能做的並不多，山高水阻交通不便，醫療從業人員難以接近，短期內以當地警務人員，接受簡單醫學訓練後，執行醫療業務、衛生觀念宣導，改變番人祝禱祈神的醫療文化，提高番人對於現代醫療的接受度；除了警務人員之外，也僅能依靠少數願意經歷艱苦爲民服務的公醫[637]，所以初期針對已歸順之番地，其內警務機關設置醫療用藥，如治療瘧疾的「マラリア丸」，マラリア即爲英文「Mararia」瘧疾的日文音譯詞，アンチビリン丸即爲英文「Antivrine」抗病毒的日文音譯詞，再配備外傷常用的之貼布、繃帶，提供以歸順番地居民使用，並設置番人療養，給予番人訓練成爲軍部醫院看護手，或擔任有五年以上資歷醫師之助手，給予巡查或雇員資格[638]；這是一種攏絡的手法，值得注意的是當時番地警務機關，主掌境內所有事宜，舉凡番人教育、生產、勞務、衛生、清潔……等事務，而巡查又是配置於警務機構中，此舉筆者認爲理番初期殖民政府即有以番治番的構想；大正八年（1918年）總督府警務局「理蕃課」，統籌番地統治，設計出由警務系統管理番地、番人一切事物，也就是說番地的警務機關，掌控了該區統治的實權機關[639]；而後就藉著番人歸順，日人警務處進入番舍監控，從事衛生宣導工作與種痘事務，當時諸多番社，因爲交通阻絕的關係未設置公醫，在地方政府官員的呼籲下，總督府也開始了相關番地的衛生政策執行，但在這之前是以番地警察機關所備用藥物，讓受過基礎醫學訓練的警務人員，巡迴山地各村爲番人做簡單的醫療活動，在明治末年、大正與昭和初期，殖民政府開始在番地，引進現代化醫療公衛系統。

大正一年（1912年）殖民政府設立「蕃人療養所」，因爲公醫人數的不足，故以受過醫療訓練之警務人員，或約聘人員擔任醫職，所內配置簡單醫療儀器，爲番民實行醫療作爲，初步以番民分布各廳比例做設置，臺北廳1所、宜蘭廳4所、臺中廳3所、桃園廳2所、新竹廳2所、南投廳4所、

637　莊永明著：《臺灣醫療史：以臺大醫院爲主軸》，頁188。

638　張耀宗、劉怡秀：〈昭和時期之蕃地公共衛生策略發展與影響〉，《中科大學報》7.1（2020），頁115。

639　[日]松岡格著、周俊宇譯：《「蕃地」統治與「山地」行政：臺灣原住民族社會的地方化》（臺北：國立臺灣大學出版中心，2018），頁91。

嘉義廳1所、阿猴廳（今高雄、屏東）4所[640]，大正五年（1916年）民政長官通令各廳，籌備番地公醫配置作業，讓番地得到醫藥濟助，等同於撫綏的效果，當時番地公醫除了治療駐在所番民外，還需做負責區域內的巡迴醫療，督促番地公共衛生事宜，培養番人助手在公醫的監督下，協助地區醫療行政事務[641]。大正二年（1913年）針對阿猴廳下，所屬各支廳排灣族番人實行種痘業務，共計接種番人1,099名，在桃園廳也有相關種痘業務執行，共計600餘名番人接受種痘[642]，除此之外規定番人當常沐浴，每個月針對居家環境做清潔，並提供石鹼作為身體清潔之用，禁絕番人自古以來祈神與祝禱的醫療方式，以屏東排灣族為例，部落中會有巫醫的存在，由女性擔任部落與神明之間的溝通者，除了巫醫之外，有助手稱為祭司由男性擔任，這樣的組合在番民部落中，為人民治病、消災解厄，巫醫對於疾病治療的過程，有著一定的步驟，分別是去邪、問卜、治療、招魂、復元，原住民族也常使用臺灣本產青草類藥物，做為治療上的用藥，例如服用檳榔，來避免瘧疾，以月桃葉來治療熱病與紅腫熱痛，用生薑來治療毒蟲所傷或腹痛感冒[643]；巫醫治療在殖民政府強力的禁絕下，及公醫在番地實行現代醫學的成果中，原住民因為其療效，更能接受西醫治療，相對的原住民傳統宗教，在治療疾病上的依賴程度也就降低了。

　　熱帶風土馴化的經驗，是參照了西方列強，殖民非洲的模式得到的啟發，將臺灣打造成適合日人居住之地，也做為日後日本南進的基礎，殖民政府瞭解以日本位居溫、寒帶的地理位置，日後要往南擴張，舉目所見臺灣與整個東南亞與中南半島，皆屬於潮濕溫暖的氣候型態，熱帶疾病如霍亂、瘧疾，將會是帝國擴張最大的阻礙，所以先從馴化臺灣的氣候為主，當時臺灣總督府衛生課長高木友枝，主張藉著大量日本內地民眾移居臺灣，先從人種去適應熱帶的氣候，所以提出三種馴化臺灣氣候的條件：一、從日本南部，接近臺灣的九州地區。二、個人身體年齡，以20到30歲

640　張耀宗、劉怡秀：〈日治時期臺灣原住民與西方醫學初探(1895-1915)〉，《慈濟科技大學學報》9（2019），頁143。
641　張耀宗、劉怡秀：〈日治時期臺灣原住民與西方醫學初探(1895-1915)〉，頁144。
642　張耀宗、劉怡秀：〈日治時期臺灣原住民與西方醫學初探(1895-1915)〉，頁147。
643　陸銘澤、梁子安、鄭志敏、陳順勝：〈早期維繫健康的傳統醫療暨原住民醫療〉，《屏東文獻》15（2011），頁35。

尤佳。三、移居後須改善平日生活飲食之習慣。根據1905年臺灣島內日本內地移民總數57,309人，以熊本縣5,305人最多，佔將近一成，整體人數以九州地區居冠，後續在1909-1917年，在花蓮廳舉辦的官營移民，也以九州地區福岡縣最多，可以看出熱帶氣候馴化的人種，與地理位置考量[644]。而這一套風土馴化的政策，是效法德國醫學界的主張，並從德國醫界引進的熱帶疾病、熱帶衛生學相關的知識，所謂的風土馴化，是根據人類身體功能，對於自然環境的適應，產生演化的觀點，認為人體可以藉著醫療衛生的技術，協助人體對於自然環境產生適應的能力，以醫療衛生的技術，協助殖民者去克服殖民地氣候因素與環境條件，去改變殖民地居住品質，成為適合母國人民移居的生活環境[645]。

---

644 [日]鈴木哲造：〈評介范燕秋著《疾病醫學與殖民現代性——日治臺灣醫學史》〉，《臺灣師大歷史學報》36（2006），頁197。

645 李尚仁著：《帝國與現代醫學》（臺中：聯經出版公司，2008），頁291。

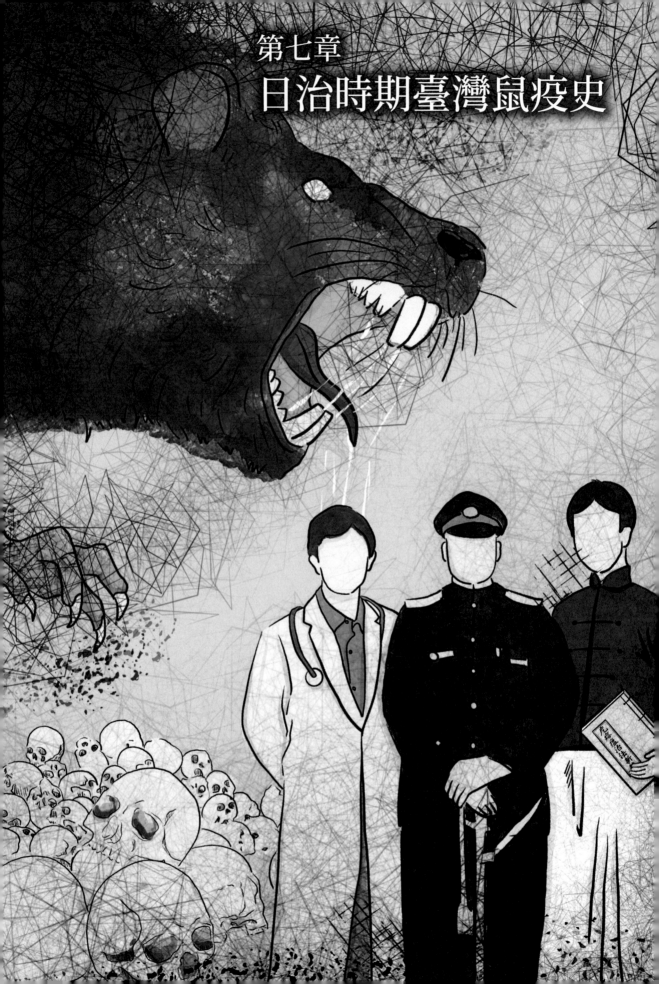

第七章
日治時期臺灣鼠疫史

楔子

明治二十九年（1896年）3月，殖民政府依《總督府條例》，確認民政局總務部衛生課，為臺灣最高衛生行政機關，負責臺灣民間衛生醫療事項，脫離原本陸軍局軍醫部獨立成課[646]，首任課長加藤尚治，全課包含課員、通譯、雇員共有21位，於同年4月13日掛牌成立[647]；民政局總務部衛生課隸屬於總督府，每個月都會舉行業務報告，就是如前所謂的公醫月報，針對臺灣島內八種流行性傳染病，在防疫政策的制定，防疫方針之擬定，防疫措施的實行，公醫制度的確立，公立醫院的設立新建等事項。

明治二十九年（1896年），大正六年（1917年），鼠疫在臺灣22年期間，造成總數30,101人感染，死亡者24,104人[648]，臺灣鼠疫從何而來？日治之前是否有鼠疫史的記載？鼠疫在臺灣肆虐的範圍與遷徙途徑？當時殖民政府在醫療、公衛的作為，傳統漢醫在此時所扮演的角色，與實際醫治成效？用藥用方的藥理分析，將會是本章中極為重要的部分。

本文中筆者所敘述之文內用詞，「鼠疫」名詞的稱呼方式，會融入當時總督府相關公文中之稱呼，以日本人對於鼠疫稱呼為「黑死病」、「百斯篤」、「ペスト」，與現今主流稱呼「鼠疫」名稱交雜使用，日本人不稱呼鼠類導致之大規模傳染病者為「鼠疫」，認為此為漢方醫名詞，故在本文中可以看到不統一性的稱呼，另外，第一節會先以第一次北、中、南之疫情為主，而在長達22年，在臺灣各地反覆發作期間，鼠疫流行狀況與分布，在其他章節中論述；由史料中顯示，鼠疫在臺灣反覆蔓延的22年間，每年每個廳、支廳都有鼠疫病例的產生，筆者以1896到1907年，這十二年的統計資料來看，當年份產生500個病例以上的廳，北部以臺北廳在1901年產生1,285名病例，1902年產生1,040名病例，1907年產生1,187名病例，為北部疫情最嚴重的地區，中部以彰化在1898年產生596個病例，在全臺各地是相對偏低，南部地區以嘉義廳在1901年產生886名病例，1904年產生1,203名病例，1905年產生516名病例，1906年產生1,028名病例，1907年產生586名病例，不論病例數或是反覆發作的年份皆居全臺之冠；鹽水

646　許錫慶：《臺灣總督府公文類纂衛生史料彙編一》，頁151。
647　許錫慶：《臺灣總督府公文類纂衛生史料彙編一》，頁1。
648　林昭庚、陳光偉、周珮琪：《日治時期(西元1895-1945)の臺灣中醫》，頁32。

港廳1904年產生916名病例，臺南廳1899年產生1,956名病例，1901年產生1,461名病例，1904年產生1,815名病例[649]。

另外，本章將要討論，臺灣鼠疫醫療史與漢醫治則，考證臺灣鼠疫源起，論述了當時殖民政府，聘請專家學者如緒方正規博士，來臺灣研究鼠疫緣起與傳染途徑；殖民政府針對臺灣漢醫做鄉野訪查《明治二十九年本島ペスト流行紀事》，成立的傳染病研究所，致力於鼠疫血清疫苗之研發，與當時在臺灣，西方醫學亦對於鼠疫治則作了研究，漢醫治則小節中除了漢醫醫治成效、漢醫發展、漢醫醫院設立做分析外，並延伸為漢醫醫學存續，而發起的臺灣漢醫復活運動作分析。

第一節　論臺灣鼠疫緣起

臺灣鼠疫從何而來？中國傳入？日本傳入？臺灣本土風土病？為何會推測日本傳入？因為日本人自1895年始政臺灣，隔年就爆發鼠疫疫情，有沒有可能臺灣的鼠疫源自於日本而非中國？當時臺灣民間也有諸多討論，云云日本領有臺灣的隔年即爆發鼠疫，難道不是日人帶來的嗎？但殖民政府提出反駁，認為當時中國鼠疫大流行，臺灣僅一水之隔焉有不被傳染的道理？且日本在1899年才被中國感染，於神戶爆發疫情，而認為中國與印度方是鼠疫起源地，臺灣為日本帝國領土，與歐洲諸國同為強權大國，如此疫病甚是可恥，必須儘快撲滅[650]。

當時中國華南鼠疫，也因為國際貿易之便，由中國擴散疫情到日本，所以筆者從日本鼠疫發生時期與過程做分析，試圖確定臺灣鼠疫緣起。日本在明治維新前的古籍史料中，對於疫病的稱呼種類症狀，也多是模糊不清的敘述方式，在明治維新之後全面西化的現代化，對於傳染病記載有明確的統計數據。1880年代，日本本土主要傳染病以コレラ（霍亂）、赤痢（痢疾）、痘疹（天花）、チフス（斑疹傷寒）、腸チフス（傷寒）、ジフテリア（白喉）這六大列為主，從河田勇藏《官民必讀法林》所統計的資料，自1888年到1894年，日本最主要傳染病的統計表中，我們可以看到痢

649　范燕秋：〈鼠疫與臺灣之公共衛生1896-1917〉，頁70。
650　〈談百斯篤漢文〉《臺灣日日新報》第2693號，明治四十年4月27日。

疾患病人數最高，在7年內造成531,950人染病，128,675人死亡，但痢疾死亡率並非最高，而是霍亂，在這7年之間染病人數60,772人，死亡人數44,952，平均死亡率高達7成以上[651]。日本國內霍亂是屬於輸入型的傳染病，尤其以沿海城市爲主要感染地區，流行季節多在夏季，尤其是八、九月間，整個疫病流行時程長達4個月，以這一份資料六種主要傳染病，筆者並未發現鼠疫感染的病例，如果1894年之前，日本沒有鼠疫傳染病，那麼1896年發生的臺灣鼠疫，應非從日本感染而來。

　　1896年日本才首次發現了鼠疫病例，由停靠在橫濱港的英國輪船上的旅客，身上患有鼠疫菌而發現，這一個案例是屬於輸入型的病例，而在日本本土原發型鼠疫，是在1899年11月神戶以及大阪產生本土原發性鼠疫，值得注意的是不論是輸入型或是原發型，這些鼠疫傳染病的來源皆屬於港口城市。神戶鼠疫共造成23人感染，但是疫情並未擴散，而大阪市的疫情持續到1900年，共造成230人染疫，死亡198人，死亡率86.09%[652]。另一份數據顯示出，十九世紀末的日本，以大阪府爲主要鼠疫重災區，始自於1899年到1926年間，共有2,914個患者，造成2,377人死亡[653]。日本鼠疫的由來，從廣川和花發表的〈近代大阪のペスト流行にみる衛生行政の展開と医療 衛生環境〉論文中，研究了中國鼠疫傳播途徑，香港跟日本之間因爲貿易往來，推測疫病來自於中國，也探討了中國北方滿洲地區，與嶺南鼠疫以病理現象，去推測傳染發展之異同。另一學者坂口誠所發表之〈近代大阪のペスト流行，1905-1910年〉，該篇文章以大阪府二十世紀初的鼠疫研究爲主，以日本與孟買之間頻繁的棉花貿易，來推測鼠疫來自於海外傳入，源自於國際貿易網路[654]。日本鼠疫流行並未重創日本社會，反而檢視出日本在十九世紀中期，因爲霍亂大流行，與日本明治維新運動之後，當局建立起醫療公共防疫的政策，與詳實疫病的統計數據，並於後續的鼠疫達到極佳的效果，不論在染疫人數與疫病流行時程。

651　權彤、石濤：〈近代日本的疫病與防治管理制度探析〉，《史學集刊》4（2020），頁66。
652　權彤、石濤：〈近代日本的疫病與防治管理制度探析〉，頁68。
653　郭俊麟：〈二十世紀初日本大阪鼠疫大流行的時空意涵〉，《白沙歷史地理學報》15（2014），頁88。
654　郭俊麟：〈二十世紀初日本大阪鼠疫大流行的時空意涵〉，頁90。

另外鼠疫發生之地，大多為貧窮落後，或是衛生基礎建設不足的國家地區，而日本鼠疫的爆發反而與傳統因不潔而引起的疫病流行不同，主因是城市中包含國際海運與本地水路系統，以及因應貨運需求而建構的倉庫，成為整個疫病傳播的主因，當局在疫情期間，採取的交通禁斷、隔離、消毒、補鼠、醫療介入……等防疫策略。基於上述所述，筆者以當時臺灣首例病疫的產生，與傳播途徑來做分析，認為臺灣鼠疫並非源自於日本，而是專注的中國與臺灣之間傳播途徑之研究。

前述中我們得知，在日治之前臺灣風土病症與傳染病的記載在傳統史料中，對於病名、病症的描述是模糊的，多以疫、瘟疫、大疫等字眼帶過，所以很難得知日治之前，臺灣是否就存在著鼠疫，以筆者之考證可以確定的是臺灣非鼠疫自然疫源地，所以鼠疫非本地原發型，當外來的傳染源；另外臺灣與中國福建省往來密切，世界第三次鼠疫大流行，源自於中國雲南，一路往東蔓延，直到1884年傳染到福建廈門地區，比香港鼠疫發生還提早10年，這部分在論文第四章第三節有詳述，當時與臺灣往來密切的中國港口有廈門、泉州、福州，首次鼠疫年份分別為1884年、1888年、1890年，史學家認定臺灣鼠疫由這幾處蔓延來臺當為屬實，另外臺灣鼠疫的傳播也獨具特色，並非「一點突破、全面擴張」，而是多點突破全面擴張，以北中南三個地區第一次鼠疫病例來看，臺南安平1896年4月第一起病例，同年10月臺北產生疫情，隔年1897年2月，中部鹿港地區第一起病例來看，這三起病例都是病發於港口型城市，然後在周邊城鎮呈輻射狀爆發，會造成這樣的傳染特色，筆者認為與當時中國對台往來，主要港口由北而南福州、泉州、廈門有關，加上臺灣當時交通建設不足，島內運輸多以航運為主，地域限制了陸上交通的發展，也緩和了傳染病藉著人類遷徙而傳播致病。

在殖民政府的立場上，認為鼠疫從中國而來，但不排除在日治之前的清領時代，鼠疫已在存在於臺灣；這個論點非常有趣，殖民政府一方面認定鼠疫是外來傳染病，一方面又不排除鼠疫是臺灣風土病之一；在那個醫療不發達的年代，這樣的推斷有其道理，但這樣曖昧不清的敘述於官方文件中，筆者推斷殖民政府，有意將鼠疫打成臺灣風土病，是為了在國家衛生理論的統治架構中，增強統治者對民間控制的力道，這部分在後續章節

詳述。

從第一個鼠疫案例之後的22年間，鼠疫在臺灣肆虐全島，除了臺東與恆春之外無一倖免，這些病例都集中在明治四十一年（1908年）之前，而該年之後全島疫情趨緩，僅剩餘嘉義廳所屬地區，仍是鼠疫感染猖獗地區，整個疫情反覆22年，期間以明治三十四年（1901年）最為慘烈，全島患者共達4,499人，導致3,673人死亡，其中最嚴重地區依序為，臺南廳患者1,461死亡1,142，臺北廳患者1,284死亡1,142，嘉義廳患者886死亡717人[655]。

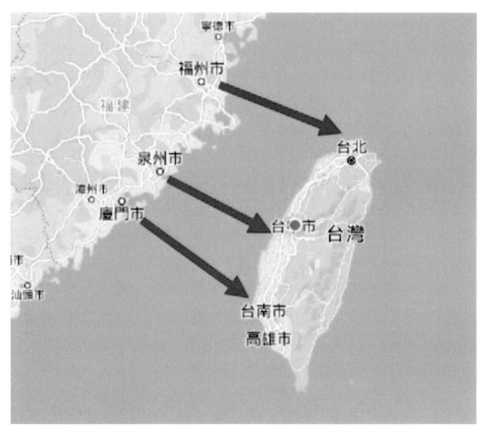

圖17、十九世紀福建福州、廈門、泉州，與臺灣淡水、鹿港、安平經貿往來示意圖。（資料來源：筆者用Google Map自繪）

---

655 范燕秋：〈鼠疫與臺灣之公共衛生（18961-917）〉，《國立中央圖書館臺灣分館館刊》1.3（1995），頁70。

一、臺南鼠疫

我們可以從明治二十九年（1896年）4月份，衛生課業務報告之中看出，當時鼠疫爆發之前，總督府在鼠疫防治方面，已經做了規劃與準備；雖然臺灣還沒有病例產生，但有鑑於中國福建廈門地區，鼠疫反覆大流行，如前述廈門鼠疫始於1884年，總督府鑑於當時臺灣、中國兩地頻繁的往來，認定鼠疫必會傳播到臺灣，所以初期的防疫措施，擬定好港口檢疫與患者隔離的兩大主軸。在4月份的業務報告之中，我們可以看到參與公醫們，所發表的衛生政策推行之中，還沒有提到有鼠疫的病症，但是在港口船舶檢疫，已經做好防疫措施；當時軍醫部長向第二旅團本部發出電文，認為廣東、福建地區黑死病蔓延，臺灣本島與廈門之間往來頻繁，容易受到影響，所以在鹿港設有「稅關出張所」，臨時增加檢疫業務，因為兩岸之間是自由往來的背後，造成的風險必定很大，除非切斷兩岸之間的交流，實行邊境管制，才能夠有效阻絕鼠疫傳播來臺灣的可能性，但是以當時交流的盛況，殖民政府無法關閉邊境，所以只能加嚴船舶檢疫，具體的作法，若有船舶由香港、廈門、廣東等地進入臺灣，必須先派出警察人員、診斷所醫護人員，等待乘客與船員上岸，並在空曠之場所進行檢疫，若該船有患病之患者或是死者，必須迅速隔離病患，妥善處理屍體與患者，和死者有過接觸者必須加以消毒後，安排隔離處所隔離，發生病症的船隻必須全船施以消毒，這部分交由保健股來負責[656]。

當時臺南縣知事磯貝靜藏也對此有了警覺，因為每年4、5月份，臺灣茶葉採收期間，大量的中國勞工來臺灣從事採茶工作，而對岸已經爆發疫情，所以他先在安平警察出張所設立檢疫所，針對中國來臺船隻實行檢疫，當疫情在安平港爆發時，又在7月2日發表〈第五號告諭〉（圖18），文中大意在於黑死病患者，不論男女老少身體強健瘦弱與否，一經接觸即為染病，初起一例而後如星火燎原般擴散，這就是「鳥鼠病」病毒之兇猛，年初之時從領事館處得知，廈門、香港鼠疫猖獗反覆發作，本官為預防疫病，先於安平港實施港口檢疫制度，當安平港爆發病例，本官亦與公醫一員親自前往視察，吾等深知疫病如星火燎原，之後將產生大規模毀滅

656　許錫慶：《臺灣總督府公文類纂衛生史料彙編一》，頁4。

性之傷害，屆時城內不得出城，城外不得進入封城，商業停止、農作不行將至民不聊生，故本官特發此告諭，針對疫情期間，縣內防疫措施：一.鳥鼠病患者，會導致頸部、鼠蹊紅腫熱痛，當有此病症須立即連絡公醫診視，並進入隔離院所，斷絕與家人接觸，否則一人染疫全家皆病。二.家中有鳥鼠病患者，不得與鄰家有所往來與共用井水。三.患者入隔離所後，病家需清潔居家環境，施以消毒水。四.勤加清洗身體更換衣物，患者身有傷口需洗淨後包紮，民眾不得以赤腳行走，恐為染疫。五.民眾飲食需完成烹熟。六.家中有鳥鼠者須逮捕火燒，家中有發燒患者，家屬須通報官署派遣公醫診治[657]。文中有個特殊的詞彙「鳥鼠」，為閩南語「老鼠」之名稱[658]，可以從這間看出，當時臺灣民眾慣用的語言為閩南語與日文，這樣的名稱出現在官方的公文之中，也是一個有趣的現象。

明治二十九（1896年）4月17日，這場源自於中國，造成華南諸省重創的瘟疫，也延伸影響到全世界，被稱為第三次鼠疫大流行，並由廈門、福州等地進入安平港，時任臺南軍醫的村上彌穗若發現，同年該病由淡水進入臺北城，崛內次雄發現[659]，以衛生課五月份業務報告中，可以得知4月17號在安平港發生這一病例，衛生當局並沒有辦法確定，是哪種傳染病？只知道是熱性病；5月7號在安平港貧民區，又產生了這種熱性傳染病的案例，之後開始有人因此死亡，經過檢查之後以電報告知總督府，此病症疑似為黑死病，並且立刻發布訓令，對於當地交通作局部性封鎖，並加速衛生與醫療的作業，當時剛好有衛生課員在附近出差，得以馬上前往現場，與警察人員共同執行防疫措施，先將患者移到暫時設立的隔離室，並且阻斷該患者住家附近，與其他鄰近地區的交通，以消毒藥水針對飲用水源、下水道、住處、與家具衣物做消毒水噴灑，並派出衛生課員岩田技師，與地方官吏協調後續防疫事宜，從4月17號到5月15號，安平地區總共有31名患者，其中27名死亡4名痊癒，同日在打狗發現有名來自安平地區鼠疫患

---

657 「臺南縣告諭第五號ペスト流行ニ關スル件」（1896-07-02），〈明治二十九年臺灣總督府公文類纂乙種永久保存第十七卷文書〉，《臺灣總督府檔案・總督府公文類纂》，國史館臺灣文獻館，典藏號：00000086001。

658 教育部（無日期）：臺灣閩南語常用詞辭典。取自：https://twblg.dict.edu.tw/holodict_new/result_detail.jsp?n_no=8154&curpage=1&sample=1&r年iobutton=1&querytarget=1&limit=1&pagenum=1&rowcount=1（民109年12月5日檢索）。

659 [日]小田俊郎著，洪有錫譯：《臺灣醫療50年》（臺北：前衛出版社，1995），頁17。

者，立即通報隔離，並將該區消毒後續暫無蔓延情事[660]（圖19）。

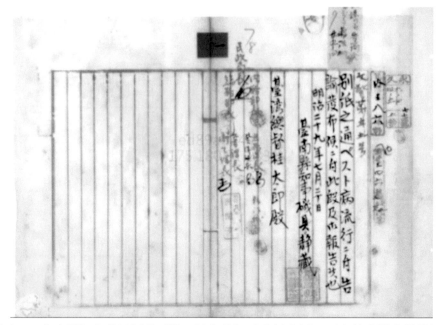

圖18、台南縣知事磯貝靜藏〈第五號告諭〉（資料來源：國史館臺灣文獻館）

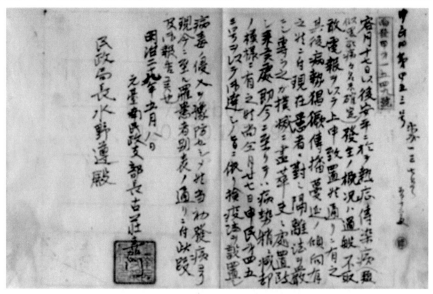

圖19、安平ニ於ケル類似ペスト病狀況台南支部長報告（資料來源：國史館臺灣文獻館）

---

660 許錫慶：《臺灣總督府公文類纂衛生史料彙編一》，頁9。

六月份衛生課公醫報告會中做成裁示，有鑑於臺南地區爆發黑死病傳染病，今後每有案例，除向衛生課呈報之外，也需向中央拓植務省通報，同時亦通知與本島往來頻繁之內地港口，大阪府、神奈川、兵庫縣、長崎縣地區，這一波疫情直到同年7月22日止，共造成74名患者染疫，63名患者死亡後，整個疫情暫時平息，沒有擴大蔓延的趨勢。

但鼠疫令人聞風喪膽之處在於反覆發作，這一波只是開始，當時醫界對於傳染病的菌種並不清楚，臺南軍醫村上彌穗若，採集患者鼠蹊部腫塊標本，送往東京軍醫學校，由細菌學專家岡田國太郎進行化驗，同年10月臺北城爆發鼠疫大流行，堀內次雄從患者的血液中驗出了鼠疫桿菌，10月22日岡田國太郎在東京醫學會上發表，臺南疫病化驗成果，證實為與堀內次雄檢出細菌一樣是鼠疫桿菌[661]；鼠疫感染的範圍不只是臺灣人，包含民眾、官吏、軍人在內的日本人，都有受到感染的疑慮，所以地方政府在疫情初起之時，即成立了防疫委員會其成員如下：

（一）安平檢疫委員

委員長	警部長	豐永高義
委員	警部	堀俊明
	警部	加川濟
	巡查	吉村直記

（二）臺南檢疫委員

委員長	警部長	豐永高義
委員	警部	中司新平
	警部	雨田勇之進
	警部	田內和太郎
	警部	上井其介

由這一份名單可以看出，幾乎都是警務人員，沒有醫療衛生相關的人士參與，可以推測當初臺南鼠疫爆發之時，地方政府先讓警務人員以公權力，對民眾採取強制隔離，並督促社區清潔消毒，有可能當時對於這個傳染病，還沒有證實是鼠疫，再加上第一波的疫情僅有74個患者，地方政府未

661　許錫慶：《臺灣總督府公文類纂衛生史料彙編一》，頁152。

料到，後續會長達20幾年的反覆發作期，加上臺南與當時身處於殖民政府政治、經濟中心的臺北相比，沒有受到足夠的重視，儘管如此總督府除了在這一波疫情之時，設立臨時安平鼠疫隔離病院，而後爲了預防鼠疫的反覆發作，在臺南城區三界壇設置檢疫部，並於永固金城附近成立臺南避病院（圖20）[662]；除了鼠疫患者的收留外，也收留痲瘋病患者，後來因爲避病院恐有歧視的意味，故改爲濟生醫院，原本濟生醫院改爲婦人病院，全院規模可收留40人，病院內並設有傳染病隔離室，雖然防疫委員會顯得單薄，但是臺南官廳仍然在鼠疫爆發時，積極對於安平港與香港、廈門之間往來船舶進行檢疫，希冀能對疾病源頭造成阻絕。

1896年7月6日日本醫學博士三浦守治醫師應邀來臺灣，在臺北衛戍醫院針對臺灣傳染病做研究，這是鼠疫爆發之後，總督府首批邀約之研究人員[663]。臺南第一波疫情在7月31號得到完全的控制，[664]總督府爲此暫停疫區的檢驗隔離規範，但總督府未料到臺灣鼠疫長達22年的反覆發作。以明治三十四年（1901年）爲例，光是臺南地區統計，造成2,515人染疫，1,530人死亡，死亡率高達60%[665]。

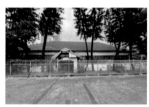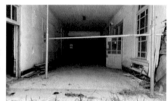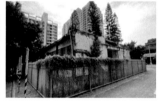

圖20、台南避病院現況（資料來源：筆者自攝於2020年12月3日）

在南部的蔓延期間，多數城鎮皆有疫情產生，尤其以樸仔腳（今朴子）疫情甚爲猛烈，樸仔腳疫情根據研究有兩條傳染路徑，由臺南往上蔓延，另一條路徑由當時與中國交通密切的東石港傳入，第一起病例最早在

---

662 「臺南避病院開設并景況報告」（1898-06-01），〈明治三十一年臺灣總督府公文類纂十五年保存第十三卷之二外交衛生〉，《臺灣總督府檔案・總督府公文類纂》，國史館臺灣文獻館，典藏號：00004556016。

663 〈醫學博士〉，《臺灣新報》第4號，明治二十九年7月6日。

664 〈黑疫全滅〉，《臺灣新報》第11號，明治二十九年8月11日。

665 〈臺南黑疫〉，《臺灣日日新報》第926號，明治三十四年6月5日。

明治三十三年（1900年）發生，到大正四年（1915年）最後的兩名患者
為止，整個朴子地區每年都有疫情產生，也造成當地居民聞鼠色變，因為
民眾染疫而亡，交通禁斷、房屋被毀，加上明治三十四年（1901年）爆發
樸仔腳事件，該事件由黃茂松、簡水壽等人，率領五百餘人武裝抗日，攻
入樸仔腳支廳擊斃支廳長、郵便局長、日人公醫十餘人後，因日人軍隊馳
援而撤退，導致日軍在當地展開報復性屠殺[666]；此事件造成官民之間的不
信任與猜忌，在疫情傳播期間，失去衛生行政功能的當地，造成疫情加劇
之擴散，連當時就讀帝國大學醫學部的黃慎儒，以所學回鄉救治也染疫身
亡，1901年間共計產生1,122名患者[667]。

二、臺北鼠疫

　　有鑑於鼠疫在臺南爆發，總督府於1896年10月15日發布「臺灣傳染病
豫防規則」十一條，明確將此八種疾病，認定為法定傳染病分別為：コレラ
（霍亂）、ペスト（鼠疫）、赤痢（痢疾）、痘疹（天花）、チフス（斑疹
傷寒）、腸チフス（傷寒）、ジフテリア（白喉）及猩紅熱。[668]但是真正讓總
督府有所警覺，且全面性大規模展開防疫策略，為同年10月間臺北發生鼠
疫感染事件，10月27日接獲報告西門町2丁目，郵便電信局的腳夫宿舍，有
日人中景富松等三名腳夫，罹患了不明熱病，患者產生高燒不退、頸部、
腋下、鼠蹊有紅腫熱痛的結塊，症狀類似鼠疫，臺北病院醫師診斷後抽取
血液進行檢驗，同時有衛生課技師監督檢查，隔天28日驗出鼠疫桿菌，
從這個地方我們可以看到總督府，對於臺南疫情與臺北疫情的不同處置方
式，臺南疫情當時血液標本，是由村上彌穗落送到日本帝國大學軍醫處做
檢驗，耗費了半年才診斷出結果，而臺北的疫情發生之後的兩天，就能夠
精準的確定為鼠疫桿菌；於是總督府在臺北縣設置臨時檢疫本部，並設立
隔離病院臺北縣避病院，後來改名為城南醫院，後又改名為稻江醫院（今
臺北市民權國中）；收容從10月27號到10月31號，共計有35名患者，其
中12名死亡，直至11月10號疫情擴散，臺北城內社區、街巷、軍營、官署

666　史明：《臺灣人四百年史》（加州：蓬島文化出版社，1980），頁420。
667　[日]朴子公學校教師群合著，施嘉明譯：《朴樹之蔭:朴子鄉土誌》（臺北：臺灣商務
　　　出版社，2007），頁14。
668　《臺灣總督府府報》第二十一號，明治二十九年10月15日，頁18。

無一倖免，並往周邊社區蔓延，艋舺、淡水、大稻埕都有疫情傳出，這一波疫情直到12月底才暫告平息，當時臺北為殖民政府政治、經濟、商業重鎮，有大量日本人居住，當疫情一起日人尤為恐慌，《臺灣新報》以〈黑死病蔓延〉為標題報導，此一波疫情不只臺北城內，包含基隆、淡水皆有疫情，報導中用詞遣字以「蔓延一瀉千里」、「病毒中の病毒」、「百病中の病王」，指出黑死病病毒，為病毒中最強悍者，導致大規模致死率，讓身為政經中心，且有大量日本人居住的臺北城，民眾極度恐慌與騷動，總督府迫於此極大的壓力，遂展開不同於臺南鼠疫期間的態度，積極投入防疫作為[669]，第一波疫情總共產生180名患者死亡90人[670]；當時死亡患者總督府出資火化之後，移置到附近被稱為柴寮仔的蓬萊廟安置，並設碑文紀念，蓬萊廟位於現今臺北市大同區蘭州街31號，主祀聖公、聖媽，其背後有碑文，刻上隔離所病故男女孤魂之墓。（如圖21）

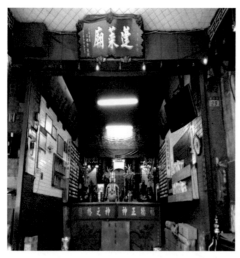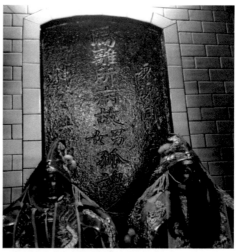

圖21、日治鼠疫期間隔離所病故男女孤魂之墓祀奉於蓬萊廟（資料來源：於筆者自攝2020年12月10日）

　　第一波鼠疫在臺北城爆發之後，總督府立刻成立臨時黑死病預防委員會，依照傳染病預防規則，責成警務系統縣廳警察課，設置臨時檢疫部，由警察與醫師擔任檢疫委員，針對轄區內做戶口普查，當發現患者急送往避病院，患者與家屬不許往來，且家屬需自行隔離七日不准外出，病家採取消毒與清潔，各個公共場所，由檢疫委員會執行檢疫，各社區市街採取

669　〈黑死病彙報〉，《臺灣新報》第51號，明治二十九年11月1日。
670　許錫慶：《臺灣總督府公文類纂衛生史料彙編一》，頁153。

消毒與清潔工作，包含設立蒸汽消毒所，避病院組織消毒，對下水道污水清潔，由社社區組成衛生委員會，起草「衛生申合規約」，委託醫師巡查各戶，同時發布對於鼠疫死亡者，相關殯葬規定[671]；1896年10月28號緊急設立「臨時檢疫本部」，並於臺北警察署艋舺警察分屬，大稻埕派出所設立檢疫支部，並在艋舺臺北病院隔離室，升格為隔離病院，10月29號於基隆、淡水、新竹設立檢疫支部，針對火車車廂內實施檢疫清潔政策；10月30號針對淡水港所有入境船舶，進行船舶檢疫制度；11月2號於臺北東門城外，原清國軍隊營地處，設立第二隔離病院；11月9號於該處增設「臨時黑死病疑似患者治療所」，有鑑於鼠疫流行期間，臺灣人對殖民政府信任度不足，屢屢逃避檢疫與隔離政策造成防疫缺口，遂設立專屬臺灣人之「臺灣人黑死病治療所」[672]，由公醫擔任負責人，而由漢醫擔任囑託醫務，當時以艋舺舊街二番戶陳文英為醫生，北門外街二十九番戶陳秉王為調劑助手[673]，命黃玉階、黃守乾為囑託醫務，這是具有官方背景存在的身分，以現代醫療制度就是公立醫院的主任醫師[674]，這所專門收留臺灣人鼠疫患者的醫院，設立背景在殖民政府醫療政策，重西醫貶抑漢醫之後，為了避免臺灣人不信任現代醫學，逃避防疫、醫療成為防疫破口，不得不的妥協之舉，也是漢醫首次進入日本官方醫療系統中，並由林榮宗擔任臺灣人黑死病治療所事務員。[675]臺灣人黑死病治療所的編制：所長一人由日本公醫擔任，醫生兩員由臺灣漢醫擔任，助理醫師一名由臺人擔任，調劑師二員日本與臺灣人各一，翻譯兩名日本人與臺灣人各一，日籍事務員兩名，負責會計以及總務，書記一名臺灣人擔任，負責記錄事務財務，看護員數名雜工數名幾乎為臺灣人擔任。治療所所需要的藥物、食物、生活日用品由官方支付，病患家屬亦可在醫院協同看護[676]。

在這一波臺北城的疫情中，臨時鼠疫預防委員長水野遵，於明治

671 臺灣總督府民政部衛生課：〈明治二十九年臺灣ペスト病流行紀事〉（1897），頁52。

672 許錫慶：《臺灣總督府公文類纂衛生史料彙編一》，頁169。

673 〈微行視疫〉，《臺灣新報》第70號，明治二十九年11月26日。

674 〈土人の醫師〉，《臺灣新報》第64號，明治二十九年11月18日。

675 〈黑死病彙報〉，《臺灣新報》第73號，明治二十九年11月29日。

676 「臺北縣縣令甲第二十九號臺灣人黑死病治療所規則」（1896-11-16），〈明治二十九年臺灣總督府公文類纂乙種永久保存第十九卷文書〉，《臺灣總督府檔案‧總督府公文類纂》，國史館臺灣文獻館，典藏號：00000088014。

二十九年（1896年）11月11號發電報陳請臺灣總督乃木希典，因應黑死病病因病源，是來自於海外？亦或臺灣本土風土病症？或因臺灣公衛環境不良所造成的？懇求總督府致電拓殖省，派出專業人員前來臺灣做流行病研究，後由總督發電報與拓植省大臣、內務大臣、文部大臣協議之後，決定由帝國大學派遣醫學博士緒方正規與山極勝三郎，偕同助手兩名工友一名，從神戶搭乘小樽號前往臺灣防疫委員會，在這同時也於臺北小南門城外，建造臨時防疫處所，並提供研究設備，解剖室、顯微鏡……等設備，[677] 緒方正規在當時被視爲日本現代衛生學之父，而山極勝三郎曾經被四次提名諾貝爾獎；在小南門外臨時研究室，將針對鼠類屍體做解剖，檢驗判別細菌與病理分析等工作，提供後續治療參考，臺北城第一波疫情，引起總督府高度重視，在臺日人極度恐慌，究其原因在於臺北城內日人衆多，亦是重要政治、經濟、商業重鎮，所以總督府立即籌組了臨時鼠疫預防委員會，從這分名單中可以看出委員會層級，由僅次於總督府的民政局主導，挾島內民政、衛生、警務、軍部……等系統，相較於臺南疫情爆發時，組成之防疫委員會，有天差地遠的分別，也可以看出總督府在臺南疫情初起時的輕忽，加上臺北鼠疫期間，已經確認爲鼠疫傳染病，於是總督府基於臺灣傳染病預防規則的精神，另立〈火車檢疫暫行手續〉與〈臨時鼠疫預防委員會章程〉，積極負起防疫責任與作爲，以下爲當時防疫委員會成員：

　　　總督府成立之「臨時鼠疫預防委員會」

委員長	民政局長	水野遵
主事	陸軍一等軍醫正	渡邊泰造
委員	陸軍一等軍醫正	渡邊泰造
	陸軍一等軍醫正	井恒
	陸軍步兵少佐	木村新九郎
	陸軍憲兵少佐	三輪信任
	海軍軍醫少監	鈴木重道
	臺北縣書記官	財部羌

677　許錫慶：《臺灣總督府公文類纂衛生史料彙編一》，頁160。

	陸軍一等軍醫	西原政德
	陸軍一等軍醫	伊藤百藏
	民政局事務官	遠藤剛太郎
	民政局事務官	菊池末太郎
	民政局技師	加藤尚志〔筆者註：衛生課長〕
	臨時土木部技師	堀池好之介
	民政局事務官	平野貞次郎
	民政局事務官	高橋虎太
	民政局技師	岩田清三郎
	臺北病院院長事務囑託	山口秀高
	臺北病院副院長事務囑託	松尾知明
書記	民政局屬	山田寅之助

民政局檢疫委員：

委員長	民政局技師	岩田清三郎
委員	民政局屬	山田寅之助
	民政局屬	魚返煥乎
	民政局屬	河合綱太郎
	民政局屬	松本外吉
	民政局屬	服部武重
	製藥所屬	竹內長善
	民政局技手	渡邊學之
	民政局屬	橫川貞次郎
	民政局屬	奧井兼三
	民政局屬	奧住綱三郎

民政局衛生委員：

委員	民政局屬	河合綱太郎
	民政局屬	服部武重
	民政局囑託	加藤景行
	臨時土木部雇	丸山民太郎

軍務局防疫委員會：

委員長　陸軍步兵大尉　　　　　天岸省一
　委員　陸軍三等軍醫　　　　　中村綠野
　　　　陸軍三等軍官　　　　　鳥居良孝
　　　　陸軍三等獸醫　　　　　齋藤金平
　助手　陸軍部兵曹長　　　　　邱田石之助
　　　　陸軍屬　　　　　　　　山本兵三郎
　　　　雇員　　　　　　　　　井上連城
　　　　雇員　　　　　　　　　佐分利森[678]

　　總督府執政高層認為，黑死病是野蠻未開化之地的病症，日本初領臺灣第二年，即爆發黑死病，總督府處置方式，決定了帝國在臺灣的統治威信，且疫情狀況，嚴重影響日本人來臺從仕、經商、洽公，也對經濟產生嚴重的影響，更影響到日本與國際間交通與貿易，所以鼠疫需強力根除，相較於日人對鼠疫的恐慌，與總督府雷厲風行的作為，臺灣人似乎有著不同的態度，臺灣人認為鼠疫是風土病，對於總督府防疫隔離措施，採取消極不配合，這部分在後續章節中另有詳述，而鼠疫危害不只這波疫情，因為疫病有著反覆發作的特性，儘管殖民政府在臺北首善地區，投入大量資源做防疫，但民間對於政策之不配合，很快的在明治三十四年（1902年）5月，再度爆發更嚴重的疫情，此次在臺北市產生4,496名患者，造成3,619名患者死亡，在臺北縣的部分造成2,765名患者，造成2,140名患者死亡[679]。

三、中部鹿港鼠疫

　　我們可以從當時衛生課技師岩田淸三郎的〈臺中縣流行病視察復命書〉中（圖22），看出中部地區鼠疫傳染病的源起，第一個案例是鹿港地區，有泉州人士林鴨，搭乘中國帆船「源成號」，於明治三十年（1897年）1月26號，自中國來臺灣，此行目的將前往鹿港長興街錦泰號布莊擔任幫傭，發病之時，死於鹿港泉州街公廁內，這是中部地區第一個鼠疫案

678　許錫慶：《臺灣總督府公文類纂衛生史料彙編一》，頁158。
679　劉枝萬：《臺灣民間信仰論集》，頁253。

例。錦泰號另一佣人張遠2月13號發病，由其外甥張使照料，返回番雅溝莊，該地區在鹿港東北二里處，為半線西堡庄之一，人口數有769人，該處地勢低窪水田眾多，諸多灌溉溝渠流經庄內，但並非不潔之地；張遠於15號病故，其妻同月17號發病21號死亡，母親陳密當月20號發病22號死亡，與該戶有所往來之鄰居張通，2月27號發病並於3月4號傳染給林柿、張明、謝石、謝軫、曾準家族等人，皆於3月9號死亡，線西堡保長與和美派出所警官，通報彰化警察署，引起的地方官員的注意，遂派遣公醫前往診治。

一開始公醫們對於病情有不同的看法，對於病症有不同的解讀，但後續接觸諸多患者，發現皆有發熱、惡寒、呼吸急促、胸口脹痛、咳嗽、吐血、及頸部、腋下、鼠蹊處的紅腫熱痛結塊，於3月15號達成共識應是鼠疫，但當地沒有顯微鏡等設備，無法針對患者血液做檢查，故將血液標本寄送臺北化驗，岩田技師的研究以公醫口述症狀推測當是鼠疫，另外在鹿港的第一個案例於1月26號發病之後，一直到3月19號，景泰號的鄰居有一少女羅端，亦罹患急性熱病於隔日死亡，其家屬羅秋20號發病，隔日死亡，在當地公醫村岡長良、長田伊佐共同進行診斷後，認為此兩位患者皆有頸部、腋下淋巴結腫大的紅腫熱痛，伴有咳嗽、胸痛、吐血的症狀，推敲胸部發現右鎖骨下方，有混濁之痰音，觸診後發現有脾臟腫大的現象，將血液標本送往檢驗之後，發現皆有鼠疫桿菌，故推斷本次傳染病為鼠疫[680]。

番雅溝庄疫情爆發之後，彰化警察所在3月9號，針對當地設置檢疫所，並在該庄設置臨時隔離病院，對於病家居家以石碳酸水消毒，並且封鎖病家對外通道，警方對於該庄展開戶口普查，對於鄰近村落交通要道採取交通封鎖，一個星期後解除，在死者安葬方面，由於臺灣人沒有辦法接受火葬，當地政府有鑑於民情如此，採用深挖墓穴的方式來處置，整個清潔消毒工作持續兩個星期。在鹿港市街的部分，鹿港從清代到當時，皆是臺灣重要商業中心，《彰化縣志》記載：

---

680 「岩田〔清三郎〕技師臺中縣流行病視察復命」（1897-04-08），〈明治三十年臺灣總督府公文類纂乙種永久保存第三卷官規官職〉，《臺灣總督府檔案·總督府公文類纂》，國史館臺灣文獻館，典藏號：00000148005。

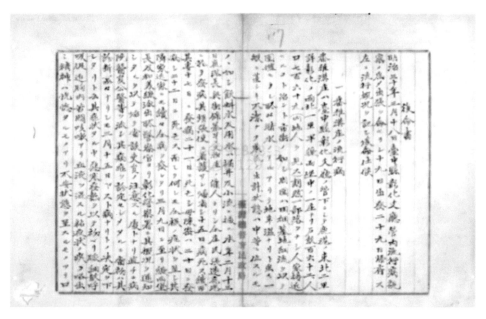

圖22、岩田〔清三郎〕技師臺中縣流行病視察復命（資料來源：國史館臺灣文獻館）

> 鹿港大街：街衢縱橫皆有，大街長三里許，泉、廈郊商居
> 多，舟車輻輳，百貨充盈……港中街名甚多，總以鹿港街概
> 之，距邑治二十里[681]。

可看出鹿港之繁榮，在鹿港最熱鬧之處，在現今福興街和興街地帶，當地建築特色，當初為了讓商賈民眾採買之時，避免受到艷陽、雷雨、強風的侵擾，所以街道兩旁的商家，搭起了亭蓋遮棚，為傳統臺灣建築亭仔腳的延伸，亭蓋中間開有天窗採光，因此不論何種天氣，消費者不受天候的影響，為當時全臺最有名的「不見天街」，但這樣子的街道設計，卻因為街道污穢髒亂、垃圾堆積，加上亭蓋的通風不良，使得整條街充滿了濕濁污穢之氣，但若將亭蓋拆除，當地皆為經濟實力雄厚之商家，官方有所忌憚，所以當時鹿港支廳，只能夠採取被動的消毒防疫措施，岩田技師認為，有鑑於中國泉州與鹿港之間航運往來頻繁，鹿港鼠疫是由中國泉州傳來，但當地並沒有檢疫所設施，故岩田建議總督府在鹿港先行設置簡易船舶檢疫，爾後經費充足之時設立檢疫所與隔離病院，配置常駐公醫與警

---

681 中國哲學書電子化計劃（無日期）：彰化縣志。取自：https://ctext.org/wiki.pl?if=gb&chapter=272539#p47（民109年12月5日檢索）。

察[682]；這一波疫情源自於鹿港，往彰化其他地區與臺中蔓延，到了五月份中部地區多處地區產生疫情，1897年11月鹿港地區再度爆發鼠疫，疫情呈現蔓延的趨勢，明治三十一年（1898年）3月7日，鼠疫擴散到彰化地區共產生54名案例，3月底爲止中部地區共發生116名患者[683]，總計明治三十一年（1898年）間中部彰化、鹿港地區，因爲鼠疫造成1,016名患者，導致709名患者死亡[684]。同時期臺南疫情在第一波結束之後，又在明治三十年（1897年）5月份再度爆發[685]。

第二節　官方公衛防疫檢疫系統的執行

殖民政府對於臺灣公共衛生的發展，源自於牡丹社事件後，感受到風土病症的熱烈招呼之後，便痛定思痛要以公共衛生之建設，打造臺灣成爲適合日本人來此居住，不論是移居、行商、從仕，也爲了將來殖民地的經濟發展，儲備更健全的勞動力[686]；筆者認爲除此之外，更是爲了日後往同樣氣候、地理環境與風土病盛行的東南亞，累積更多的統治經驗；日治初期臺灣地區整體衛生狀況不良，以當時大城市之臺南、臺北兩地，由史料中記載可以看出：

> 臺府街市，房屋周圍或院內，流出污水，又到處瀦留成沼，或人與犬豚雜居，雖有公共廁所之設備，而往往到處散放糞便，唯市中日本人鑿井之噴水，以鐵管供及飲用水，而其桶器極爲不潔。娼婦到處暗出，其染惡性梅毒已入第三期，侵蝕至骨者，室內甚多。又臺南府地方，雜亂廢棄物自不庸論，及糞尿液到處散放堆積，街路兩旁之排水溝，污水積滯，惡臭衝鼻，由城外頓入城內，爲臭氣刺激，幾至嘔心[687]。

682　許錫慶：《臺灣總督府公文類纂衛生史料彙編一》，頁148。
683　許錫慶：《臺灣總督府公文類纂衛生史料彙編二》，頁244。
684　劉枝萬：《臺灣民間信仰論集》，頁253。
685　〈黑疫發生〉，《臺灣新報》第210號，明治三十年5月25日。
686　劉士永：〈一九三〇年代以前日治時期臺灣醫學的特質〉，《臺灣史研究》4.1（1997），頁102。
687　陳君愷：《日治時期臺灣醫生社會地位之研究》（臺北：國立臺灣師範大學歷史研究所碩士論文，1992），頁13。

當時臺灣衛生不佳的主因，在於下水道系統、清潔用水系統未建立，基礎公衛建設、民眾環境整潔觀念皆未建立，當時最大的城市臺南、臺北都已經如此，臺灣其他地區衛生環境不良更可以得知，所以日本人執政之初，便以公共衛生系統的建立為主要，且日本征臺之役軍人死於戰爭者少，而死於傳染病者多，遂以建構臺灣從瘴癘之島到清潔之島，日本人認為臺灣人生活習慣差，衛生觀念不足，積極建議政府著手改善，如下水道疏通，以防止細菌病毒的傳播，街道巷弄定期清潔消毒，臺灣人傳統市場拆除新建，以避免病菌滋生，日本人認為這一些致病的病毒，傳給臺灣這些支那人之後，因為不如日本人重視衛生觀念，所以在臺灣傳染病一定會大爆發[688]。

一、公衛作為

日治初期領臺目標以衛生事務為主，明治二十九年（1896年）3月，發布總督府條例，將衛生事務除軍隊衛生規範之外，皆交由行政局衛生課負責，在衛生課轄下設保健股，負責臺灣初期衛生相關事務推動：

　　一、傳染病地方病及船舶檢疫相關事項
　　二、種痘梅毒檢查及中毒相關事項
　　三、墓地埋葬火葬相關事宜
　　四、溫泉場相關事項
　　五、鴉片管理相關事項
　　六、飲料食物及食用色素相關事項
　　七、衛生工程及清潔法相關事項
　　八、牛豬其他家畜飼養相關事項
　　九、其他一般衛生相關事項[689]

可以看出該保健股負責事項，除了清潔衛生政策之外，以現今政府公務體系來看，其負責範圍含涵蓋內政部民政司、衛福部食藥署、環境保護署、農委會家畜試驗所、財政部關務署、海巡署……等，可以看出保健股工作範圍的廣度。在「臺灣傳染病預防規則」成案之後，除了將此八種疾病認

688　〈臺灣の衛生〉，《臺灣新報》第58號，明治二十九年11月11日。
689　許錫慶：《臺灣總督府公文類纂衛生史料彙編一》，頁151。

定爲法定傳染病之外，若有新增具有傳染性之疾病，地方長官需稟報總督府，醫師診斷後驗其屍體，向當地警署呈報，傳染病患者、死者相關後續消毒事項處理，當認定有傳染疑慮，當地長官應立即實施交通封鎖，而患者住家與近鄰之交通封鎖，不須經過地方長官，該區官吏可以直接執行，當傳染病有爆發預兆時，地方長官得以組成檢疫委員會，針對傳染病展開檢疫與預防措施，針對船舶、火車實施檢疫，霍亂、斑疹傷寒、鼠疫患者之屍體需火葬，或徹底消毒後埋於官方指定區域，受傳染病污染之患者之衣物、器具、物品不得在溝邊、河邊、井邊清洗，患者排泄物不得任意棄置，違反上述規定第二條規定者，罰款十到百圓罰款；違反第六、七條者，罰五到五十元罰款[690]，在法源訂立之後，殖民政府遂對於傳染病有著積極的作爲。

　　日本初領臺灣期間，各地抗日活動頻傳，殖民政府武力鎮壓之餘，初起三年沒有辦法在公衛系統的建設多有著墨，日本殖民臺灣初期的前三年換過三位總督，分別爲樺山資紀、桂太郎、乃木希典，以鎮壓臺灣民間抗日活動，穩定臺灣民心爲主；一直到了兒玉源太郎與後藤新平時期，才開始共同建構以衛生爲主的臺灣，如前述對於當時臺灣環境地敍述，在小田俊郎《臺灣公衛五十年》著作中，也可見對於當時臺人生活環境的敍述：

> 街頭雖然鋪有小石子，但凹凸不平，因爲一年之中雨天多，所以路上到處積留了污水。民房用泥土砌成，沒有窗戶，即使白天也陰暗漆黑，有著令人噁心的臭氣。肚皮快要處到地面的豬仔伸長鼻子，在路旁的垃圾堆中尋找食物；在屋後水井洗菜的姑娘旁邊，老婦人正在沖洗便桶[691]。

由上述可以看出街道不潔，住處通風不良，衛生習慣不佳，人畜共住的生活環境，以傳染病學的觀點來看，很適合傳染病擴散，當時漢醫對於造成鼠疫之因，認定爲地氣論；地氣者指的是濕濁污穢致人於病的氣體，與西方醫界的瘴氣論，或是傳統中醫所認定染人爲病的瘴癘之氣相關聯，這樣的疫氣來自於自然界的沼氣，或因爲民間衛生習慣不佳，而導致的穢氣致人於病，所以居家到社區，環境清潔爲避免疾病的主要因素，黃玉階《疙

690　許錫慶：《臺灣總督府公文類纂衛生史料彙編一》，頁100。
691　[日]小田俊郎：《臺灣公衛五十年》，頁11。

瘆瘟治法新編》中提到此種不正之氣的穢氣，認爲有傳染性，「……天地不正之氣流行而中人以相傳染故千人同一病……[692]」，「此症既名曰疫即能傳染患者須當另居離革除服事人外不得交通……[693]」，有現代防疫隔離的概念，以己身隔離避免傳染社區，以社區隔離避免傳染城鎮；

> ……服事之人須帶辟疫珠或噴石炭酸水……傾糞之人面竊不
> 可向糞桶恐被穢氣所觸以相傳染……[694]
>
> 如屋內有死鼠人中其氣立即傳染……可多用灰粉蓋在死鼠上
> 用箕帚掃去埋在僻處地中深以土蓋之……[695]

黃玉階認爲糞便與鼠屍，是造成傳染病的主因，所以除了清潔之外，建議民衆身帶防疫藥物，鼠屍必須以石灰粉覆蓋，並且深掘土地掩埋，也避免隨意丟棄導致傳染源的擴散，以漢醫的地氣概念，對照當時臺灣城鎮中的衛生條件，我們相信疫病之始，常因環境的污染，產生大規模的染疫病症，所以殖民者首要爲建設公衛系統，但是要建設公衛系統不難，要執行公衛制度，讓人民順從則顯困難；尤其在殖民者與被殖民者之間，尚未建立互信基礎之實，所以這時就需要國家機器公權力的強力介入，而國家機器的執行者，則是保正、甲長、區長這些地方幹部，與最有效率的執行者警察。

傅柯（Michel Foucault）在著作《規訓與懲罰：監獄的誕生》，提到十七世紀歐洲，一個城鎮的防疫措施，我們可以看到國家機器，在疫情擴散之時對於民衆的制約力量，該故事的大意，是將城鎮中每條街道的住戶，規劃爲一個里，在疫情爆發之時，將所有住戶大門全部都鎖緊，並將鑰匙交給里長，由里長交給區長保管，將每位民衆姓名、年齡、性別都登記造冊交給區長，每日藉著點名的同時，去確認被隔離的民衆生死的狀況，市政廳對於醫療處置，有絕對的控制權，指定醫生負責醫治與防疫事項[696]，日治時期透過空間的隔離與制定化，政府可以藉著造冊資料監控社

692　[日]黃玉階：古籍《疫瘆瘟治法新編》，頁7。
693　[日]黃玉階：古籍《疫瘆瘟治法新編》，頁9。
694　[日]黃玉階：古籍《疫瘆瘟治法新編》，頁19。
695　[日]黃玉階：古籍《疫瘆瘟治法新編》，頁23。
696　[法]Michel Foucault，劉北成譯：《規訓與懲罰：監獄的誕生》（臺北：桂冠出版社，1992），頁195。

會，所以警察制度除了維持治安，執行行政工作之外，傳統的保甲制度更是政府與警務機構的耳目，透過保甲制度將人民納入監控，讓疫情發生之時，得以確切的控制與防疫，並動員民眾共同參與環境清潔的打掃、種痘疫苗，若在動亂時可以徵調民力，政府馭民之術建立在戶口普查和保甲與警察機構執行；黑死病初起，總督府對傳染病的過程並不熟悉，仍然依據法源，成立中央與地方臨時預防委員會，地方縣廳並由警察擔任委員，指派技術人員從事疫情調查、消毒、患者檢體檢測……等工作，這些衛生專業技術人員，做疫調與防疫，必須依附在警察系統之中，是當時防疫措施的特色，而派出所是殖民政府最基層的行政中心，所內警察可以藉著戶口普查，彙整臺人個資，對於臺人生活所有事項作監控記錄，疫情反應在殖民政府統治初期，保甲制度尚未建立時，除了警察之外，也會偕同地方仕紳防疫工作，發揮了極佳的疫情管控功能，也隨著保甲地方行政的建立後，警察與地方幹部、仕紳，建立了對民間更嚴密，但有溝通效果的管理，舉凡地方人員遷出入，號召臺人共同參與衛生防疫事務，當有疫情發生，或是相關政令發布後，警察就開始針對轄區內民眾做防疫事務，遇有身體不適產生類似感染病症狀，例如發燒、身體有斑點、久咳的民眾，即詳細詢問病症與遷移史，通報衛生機關立即將患者送往隔離所，並將住家貼上黃色標籤[697]，對周邊交通實行交通盡斷，此期間除了官吏、警察、憲兵、醫師可進入疫區外，其他人一律不准進入，病家無鄰者該戶交通完全封閉；有鄰者該區全面交通封閉，生活所需日常用品專人買辦，提供公醫每日巡診做醫療與衛教，警察、憲兵會同民伕，做清潔消毒，若七日無新病例則解除封鎖，並加強民眾衛生宣導教育，將鼠疫成因、蔓延途徑、預防、病理現象，製作成幻燈片，到各社區街坊放映，及舉辦衛生講座，由防疫醫官向各學校進行衛生演說[698]；因為消毒政策與交通禁斷，影響了民眾的生計給予補助，以地方稅或公共衛生費支出，補助的標準，以消毒一戶給予五圓，交通禁斷期間每人每天十錢的補助[699]。

臺北城第一波疫情爆發之後，臺北縣政府於11月8號發佈〈臨時ペス

697　許錫慶：《臺灣總督府公文類纂衛生史料彙編一》，頁170。
698　〈新竹通訊鼠疫演說〉，《臺灣日日新報》第1992號，明治三十七年2月7號。
699　民政警察：〈臨時防疫〉，《民政提要》明治三十九年度，頁140。

卜病豫防消毒規則〉，在臺北城內臨時檢疫支部設置消毒組二組，分別為大稻埕一組，艋舺一組，消毒員必須穿著以消毒完成之防護衣、頭巾、面罩，將身體包覆，並且在消毒工作結束之後的衣物，直接送消毒所處理，而工作人員以必須入浴清潔，完成消毒的地區，會發給消毒完成的貼紙。依據〈傳染病預防消毒方法〉立法之規定，共制定了三十一項規則，並分門別類將八種傳染病，制訂個別的消毒手續，第一項到第六項為傳染病總規則其摘要如下：

一、當有醫師（生）稟報傳染病，在地方發生時，警察與地方官吏、憲兵，應迅速到該地區依法施行消毒。

二、如果傳染病已經發生，確定該區域有感染之疑慮，警察、憲兵、地方官吏要巡視各區域避免再擴散。

三、當傳染病流行之時，警察、官吏、憲兵、以及公醫，須立即巡視各村莊，並且設法救濟隔離的貧民。

四、傳染病患者在家休養期間，警察、官吏、憲兵需定時巡視，並且留意該戶消毒是否確實。

五、傳染病患者若以痊癒或死亡，患者身體或是屍體，一切有污染疑慮之器具、衣物，必須要立即消毒，已消毒之後的屍體，要迅速火葬或埋葬。

六、各警察官吏、憲兵、醫師（生）有接觸傳染病患者，必須自行消毒，患者所用之器具，依規定進行消毒。

除了該法之外，針對各種傳染病也制訂預防消毒之法，以鼠疫為例當患者遭受感染，需送醫院或隔離室治療，醫師在病人病死或是治療之時，必須將感染者、一般患者、健康者分開，隔離醫治中的疾病患者雖准許家人陪伴，但必須施行消毒；醫院內有傳染病患者，除了一般看病民眾之外，對外交通禁斷，患者所居住的病房必須時常打掃清潔，保持空氣流通，患者便器必須覆蓋，使用之後需灑石灰水進行消毒，患者大小便後，每次都要灑石灰水消毒，患者所用衣服、床被、飲食、器具或遭受污染之衣物，皆需加熱消毒；患者產生之唾液、鼻水、或是傷口流膿所沾之物件，必須消毒後燒毀，患者若有受傷流出膿液，必須一個月不准與健康人往來，照顧病人的家人，必須要沒有外傷才可以照顧患者，若有外傷則

不得看護病人，照顧病人之家屬在消毒更衣後，七日內不允許與健康者往來，病房內的飲食、物品，除了病人之外，一律不可食用，家中有鼠疫患者，所用之水源如井水，未達乾淨標準不得使用，家中必須清潔打掃乾淨，不能有灰塵砂土，以避免流入水溝導致感染，不論公用或是私人的廁所，每天要數次以石灰水消毒，民眾身處隔絕地區，若身體有傷口須用石碳酸水清洗，以免病毒侵入，居處有死鼠需要迅速燒毀，關於消毒的方法，在〈傳染病預防消毒須知〉第三十項，有詳述消毒種類與實作筆者在此針對這幾種方式作分析：

一、烈火的方式，以烈火來將受感染的屍體，以及污染病毒的器具焚燒。

二、採用蒸氣的方式，主要是針對衣服，若以蒸汽消毒大概需時半小時，若以沸水消毒的話，需要一個小時，設定消毒溫度在攝氏100度，這些病苗就會被消滅掉，如果是平常所穿戴的衣物，要蒸過半個小時之久，寢具棉被要蒸過一個小時才能夠使用。

三、藥劑其中有三種，當時消毒最常用的藥物。

　1.石炭酸水以20倍的劑量稀釋，當時的用法是石炭酸5分加水1分，攪拌均勻之後，以20倍的溫水去融化更為迅速。

　2.生石灰用少許冷水灌注，等待成塊之後研磨成粉使用。

　3.石灰乳以10倍的劑量稀釋，先用生石灰1分，水。9分加在一起攪拌之後即可。

文中提到像鹽酸這些消毒藥，也都可以使用，劑量約莫鹽酸1分，但是藥劑有一定危險性，在使用的時候要非常的小心，除此之外，該分公文中也認為日光有消毒的作用，針對消毒藥劑缺乏的時，候可以日光來做消毒。

　　至於因疫病而亡死者的喪葬規則，殖民政府採取火化的方式，這與當時臺人傳統「厚以土葬」的習俗，產生很大的衝突，導致當時密葬、隱匿藏屍、棄屍之行為屢屢有聞，殖民政府透過官方與民間檢疫人員，針對戶口普查之資料，在各社區檢疫所不定期做疫情查訪，政府認為流行病傳染期間，屍體產生的瘟疫之氣尚未消散，為了保全民眾與社區健康，才會採取火葬的方式，但民間常常因此產生隱蔽不報，將屍體藏匿家中，或密葬、於公墓中亂葬甚至棄屍，造成社區感染時有所聞，故要求警務機關嚴

加取締[700]；明治四十年（1907年）總督府鑑於疫區房屋消毒多次，仍然無法根除鼠疫病原菌滋生，究其原因應當是臺人住所老舊屋舍，病菌附著根深柢固所致，所以訂立〈百斯篤病毒污染物處分規則〉，認為污染百斯篤病毒的房舍，不能用一般的消毒方式來根除，尤其是老舊房舍根基下容易藏污納垢，所以此法針對不當屋舍或其他物件之消毒，非得拆除後做根本之消毒方有效果，在廳長請示於總督後，得以將該屋全部或是部份給予拆除，廳長下令拆除後若有不配合者，須開出費用將污屋購入，被拆除戶的搬遷與拆除費用，或是器物受損皆由官廳給予津貼，津貼數量由廳長決議[701]。

這些防疫上與嚴格的規範，在地方官吏、警察、憲兵的嚴格執行下，可以得到極佳的效果，但是隔離期間造成不便，而影響民眾生計，相對的也造成當時臺人隱匿病情，將染疫者藏於家中不敢張揚，將因疫而死者秘密埋葬，或是將患者往鄉下地區遷移，這些對策造成疫情外散，在當時也造成總督府防疫的缺口，究其原因在於臺人與殖民政府，信任度不足與價值感迴異，加上溝通不良與警察系統強勢的作為，在後續將有詳述，所幸當時擁有地方名望之仕紳們，扮演了日人政府與臺人民間的溝通角色，透過仕紳們的折衝協調之後，殖民政府的防疫措施在民間執行率，有漸入佳境的趨勢，民間的態度亦有所轉變，影響官方對於民間管制壓力的放緩，並鼓勵臺人自行籌組防疫衛生相關組織，臺北縣廳發佈《衛生組合規則》[702]，鼓勵民間在官方許可下，籌組「衛生組合」之人民團體，經費由組合自行負擔，協助官方執行衛生與防疫工作，所以當時在臺北縣內，有臺人組織的「艋舺衛生會」、「大稻埕衛生組合」，日人組成的「臺北城內衛生會」、「大稻埕街內事務所」等等，甚至在當時幾大都會，都有衛生組合的民間組織，產生配合政府政策，協助官廳執行防疫事務[703]。

中華人民共和國現今國境內擁有多個自然鼠疫疫源地，近年來仍有少

700　〈訓禁密葬〉，《臺灣日日新報》第904號，明治三十四年5月10日。

701　〈律令第二號〉，《百斯篤病毒污染物處分規則》第2版，明治四十年2月40日。

702　「臺北縣縣令第二十七號衛生組合規則」（1896-11-06），〈明治二十九年臺灣總督府公文類纂乙種永久保存第十九卷文書〉，《臺灣總督府檔案·總督府公文類纂》，國史館臺灣文獻館，典藏號：00000088015。

703　〈百斯篤預防組合〉，《臺灣日日新報》第2版，明治四十年2月15日。

數鼠疫病例產生，曾制定關於鼠疫流行期間，地方政府在隔離與阻絕的積極作為，由中華人民共和國國務院，國家衛生健康委員會所發布〈人間鼠疫疫區處理標準及原則〉，該法條大意當鼠疫爆發時，鼠疫疫區設立隔離區，區內每日早晚消毒二次，隔離區內禁止進入，人員不得外出，區域內分成患者住戶小區，與所處社區為大區，患者住戶屋內排泄物需要及時消毒，器物、炊具、衣物皆需消毒或焚毀，隔離區內貓狗寵物，皆須在滅蚤區內展開滅鼠滅蚤活動，患者依照病症不同，送不同隔離醫院；肺鼠疫與腸鼠疫各自設立隔離病房，腺鼠疫與一般鼠疫另設病房與之隔離；每日消毒數次，疫區封鎖期間，針對疫情實施流行病學研究、病原追查清查、患者接觸史、清潔污染物品、清查污染範圍，若因食用染疫動物而染病時，所食用動物皆焚毀，接觸染疫動物之器具皆需消毒，患者送醫而死時所處駐所需加強消毒每日數次，病院內肺鼠疫患者，體溫正常身體機能明顯恢復後，在停止治療之時，仍須每日對痰液與分泌物進行化驗，每三天檢查一次，連續三個週期，當檢驗結果均為未有病毒反應後可解除隔離，腺鼠疫患者，在體溫正常淋巴腫塊消退可以解除隔離，因為鼠疫導致皮膚病之患者，在痘疹膿潰傷口癒合後，每三天檢查一次，連續三個週期，當均無細菌反應後可解除隔離，與鼠疫患者有直接接觸者，須進行九天的預防性治療，若九日後無新增病例產生，可以解除隔離；受封控隔離之區域，達到滅鼠滅菌之要求後，且無新增病例時，該區得以解除隔離[704]；我們可以看出經過百年的演變，但整個防疫系統，不論古今中外，在疾病防疫上「隔離」還是阻絕傳染病的不二法門，差別只在於實行的細項罷了，整個大目標的防疫精神，建立在隔離的架構上是亙古不變。

後續殖民政府衛生主管機關，有鑑於鼠疫從明治二十九年到三十四年間（1896-1901年），在臺灣造成反覆發作的疫情，且全臺皆有疫況，如明治三十五年（1902年）前半年就產生1,903名患者，造成1,470名死亡，感染範圍遍及全臺超過十廳[705]，為了避免反覆的發作，成為臺灣既有的風土病，造成嚴重的死傷，影響臺灣經濟與勞動力，並且威脅到母國日本，造

---

704 國家衛生健康委員會：《鼠疫疫區處理標準及原則》1996年，頁41-42。
705 許錫慶：《臺灣總督府公文類纂衛生史料彙編三》（南投：國史館臺灣文獻館，2003），頁18。

成交通貿易的巨大損失，遂計畫將臨時臺灣防疫局改制為常設機構，由總督擔任總指揮，麾下局長、次長掌管全臺防疫事務，全臺縣廳防疫事務皆受其指揮，訂定預防根治的政策，監督指導地方全面配合，希望能將疫情作終止，這部分可以看到殖民政府，需要的是一個健康的臺灣，才能提供產能，提供母國日後成長的養分，所以殖民政府急需根絕鼠疫。

二、檢疫作為

如第三章所言，「Quarantine」源自義大利文，其字根即「40天」。意義為「在一段時間內，將可能染病的人或動物與其他群體分開，使疾病無法蔓延」而後又延伸出隔離（Isolation）與檢查（Inspection），時至今日這兩個字彙也都具有檢疫的意義，基本就是對於疾病的傳播，用實際醫學行動做防治與阻絕，檢疫是預防醫學的一環，也是公共衛生的積極作為，隔離與檢查就是檢疫的基本精神；大航海時代興起，國際貿易興盛發展，國與國之間的距離不再遙遠，通過貿易貨物的互通有無，傳染病也藉由這樣的方式做傳播，檢疫有兩大內涵，對外的港口檢疫，阻絕來自境外的疾病傳染，對內公共交通檢疫，適時阻絕疫病興起時境內的傳播，十九世紀中期，微生物學研究的興起，提供了檢疫系統更快速有效的防疫方法，這一小節中將針對鼠疫在臺灣爆發時期，殖民政府在境內、外檢疫事項的積極作為，與檢疫法規之源，而檢疫制度的執行機構，由地方官廳與警察機關之外，公醫也是實際執行者之一，由總督府發布之公醫規則中，公醫要負責責任區域內醫療、傳染病預防、下水道檢查、傳染病流行性疾病治療、公眾衛生政策執行、種痘業務、屍體檢驗、海港檢疫……等業務[706]。

境內檢疫的部分，鼠疫在臺南、臺北爆發疫情後，殖民政府即制定〈汽車檢疫假手續制定〉，條文中對於當時大眾運輸工具，火車的檢疫方式做了清楚詳實的規定，其內容摘要：地方行政長官確定有需要在鐵道途中實行檢疫時，可以會同警察機關，對於來自疫區行駛的火車展開檢疫，並在列車進站前備齊消毒與治療藥品，列車中必須準備承裝污物之容器，

---

706 許錫慶：《臺灣總督府公文類纂衛生史料彙編一》，頁119。

列車進站後檢疫員登車展開檢疫，火車進站後，所有人員不准上下車和進出車站，列車須暫停行駛，在檢查無感染疑慮時，始可讓乘客進出列車繼續行駛，若在列車中發現鼠疫病患，得以將患者送往隔離醫院或隔離所，由檢疫員判定適合之收容機構；若車內有患者發病而死，車廂內以稀釋二十倍的石炭酸水，針對車廂內外、底盤、所有有可能接觸處進行消毒，所有乘客立即下車接受檢查，手持行李一併消毒，並不得與患者有所接觸，未完成此程序乘客不得與他人接觸，若在車廂中有鼠疫病死者，除前述消毒程序外，死者衣物一併消毒，並送往醫院燒毀，患者之嘔吐物須用石炭酸水消毒後，置於車廂專門容器內不得任意棄置[707]。

海港檢疫部分，明治二十九年（1896年）民政局委託公醫，針對臺灣漢醫與洋醫做研究，著有《明治二十九年本島ペスト流行紀事》〈ペスト病發生起源取調報告〉一書，認為鼠疫是源自於中國福建廈門地區傳播來臺灣[708]，所以急需建立檢疫和防疫制度，港口檢疫為預防醫學的一環，藉著港口檢疫將傳染病於境外阻絕，也預防傳染病往境外擴散。

日治時期臺灣最早的船舶簡易制度，是源自於1896年4月份公醫會報中，有鑑於當時香港、廈門等地爆發鼠疫傳染病，所以在這次的會議之中，與會公醫認為「最急迫莫過於鴉片取締及海港檢疫[709]」，當時臺灣未具有完備的檢疫規則，所以就暫時以〈檢疫暫行規則〉實行，其內容摘要為：若有船舶來自於香港、廣東、廈門等地方，應派出警務人員以及隨行公醫，待乘客、船員上岸後進行檢疫，若有患者病發，或是因病而亡的死者，必須迅速將患者隔離，並處理屍體，對於與患者、死者曾經同艙共食之旅客，因立即展開消毒並隔離，患者、死者所居船艙展開消毒，地方支廳協助租借房室充當臨時隔離所，隨後與這個暫行規則，訓令臺中、臺南、基隆、淡水、鳳山等地方縣廳，並且在基隆、淡水、安平、打狗成立臨時海港檢疫，五月份公醫會報業務報告，延續四月份所作成的決議執行，並且通令各國領事，在淡水的英國領事館回覆，同意遵守臺灣臨時檢疫暫行規則，並通知相關人員與英國商船的船長，船上派駐醫師隨船，當

707　許錫慶：《臺灣總督府公文類纂衛生史料彙編一》頁126。

708　〈ペスト病原調查〉，《臺灣新報》第116號，明治三十年1月27日。

709　許錫慶：《臺灣總督府公文類纂衛生史料彙編一》頁2。

時日本內地到臺灣之間，定期航線已開通，日台兩地交通頻繁，以臺灣的船舶到神戶港口爲例需要10天，若因天氣因素甚則需要兩周，如果沒有醫師在船上駐診，一旦發生傳染病沒有辦法立卽治療、消毒易導致病菌蔓延；明治二十九年（1896年）10月，臺北爆發第一起鼠疫病例，這波疫情從北到南，各地均發現鼠疫患者，持續到明治三十一年（1898年），香港殖民政府認定臺灣爲鼠疫疫區，禁止臺灣人上岸，而日本政府發佈出港檢疫政策，避免臺灣鼠疫流行病散播到日本，船舶在基隆港出港之前，必須先進行自主檢疫[710]，由醫師與檢疫官及警察人員執行，若有疑似患者可以拒絕其乘船，以保證船內不會遭受感染，船內由醫師隨船避免航行過程產生疫情，也可以在患者發病時立刻採取相關作爲，當時臨時檢疫政策執行後，有收到明顯的效果，例如明治三十一年（1898年）臺灣日本之間，定期交通船須磨丸出港後，因爲風浪過大則返回港，有患者因身體不適，在6月3號經醫師診察，確診爲鼠疫患者，臺北縣知事命令該船停船一周[711]，後來因爲船舶停駛，船上旅客上岸住宿於旅館，又被發現有一名鼠疫患者，於是須磨丸再禁止出港七日，而該旅館交通禁斷七天，展開清潔消毒的工作[712]；明治三十一年（1898年）基隆往長崎港的福岡丸，船上發現鼠疫患者後，民政局決議從基隆出發到日本內地之船舶，一律先行自主檢疫，由公醫確認乘客船員身體狀況後始可放行[713]；出港檢疫的編制，由公醫一名、囑託一名，另海港檢疫醫員數名協助[714]。

明治三十一年（1899年）總督府發布「臺灣海港檢疫規則」、「臺灣海港檢疫施行規則」[715]，取代先前暫行規則，這兩份公文建立殖民政府在臺灣檢疫制度，也成爲日後國民政府來臺灣，檢疫制度的參考，該規則在基隆港設立基隆檢疫所，淡水港設立滬尾檢疫所爲常駐檢疫機構，此兩檢疫所負責常時與臨時檢疫，後續高雄港埠部設立檢疫課之後，也採常時與臨時檢疫制度，常時檢疫是平時無境外傳染病擴散時，在設有檢疫所的

---

710 〈彙報定期船二対スル惡疫豫防〉，《臺灣總督府府報》第288號，明治三十一年。
711 〈須磨丸のペスト〉，《臺灣日日新報》第2版，明治三十一年6月7日。
712 〈須磨丸船客のペスト〉，《臺灣日日新報》第31號，明治三十一年6月10日。
713 許錫慶：《臺灣總督府公文類纂衛生史料彙編二》，頁81。
714 〈基隆檢疫の屬行〉，《臺灣日日新報》第1194號，明治三十四年4月27日。
715 許錫慶：《臺灣總督府公文類纂衛生史料彙編二》，頁226。

港口，對於進出船舶進行無差別逐一檢疫；臨時檢疫是境外有傳染病蔓延時，除了常時檢疫的港口外，對於其他港口增設臨時檢疫所做檢疫，例如1897年香港、廈門鼠疫復發產生大流行，總督府遂規劃臺南、鳳山、樸仔腳、恆春、東港，各辦務署成立臨時檢疫所展開檢疫[716]，另外針對中國帆船與沖繩貿易船，另設立臨時檢疫站於鹿港、東石、舊港、梧棲、安平……等地，由地方官廳籌組防疫事項[717]，當時常時檢疫港口為基隆與淡水兩港，臨時檢疫的法源成立於明治三十三年（1900年）總督府發布「臺灣臨時海港檢疫所官制」[718]，規定臺灣本島在境外疫情有傳染疑慮之時，得以由各縣廳警部長開設臨時海港檢疫所，設海港檢疫官、書記、檢疫員、醫員各一名，同年九月亦針對動物類傳染病，制定「臺灣獸疫豫防規則」和「施行細則」。針對牛、豬、羊、犬類共十種傳染病為獸疫，須納入通報檢疫項目，針對牛疫、炭疽熱、口蹄疫、豬丹毒……等七種獸類傳染病為檢驗項目，並由基隆港輸入獸類檢疫所負責[719]。

　　臺灣海港檢疫施行規則內，在境外阻絕除了檢疫制度外，還依照國際慣例，將進入港區內之船舶，在航行途中有發傳染病患或死者，或該船中途停靠疫區要進港前，須發出檢疫信號，即為白天船頭升起黃旗，夜間閃爍紅白燈，並依照傳染病不同，停駛數日全船消毒，若有鼠疫患者停船七日，霍亂患者停駛五日[720]，依照「臺灣船舶檢疫手續」內容規定政府要告知諸國：臺灣官方對於船舶檢疫實行方式、消毒程序、消毒藥劑調配方式、消毒範圍。明治三十六年（1903年）基隆港暫時棧橋完工後，凡是日本內地與臺灣之間的交通船，在內地無傳染病流行時，可以由暫時棧橋快速通過檢疫，而應檢疫之船舶，在棧橋停留期間沒有疫況發生，始由檢疫船鳴長汽笛一聲為信號，直接進行檢疫後得以進港，縮短了檢疫手續[721]；

716　〈船舶檢疫〉，《臺灣日日新報》，明治三十年6月17日。
717　衛生福利部疾病管制署：《臺灣檢疫二甲子1896 2016》（臺北：衛生福利部，2017），頁30。
718　〈臺灣總督府臨時海港檢疫所官制〉，《臺灣總督府法規提要》，明治三十三年11月，頁90。
719　「臺灣獸疫豫防規則」（1898-09-10），〈明治三十二年臺灣總督府公文類纂乙種永久保存第三十五卷殖產〉，《臺灣總督府檔案·總督府公文類纂》，國史館臺灣文獻館，典藏號：00000403010。
720　〈律令第23號臺灣海港檢疫規則〉，《臺灣總督府府報》第575號，明治二十九年8月4日。
721　〈基隆入港船舶の檢疫手續〉，《臺灣醫學會雜誌》2.13（1903），頁34。

另外船舶與碼頭之間連接之纜繩，材質也做了若干修改，除了纜繩之外需設立防鼠盾，以阻絕帶有病原菌之鼠類，藉此與本地鼠類互通有無造成疫情，防鼠盾是一個斗笠式圓盤，表面光滑內有徑向槽，中間有軸承座放置於纜繩之間，讓鼠類攀爬時因為滾動的圓盤跌落水中，阻絕鼠類上岸或是登船的一種設計（如圖23），國民政府領臺之後，在海港檢疫制度中，也將防鼠盾列為船舶必備之裝備[722]。

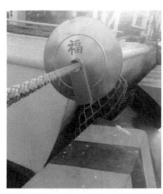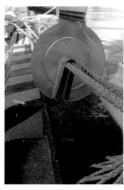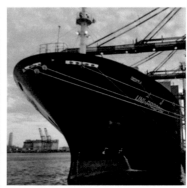

圖23、現今輪船配置的防鼠盾（資料來源：筆者自攝於2020年7月16日）

「臺灣海港檢疫施行規則」正式發布之後，有效的阻絕疫病的傳播，如明治三十二年（1900年）中國帆船長勝號，由福州前往淡水途中，水手染疫死亡，進港後檢疫人員檢查屍體，檢視後確診為鼠疫，故將死者就地火化，該船禁航七日展開全面消毒[723]；明治三十三年（1901年）日本商船明石丸，曾經停泊香港後轉往臺灣途中，日籍船員川本市太郎發病死亡，確診為鼠疫所致，6月1日船隻停泊基隆檢疫所，展開消毒並停駛一周[724]；廣島丸事件，當時香港直航神戶之廣島丸，在航行途中有船員發病，經船醫診斷可能為鼠疫，於是在航行途中轉往臺灣基隆停泊，船員確診為鼠疫，全船消毒停駛七日[725]，當時檢疫人員在廣島丸上，發現有自斃鼠的產生，經過檢驗發現帶有鼠疫桿菌，當時媒體就希望廣島丸除了消毒之外，

---

722 衛生福利部疾病管制署：《臺灣檢疫二甲子1896 2016》，頁80。
723 [日]藍田俊郎、桐林茂：《臺灣海港檢疫史》（臺北：臺北州港務部檢疫課，1936），頁7。
724 〈明石丸停船を命ぜらる〉，《臺灣日日新報》第925號，明治三十三年6月4日。
725 〈廣島丸停船の後報〉，《臺灣日日新報》第965號，明治三十三年7月21日。

十九世紀華南鼠疫
兩岸三地中（漢）醫治則　　　／ 276

也需要積極捕鼠以防後患[726]；明治三十五年（1903年）大義丸從香港返臺停泊於淡水港，經過滬尾海港檢疫支所檢疫時，發現船上水手罹患鼠疫，命其停船一周[727]；同年臺東丸從橫濱出發、經神戶八重山等地到基隆港、有兩名患者病發、送至檢疫所隔離、根據調查當是撿拾自斃鼠所感染、遂命禁航一周全面消毒以及船內鼠類的驅逐[728]。

　　從當時檢疫制度施行的概況中，我們可以看到當時臺灣檢疫的草創過程，也可以看出臺灣在日治初期，港口檢疫制度已經建立起出具現代化模型，可以大幅防止疫情傳入臺灣，減少外來傳染病侵襲的機會，時至今日因為運輸多元化的發展，昔日港口檢疫在航空器漸成主流之後，檢疫的範圍更趨多元，空港檢疫為新興項目，但是檢疫的精神在於阻絕與隔離傳染病，卻是亙古不變的道理。

三、社會運動之捕鼠計畫

　　在鼠疫病原菌鼠疫桿菌被發現之後，社會瞭解鼠類身上的鼠蚤與鼠疫的傳播有相關，所以撲殺鼠類是全民的共識，殖民政府為了杜絕鼠疫在臺灣的傳染，於是制訂補鼠相關規範，鼓勵民眾撲殺老鼠，最初民眾捕鼠或是撿拾路邊死亡老鼠，交給警所或防疫單位，給予獎金或物品的獎勵，宣導各地擒捕鼠並給予獎金鼓勵，例如員林街囷於當年捕鼠近萬隻，舉行抽獎，設一等賞獎金20圓、二等賞獎金10圓、三等賞獎金5圓、四等賞獎金3圓，用此法鼓勵民眾捕鼠[729]。後則改為劃分責任區，規定每戶必須捕鼠的數量，在規定時間內，若未達目標則處以罰款[730]。首先由臺南廳率先執行，凡是廳內民眾捕獲鼠類，或是發現自斃鼠，必須送交防疫處或警察機關，違反禁令者處以拘禁或罰鍰，後續祭出金錢的懸賞，鼓勵民眾抓捕鼠類，交出一隻老鼠給予五錢的賞金，還有懸賞券一張，大概就是現今的抽獎卷，當懸賞券發放累積一千張之時，地方政府會舉辦抽獎活動，獎項

726　〈廣島丸の百斯篤に就て〉，《臺灣日日新報》第967號，明治三十三年7月24日。

727　〈百斯篤船員を襲ふ〉，《臺灣日日新報》第1508號，明治三十五年5月13日。

728　〈臺東丸の停船執行〉，《臺灣日日新報》第1260號，明治三十五年7月15日。

729　〈捕鼠當籤〉，《漢文臺灣日日新報》第3841號，明治四十四年1月30日。

730　臺灣總督男爵兒玉源太郎：〈ペスト病況及其豫防消毒等施行ノ概況〉，《臺灣總督府府（官）報》，〈府報第1001號〉，1901年8月14日，頁35。

分為六等共計20幾個名額，賞金不一[731]；隨後臺北廳也採用類似的方式，來鼓勵民眾捕捉鼠類，此政策執行之後效果非常顯著，全臺各地民眾爭先捕鼠，更有以補鼠為業者，民眾在住家附近補捉鼠類，不僅家鼠類如褐家鼠、溝鼠、黃胸鼠類，連甘蔗田中屬於田鼠皆一率捕殺，每日補數高達數百隻，以淡水支廳為例，當時所捕獲之鼠類由地方政府統一收集，送往「滬尾傳染病隔離所」，該處為鼠疫患者收容病院，也為鼠疫菌檢驗所，將所採集之鼠類檢驗後銷毀，然此等獎勵措施所費不貲，因為收購鼠類的費用，由地方政府籌措的公共衛生專用基金來支出，地方政府每每為了籌措經費而捉襟見著，後續採用責任劃分制度，規定以保甲組織為執法機關，甲長、保正帶領民眾積極捕捉鼠類，每一庄每一戶每個月必須捕捉10隻以上，未達標準者對保正處以罰金。

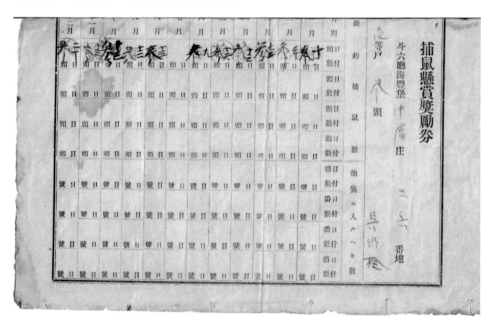

圖24、日治時期捕鼠懸賞獎勵卷（資料來源：筆者自己收藏）

在這捕鼠為全民運動的期間，殖民政府推動各式捕捉老鼠的方法，依據臺北廳所制定〈捕鼠驅除規則〉，家家戶戶必須要設置捕鼠器，並且經由警務人員認定，有確切效果方准予使用，另外利用亞硝酸來毒殺老鼠，

---

731 「鼠買收及懸賞法取扱手續（臺南廳訓令第二號）」（1902-02-01），〈明治三十五年臺灣總督府公文類纂乙種永久保存第三十一卷文書〉，《臺灣總督府檔案・總督府公文類纂》，國史館臺灣文獻館，典藏號：00000740010X001。

有警察會同保甲、保正，針對民眾住家發放藥劑，教育民眾用藥須知，並由公醫教導漢醫，針對民眾誤食鼠藥中毒的急救方式，偏遠地區的村落則由警察與保正、甲長指揮壯丁團，以魚網來捕捉鼠類，或是以稻草堆砌成堆引誘老鼠繁衍後撲殺，力行消毒、整潔居家環境，讓這一個驅逐鼠類的活動，在當時建立了優異的效果；當時殖民政府，一方面鼓勵民眾補鼠給予獎金，另方面以地方行政人員，去約束民眾強制補鼠，在蘿蔔與鞭子兩手策略下，以警務機關之警察來作為監督，捕鼠成為一種全面性的社會運動，也獲得不俗的成績，以1904年到1909年間為例，每年捕鼠數量高達四、五百萬隻，尤以南部地區嘉義廳鹽水支廳、臺南廳、鳳山廳捕獲數量最高，也可以看出當時南部地區疫情嚴重的程度，尤其以鹽水支廳，每年捕鼠數量階高達百萬之譜[732]；不過筆者對這部分有個疑慮之處，因為此為嘉南平原地區，多以蔗田耕種為主，當時應當很多民眾礙於官府捕鼠的壓力，又無家鼠可補之時，將蔗田中田鼠列為捕捉對象也無不可能。

第三節　日治時期細菌學發展與緒方正規〈ペスト病取調豫報〉

一、日治時期現代細菌學發展

　　細菌學（Bacteriology）起源於十九世紀中期，從巴斯德發現微生物是致病的主因，提出疾病細菌學說與預防接種的方式，時隔二十年後，德國醫師柯霍對於人類疾病與細菌的關係，提出了「柯霍氏假說」，證明細菌導致人類生病的因果，也造成傳染病的蔓延，不僅在一國之內也打破洲際的範圍，使得以細菌為主的傳染病，跨越了種族與國界，當時的細菌學理論，奠定了十九世紀是細菌學的時代，也延伸為免疫學（Immunology）的時代，打破了當時醫界慣用瘴氣論、體液論，來討論疾病的成因，這種疾病環境理論的法則，本節將會從日治臺灣時期，官方傳染病研究中心的建立，並以緒方正規所寫的〈ペスト病取調豫報〉為主要架構，再加入當時現代醫學在臺灣治療的過程與成效研究。

732　范燕秋：〈鼠疫與臺灣之公共衛生1896-1917〉，頁73。

日本殖民政府初領臺灣，帶進了現代醫學，雖然與當時臺人慣於使用的漢醫學有所牴觸，而面臨臺人不願接受現代醫學的困境，但是從日本領臺初期，致力改善臺灣環境，倡導以公共衛生、傳染病防治、血清疫苗的發展，我們可以發現當時細菌學說，在整個現代醫學為顯學，如崛內次雄於北里柴三郎主導的傳染病研究所，學習細菌學理論，而後留學德國進入德國熱帶病研究所，後續擔任總督府醫學校校長；高木友枝曾擔任北里柴三郎傳染病研究所助理，甲午戰爭期間製作霍亂血清治療患者，擔任總督府臺灣醫學校校長，並創立《臺灣醫事雜誌期刊》[733]；或是臺灣鼠疫流行期間，親赴臺灣從事病原研究，有日本細菌學之父的緒方正規；這些醫家足以代表當時細菌致病學說學派的興盛。

細菌與病毒性傳染病，在臨床醫治的方法不同，病毒型疾病所依靠的是疫苗，例如天花屬於病毒型傳染病，種痘疫苗有著長效，甚至終生的免疫，施打技術也成熟；但細菌型傳染病如霍亂、鼠疫，因為細菌為獨立的生物體，鼠疫桿菌具有遺傳變異性，細菌型傳染病現在多以抗生素治療，而免疫疫苗的研發尚需時日久，且效期更短，且細菌有變異的特性，在臨床上需要更多的數據來證明效果，當時鼠疫疫苗的研發有幾種，活性減毒疫苗，其原理在藉著施打後，由人體自然產生免疫反應；非活性減毒疫苗，以化學藥劑如甲醛或加熱處理，去活化之後病原不具備感染性[734]，鼠疫疫苗大多屬於這種，以及現今研究的DNA疫苗，當DNA疫苗免疫後產生保護性，且誘發細胞產生免疫反應，該疫苗穩定性高造價低廉，但研究結果發現有致癌的風險[735]。

臺灣傳染病研究系統源自於1895年的日本，當時後藤新平擔任內務省衛生局長，北里柴三擔任傳染病研究所所長[736]；而後在1899年大阪發生鼠疫大流行後，由高木友枝擔任鼠疫預防事務局局長，與鼠疫血清疫苗接種

733 陳振陽：〈臺灣大學醫用細菌血清學教師對臺灣防疫的貢獻〉，《景福醫訊》34.8（2017），頁11。
734 陳建甫、徐美菁、吳克恭：〈疫苗的原理及最新發展〉，《基層醫學雜誌》23.6（2008），頁181。
735 魏東、趙愛華：〈鼠疫疫苗研究的現狀與展望〉，《微生物與感染雜誌》15.3（2020），頁138。
736 沈佳姍：〈眾擎易舉：臺日免疫知識拓展之制度與人事研究〉，《臺灣師大歷史學報》57（2017），頁188。

計畫主持人；1900年由北里柴三郎親自示範接種，證明疫苗無毒且有效，後來隨著醫師們開始對患者施打疫苗，也證了其效果[737]；1898年後藤新平擔任臺灣總督府民政長官後，積極將日本本土醫療、衛生、公衛法則、傳染病與血清疫苗研究移植到臺灣，並確立以細菌學說為研究重點，遂重用當時以細菌學研究專長的崛內次雄，負責在臺灣鼠疫起源地臺南從事研究，後在臺北從事血清疫苗施打的推廣，更成為總督府臺灣醫學校之校長，並與臺中醫院院長馬島珪之助，共同推動鼠疫血清疫苗的研究，1900年臺南縣萬人實施施打鼠疫血清疫苗[738]，將注射疫苗後的成果，與大阪血清疫苗注射做比較。1909年總督府成立「臺灣總督府研究所」，積極從事臺灣傳染病與農漁業防疫相關研究，總督府研究所分為化學與衛生兩個部門，直屬總督管理，首任所長為高木友枝；衛生部又分為兩個部份，其一為研究細菌與傳染病暨血清疫苗，由崛內次雄負責，另一部負責動物類傳染病，如牛瘟、豬瘟之類[739]，這是臺灣當時致病細菌學術研究的起源。

同一時期耶爾森發現鼠疫桿菌之後，他開始思考一個問題，病原菌已經被確立後該如何醫治？在那個抗生素還未被發明的十九世紀末，科學家們面對生物型傳染病，多採用血清疫苗的煉製，當時巴斯德實驗室的卡爾梅特與伯雷爾醫師，也在從事鼠疫疫苗的研究，這時耶爾森加入這個團隊，嘗試著以鼠疫桿菌去提煉出治療的疫苗，而活體疫苗風險過高，後來改成加熱減毒疫苗，隨後他以研究成功的鼠疫血清疫苗，首次在1896年6月26日為中國廣東省一位兒童注射，後又為23位患者注射，治療成果為21位康復2位死亡[740]，這時現代醫學治療鼠疫才逐漸開始有了輪廓。

二、緒方正規〈ペスト病取調豫報〉

自1896年臺南安平第一起病例後，鼠疫在臺灣長達22年的反覆發作，

737　沈佳姍：〈眾擎易舉：臺日免疫知識拓展之制度與人事研究〉，頁191。

738　「臺南縣ペスト豫防液接種成蹟第一、第二報（臺南醫院醫員築山揆一提出）」（1901-04-26），〈明治三十四年臺灣總督府公文類纂乙種永久保存第二十三卷衛生〉，《臺灣總督府檔案‧總督府公文類纂》，國史館臺灣文獻館，典藏號：00000621002。

739　沈佳姍：〈台日兩地人用血清疫苗研製單位之角色與互動（1909-1931）〉，《公益財團法人交流協會》（2013），頁3。

740　〈黑死病の新治療法〉，《臺灣新報》第9號，明治二十九年6月6日。

當時在臺灣是如何研究鼠疫？醫師們站在細菌致病學說的理論基礎上，去找出醫治的方法，筆者以緒方正規（以下簡稱緒方）在同年11月，受邀來臺灣研究鼠疫之成果，發表長達25頁，近萬字日文版的〈ペスト病取調豫報〉，去一探當時研究的過程，本書也穿插當時其他醫師發表在醫學期刊的文章，去探究當時現代醫學的醫治法則，緒方為東京帝大醫學部細菌學教授，被譽為日本現代衛生學之父，殖民政府在臺灣爆發鼠疫第一時間，卽邀請他來臺灣從事研究，他以建構完整的實驗模型，藉著實驗設計的架構，去解釋了當時醫學上的困惑，筆者將這份以古日文所撰寫的文章翻譯成中文，並試圖以中醫「地氣論」，與文中對於疾病來源及環境導致的疫病擴散做對照，希望去建構出當年緒方在臺灣，研究鼠疫的過程與成果，另外文中筆者發現當時日文稱呼「黴菌」者，並非現代我們所認知的黴菌，而是指細菌「Bacteria」，所以原文中若有「黴菌」稱謂的部分，筆者直接翻譯成「細菌」，此外，「百斯篤」或「ペスト」筆者一律以現今通用病名「鼠疫」來翻譯。

緒方正規認為鼠疫病原菌的研究，源自於1894年香港鼠疫期間，港英政府邀請日本學者北里柴三郎（以下簡稱北里）赴港，以及自費前往，來自巴斯德實驗室的年輕醫師耶爾森，針對兩個研究團隊的成果，當時北里從患者內臟切片，發現了革蘭氏陽性菌，而耶爾森在患者患部的淋巴結腫塊採樣，發現了革蘭氏陰性菌，這裡緒方以「セクレクルト」來描述；セクレクルト屬於芽孢桿菌綱，其中革蘭氏陽性菌在這綱屬範圍內，而細菌為革蘭氏菌陽性或陰性，可藉著革蘭氏染色法「Gram stain」來判定，這是丹麥醫師漢斯・克里斯蒂安・革蘭（Hans Christian Gram），在1884年發明的細菌檢驗方式，後續也運用在華南鼠疫中，革蘭氏染色法，以結晶紫染劑（Crystal Violet），和番紅染劑（Safranin）檢驗細菌細胞壁成分的異同，對細胞壁依序加入此二種染劑，當細菌對結晶紫染劑產生反應，呈現藍紫色時就為革蘭氏陽性菌；當細菌對於番紅染劑產生反應，呈現紅色時就是革蘭氏陰性菌[741]。因為陽性菌的細胞壁中，有一層厚實的網狀肽聚糖

741　SELF-LEARNING, ENJOY KNOWLEDGE（無日期）：人類與超級細菌的戰爭。取自：https://www.slekmed.com/post/warbetweenhumansandsuperbacteria?fbclid=IwAR3uIAf7KZckOy2OJy_8WlzQhUGia4hZPsvw7bdDicB0XY1diHFAa7M3DxE（民110年1月5日檢索）。

與磷壁酸，這兩成分是判定細菌抗原的依據，革蘭氏陰性菌與陽性菌大同小異，差別在於陰性菌有一層外膜，在外模與細胞壁之間還有多種代謝酵素，這些都是讓陰性菌，擁有更佳的抗藥性。

面對北里與耶爾森的革蘭氏菌爭議，醫界最終認定鼠疫致病菌為耶爾森所發現之革蘭氏陰性菌，文中提到耶爾森前往鼠疫流行地區進行研究，將鼠疫桿菌注射動物體內從中取出血清，使用於患者身上得到良好的治療效果，這就是當時鼠疫初期以鼠疫血清疫苗治療，但緒方正規認為，他還未看到詳細報告無法做出判斷[742]。文中認為鼠疫致病細菌，北里與耶爾森發現菌種不同，而耶爾森發現的鼠疫桿菌與鼠疫傳播有絕對正相關，緒方在臺灣的研究中，也發現了與耶爾森同樣的菌種，這個發現在當時北里與耶爾森之爭中，間接肯定了耶爾森，同時也給了北里很大的壓力，所以北里在後續研究的報告中，也發現耶爾森所發現的菌種，所以認定耶爾森是正確的[743]，而鼠疫的傳染途徑，北里與青山胤通（以下簡稱青山）的認知也不同，青山在香港解剖了多位數鼠疫患者的遺體，認為鼠疫桿菌侵入身體，主要是經由外傷，北里以動物實驗的結果，提出傳染途徑侵入管道，以外傷感染與口鼻進入呼吸道，後到消化器官為主，這與當時中醫醫家認為，鼠疫不論何種感染方式進入人體，最終以消化器官為主的三焦經是相同的。北里認為香港鼠疫期間，英國士兵從事防疫工作有三百餘名，進入華人住家進行大清潔後，有十餘名士兵罹患了鼠疫，觀察染疫的士兵細菌入侵到鼠蹊淋巴腺。青山則認為士兵在勞動之際，下肢有外傷，細菌從外傷處侵入。北里也表示在患者家中的土壤，有發現致病原鼠疫桿菌，而士兵等感染的病毒，除了外傷接觸外，還有從呼吸器官傳染的，所以關於病毒的傳染路徑與部分也意見分歧，而青山舉出有傷口或是接觸型感染是主因，提出日本醫師罹患該病的例子，罹患該病的醫師，是因為解剖罹患鼠疫的日本人之屍體所致[744]。

軍醫出身的岡田國太郎（以下簡稱岡田），在他的〈鼠疫病の研究〉

---

742 緒方正規：〈ペスト病取調豫報〉「明治二十九年本島ペスト流 紀事」（1897年10月05日），〈明治三十年乙種永久保存第三十一卷〉，《臺灣總督府檔案》，國史館臺灣文獻館，典藏號：00000175003。頁4。

743 劉士永、王文基等著：《東亞醫療史：殖民、性別與現代性》（臺中：聯經出版社，2017），頁129。

744 緒方正規：〈ペスト病取調豫報〉，頁8。

認爲1896年四月安平港流行鼠疫，村上軍醫從臺南安平地區，鼠疫亡者之鼠蹊淋巴腺採集到的細菌研究。於東京醫學會的演說中發表。認爲臺灣鼠疫桿菌與耶爾森發現的菌種相同，緒方對照目前爲止的結果，認爲病原菌在岡田與耶爾森的結果相同，與北里的研究有些許不同，尤其在感染途徑方面；北里認爲鼠疫可能有兩種病原菌所致，岡田表示鼠疫病原菌只有一種，可以確定的就是耶爾森發現的革蘭氏陰性菌，推翻了北里的認定，但是關於傳染病的傳播途徑，當時還沒有確定一致的說法。其侵入部位與媒介也沒有一個確定的認知，以現今醫學界關於鼠疫的研究，目前還是非常欠缺的。如果北里的說法成立，由呼吸與消化器官侵入的話，疾病的預防將會變得非常困難[745]。

緒方來到臺灣後，卽積極展開細菌學、防疫學的研究，自述初到當地，卽在實驗室中展開患者血液檢查與細菌培養。對於舊患者、新患者、恢復期患者抽血檢驗，染疫死者進行屍體解剖，團隊研究人員有27人，執行血液鏡檢、細菌培養有18名，1名進行了血液與潰瘍面檢查，2名進行對於切除後淋巴腺檢查，2名針對血液及淋巴腺的檢查，4名進行體內臟器及血液檢查。由山極博士執行解頗剖，他也負責一部分的顯微鏡檢查、培養實驗與動物實驗[746]。培養基使用寒天培養，觀察發病後24-70日的患者修復期，進行了血液檢查與細菌培養檢查；寒天培養基就是現今實驗室中，提供受檢驗爲生物細胞，穩定生長繁殖所需的營養物質，促進菌種的生長，促進產物的形成；以配好的液態檢體培養皿，加入少量的洋菜，以半固體的方式存在培養基中[747]。

緒方將一位發病已經55日的病患，進行傷口面細菌培養，後接種於南京鼠體內，鼠類經過兩三日死亡，解剖該死鼠，發現在血液與內臟都有革蘭氏陰性菌，將培養出來的細菌接種於動物上，全部都在兩三天死亡，而在解剖鼠的內臟有非常多的鼠疫病菌，也完成了細菌的純培養；再用兩名鼠疫患者，切除他們的淋巴腺進行檢查，發現有鼠疫病菌，當那兩名患者的鼠疫症狀充分顯現時，檢查其血液與淋巴線，兩名都有鼠疫的病菌，

745 緒方正規：〈ペスト病取調豫報〉，頁9。
746 緒方正規：〈ペスト病取調豫報〉，頁10。
747 劉裕國著：《最新綜合食品科技工業》（臺北：中央圖書出版社，1998），頁614。

我們可以從中做出純培養。其中一名患者體內的血液中有兩種菌，其中一種我們以革蘭氏著色法檢查，發現了與鼠疫病菌相同的細長的革蘭氏陰性菌，與革蘭氏陽性菌。培養了這兩種細菌，並將其接種在實驗動物上，接種革蘭氏陰性菌病菌的動物，在兩三天就死亡，在其血液與內臟發現鼠疫病菌，另一組接種革蘭氏陽性菌，在四、五日後依然存活，所以證明了革蘭氏陰性菌，是確切引起鼠疫的病原菌[748]，緒方這個實驗間接證明了，北里所發現的革蘭氏陽性菌非導致鼠疫的細菌。

軍醫森田也在某個患者上，進行數次血液檢查，發現血液中沒有發現病菌，但是在死後於其肺、腦、脾、肝、心臟的血液檢查中，發現大量的革蘭氏菌，這裡用革蘭氏菌稱呼，當指非鼠疫病原菌革蘭氏陽性菌；筆者推判當初北里在內臟中，採集到著革蘭氏陽性菌應當屬於這種，山極則負責解剖其他研究體，並在其血液、腹水、胸水、肝臟、淋巴腺等，發現含有大量鼠疫桿菌；與耶爾森在淋巴系統採集到為相同細菌；另外在一名患者死亡一些時日後，再度採集內臟與血液的細菌，發現開始產生其他桿菌，如枯草桿菌；其他兩名屍體在死後經過一些時日後，再度解剖時在血液與諸內臟使用鏡檢，發現都存在鼠疫桿菌，將這些細菌接種於動物全部都死亡；另外其中一個患者死亡後的五、六時，取了其尿液做檢查，發現有鼠疫桿菌的存在，將尿液注射在實驗鼠中，經過一定時間後鼠類死亡[749]，解剖其鼠的內臟中也有發現鼠疫桿菌，說明了鼠疫桿菌的特性，在同為鼠疫而亡的患者進行解剖，發現到不同病程發展結構下，患者的內臟未必可以採檢出病原菌，但是血液淋巴液中一定會採集到病原菌；另外隨著患者死亡數日之後，其屍體內仍存在著病原菌，證明死鼠屍體在人類撿拾後會造成感染，也對應殖民政府在因疫而亡的死者，喪葬相關規定以火化為主，目的就是徹底滅菌，若需土葬，將嚴格要求安葬深度，也是為了避免病原菌，因為屍體腐化污染土壤造成擴散，研究中也發現革蘭氏陽性菌的檢體沒有傳染性，革蘭氏陰性菌的檢體有傳染性，不僅是在血液檢體中，連尿液都能有傳染性，似乎說明了殖民政府後續，積極在清潔消毒的作為，試想常人身體有傷口，接觸了鼠疫患者的排泄物，由實驗中看出有

748　緒方正規：〈ペスト病取調豫報〉，頁11。
749　緒方正規：〈ペスト病取調豫報〉，頁12。

感染的風險，所以殖民政府清潔、消毒、公衛做爲是必須的。

在當時緒方認爲關於鼠疫致病菌爲何？還沒有一個確切說法，但根據他的實驗發表，接種鼠疫桿菌後的南京鼠和天竺鼠，大多都在兩三日後死亡，有少數經過四五天才死亡，解剖後發現皮下組織的出血、水腫，多處的淋巴腺充血等現象，並在其血液與諸內臟，發現大量的鼠疫桿菌。研究團隊也證實，鼠疫患者的恢復期，在發病後的24-70日，山極證明感染鼠疫的患者，用血液培養檢驗，僅有一位是革蘭氏陽性菌，其他的人皆呈陰性菌；感染經過五十五日的人，在血液中發現病菌，並將這位病人的潰傷部分，提取鼠疫桿菌做培養，之後接種於南京鼠，結果就如感染鼠疫的狀況一樣在兩三日就死亡。[750]

鼠疫患者在發病後的五天，檢查其血液與腫脹的淋巴腺，發現血液中有極少量的病菌，使用顯微鏡觀察，並進行了培養，可以發現大量的鼠疫桿菌在淋巴腺，所以證實病菌是先從淋巴開始感染，而後透過與血液交換的過程，病菌感染了血液，所以才會在患病初期血液中沒有病菌，但淋巴腺中有大量病菌，當患者死亡後解剖採檢，發現血液與淋巴都有大量病菌，證實當血液與淋巴系統都造成感染時，患者會立即死去；另一位患者在發病後，就馬上進行了血液檢驗、並提取淋巴腺的樣本，研究人員發現初起時的病患，體內產生病菌聚集形成的聚落叢，這種聚落叢會產生內毒素，造成患者發炎反應，將那些聚落叢進行培養，發現該細菌雖然都沒有生長的跡象，但其患者都顯現了明顯的鼠疫病徵；而輕度鼠疫患者在發病後，經過三天，使用顯微鏡進行血液檢查，有呈現革蘭氏陰性菌的結果，就算只針對血液進行培養實驗，也可以確認到鼠疫桿菌與其他病菌，並且可以用鏡檢與培養去證實其存在，研究人員發現，如果不提取一部分腫脹的淋巴腺，進行鏡檢與培養，就很難確定到底是什麼菌種造成的感染，所以患者發病前，淋巴腺的檢驗優先於血液檢查爲檢驗重點，緒方在這個部分證實了取內臟做檢體的北里，不如取淋巴腺做檢體的耶爾森來的有效。前述的患者在死亡五六小時之前，在其淋巴腺內發現鼠疫桿菌，如果在血液中沒有發現鼠疫細菌，在診斷鼠疫時，就必須格外小心；他們也會將鼠疫患者的屍體在解剖時取出其腸子中的

750 　緒方正規：〈ペスト病取調豫報〉，頁15。

內容物，接種於實驗動物，動物若因鼠疫死去後，會透過這個動物來進行細菌培養[751]。

　　預防鼠疫首要瞭解病原菌感染途徑為何？其媒介物又如何散布？北里與青山的報告中，描述該地在鼠疫病例出現前，在患者住處有家鼠大量死亡的情形，北里採樣了該患者屋子的土壤，並將樣本使用動物做實驗，其中有一實驗動物因鼠疫死亡，並且收集隔鄰未消毒的住家，其屋地板上的塵埃、還有地板下的土壤採集細菌，並將細菌接種於動物，有兩三隻實驗動物出現了惡性水腫死亡；但是並沒有發現實驗體體內有鼠疫桿菌，北里又採集了鼠疫患者家中的飲用水，並讓其接種於大量的動物，但檢驗後全部都沒有病菌，為了研究患家內大量死亡家鼠與鼠疫之間的關係，澤田第一避病院長，在將兩隻死亡的老鼠，用報紙包起來交給緒方團隊，緒方運用了這些染疫死鼠做分析，發現老鼠上有大量的跳蚤，重新檢視充滿鼠蚤的屍體，將一隻死鼠放入千倍的昇汞水（$HgCl_2$），將附著在那老鼠上的跳蚤，透過水取出並儲存在瓶中，再解剖那隻老鼠時，在鼠尾中發現米粒大小的痂皮，取出那個部分觀察，發現部位有潰瘍傷口，將其製作成了標本，並開始著手檢查，發現存在類似鼠疫桿菌的革蘭氏陰性菌，以及其他數種黴菌，切下腹壁的皮膚並剝離，發現左側的鼠蹊部淋巴腺，有蠶豆大小的腫脹，右側的鼠蹊部也有黃豆大小的腫脹，都呈現充血的狀態；檢查諸內臟發現也有病理變化，檢查了右邊的淋巴腺、諸內臟以及血液，都可以發現存在大量的鼠疫桿菌，與存在於人體內的鼠疫細菌形狀是一致的。

　　再將另一頭老鼠解剖，使用一個容器裝入「殺菌過後的水」，並將老鼠投入水中，獲得寄生於老鼠的跳蚤大約20隻，解剖家鼠後發現牠的病理變化，與血液諸內臟含有的細菌，與上一段中第一隻不太一樣，於是做了純培養，想知道該隻家鼠上的跳蚤，到底有沒有鼠疫桿菌，緒方將其中七隻跳蚤，使用殺菌過後的載物玻璃壓殺之，並將其切成兩半；並在兩隻南京鼠的皮下組織各接種半隻跳蚤，其中一隻老鼠在經過三日後死亡，解剖後發現鼠蹊部、腋下等部位的淋巴結都有充血腫脹的現象，並且在淋巴與血液中都發現了大量的鼠疫桿菌，再將細菌用於大量的動物實驗上，實驗

751　緒方正規：〈ペスト病取調豫報〉，頁18。

體都因鼠疫死亡，所以確定了一件事，就是寄生於染疫家鼠跳蚤，是含有鼠疫桿菌的；筆者認為這個部分，跟當時中醫認為地氣學說有值得討論的部份，因為地氣論是認為濕濁污穢帶有毒氣的穢氣，藉著老鼠伏居地穴遭受感染，再藉著鼠體鼠蚤與人互為感染，所以實驗結果與中醫地氣論有吻合之處；另外帶有鼠疫桿菌的土壤，與動物接觸後動物染疫而死，而染疫而死的動物體內，卻不見鼠疫桿菌，那究竟真相如何？緒方用實驗得到答案，就是這些未消毒，帶有鼠疫菌的土讓有致病性，但沒有傳染性！因為「鼠疫的傳染源在於鼠蚤」！也就是這些土壤會造成鼠疫感染的原因，百年前這些科學家們就是不斷的提出疑問，以實驗去解答疑問，而成為現在我們所熟知的定律[752]。

緒方曾將四隻不同地方、不同時間死去的染疫鼠做解剖，檢查其內臟與血液，發現與之前解剖的老鼠有些不同，這四隻家鼠的其中一隻，身上沒有任何跳蚤，可能是死後一些時間，老鼠體溫降低身上的鼠蚤，已經離開這隻死鼠，寄生在動物的跳蚤，會因為宿主死後的體溫的降低而離開，罹患鼠疫死掉的家鼠，存在屋內的死鼠，這些寄生於老鼠的跳蚤，都一定會因為宿主死亡而離開，而這些離開的蚤類，就會藉著與人體接觸刺進皮膚寄生於人體，成為散播鼠疫的媒介物，也可以說明導致鼠疫患者發病前一段時間，患者家裡或是街道上常常有死鼠後才爆發疫情，這也是當時中醫醫家觀察到的異象，就是鼠疫要大爆發之時，街坊會有大量的自斃鼠產生，明確地將這個傳染病與鼠類畫上等號[753]。

關於臺北爆發百斯篤事件，疫情從哪個地方傳來？或是當地曾經有哪些流行病史？傳染源是否還在此地潛伏？會有反覆發作？一開始只是在鼠群流行的疾病，是怎麼會傳播至人類？這些問題還處於不明狀態，緒方對於這次參與檢疫工作，調查關於其疫病傳入的原因，與當地人的訪談，都表示在此之前沒有發生過鼠疫的流行，但如果以臺人對死鼠認知到危險性，換一個方式訪談，舉出其疾病的症狀後，卻得到曾經有此類似此病流行的答案。這部分筆者不禁質疑，是否緒方跟當時殖民政府的心態一樣，欲將鼠疫打成臺灣的風土病？筆者認為臺灣鼠疫源起非原發性，因為臺灣

---

752 緒方正規：〈ペスト病取調豫報〉，頁20。
753 緒方正規：〈ペスト病取調豫報〉，頁21。

沒有鼠疫自然疫源地的存在，鼠疫就沒有成為風土病的條件。緒方認為此次流行的鼠疫，初期患者主要是內地人（日本人），發生的十日在十月下旬，根據檢疫部長與支那醫生（漢醫士）表示，其實在今年六月左右，就產生了一些土人鼠疫患者，其醫生從六月之後到十月間，已診察一百多名鼠疫患者；這部分緒方似乎不瞭解臺灣人的民情，在當時不信任殖民政府的心態下，對於疫情是隱匿的，所以當時疫病初期，才會造成日本人多臺灣人的狀況，直到殖民政府設立臺灣人專屬的黑死病治療所隱匿的情形才有所改善。

關於鼠疫的預防，緒方自認為自古以來的經驗已顯現，在髒亂的場所很容易發生疾病的流行，家屋內外的清潔是非做不可，不乾淨的場所也會有非常多的跳蚤，他自述曾經前往，以不乾淨聞名的大阪長町進行視察，這裡非常多的跳蚤飛到他的身上，是一次非常困難的視察，如果有死掉的老鼠，必須燒卻其鼠，住家必須實施消毒性清潔法，並必須特別注意衣服、床具、坐墊之類，跳蚤會附在上面的物品，衣服必須以日光曬之，或是以熱水洗淨，藉此除去跳蚤，而如果有人罹患鼠疫，必須將患者衣物進行消毒，家屋內外也必須遵照鼠疫預防規則進行消毒，患者的分泌物、排泄物或是汗水，也含有該病菌，所以也必須對此進行徹底的消毒，緒方並認為在鼠疫疫區，要預防蚊子吸取患者的血液，將病傳染給健康的人，這與跳蚤的行為無異，如果有鼠疫患者產生，要馬上將患者移至蚊帳中，這些都是而關於疾病的預防，筆者認為緒方懷疑蚊子叮咬人體，會造成傳染鼠疫這部分，在後續是被否定的。但是在當時醫學發展的現況中，會有這些的猜測，也是一個合理的懷疑，緒方在這篇報告中，明確的指出鼠疫傳染源，是來自於帶有鼠疫桿菌的鼠蚤，寄生在鼠類身上，藉著與人接近叮咬而致病，這一篇報告明確的昭示了研究的成果，否定當時的北里所發現的革蘭氏陽性菌，認同耶爾森所發現的革蘭氏陰性菌是病原菌。也對於鼠疫桿菌的傳染途徑與特色，做了細心的觀察與多元的實驗來驗證，這一份報告書，筆者認為非常有研究的價值，可以藉此瞭解到臺灣鼠疫在由來、病菌種類、疾病與環境的關係中，可以得到很多啟發，全文甚長且多為古體日文，無怪乎網路搜尋引擎皆找不到有完整的譯本，筆者有幸透過專業廠商，將此書翻成中文，透過這篇論文作分析，得以更能瞭解到當時現代

醫學，在臺灣鼠疫研究的過程。

　　倉岡彥助（以下簡稱倉岡）醫學士，對鼠疫傳染途徑與疫苗的認知，以《臺灣日日新報》對倉岡之專訪，針對當時鼠疫疫苗的發展，一窺當時疫苗發展的過程，倉岡認為臺灣鼠疫爆發，在日本本土也產生鼠疫，現今民間對於鼠疫血清疫苗由菌種培育，是否會產生未治病反受感染的疑慮提出說明，他表示注入人體的疫苗，由百斯篤菌（卽鼠疫桿菌）為疫苗基礎，經過滅菌的處理，是不足以讓人感染鼠疫，首先將培養好的細菌，加熱到攝氏65度左右使其滅菌，由這段敘述可以看出，當時臺灣鼠疫血清疫苗的種類，以死菌減毒疫苗為主，早期日本疫苗血清細菌培養有兩種，一種是夏扶君氏，一者為懷回氏，日本傳染病研究所採用懷回氏作法，以牛肉液混入寒天置於器皿，注入細菌培養菌得繁殖後，取菌以鹽水加熱滅菌，施打時加入稀釋200倍的石炭酸水，這就是鼠疫血清疫苗注射液，針對患者年齡、體質劑量不一，採用皮下注射方式，注射區域針對患處施打，在淋巴結腫大之處如背部、股內側、腋下，注射之初會有頭痛發熱類似感染的症狀，三日後症狀緩解，倉岡認為以醫學理論來看待，百斯篤菌侵入人體，現今診斷都是針刺出血做檢驗，很多醫師誤以為百斯篤菌開始於血液中，其實不然，百斯篤菌進入人體後，會在淋巴腺增生繁殖，等待人體免疫力降低，會是毒菌繁殖發作之時，然後進入感染血液，所以注射血清疫苗，為的是要殺菌，但百斯篤菌導致的淋巴結腫大要如何處理？只能借助外科手法將腫瘤切除，去其病根才能根治，這部份筆者認為非常有趣，將身體病理現象的因果提出，以施打疫苗加上外科切除腫塊，取得根治的療效，倉岡並認為疫苗的治療不敢說絕對有效，預防施打成效也並非永久，但是施打後對於鼠疫的預防感染有絕對的成效[754]。

　　臺北廳殖產課標本室課員山口俊產，因出入標本室，不愼接觸到染有病菌的鼠屍，隔天馬上注射預防血清，然而已經被感染了鼠疫，該課員描述當時的病程發展，12月16日產生頭痛、發熱、全身高燒不退、左股下、鼠蹊處、產生紅腫熱痛的淋巴結腫大，於是進入避病院就醫確診為鼠疫，12月18日外科醫師切除腫瘤加上注射血清疫苗，疼痛緩解可以入眠，高燒

754　〈通俗免疫談四〉，《臺灣日日新報》第2版，明治四十一年1月12日。

現象也退[755]。所以在可以看出當時現代醫學的治療方式，除了外科切除之外，以血清疫苗注射也是其中一種，臺南避病院在明治三十五年（1902年），也曾引進血清疫苗做醫治方式，以收案鼠疫患者41名中，施打血清疫苗治療，死亡者16名，整體療效60.9%[756]，當時疫苗製程困難，不穩定性高，且無長效效果之下，但這樣的療效是足以被肯定的，從這一個案例可以看出，當時現代醫學在治療鼠疫的流程，先切除腫塊，施打免疫血清藥物抗發炎這樣的過程。

顯微鏡血液檢查，為當時醫界證明為黑死病的主要檢查方式，醫師以望診先觀察患者身體，是否有淋巴腺紅腫熱痛的腫塊，產生化膿或是發炎的症狀，在發病後2到8日，患者會產生肺水腫、咳嗽、吐血、高燒不退、意識不清、昏睡甚至全身痙攣，如果要精準的診斷是否為鼠疫，則必須以血液檢查才能夠得知。藉著顯微鏡觀察血液有否病原菌，先將患者的手指以酒精殺菌，注射針或是尖物透過燈火殺菌之後，插入手指使其出血，一次取樣3枚放置玻璃板，以亞尼林色素液染色之後，於顯微鏡下觀察即可發現，在這篇報導的當時，還沒有產生治療鼠疫的特效藥，但是文中提到北里柴三郎與耶爾森等醫家，以人工免疫血清作為動物實驗，雖然還沒有應用在患者身上，但是血清療法，應當對於這個疫情有治療的作用。報導之中也提到了，臺灣下水道工程還沒有完整建立，溝渠之中充滿了污穢髒亂臭氣沖天排泄物，與動物的屍體，如果感染會導致大規模的傳染，所以建議殖民政府在沒有明確醫學治則之前，當先以環境清潔為主要[757]。

第四節　由洋醫陳勉齋《彰化醫案實錄》，觀察當時現代醫學治療方式

一、洋醫陳勉齋《彰化醫案實錄》

洋醫陳勉齋（以下簡稱陳氏），受傳教醫學教育的臺人醫生，這本著作可以觀察，當時以洋醫的角度所認知的臺灣鼠疫。在前面章節曾提到，

755　〈罹百思度の實例〉，《漢文臺灣日日新報》第2636號，明治四十年2月17日。
756　〈治疫新法〉，《臺灣日日新報》第923號，明治三十五年9月23日。
757　〈黑疫治則〉，《臺灣新報》第51號，明治二十九年11月1日。

明治三十一年（1898年）總督府針對臺灣地區，土人醫生人數進行調查，當時將非經過日本正規醫學教育之醫事人員，稱為醫生；醫生者除了傳統漢醫從業人員外，經由傳教醫學系統來臺灣，外籍醫療宣教師，或是跟隨醫療宣教師習醫後，行醫的臺灣籍宣教師認定為洋醫，這兩部分統稱為醫生共計有24人。本小節將對陳氏著作《彰化醫案實錄》（以下簡稱實錄）一書，來探討彰化鼠疫期間，透過臺人西醫對疫病的觀察，以科學化的西醫學術與本土化的認知，描述這場瘟疫，陳氏曾在中國閩南地區，跟隨John F. Mcphun醫師學習醫術，後來臺灣於彰化開業[758]。

彰化鼠疫流行期間，由地方人士捐資成立的彰化濟急所，以陳氏為主治醫生，《實錄》是一本在地方上疫情流行期間，記載詳實的病歷資料書，該書清楚的記錄濟急所在當年3月8日到5月22日，共收容158名鼠疫患者，共計男性74名女性84名，年齡分布從5歲到73歲，整個患者病理現象、醫治記錄、死生癒後、出入院日期，都有詳實的登記[759]，全書共分「疫症命名」、「疫毒根源」、「疫症源流」、「謹防傳染」、「生死人數總數」、「患者入室獲癒節錄」等文章，提供了詳細完整的記錄。全書以漢文書寫，並期勉能為官民共同防疫作為參考依據，為當時疫情流行期間，提供極據參考價值的書籍；後由臺中知事木下周一，提供與總督府收錄，同時也在當時《臺灣日日新報》作連載。

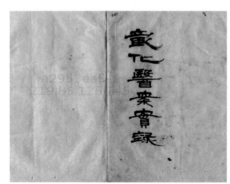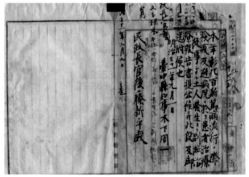

圖25、彰化洋醫陳勉齋所著彰化醫案實錄（資料來源：國史館臺灣文獻館）

758　教會史話第一集（無日期）：史話010黎明期臺灣西醫師承錄。取自:http://www.laijohn.com/BOOK1/010.htm（民109年12月5日檢索）。

759　〈彰化二於ケル土人醫生ペスト治療報告〉（1898-09-01），〈明治三十一年臺灣總督府公文類纂十五年保存第十四卷衛生〉，《臺灣總督府檔案‧總督府公文類纂》，國史館臺灣文獻館，典藏號：00004557006。

以該書作分析，探討陳氏雖爲洋醫，但有著深厚的漢學基礎，有些文章指出，陳氏當有漢醫基礎，筆者認爲並非如此；陳氏有漢學基礎但沒有漢醫藥基礎，因爲書中對於漢醫辨證，與用藥用方的部分未提供見解。在「疫症命名」陳氏認爲鼠疫，臺人稱爲「癀仔症」（臺語發音），該病與其他傳染病不同，是因爲鼠類而致病，陳氏認爲「……豬瘟乃豬自相傳染未見染人羊瘟雞瘟亦然……」，但鼠疫有著鼠與人之間互爲傳染的特性，這裡也與當時中國醫家的見解相同，該書成書時間，在鼠疫桿菌被發現後數年，所以當時鼠、蚤、人之間的傳染途徑，已然成爲一種共識。文中認爲觀察疫鼠疫是否開始流行，可以從街坊鄰居，是否有發現自斃鼠的屍體，家人是否產生發燒高熱的狀況，身體頸部、腋下、鼠蹊，是否長出腫塊，這些條件來觀察。陳氏認爲此會造成人體產生敗血症而體薰黑，所以又稱爲黑死病，然陳氏對於中醫古籍中，將此疫病稱之爲大頭瘟，有不同的看法：

> ……又有稱疙瘩瘟者及大頭瘟……其瘡多在頭面實與癀症不
> 同既未可附會以失其實疫不敢阿從……[760]

他認爲大頭瘟腫瘤發病部位在頭部，相較於癀仔症發病部位在頸部、腋下，症狀位置不同不能視爲相同，但筆者認爲陳氏對大頭瘟的認知不完全瞭解，因爲《景岳全書》〈卷十三〉：

> ……大頭瘟者，以天行邪毒客於三陽之經，所以憎寒發熱，
> 頭目頸項或咽喉俱腫，甚至腮面紅赤，肩背斑腫狀如蝦
> 蟆……

書中的敘述，明確的指出患病部位，在頭、面、頸、項之處的結核腫塊，但從文中也可以看出，陳氏認同疙瘩瘟不同於大頭瘟，且爲中醫古籍對於鼠疫的稱呼；而大頭瘟具有傳染特性，尤其在兵災之後必會起疫，然大頭瘟傳染範圍不如鼠疫之深遠[761]。在「疫毒根源」中：

> 疫症染人之毒，皆由一種黴菌，如物生菰細微難見，竅以顯
> 鏡辨別分明，此近代之醫理，爲古時所未知……[762]

760　〈彰化二於ケル土人醫生ペスト治療報告〉，頁69。
761　〈彰化二於ケル土人醫生ペスト治療報告頁〉，頁72a。
762　〈彰化二於ケル土人醫生ペスト治療報告頁〉，頁70a。

陳氏認為傳染源是一種黴菌（當時日人將黴菌認定為細菌）他稱這種病原
菌為「咱唎」即為英文「Bacteria」，日人稱為「咱嘶嚟」，就是日文中
的「ペスト」，中文寫成「百斯篤」，英文為「pestis」的鼠疫桿菌之意，
「生菇」就是臺語發霉的意思，「菇」的本意也有細菌寄生的意思，這段
可以看出顯微鏡的發明，確定疾病與病原菌的關係，讓古代對於傳染病，
由不正之氣染人而疫的概念，改變為細菌致病的基礎，其傳染途徑：

> ……沾入人身巡行吸管聚藏吸核……吸管綜橫交錯又有吸
>
> 核大似杏仁小如芥子……吸管與核互為連貫內麗臟腑外藏
>
> 肌肉者有深有淺淺在皮膚下深在兩肌間頸腋腿胲吸核頗大而
>
> 多……[763]

文中所謂「吸管」就是淋巴管，所謂「吸核」即為淋巴結，因為核大小大
似杏仁小如芥子，很符合解剖學中淋巴結的大小，陳氏認為病原菌傳染
到人體，首先感染之處為淋巴系統，這與上述倉岡彥助，對於鼠疫傳染途
徑，在淋巴系統的說法是相同的，然後傳播到血液中，所以文中提及取疫
病血液，種於鼠、兔則染疫而斃的道理，而鼠疫傳染路徑，陳氏認為有三
條，隨飲食咽下胃，當病菌感染胃部則產生吐瀉；隨空氣吸入肺部，病菌
在其中受到滋養，導致身體各部位，因為肺部的感染而受其害，腦部為最
先之中；隨皮膚傷口感染，導致病菌藉著血液，傳入體內瘀腫成結核。在
「疫症源流」的部分：

> 起源起自安南蔓延兩月，明治二十七年春，香港使染未幾傳
>
> 到廈門，於是漳泉沿海莫不遭殃，愈傳愈廣延至興化、福
>
> 州，傳至印度孟買……

這部分陳氏與《鼠疫彙編》的認定相同，認為鼠疫來自於安南（越南），
但根據後代學者考證，整個疫情開始於雲南地區，往兩粵傳播到福建之實
情不同，這是當時因為資訊不發達所致的誤解：

> ……去年春於鹿港有船來自涵江，舟中九人患而死者六人，
>
> 有上陸長興街某布店，該店之人極受災禍……今春三月傳入
>
> 彰化，未滿百日患者竟至四百四十六名之多……[764]

763　〈彰化二於ケル土人醫生ペスト治療報告〉，頁70b。
764　〈彰化二於ケル土人醫生ペスト治療報告〉，頁74。

對照前述章節中，鼠疫在臺灣中部，第一例在鹿港傳入的記載是相同的，明治三十一年（1898年），彰化鼠疫來自於鹿港鼠疫的擴散，且疫情期間的患者人數446人，可知當時疫情之慘烈。在「謹防傳染」這部分，陳氏認爲注意居家環境整潔，與配合政府消毒政策，才是最根本的道理；勤洗手保持身體乾淨，家中器物消毒藥水消毒，保持門窗開啟讓空氣流通，使日光照射入屋內，臥房避免多人聚坐，常穿鞋避免赤足外出，疫情感染之時避免外出，小孩避免在外嬉戲，飲用之水要煮沸過方可，皮膚有傷口要抹油膏之類，阻絕與空氣接觸，鄰家染疫不可相往來，進出需再三消毒，家中有死鼠，遷居遠避爲要，若無法則以石灰覆蓋點火焚燒鼠屍，家中有患疫之人置他房隔離，服侍之人需隨時保持消毒。陳氏並感嘆，家中有因疫而亡的死者，當迅速火葬或掩埋，而非全家環棺痛哭導致染疫[765]；對於民間迎神避瘟疫的習俗，陳氏甚爲批評，他認爲疫情擴散之時，當謹愼外出避免群聚感染，怎麼可以藉神明旨意舉辦廟會，行鬼神作祟之說，妄想借助神力驅逐瘟疫，以響徹雲霄的鑼鼓喧嘩，日以繼夜的廟會驅疫活動，這是不明衛生之策的不善之舉，也是褻瀆神明的作爲[766]。

　　我們可以看到整本論述中，除了西醫外科切除治療之外，並沒有實際用藥之方，如前所言筆者認爲陳氏有漢學基礎，但無漢醫診斷用藥的涉獵，對於漢醫學在他的認知是存在，但不需多做論述。可以看出陳氏受西方醫學的影響，也認定陳氏當爲西方醫學外科之列，因爲病例資料中沒有提到用藥記錄，對於無用藥之法，在此書凡例中陳氏認爲，這個傳染病非一般疾病，病程發展迅速且多變，認爲死生之間取決於症狀而非用藥，因爲用藥可能會使疾病產生變異轉移的疑慮，這是他未載用方的主因，故不提用藥用方，但文末他還是提出，如果能因爲此書所提的症狀啟發用方治療，也是醫療界不無小補之處。

　　在《實錄》患者死亡病歷的記載，只有一位患者是因爲切除淋巴腫塊而過世，其他過世的患者都沒有接受手術切除，言下之意陳氏認爲只有切除，才是根治的方法，雖然說在這一本著作中，他並沒有特別去闡述這樣子的想法，但整本書中除了外科切除術之外，也沒有對於其他治療有所評

765　〈彰化二於ケル土人醫生ペスト治療報告〉，頁77b。
766　〈彰化二於ケル土人醫生ペスト治療報告〉，頁78。

論之處，包含西醫血清疫苗注射與漢醫藥治則，在這一場流行病中，醫治的用藥用方陳氏也沒有任何著墨之處，筆者由此推斷在陳氏的認知中，唯有外科切除才是根本治療之道，雖然說他的著作中並沒有強調這一點。

二、當時現代醫學其他治療方式

當時西方醫學對於鼠疫桿菌的研究，認為感染途徑是病原菌感染人體後，存在於淋巴結中，不被白血球吞噬，且繁殖形成I蛋白的莢膜，與其他具毒性物質，導致淋巴結出血壞死，病原菌藉著血液與淋巴系統的循環擴散，感染表皮、頸部、縱膈腔等處淋巴結，使血管與淋巴系統，受到感染而出血、水腫、組織壞死，大量病原菌循著血液循環，感染全身引發敗血症，並感染肝、脾、胃腸等器官[767]；所以倉岡彥助對於鼠疫菌的感染途徑研究，對照當時西醫對於鼠疫桿菌感染方式，已經建立了具體的理論基礎。

我們可以從另一份史料中，得以窺見當時現代醫學，在醫治鼠疫上的治則，以當時在隔離醫院，針對鼠疫治療的醫療記錄中，針對染疫患者採用幾種治療方式。外科手法針對淋巴腫塊切除；內科用方針對人體解熱消毒的用藥或針劑；這份醫療記錄中，可以窺見當時西醫治療的方式與療效，以外科手法切除淋巴結腫塊的方式，為15位患者接受切除，死亡7人（46.7%）存活8人（53.3%），看起來切除後有一半的存活機率，但要注意的是傷口的癒合與避免感染，這方面就需要內服抗發炎藥物；若以石炭酸注射的方式，治療患者5人、死亡4人（80%）、治癒1人（20%），石炭酸具有相對的毒性，在臨床治療上注重在毒性滅菌的效果，這個成果看起來致死率似乎極高，但是接受治療的人員數量少，病例資料取樣不足，不能完全認定其成效，溫葩布治療18位患者，死亡6人（33.3%）治癒12人（66.7%）；外表消炎法治療50位患者，死亡31人（62%）治癒19人（38%），釀膿自開法治療2人全治癒（100%）[768]；釀膿自開法是將患部，以消炎藥膏塗抹後，沒有後續積極治療，等待膿潰自癒，此2位患者治

---

767 丁香園（無日期）：鼠疫診治要點。取自:http://infect.dxy.cn/article/81064（民109年12月5日檢索）。

768 許錫慶：《臺灣總督府公文類纂衛生史料彙編一》，頁169。

癒，筆者不認爲此法治療成效佳，認爲這兩個案例，有可能脫離急性發炎的病程，血液中細菌有被抑制後的成果；以這個數據，筆者認爲病歷資料數量不足，且病歷資料中未顯示這些患者的病程輕重，再加上沒有做病症如肺鼠疫、腺鼠疫……分類，但這份資料中可觀察當時現代醫學醫治的方向。

筆者也分析幾個比較少見的處理方式，如石炭酸注射法，石炭酸爲苯酚（化學式：C_6H_5OH，PhOH），是一種針狀結晶體，具有毒性作用在防腐殺菌與藥物製作，當時西醫治療丹毒腫瘤，或細菌型傳染病導致的疾病，會用稀釋過低劑量的苯酚注射，以患部皮下注射或針對腫瘤處注射，例如藤田國太郎在《順天堂醫事研究會雜誌》，發表以稀釋石炭酸注射液，注射頭、顳顬部丹毒，引起的紅腫熱痛[769]，汪于岡針對鞏膜炎引起之神經痛，以2%石炭酸水注射在病灶附近[770]，以及瀰漫性皮膚病以0.25%石炭酸水，稀釋三十倍於上臂做皮下注射[771]，因爲苯酚具有強大的腐蝕性，在囊腫處注入後，可以腐蝕病灶之腫瘤硬塊及殺菌，且低劑量使用不會引起全身性中毒，在注射時要避免藥劑溢出接觸皮膚，導致化學性灼傷[772]。溫琶布治療方式，引起筆者極大的興趣，根據考證這是將枇杷葉，加熱後置於患部上的治療，傳統中草藥中可以外敷用方甚多，爲何選用枇杷葉？據悉這是日本人的習慣，唐代鑑眞和尙東渡日本創立了律宗，也將大乘佛教的《大般涅槃經》傳入日本，經內對於枇杷樹有藥王的稱號：

> ……復次，善男子，譬如藥樹，名曰藥王，於諸藥中最爲殊
> 勝，若和酪漿、若蜜、若酥、若水、若乳、若末、若丸，若
> 以塗瘡、熏身、塗目，若見若嗅，能滅眾生一切諸病……[773]

所以枇杷樹在日本又稱爲大藥王樹，日本民眾常用枇杷葉（びわの葉）做爲外敷的藥材，認爲枇杷葉具有舒緩咳嗽、治療鼻炎的藥效，另外文

769 [日]藤田國太郎、山田端三：〈丹毒治療液二因リ治癒シタル丹毒患者ノ略報〉，《順天堂醫事研究會雜誌》281（1898），頁3。
770 汪于岡：《各病注射療法大全》（上海：國光印書局，1930），頁147。
771 汪于岡：《各病注射療法大全》，頁302。
772 吳延、方蓋君：〈苯酚注射法治療囊腫性痤瘡〉，《中華皮膚科雜誌》27.4（1994），頁244。
773 善佛教（無日期）：大般涅槃經原文卷三十三。取自：https://www.liaotuo.com/fojing/niepanjing/40554.html?fbclid=IwAR3ZtEDafcnELS0vVnROGE6T JOFZCWUpAeaikEuJkSWede7or87Em5TSXsk（民110年1月5日檢索）。

中提到在江戶時期日本民眾，會用枇杷葉與莪朮、木香、吳茱萸、肉桂熬成「琵琶葉湯」，作爲夏日消暑飲品[774]；枇杷葉爲枇杷（*Eriobotrya japonica*）的葉，在中醫使用上多用於清肺化痰上，以內服爲多少外用，在傳統典籍中僅見於《古今醫統》，枇杷葉蜜製後與烏梅混泥外用，可治療翻花痔[775]，然而在現代研究中，枇杷葉萃取出來的三萜類（Triterpenoids）可用來治療座瘡，或利用其抗退黑激素的作用，達到美白之效[776]。

　　從此章節中我們可以觀察到，當時西醫治療手法，雖然外科切除唯一主流，但也有其他療法同時進行，如石炭酸注射、溫芭布治療、釀膿自開法等方式，也可以看出當時治療法則的多元，與實驗性的精神。

第五節　政府與民間防疫心態之衝突

　　當時在臺日人面對鼠疫，採取全力配合政府防疫政策，而臺灣人面對殖民政府防疫措施，採取消極抵抗與不配合的態度，因爲臺灣人將鼠疫當成是風土病，不像日本人那麼的驚恐，甚至初期面對防疫措施，認爲殖民政府大驚小怪且擾民，面對防疫政策執行壓力，臺灣人皆認爲官方操之過急手段激烈，憲兵、警察的搜索如臨大敵，民間對此風聲鶴唳驚恐不已；也因爲對西方醫學的排斥與不接受，或者稱醫院／隔離病院爲「送命所」，筆者認爲鼠疫的醫療政策，讓臺灣人拒絕接受官方病院診療，最大的原因在於不信任之外，對於鼠疫傳播途徑也不瞭解之故，因爲臺灣人反抗防疫政策，所以對於患者多所隱匿，等到被警察查獲強制送醫之時，都已經病入膏肓，所以送到醫院之後10個人中有9個人死亡，然而民間沒有去明白事理，卻責怪避病院爲殺人窟，醫師爲劊子手，當時有人撰文以臺南避病院爲例，避病院是當地仕紳配合官方設立，由當地有志之士充當

774　生藥ものしり事典（無日期）："大藥王樹"の異名を持つ「ビワ」。取自：https://www.yomeishu.co.jp/genkigenki/crudem/140528/index.html（民110年1月5日檢索）。

775　國家中醫藥管理局：《中華本草》，卷10，頁140-143。

776　Tan H, Sonam T, Shimizu K. The Potential of Triterpenoids from Loquat Leaves (Eriobotrya japonica) for Prevention and Treatment of Skin Disorder. Int J Mol Sci. 2017 May 11;18(5):1030.

衛生委員，協助官方檢疫工作、疫病宣導，讓民眾更認識疫病的由來與傳染原，使能配合政府清潔、消毒、送醫救治的工作，衛生委員也擔任政府與民間溝通的橋樑，督促政府在防疫策略的執行，手法能更柔軟與符合民情，衛生委員帶領民眾配合政府衛生政策，安慰避病院病人輔助治療工作，如此周旋在民眾與政府之間，讓患者能夠安心住院，而民眾也瞭解病院能提供的醫療效果，這才是正確的防疫態度[777]；但當時多數臺人，對於官方檢疫的恐懼下，多將患者送往都市以外的鄉村藏匿，所以在官方在患病人數統計上，數據是不準確的，因為臺灣人隱匿病情[778]。

　　臺人的排斥心態，造成政府派出諸多醫師醫治病患，卻發生醫師無病患可醫的窘境，即便有也寥寥無幾，重要的關鍵在於臺人不重識衛生與防疫，針對此現象如稻江分署，即命令各杉行（棺木店）要對於購買者每日造冊登記後上報，以便瞭解死亡人數，臺人要購買棺木需要得到官署核准文件，若無文件則不可出售，後來此規定延伸到藥鋪，如臺北辦務署號召城內藥種商開會，日後客人上門買藥，需註記姓名、地址造冊上交官署審查，這樣的政策為的就是要掌握疫情，但藥鋪店主皆議論紛紛，認為政府多事擾民[779]，民眾對於檢疫人員的手法多有微詞，認為手段粗暴，檢疫官員將搜索出之染疫患者，以民夫二人用木板一片，上鋪草蓆加一床棉被，綑綁帶回病院，由醫官來診察，確定染疫後經過醫治，有效者送回家隔離，如果醫治無效而死在院內即以火化，對於染疫之家，以警察兩名將屋前屋後鎖住，限期五日內不得進出，所以臺人認為手段過於粗暴，故紛紛抗拒殖民政府防疫措施，臺人皆曰：

> 警官檢查疫病，乃吵嚷人家，醫官用白灰避疫藥水者，乃用
> 冷水害人，死於疫者用火葬，乃謂燒人身屍，使人無葬身之
> 地，醫官之剖葬法，乃謂破人屍身[780]。

在殖民政府眼中，臺人不明事理鄉愿無知，在臺人眼中殖民政府不尊重華人，固有「死者為大、保有全屍」的傳統於是紛爭常起；傳統華人重視土

777　〈鼠疫所關論〉，《漢文臺灣日日新報》第2573號，明治39年11月27日。
778　〈風俗行政と島民の誤想〉，《臺灣新報》第61號，明治二十九年11月14日。
779　〈關乎衛生〉，《臺灣日日新報》，明治三十二年4月2日。
780　〈檢疫所見〉，《臺灣新報》第59號，明治二十九年11月6日。

葬的觀念，源自於中國儒家思想的影響，認為人的離世入土為安，是每個
人面對身後最大的的期待，古代中國火葬並不流行；周禮：「眾生必死，
死必歸土[781]」，華人可以藉著傳統的土葬規模中，可以看到逝者生前的社
會地位與階級，傳統華人社會中厚以土葬的規模，也可以表達出在世子
女，對於已逝先人的孝順之心；至於火化之後的骨灰，不管是埋葬於土，
或是灑於天地之間，都被傳統華人視為「挫骨揚灰」離經叛道的行為，等
同於是一種鞭屍的處罰，是極盡污辱的手段。中國古代火葬習俗，由佛教
傳入之後開始，但是經過歷代的沿革，雖然佛教主張火葬，且民間信仰多
以佛教為主，但是對於火葬的觀念還是無法接受，甚至清兵入關之後，滿
洲人的風俗也是實行火葬，但受到了漢文化的影響，讓乾隆皇帝頒佈〈旗
民喪葬禁令[782]〉，將原本以火葬為主的滿州旗人明文禁止火葬；所以對華
人而言，土葬是給予已逝先人最大的尊敬；火葬反而是一種被視為懲罰的
手段，這種觀念深植在華人的心中，所以面對殖民政府以火葬方式，處理
染疫而亡的患者，對臺人而言生前受盡病痛折磨，死後還被焚屍的對待，
實在無法接受，也導致當時嚴重的衝突。

　　當時臺人抗拒殖民政府火葬政策，故私自密葬、亂葬、棄屍者時有
所聞，報載警方根據舉報，發現某住家在家中私自埋葬患者，警方調查並
開棺檢視遺體，發現已者腋下有淋巴腫塊，採樣分析證實死者生前罹患鼠
疫，遂取走遺體火化，並針對當地展開消毒與交通禁斷之隔離[783]；大稻埕
大龍峒公墓，發現有屍體被私自埋葬，警方派員介入調查，發現應該是當
地臺人，將罹患鼠疫死者，草草埋葬於公墓內，警方針對該區採取交通
禁斷並消毒後，將遺體送往火葬[784]；臺南為當時臺灣鼠疫第一波疫情產生
處，當時殖民政府對於臺南市區強勢採取消毒、隔離、逐戶搜索疫者、交
通禁斷、以火葬屍體，引起當地臺人極度的反彈與抗拒，甚至有臺人夜半
出門棄屍[785]。

　　官方機構也因為臺灣人對於死者要保留全屍，而排斥火葬，也在報紙

781　陳雅芳：《華人社會與文化》（臺中：五南出版社，2019），頁115。
782　[日]宮崎市定：《中國的歷史思想》（上海：上海古籍出版社，2018），頁162。
783　〈黑死病秘藏の發見〉，《臺灣日日新報》第363號，明治三十二年6月1日。
784　〈百斯篤密葬〉，《臺灣日日新報》第974號，明治三十四年8月1號。
785　〈五月八日の臺南〉，《臺灣日日新報》，明治三十年6月8日。

刊登〈縣政垂仁[786]〉一文與臺灣民眾溝通，文中表示警察官署與醫師解剖屍體，取去內臟來作研究，不料民間有謠言來迷惑百姓，解剖屍體是為了瞭解傳染病造成的影響，研究傳染病在體內的毒害。

在喪葬部分，現在西方文明在防疫上，火化屍體是可以根絕傳染源最好的方法，但因為本島民眾的習慣嫌惡火葬的方式，於是臺北縣知事在明治二十九年（1896年）發布《臺灣人傳染病死者埋葬規則[787]》，將前清國練兵場，設置為臺灣民眾土葬之處，本島居民有撿骨習俗也會保留，讓民眾能夠一解對先人的思念。公文中傳染病所指的是鼠疫，故同年11月21號改為《臺灣人百斯篤死者埋葬規則》[788]，文中規定臺人鼠疫亡者，可以不須經過火葬以土葬實行，但要符合入土一丈深度的要求，臺人有撿骨、洗骨的習性，故改為七年後才得以為之，所有臺人染疫亡者，全部集中在大加蚋堡三板橋地區，死者屍體的安葬要極為迅速，嚴禁亂葬密葬，違法者處以五日以上十日以下拘留，或五十錢以上一圓九十五錢以下的罰鍰，由此可以看到殖民政府對於臺人反對火葬的讓步，也因為這項讓步政策公布之後，讓臺人隱匿病情、私自下葬、亂葬、棄屍的情形大幅改善。

前面章節有曾討論過，鼠疫患者住處因為病毒根深所致，延伸的拆屋政策在此詳述，殖民政府針對受到嚴重鼠疫感染的住家，如果一戶中多人染疫，殖民政府認為此為病毒固著，遂決議將房屋拆除，這項政策也受到臺人極力的反彈，染疫讓人死傷，且防疫期間的隔離與交通禁斷，造成生活不便與無以為繼，現在要將房屋拆除，這對臺人來說比死還難受，以華人對房屋的眷戀之情，房屋者為一生之所託人生之所庇佑，此舉引起極強力的反彈可想而知，然殖民政府決議已訂；首次於明治三十九年（1906年）在打狗港市街，執行受到鼠疫感染，病毒固著屋展開拆除，以及貧戶或違建本體不良之老舊建築拆除，此次拆除共計216戶，受拆除影響無棲身之所的貧戶，由臺灣婦人協會，投資20,003圓建造住宅收容，明治四十一

786　〈縣政垂仁〉，《臺灣新報》第61號，明治二十九年11月14日。
787　「臺北縣縣令甲第二十八號臺灣人伝染病死者埋葬規則」（1896-11-12），〈明治二十九年臺灣總督府公文類纂乙種永久保存第十九卷文書〉，《臺灣總督府檔案‧總督府公文類纂》，國史館臺灣文獻館，典藏號：00000088013。
788　「臺北縣縣令第三十一號臺灣人伝染病死者埋葬規則中改正」（1896-11-21），〈明治二十九年臺灣總督府公文類纂乙種永久保存第十九卷文書〉，《臺灣總督府檔案‧總督府公文類纂》，國史館臺灣文獻館，典藏號：00000088017。

年（1908年）總督府發佈〈ペスト病毒污物處分規則〉，授予地方廳，針對毒物附著房屋拆除的權力，受拆除之住戶由官方給予補償[789]；在臺北廳部分，在執行上為求圓滿，則先以房產眾多的仕紳下手，不論台日籍者共邀與會，會中言明臺北市街有鼠疫，不潔之房屋政府決定將擇期拆除，初步鎖定北門街一丁目、府中街一町目、府前街二丁目等地，為第一期拆除之感染房屋，而這四條街，將拆除房屋之屋主共有30名，日前臺北廳召集屋主開會，研商希望兩週內，屋內租用居民必須搬離，這些屋主都是當地仕紳，如辜顯榮、黃玉階、李春生、平田庄作……等人，屋主們表示就算有萬分為難之處，但為了防疫，眾屋主皆願意配合政策，然而拆屋之後，民眾陷入窮困，希冀政府給予安排[790]，南部嘉義樸仔腳地區，也因為鼠疫反覆的感染，加上歷經前幾年樸仔腳事變的影響，當地鼠疫疫情為全臺之冠，地方政府針對深受病毒附著之老舊建物共24戶，拆除後住戶搬遷與安置費用兩千圓由官廳支付，在拆除之前先以亞鉛板包圍屋舍，防止鼠類逃出造成感染，後用消毒水消毒後，在拆除施工時，果然發眾多鼠屍與帶菌鼠[791]，殖民政府將受到感染的房屋拆除前，先以仕紳們的房屋，為主要目標起示範作用，然而以臺人對房屋重視的程度，此一政策在當時也激起不小的反抗；當時臺灣人普遍對於殖民政府防疫措施反感之際，少數在地方上具有實質影響力的社會領導人士、仕紳、商賈，在當時身兼殖民政府與臺灣民眾之間溝通的橋樑，由臺北地區仕紳所組成的「士商公會」，對官方防疫的措施在與總督府深切溝通後，多持正面肯定的回應，艋舺士商公會在報紙上刊登〈懇諭〉[792]一文，呼籲民眾因為黑死病，能夠導致急性的傳染症狀，而且致死率其高，殖民政府為了防疫，以寬厚宅心的慈愛精神，積極投入防疫措施，希望臺灣人與內地人，都能夠得到完整的保護，希冀臺灣民眾能夠共同支持政府，並且注重居家環境的整潔，以避免污穢的地氣熏蒸穢氣導致染疫，如果已經染疫，臺人應迅速向警察機關，或是該商會投案，定會得到政府最好的醫療服務，不要企圖隱匿病情，政府一

789　范燕秋：〈鼠疫與臺灣之公共衛生（18961-917）〉，頁76。

790　〈污屋拆毀〉，《漢文臺灣日日新報》第2755號，明治四十年7月11日。

791　〈拆毀樸仔腳街之家屋〉，《漢文臺灣日日新報》第2版，明治四十年1月17日。

792　〈懇諭〉，《臺灣新報》第53號，明治二十九年11月5日。

定會究其責任，受到嚴格的懲罰，希望臺灣民眾能夠支持。

　　鼠疫流行期間，宗教驅疫是讓殖民政府最不能接受且視為迷信落後之臺人行為，鼠疫蔓延期間，殖民政府隔離、阻絕、交通禁斷的方式，試圖在醫藥之外，另尋防疫的作為，然臺人傳統面對疫病，卻常以迎神廟會活動，期望以神明之力，驅疫避凶的傳統最早可以在《周禮》看見，以方相氏帶領手持武器之兵士，在皇宮內藉著儀式與舞蹈，驅趕著皇宮中的邪魅，稱為「儺」；[793]季春時由天子與諸侯為之，稱為「國儺」；孟秋時由天子為之，稱為「天子儺」；季冬時以天子以下之全民共同為之，稱為「大儺」；日後融入宗教的理論，演變成如今迎神驅疫的傳統習俗，林焜熿在《金門志》中，對於當地人以巫為醫藥的習慣做了論述，然這不只是金門人如此，綜觀華人圈中，這樣的習性由來數千年，「惑鬼神、信機祥，病雖用醫，然扶鸞抬神問藥、延巫覡禳符燒紙，至死不悟；誣蔽甚矣。」[794]說明了華人自古以來雖有醫藥，仍不忘以傳統神佛尋求疾病的醫治，所以乩童、道士藉神明之力開方用藥、符咒祝禱來治療疾病，日人領臺後將此一行為列為密醫之舉，仍禁不住華人的風俗習慣。

　　當時殖民政府考量到疫病擴散期間，民眾無視政府隔離禁令，以迎神儀式群眾聚集的遊街，途中共食同行，會有造成群聚感染的疑慮，多所禁止，但臺人根深蒂固的廟會文化，卻常常牴觸了殖民政府的禁令，當時報載廟會之盛況，也有撰文檢討傳統信仰，與衛生防疫牴觸之處，報載大龍峒街保安宮，在疫情發生期間，地方仕紳與民眾不配合政府防疫政策，仍然舉辦迎神廟祈能緩和疫情，這與政府防疫政策相違背，然而民眾對於政府禁止迎神廟會的規定，認為不尊敬神明多不配合，但政府認知舉辦迎神廟會，這是臺灣民眾迷信的行為，所以多有認知上的衝突[795]，臺灣民俗最崇尚廟會活動，尤其是在瘟疫擴散之時，都會藉著祈禱上蒼能止疫情安民生，當時報載日前三重埔一帶因為鼠疫嚴重，仕紳協議於4月29日恭迎保生大帝繞境三重埔，祈求疫情終止，此次廟會熱鬧之極參與民眾不下三千餘

793　教育百科（無日期）：詞條解釋。取自：https://pedia.cloud.edu.tw/Entry/Detail/?title=%E5%84%BA&search=%E8%BF%8E%E7%A5%9E%E8%B3%BD%E6%9C%83（民109年12月5日檢索）。

794　林富士：《宗教與醫療》（臺中：聯經出版公司，2011），頁99。

795　〈土人の迷信〉，《臺灣日日新報》第310號，明治三十二年5月17日。

人[796]。大稻埕迎神逐疫活動，因爲鼠疫紛起防不勝防，遂取靈於神明以關渡媽祖、保生大帝、霞海城隍爲主，自陰曆3月27到29夜，針對全市七十幾條街逐一繞境，參與民眾數千人；陰曆4月1日迎神廟會結束，與城隍廟邊空曠地集合，參與信徒四、五千人者眾，遶境期間街道人潮擁擠，而防疫交通禁斷期間，商業活動停滯，導致民眾無以爲繼的情形，也在這一次的繞境廟會之中得到心靈上的紓解，殖民政府檢疫規則公佈實行以來，疫區是不得舉辦群聚之迎神廟會，但是這一次鼠疫流傳期間，藉著神明遶境全市街道，得到神明的庇佑這是民眾所寄託[797]。大稻埕自春天以來，鼠疫流行至今蔓延不絕，雖然政府屢次進行街坊消毒，但是仍然無法撲滅疫病，以至於染病者眾，臺人遂舉辦迎神驅疫如此熱鬧的祭典，迎神廟會之時鑼鼓喧天，神轎相連連綿不絕，信徒在後手持清香默念祝禱，期望疫情散去日夜不斷，數日參與人數數千人之多，神轎遶境範圍幾十市街，疫情期間因爲隔離，造成民眾生活上的不便，多數民眾皆藉由迎神廟會，走出受隔離的區域，但臺灣人不明衛生與防疫的道理，這樣子的活動是否能夠眞正驅逐疫病，在此報導中也提出了反省之處[798]。

當時官方與諸多民間有識之士，開始檢討迎神廟會勞民傷財是否有意義？廟會中每每獻上供品三牲四果，如酒池肉林般，民眾因疫情生活多無以爲繼，然而酬神民眾卻勇於捐輸，結果疫情並未改善，與其在迷信方面的耗費，不如針對衛生宣導積極做爲，也不需耗費巨資，當時報紙上對此多所批評，認爲舉辦廟會花費過多造成浪費，而疫情期間民眾死傷甚多，勞動力下降田野多所廢棄，收成困頓民不聊生，然媚神殃人之舉非神明所樂見，實則地方無賴，以此勸募捐輸而獲利，盡街庄之力疫情依舊猖獗，每每染病數百人死者九成，卻不見民眾致力衛生清潔、消毒、防疫，而以迎神廟會期待疫情趨緩，如此一來更讓民之困頓[799]。當時媒體也提出警告，針對疫情流傳期間，群聚感染的可能性大增，將造成疫情更爲險峻，文中有云有一歌女，外感風寒初癒，當時艋舺地區舉辦迎神廟會，該女遂

796 〈大帝遊境〉，《臺灣新報》第190號，明治三十年4月30日。
797 〈迎神逐疫〉，《臺灣日日新報》第5號，明治四十年5月14日。
798 〈迎神逐疫〉，《臺灣日日新報》第5號，明治四十年6月1日。
799 〈媚神殃人〉，《臺灣日日新報》，明治四十年11月30日。

參與其中，隨著迎神驅疫廟會彈唱遊街後，身感不適召醫急治，然醫藥罔效是夜過世，文中認為此疫病流行期間，迎神廟會的本意在於驅疫，但瘟神未驅，體弱之人卻因群聚而染病，這是不識衛生所致[800]；可以看出官方與民間，對於防疫認知與風俗習慣多有牴觸，加上臺人對殖民政府不信任心態所致，也造成衝突之因，時至今日，2020年中國武漢肺炎侵襲世界，大多數的國家以隔離、檢疫、封城為主要手段，臺灣當局在防疫，也以隔離阻絕作為主要防疫方式，2020年春天，政府為了避免因為集會活動，民眾群聚會造成防疫缺口，積極與各宮廟主事協議，延期或是取消活動，所幸獲得各宮廟之支持，而警方在疫況緊繃之時，對於群聚型活動申請路權時，多以不允准許，這些都是防疫的手段其一，但是如前所言，當民眾與政府不信任之時，防疫的破口就會產生，這也是當時殖民政府，面對民眾群聚活動所面臨的難題。

筆者以當時兩份，臺人上呈總督府之請願書的大意觀察，殖民政府與臺人對於疫病防疫，所產生的民心向背，這也是當時官民之間，因為利基點之不同而造成的衝突與對立，綜觀上述殖民政府在防疫政策上，隔離、消毒、清潔、火葬、解剖屍體，與臺灣人傳統認知產生極大的差異。

上呈總督府之〈官民性命之要書〉[801]，這一篇由大稻埕住戶數百人，有鑑於殖民政府防疫作為表示反對，遂聯名上書總督請命，文中摘要認為瘟疫類疾病，在臺灣自古就有，是節氣不適所產生的病症，自古以來臺人對於疾病的治則，就是熱以清瀉解表、寒以溫中補益治療，數百年來皆以此治則，今日政府以西方醫療，加諸以消毒藥水灌之，以隔離禁斷的手法非但無法真正防疫，反使病人多因病死於醫院而無一返回，然傳統漢醫治則，在這數百年間多能醫治；官府言之因疫而死，患者器物禁皆消毒焚毀，意在於阻絕傳染，但自古以來因疫而死之人不少，若真如此，那麼抬棺者、挖墳者、清屍者莫非皆死，其實不然，故官府之言為說謊謬論，無法令民之信服。

另一篇公文〈本島人民對檢疫及健康調查之祈願〉[802]，文中的摘要，

---

800 〈迎神病斃〉，《臺灣日日新報》第927號，明治三十四年6月6日
801 許錫慶：《臺灣總督府公文類纂衛生史料彙編二》，頁290。
802 許錫慶：《臺灣總督府公文類纂衛生史料彙編二》，頁298。

認爲臺灣人對於開棺驗屍、解剖屍體和火葬皆無法接受，臺灣流行「鳥鼠病」，疫病蔓延著是天上降禍所導致，瘟疫流行臺灣土地，有三年一度的規律，本島人適之，認爲生死有命富貴在天，但若非丹藥不能救病而死，這也是在劫難逃，而開棺驗屍檢驗使死者，令大體裸露，讓臺人家屬悲痛萬分而不捨，至於憲兵、警察強制逮捕反抗民衆，讓生者悵然讓死者不得安寧，這哪裡是安定人心之舉？帝國初領臺灣，歷經此疫病流行，爲得人心自許以現代醫療防疫，卻打擾喪家驚動亡靈，讓死者不得安息，豈爲收服人心之舉？

以這兩份公文的摘要可以看出，當時民間與政府對立的情形嚴重，而對立的點在於對疾病傳播、醫療政策的看法不一而產生的間隙，這也導致了日本殖民政府領臺初期，在民心項背之中承受最大的阻礙，然總督府防疫作爲指標，在醫學公衛領域態度強硬，在民間傳統習俗方面做了柔軟的調整，如喪葬制度方面，有考量到民衆傳統習俗而妥協，改爲土葬深埋、七年撿骨，以及神明廟會方面未有多禁止。

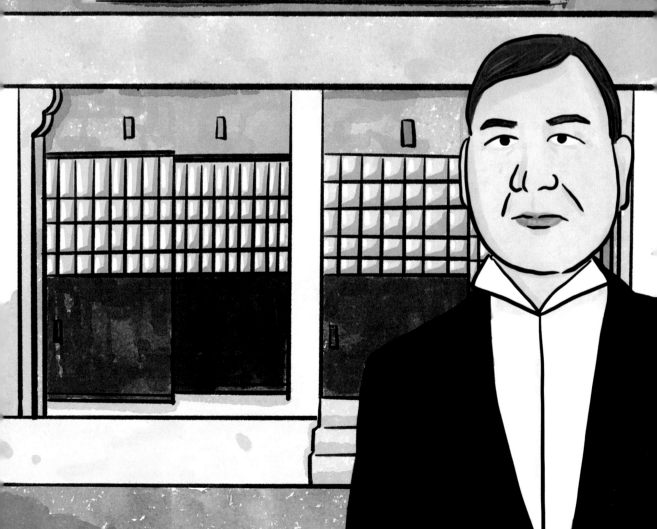

第八章
臺灣鼠疫時期漢醫治則與發展

院醫醫漢

楔子

本章節的重點，以當時漢醫在臺灣的治療成果做分析，以當時知名漢醫，如黃玉階、黃守乾、宋景川、張耀南、鍾中慶、粘恩明等人，致力於漢醫發展，並兼論當時唯一一本鼠疫治療專書《疙瘩瘟治法新編》，其辨證論治與理法方藥作分析，並對比同一時期，清國中醫界極富盛名羅汝蘭《鼠疫彙編》做比對，針對當時兩岸同屬傳統醫學的範疇內，不同的治療專書醫理用方做比對；臺灣鼠疫傳染病期間，漢醫治療到底有沒有效？臺人鼠疫患者是否隱匿病情？筆者認為當時臺灣人黑死病治療所，以漢醫治療方式為主體，在臺北鼠疫第一波疫情中收留了44名臺人患者，這數據遠比總督府在避病院中，台日患者收留比例人數高出數倍，可以看出臺人信任漢醫，面對不瞭解的現代醫學會有隱匿病情這是肯定的[803]；至於漢醫的確切療效，筆者將於後續小節解析。

本章中會有大量漢醫成果與辨證論治介紹，筆者認為當時的漢醫發展，雖受到限制與不重視，但某一程度來看，鼠疫在臺灣蔓延期間，造成了東西方醫學在此相輔相成，雖然殖民政府的〈臺灣醫生免許規則〉第九條中規定，「醫生之醫術相關事項受臺灣公醫監督」，但是在當時東西方醫學是彼此融入頗多，例如漢醫黃守乾、張揚清曾接受西醫的邀請，參觀由和辻春次主刀的膀胱結石切除手術[804]；而西醫院長也曾多次到臺人專屬醫院巡視，關心隔離消毒之情事例，如臺北避病院長築山揆一曾參訪保安醫院，巡視消毒與隔離事項，稱讚院內衛生有道[805]；或是召集漢醫宣導傳染病防治相關事物[806]，在臨床上也有多次，以西醫為主刀漢醫為助手為鼠疫患者切除腫塊，或是日治後期西醫系統出生的臺籍醫師，開立漢方藥給予患者服用，例如蔣渭水開過「什全大補」方（如圖26），這些雖說是漢方藥，但應該說是漢方成藥比較貼切，就像現在醫師開立營養補充品般，但那個年代中西醫藥的匯通，總是充滿驚奇；雖然當時在殖民政府的規劃下，醫生與醫師有著從屬的關係，但也可以看出當時兩種醫學，因為頻繁

803　〈黑彙臺灣人黑死病治療所〉，《臺灣新報》第65號，明治二十六年11月19日。
804　〈臺北醫院の大手術〉，《臺灣日日新報》第355號，明治三十二年7月9日。
805　〈巡行醫院〉，《臺灣日日新報》第676號，明治三十三年8月2日。
806　〈醫生と百斯篤診斷〉，《臺灣日日新報》第1136號，明治三十五年2月16日。

的接觸，讓兩種斐然不同的醫學有著更多的整合。

　　《臺灣新報》在明治三十年（1897年）4月30日〈台醫調查〉報導，總督府針對臺灣地區，漢醫執業情形展開調查，認為在臺灣本地醫學，源自中國中醫，針對臺灣氣候特色和人民飲食習慣，洞悉疾病取法方藥醫治，而使臺灣人以漢醫藥來治病多有成效，故崇尚漢醫治療而排斥現代醫學，若有外科癰疽腫毒之證，或是刀傷跌破之傷，會用西醫外科的手法服用西醫藥物；這是民情所在，日前總督府民政局總務部，針對臺北縣土人醫學會議中的結論，下令要查明臺灣當地，無論是儒醫、良醫、時醫之類，其住所、姓名、年齡、開業年份做統整調查列案管理，讓臺灣地區漢醫學不至於偏廢，這是臺灣人之大幸[807]。

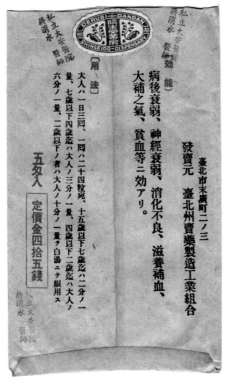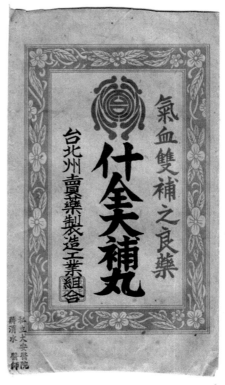

圖26、日治時期什全大補丸外包裝（資料來源：筆者自藏）

　　明治二十九年（1896年）4月17號，臺南安平地區爆發第一起鼠疫，接著臺北與鹿港皆產生疫情，這三起首例的特色，皆是由港口城市爆發

807　〈醫學調查〉，《臺灣新報》第190號，明治三十年4月30日。

後，往周邊城鎮擴散，造成鼠疫在臺灣反覆發作；當時臺灣島內諸多漢醫醫家積極投入參與治疫防疫，當時現代醫學在臺灣起步、青黃不接之時，以民眾對其支持與信賴而得到顯赫的治成療效，諸位醫家不論經方或時方派，也樂於分享治療成果、學理、方藥的臨床醫案，與預防疫病之法，於大眾傳媒之中得以受惠島民，所以本章將著重於漢醫治療鼠疫之成效，以傳統醫學之辨證論治與用藥準則做剖析。

　　細菌型傳染病，有著反覆發作的特性，而當時現代醫學在治療鼠疫方面，從初始病原菌未被發現時的消炎退熱治療，到病原菌發現後的血清疫苗治療，甚至到二十世紀初期抗生素被用作鼠疫的治療，但抗生素日久使用所產生的抗藥性，希冀藉著傳統醫藥的研究，能在未來臨床醫師與研究人員，提供「老藥新用」的思維，前任副總統陳建仁院士，在1998年任職臺大公衛流行病學研究所時，曾說過：

> 醫藥科技的突飛猛進，對古典傳染病帶來極大的衝擊。但是
> 生命總會努力尋找自己的出路，瀕臨滅絕的古典傳染病源，
> 藉著抗藥性，新病原的絕處逢生，而對人類宿主造成嶄新的
> 挑戰[808]。

也明確指出這樣的論點。

第一節　明治二十九年本島ペスト流行紀事

　　在闡述當時漢醫具體治療成果之前，筆者以鼠疫自然疫源地的概念，去推斷臺灣沒有產生自然疫源地的條件，所以鼠疫多為外境移入的感染，再配合當時與臺灣往來密集的福建三大港口：廈門、泉州、福州的鼠疫爆發的年代來推敲，臺灣鼠疫應與此三地大規模且反覆的蔓延有關，總督府對於臺灣鼠疫的源起，也有同樣的疑惑；究竟臺灣鼠疫流行的原因為何？是因為兩岸民眾遷徙、商業、貿易、移工往來由船舶傳入？還是臺灣固有的風土病？整個傳染路徑是如何造成？

　　所以殖民政府由民政局衛生課，委託日人公醫松井滋雄、內山雅夫，

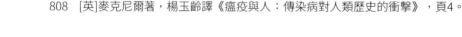

808　[英]麥克尼爾著，楊玉齡譯《瘟疫與人：傳染病對人類歷史的衝擊》，頁4。

開業醫師野綺甲子郎，組成調查小組查訪了三十名土人醫，訪談臺灣漢醫藥業者以及在臺灣之傳教士，寫成《明治二十九年本島ペスト流行紀事》〈ペスト病發生起源取調報告〉，篇中認為鼠疫是從中國，經由兩岸頻繁的接觸往來所傳入，並在造成流行之後，由臺人感染給日人，所以防疫重點，避免從臺灣因為與中國、日本密集往來，而在中國染疫後再傳播到日本，將疫情擴散日本內地，總督府要嚴格執行船舶檢疫，鼠疫在臺灣首次發生具有明確記載的年份，除了明治二十九年（1896年）之外，還在清國領臺期間的光緒十八年（1892年）也有疫情產生[809]，這次的疫情依舊是從中國而來？還是衍生為臺灣傳統風土病症？該報告從臺人一向怕街上的鼠屍做觀察，以及當時民間手抄藥單，相當程度都與鼠類咬傷有關，或是與鼠類相關的病症醫治的藥方，訪查臺北城附近山頂埔之處，二十餘年前發生過類似鼠疫的疫情，去推斷是否為臺灣的風土病，整個訪談過程進行摘要性的敍述，另外報告提及今年者，即代表訪談為當時的年份明治三十年（1897年），去年者即代表當時明治二十九年（1896年）以此略推，以下為訪談內容摘要：

漢醫黃玉階表示，黑死病在臺灣這一兩百年來未曾有，霍亂這三十幾年來，已經發生過三次，他回憶他小時候曾發生過一次，甲申年間（1884年）、乙未年間（1895年）各有一次，他認為前幾年清國福建地區，鼠疫病症的流行與反覆，加上去年日本接收臺灣所產生的戰亂，導致臺灣人逃回福建避難，隔年情勢穩定後再回來臺灣，應當是這個時候將疾病傳入；他自述這個病症他醫治了五、六千人，認為古籍中疹瘩溫就是所謂的黑死病；筆者認為我們不用去執著於黃玉階在文中所言，治療五、六千人這個數目是否正確，單純以他的敍述來看待，他認為鼠疫是清國傳入[810]；漢醫黃際泰認為臺灣從來沒有發生過鼠疫，是去年5月份才開始爆發[811]；張振元、許炳煌、李長庚認為臺灣自古沒有發生過鼠疫，是去年才開始發作

809　[日]松井滋雄、內山雅夫、野綺甲子郎：《明治二十九年本島ペスト流行紀事》（臺灣總督府公文類纂乙種，1897），頁186b。

810　[日]松井滋雄、內山雅夫、野綺甲子郎：《明治二十九年本島ペスト流行紀事》，頁192。

811　[日]松井滋雄、內山雅夫、野綺甲子郎：《明治二十九年本島ペスト流行紀事》，頁193b。

的[812]；儒家學者何煥奎認爲，鼠疫以前從來沒有發生過，是去年才開始的產生，在此之前的光緒二十一年（1895年），此時仍屬清國時期，故以光緒年號稱之，那年的瘟疫症狀與這一次不同，今年病症病患身體會發粒仔（臺語發音粒卽痘疹、疔癩之類），前年病症上吐下瀉的症狀比較多，筆者認爲應當是霍亂病症，他敍述鼠疫是從廣東省而來，去年來到了廈門，然後傳播到臺北[813]；漢醫曹天恩、曹天接表示，臺北大稻埕和艋舺地區的鼠疫，是去年之前從來沒有過的傳染病，他認爲這是天降瘟疫所導致[814]；儒家學者何煥魁認爲，鼠疫在臺灣最早是清光緒十八年（1893年）從中國傳來，對於何煥奎這個說法，在該報告之中特別加註記號，只有何煥奎認爲是在更早之前臺灣就有鼠疫[815]；宣教師郭希信認爲，鼠疫在去年之前未曾發生過，從去年才開始在臺灣有疫情發生，他曾協同西醫黃瑞瓊診察這個病症，初次不知道這是什麼病，後來取病人的血液由顯微鏡檢視之後，發現有毒蟲，當時細菌學說尚未普及，世人對於病原菌論述之，用西藥甘汞（Hg_2Cl_2）與毛地黃治療後有效果，這一篇文中還報導郭希信，爲本島人之中唯一具有物理學、化學、解剖、生理、病理學識的宣教師，其本人卽爲馬偕醫師當年所創立之牛津學堂畢業之牧師[816]；漢醫吳神扶認爲，前年以來社區街坊路面上有自斃鼠產生，恐因爲鼠類污穢之氣感染於人，認爲這些自斃鼠的死亡，是由外境鼠類傳入所致[817]；僧侶陳金福認爲，臺灣與中國在每年六、七月間，必然會有流行性疫病爆發，就在輕重之間年年皆有，但鼠疫傳染病之前從來沒有聽過[818]；漢醫粘恩明，因爲七年前（1890年）曾經住過泉州，訪談者詢及當時泉州是否有鼠疫，他回答在當

---

812 [日]松井滋雄、內山雅夫、野綺甲子郎：《明治二十九年本島ペスト流行紀事》，頁194a。

813 [日]松井滋雄、內山雅夫、野綺甲子郎：《明治二十九年本島ペスト流行紀事》，頁194b。

814 [日]松井滋雄、內山雅夫、野綺甲子郎：《明治二十九年本島ペスト流行紀事》，頁195a。

815 [日]松井滋雄、內山雅夫、野綺甲子郎：《明治二十九年本島ペスト流行紀事》，頁195b。

816 [日]松井滋雄、內山雅夫、野綺甲子郎：《明治二十九年本島ペスト流行紀事》，頁196。

817 [日]松井滋雄、內山雅夫、野綺甲子郎：《明治二十九年本島ペスト流行紀事》，頁197a。

818 [日]松井滋雄、內山雅夫、野綺甲子郎：《明治二十九年本島ペスト流行紀事》，頁197b。

時泉州是沒有鼠疫的，眞正開始有鼠疫是三年前（1894年）由香港傳入廣東，擴散到廈門，去年傳到泉州、福州，訪談者詢問臺灣前年（1895年）是否在街上開始產生自斃鼠，他的回答是當時並沒有自斃鼠，是去年九月、十月這兩個月開始產生的，然後鼠屍感染於人而致病，去年臺灣最多的傳染病是暑毒，今年以鼠疫爲主，他醫治痊癒者有30人[819]；漢醫羅鳳台自述，從廣東來臺灣十年，認爲臺灣在去年之前是沒有鼠疫，大部分都是暑濕的患者，去年廣東香港鼠疫大流行，所以他認爲這是中國廣東、福建地區所傳入，他認爲去年以前，臺灣的傳染病是照著春溫、夏濕、秋燥、冬寒的節氣在走，今年疫病因爲變氣所致，以濕熱病居多[820]；漢儀許清如認爲，臺灣在以前從來沒有黑死病；漢醫王勇認爲，黑死病還沒有傳入臺灣之時，臺灣人有食用老鼠的習慣，去年黑死病爆發之後，民眾都不敢以老鼠爲食材[821]；漢醫鍾中慶認爲，臺灣自古以來是沒有鼠疫，是去年才開始見到這個病症，自述其臨床上是以鴉片膏，加上漢藥做成外敷用膏來治療[822]；漢醫林俊源認爲，去年之前並沒有這一種傳染病，是因爲前年之前節氣順暢，但今年產生這個傳染病，是因爲四時不正之氣所導致[823]；洋醫黃瑞瓊表示，去年臺灣爆發鼠疫傳染病，是因爲氣候過於濕熱，導致毒氣中生毒蟲延續到多天，毒蟲還沒有被消滅，所以才造成臺灣鼠疫流傳，在此之前從來沒有聽說過，應當是由他方所傳染，毒蟲流竄於空氣之中，是目所不能見[824]；漢醫歐陽焜、張景三皆認爲，本島自古以來沒有鼠疫，是因爲廣東、香港大流行，泉州受到波及由此輸入[825]；漢醫周金土認爲，去年臺灣產生黑死病，在此之前沒有這個病症，他在淡水地區醫治了十

819 [日]松井滋雄、內山雅夫、野綺甲子郎：《明治二十九年本島ペスト流行紀事》，頁198。

820 [日]松井滋雄、內山雅夫、野綺甲子郎：《明治二十九年本島ペスト流行紀事》，頁202。

821 [日]松井滋雄、內山雅夫、野綺甲子郎：《明治二十九年本島ペスト流行紀事》，頁205a。

822 [日]松井滋雄、內山雅夫、野綺甲子郎：《明治二十九年本島ペスト流行紀事》，頁205b。

823 [日]松井滋雄、內山雅夫、野綺甲子郎：《明治二十九年本島ペスト流行紀事》，頁206。

824 [日]松井滋雄、內山雅夫、野綺甲子郎：《明治二十九年本島ペスト流行紀事》，頁207a。

825 [日]松井滋雄、內山雅夫、野綺甲子郎：《明治二十九年本島ペスト流行紀事》，頁207b。

幾人，應當是廣東、泉州此兩地傳播而來[826]；漢醫紀義認爲黑死病即爲斑疹，去年之前未曾聽聞[827]；洋醫陳永淸認爲，臺灣黑死病在今年之前從未聽說；洋醫マッケー（英國人），他自述在臺灣居住多年，認爲去年該案例，應當是臺灣鼠疫源起的開始，他懷疑從廈門傳染而來，臺灣地區傳染病盛行，每年均死數百人，但鼠疫之症在今年之前從未聽聞過[828]。

由上述這份將近30人的訪談資料中，對象有漢醫、洋醫、儒家學者、僧侶，都是在地方上因爲學識淵博，受到民衆尊敬且頗具名望的人物，從他們的訪談中，我們可以推測臺灣鼠疫的由來，當是從中國廣東、福建地區傳播而來，只是筆者有疑慮之處，在於整個訪談只有何煥魁提到，鼠疫是更早之前的淸光緒十八年（1892年）就有傳來臺灣的記錄，然後日本官方以此爲標記重點，且在這單元之中最前頁，有提起明代的瘟疫傳染情形，以及引用淸代醫家陳修園（1766年-1823年），敍述貴州地區在更早之前的淸代初期，已經有了鼠疫傳染病，似乎有要將此疫病的源起，導入到在淸國領有臺灣期間卽有了鼠疫，所以鼠疫可視爲臺灣風土病之一，而非日本殖民臺灣後才發生鼠疫傳染病，但殖民政府這麼做的用意爲何？筆者竊自認爲，應當是殖民政府推卸治臺無方的責任，因爲領臺初期對於治臺基本方針未有明確定調，導致行政系統莫衷一是，法令朝令夕改，所以以少數意見的以偏概全做卸責之實，或者是爲了未來治理臺灣，以國家衛生原理的主張，打造淸潔宜居的環境做預先鋪路，有可能是將鼠疫來源栽贓於前朝，再加上殖民醫學在臺灣的發展，方便日人行順行統治。

第二節　從報章、期刊、著作觀察當時漢醫治療成果

鼠疫流傳臺灣期間，臺灣人對於殖民政府與西方醫學的不信任，屢屢逃避檢疫與隔離政策，造成防疫缺口，遂於原淸國軍隊營地，隔離病院

826　[日]松井滋雄、內山雅夫、野綺甲子郎：《明治二十九年本島ペスト流行紀事》，頁208a。

827　[日]松井滋雄、內山雅夫、野綺甲子郎：《明治二十九年本島ペスト流行紀事》，頁208b。

828　[日]松井滋雄、內山雅夫、野綺甲子郎：《明治二十九年本島ペスト流行紀事》，頁210。

旁，另外設立專屬臺灣人之「臺灣人黑死病治療所」[829]，收容臺灣籍鼠疫患者，當時漢醫治療鼠疫，最有成效與臨床經驗的漢醫士們眾多，如唯一著有治療專書《疫癧瘟治法新編》（以下簡稱新編）流傳於世，同時身兼黑死病治療所囑託醫務黃玉階醫士（以下簡稱黃氏）；以鼠疫治療臨床醫理用藥用方，寫成〈百斯篤病症論兼治方法〉，投稿當時臺灣第一本醫學雜誌《臺灣醫事雜誌》的宋景川醫士（以下簡稱宋氏）[830]，也是當時唯一一位以漢醫治則，受到現代醫學期刊刊登者之醫士；以當時鼠疫病症臨床治療法則，寫成〈瘟疫論〉一文，刊登於《臺灣日日新報中》[831]的張耀南醫士（以下簡稱張氏）；針對鼠疫傳染途徑與緣起，刊登於《臺灣日日新報中》[832]〈瘟疫病說〉的黃守乾醫士；在《明治二十九年本島ペスト流行紀事》〈ペスト病發生起源取調報告〉粘恩明醫士的訪談，談及鼠疫在體內感染途徑，以及鼠毒與暑毒的分辨；在〈ペスト病發生起源取調報告〉，發表對於核證之臨床用藥的鍾中慶醫士。

本節中將針對這些漢醫，臨床治療法則做解析，配合上當時民間手抄藥單，或是報章所記載之驗方，做介紹與藥理分析，並嘗試著推測當時漢醫，如何在鼠疫大流行時，以確切療效揚名，同時本節也將當時在清國鼠疫期間，最具有承先啟後代表性的鼠疫治療專書，《鼠疫彙編》與《新編》在醫理、用藥、用方做一整理與分析。

漢醫的治則是否有效？如前面章節所提，殖民政府發展鼠疫血清療法之後，在1904年於臺南廳立傳染病院，實行大規模人體注射，並與當地兩家臺灣人專屬隔離醫院，共立平安療養院、共立保安療養院做比較，實驗結果鼠疫血清療法治療之後的死亡率四成，傳統漢醫漢藥治療的死亡率七成，這個數據代表的是漢醫藥的治癒率差嗎？筆者認為不然，當時也有媒體對這樣的成果，做出較客觀的分析，認為廳立傳染病院，收治對象多以日本人為主，染疫後會馬上送院治療，而臺灣人專屬隔離病院，因為臺人隱匿病情，送達救治的患者，幾乎已經染病多日之重症，往往送到隔離

829　許錫慶：《臺灣總督府公文類纂衛生史料彙編一》，頁169。
830　宋景川：〈百斯篤病症論兼治方法〉，《臺灣醫事雜誌》，1.3（1899），頁121。
831　〈治溫疫論〉，《臺灣日日新報》第961號，明治三十四年7月17日。
832　〈瘟疫病說〉，《臺灣日日新報》第918號，明治三十五年5月26日。

病院，未經治療即到院死亡，在如此風氣之下，治癒率當然低，所以這並非漢醫藥能力所不及，而是隱匿病情的風氣，導致患者延誤了治療時機。且鼠疫血清療法，在當時要價不斐，也只有經濟能力尚佳的日本人，與少數臺灣仕紳能夠負擔，所以若單純以數字來看，鼠疫血清療法的治療成效，比漢醫藥的治療成效更好，但瞭解背後的原因，筆者認為這部分是不能作為相提並論的[833]。

　　筆者以當時以漢醫執業之保安醫院、濟安醫院、仁濟醫院在幾波疫情下，收治的臺人患者做分析，時間軸設定在鼠疫流行初期，臺灣疫情吃緊的期間，我們觀察到這些民間募資成立，以漢醫為主要執業方式，臺灣人專屬傳染病治療醫院，收治患者幾項數據來討論，資料來源由當時主要媒體相關報導取得，表中將到院未治療而死者排除，因為未經治療而死者，不能看出確切療效，從經過治療後痊癒的比例，判斷當時漢醫確切的治療成果（見表5）。

表5、漢醫院所治療成效表

醫院名	日期	收案病歷數	治療成果	治癒率
保安醫院	1897年5月至1898年7月	110名臺人鼠疫患者	88人到院死亡，22人病癒。	100%[834]
保安醫院	1901年4月30日至6月19日	100名臺人鼠疫患者	29人到院死亡，治癒出院與在院休養12人，治療中16人，死亡43人。	16%[835]
保安醫院	1902年3月至8月	百斯篤患者70人，虎列拉患者13人，赤痢患者1人共記84人。	不分疾病種類，共計84人，痊癒22人，死亡62人。	44%[836]

833　蔡令儀：《日治初期鼠疫防治與現代臺灣漢醫的萌生》（臺北：國立陽明大學科技與社會研究所碩士論文，2020），頁91。
834　〈保安核數〉，《臺灣日日新報》第946號，明治三十一年6月29日。
835　〈保安醫談〉，《臺灣日日新報》第940號，明治三十四年6月26日。
836　〈保安醫況〉，《臺灣日日新報》第1298號，明治三十五年8月28日。

醫院名	日期	收案病歷數	治療成果	治癒率
濟安醫院	1901年5月27日至7月10日	288名鼠疫患者	到院死亡者73名，實際治療人數215名，經過治療痊癒計35名	16%[837]
仁濟醫院	1907年5月4日至8月29日	36名鼠疫患者	到院死亡者9名，治癒出院者8名，治療後死亡者19名。	40%
仁濟醫院	1907年10月8日至11月12日	16名鼠疫患者。	到院死亡6名，治癒出院者5名，經過治療死亡者5名	50%[838]

由這些數據，可以肯定當時漢醫有一定治療成效，或許有質疑上述資料，如110名患者，治癒22名，另有84名患者死亡的成果；以及84名患者，22名治癒，62名患者死亡，認為漢醫治療不過爾爾，無法凸顯漢醫的治療成效，但筆者認為以當時漢醫執業的醫療環境，以及鼠疫患者到院後皆以產生重症、危重症的情形，加上以前述章節中，鼠疫致死率高達九成以上，及對照前述章節西醫在鼠疫治則，以切除法或是石炭酸水注射等治療的結果，筆者認為漢醫在當時的治療療效是值得肯定的，再者當時漢醫界一直疾呼臺人同胞，在受感染之後要主動到臺人黑死病治療所醫治，不要等到警務人員去搜索出，已經病入膏肓的病人，強制就醫時才展開治療，這樣的療效成果極差，也不符合政府檢疫規則，且增加死亡率也讓家屬受到染疫的威脅。

當時漢醫藥治療鼠疫民間驗方也頗多，例如《臺灣日日新報》報載，近日地方上有人傳出有一「鴨腳香」的草藥，又名「七星草」，可以治療鼠疫引起的腫塊，文中報導此藥生於山上，每葉張開三爪，就像鴨腳的形狀，所以以形為名，在葉下有一些紅點排列像七星一樣，又稱為七星草，民眾將青草熬煮成濃湯飲入，可以有退燒的效果，將此草搗爛敷貼在腫塊上，可舒緩發炎，輕症者一天服用一帖藥見效，重症者一日服二三帖藥則癒，能夠將感染引起的高燒現象退去，而且能夠讓腫核消腫止痛，當

---

837 〈濟安醫院〉，《臺灣日日新報》第966號，明治三十三年7月23日。
838 〈仁濟院の成績〉，《臺灣日日新報》第2563號，明治三十九年11月14日。

時非常多人服用這之，文中報導如果這個藥真的有效，而且對人體無害也可以當作治療用方，將此資訊記載在報章上[839]。筆者依照文中敘述，葉呈三角如鴨腳狀，葉下有紅點羅列整齊如七星，考證後認為是青草藥材「金雞腳」，該藥材為三葉莢蕨（*Phymatopteris hastata*）之全草，始載於《本草綱目拾遺》，別名又稱鴨掌香、七星草、三叉劍……等，性味苦、微辛涼，內含生物鹼成分，可以針對細菌性發炎有治療的效果，有香豆精苷成分，可以清熱利濕、祛風解毒，對於咽喉腫痛、扁桃腺發炎、尿路感染、風濕性關節炎、抗凝血止血、與腫瘤皆有效，外用可以治療疔腫、癰腫、瘡瘍、蟲蛇咬傷，劑量每次五錢至一兩，外用取鮮品搗爛敷患處[840]。當時也有一位漢醫勞敬如在《臺灣日日新報》分享臨床驗方，指出若患鼠疫後五日為極重要生死之關，故以威靈仙數錢與珍珠草二兩水煎服，活人甚多，故投書分享[841]，筆者考證威靈仙為毛茛科植物物威靈仙（*Clematis chinensis*）、棉團鐵線蓮（*Clematis hexapetal*）或東北鐵線蓮（*Clematis terniflora* var. *manshurica*）之乾燥根及根莖[842]，其含有萜類、黃酮類和生物鹼等多種化合物，在傳統使用上可用於祛風除濕、通絡止痛，[843]而在現代研究中，可發現其有抗氧化、抗發炎和解熱鎮痛，臨床上常用於關節炎或癌症的輔助治療上[844]；在我們找到有關的鼠疫用方中，他算是常見用藥，我們認為雖然該藥物有不錯的抗菌效果，但沒有文獻指出其可以有效的對抗鼠疫桿菌（*Yersinia pestis*），故我們認為其應該是針對腺鼠疫產生的瘡包痛或是關節痛等，進行解熱鎮痛。珍珠草為葉下珠（*Phyllanthus urinaria*）的全草，其珍珠草由來便是因為果實長於葉腋處，如珍珠般，《本草綱目拾遺》便記載道：「珍珠草，一名陰陽

839 〈治疫有方〉，《臺灣日日新報》第942號，明治三十四年6月25日。
840 王國強：《全國中草藥彙編第一卷》（北京：人民衛生出版社，1996），頁547。
841 〈治疫良方〉《漢文臺灣日日新報》第3999號，明治四十四年7月12日。
842 衛生福利部臺灣中藥典編修小組：《臺灣中藥典（第四版）》（臺北市，衛生福利部中醫藥司，2020年），頁202-203。
843 國家中醫藥管理局：《中華本草》（上海，上海科學技術出版社，1999年），卷7頁187-194。
844 Lin, Tian-Feng et al. "Uses, chemical compositions, pharmacological activities and toxicology of Clematidis Radix et Rhizome- a Review." Journal of ethnopharmacology vol. 270 (2021): 113831.

草，一名假油柑。此草葉背有小珠，晝開夜閉……」[845]，其含有生物鹼、花青素、綠原酸、黃酮類、單寧和萜類等多種化合物，在各地的傳統醫學中多有使用，主要有抗菌、抗氧化、抗癌、抗炎、抗瘧原蟲、抗病毒、利尿和保肝等作用[846]，該藥物雖然有抗菌的作用，甚至有研究指出，其搭配抗生素使用，可有效抑制體外抗鉤端螺旋體活性[847]，但仍沒有文獻指出其可以對抗鼠疫桿菌，故其應該也是針對鼠疫產生的腫塊達到利水消腫的作用。另外也有漢醫外科醫生發表文章，指出鼠疫所產生的淋巴結腫塊，可以使用醋浸斑蝥膏塗抹於腫核處，再將腫核視其大小，以竹片圈圍住後放置蜈蚣，蜈蚣聞到斑蝥味道後會產生攻擊，於是咬破傷口吸取毒血，療程一日早晚各一次，整個療程以三次為限，如此之法即可以使腫核消去，再配合上黃玉階、葉鍊金等內科醫師用方所活著多也[848]；以現代藥理分析，斑蝥為芫青科昆蟲南方大斑蝥(*Mylabris phalerata*)，或是黃黑小斑蝥(*M. cichorii*)蟲體乾燥物，性味辛寒有大毒，善於攻積拔毒、蝕瘡惡肉，故主治腫瘤、瘡瘍、疔腫、癬毒之症，現代研究指出斑蝥素，對於皮膚表面造成強刺激，但滲透力差，可以侵蝕疔腫，而不傷害到深層肌肉組織，且可作用於癌細胞核酸代謝，抑制癌細胞生長[849]；蜈蚣也是動物類用藥，為蜈蚣科動物少棘巨蜈蚣(*Scolopendra subspinipes mutilans*)的成蟲乾燥體，性味辛溫有毒，臨床上用於治療息風止痙、散腫消炎、攻積拔毒，現代藥理分析，蜈蚣內含類似蜂毒的有效成分與蟻酸，實驗證明對於抗驚厥與結核桿菌有效果，以及皮膚發炎感染的真菌有殺菌的效果[850]；這一方很類似於當時中國華南鼠疫期間，福建地區中醫醫家用水蛭、蟾蜍治療淋巴腫塊的藥理作用，都是取其散結潰堅、清熱消腫的效果，文中還提到須配合中醫內科服藥調養，有趣的是文中明指黃玉階、葉鍊金二人，可以知道

845　國家中醫藥管理局：《中華本草》（上海，上海科學技術出版社，1999年），卷12頁842-843。

846　Kaur, Navneet et al. "Phytochemistry and Pharmacology of Phyllanthus niruri L.: A Review." Phytotherapy research : PTR vol. 31,7 (2017): 980-1004.

847　Ismail, Che Ain Munirah et al. "In Vitro Anti-Leptospiral Activity of Phyllanthus amarus Extracts and Their Combinations with Antibiotics." International journal of environmental research and public health vol. 18,6 2834. 10 Mar. 2021

848　〈蟬鳴蛙鼓〉，《臺灣日日新報》第5版，明治四十一年6月23日。

849　吳棟、吳煥：《實用中藥學》，頁672。

850　吳棟、吳煥：《實用中藥學》，頁515。

當時臺灣鼠疫治療期間，該二位醫士對於鼠疫漢醫治療，在民間已經建立了權威的地位。

《臺灣醫事雜誌》是臺灣第一本醫學期刊，創立於明治三十二年（1899年）2月，由臺北醫院山口秀高院長，以及松尾知明、和辻春次、原勇四郎等醫師共同創立，有鑑於當時臺灣現代化醫學教育，已經逐步步上正軌，醫學教育為現代醫學的基礎，而醫學教育、公衛醫學研究、醫政醫令必須有著推廣與宣傳的途徑，於是《臺灣醫事雜誌》在這個背景下成立，這本雜誌的文章可分為三大類，本土醫療與現代醫療之論文，翻譯歐美醫學新知介紹，傳達醫療政策與醫學院運作情況等相關，屬於綜合型的醫學雜誌，在這一本醫學雜誌發行的三年間，以第一作者發表論文者，臺灣人有一篇，英國人有一篇，其餘63篇皆為日本人所發表[851]。其中唯一一篇由臺灣人所發表的期刊論文，應當就是臺南的宋景川漢醫士（以下簡稱宋氏），於《臺灣醫事雜誌》發表〈百斯篤病症論兼治方法〉一文[852]（圖27），宋氏試圖從漢醫觀點，提出治療鼠疫的學術思想與用方，筆者初見這篇文章，是閱讀《淡水地方社會之信仰重構與發展——以清水祖師信仰為論述中心（1945年以前）》（以下簡稱淡水地方社會），該篇博士論文中看到這樣的資訊[853]，引起筆者的注意，因為筆者認為在當時的防疫中，漢醫不可能不談對於傳染病防治的方式，但囿於《淡水地方社會信仰重構與發展》，對於這一篇文獻引用內容不全，沒有針對宋氏前段疫病緣起論做引用，所以筆者取得當時完整論文，得以一窺當時宋氏治疫之精義，全文如圖所示，另再擷取筆者所需做論述。

> ……如春應溫而復熱，以及夏秋冬皆與時之相反者，此非其時而有其氣，是則為不正之氣，必受其毒薰蒸，人偶觸知即有此病，初不名為疫也，及其病致死病氣、屍氣，其氣傳染則延門及戶，混合不正之氣斯為疫矣，以故牛馬瘟死牛馬，豬瘟死豬，雞瘟死雞，鼠疫死鼠推於人亦然……溫暑熱濕之氣……大抵人之鼻通於天，故陽中霧露之邪，邪從鼻息而

851　854洪祖培、洪有錫：〈臺灣醫事雜誌之介紹〉，《臺灣醫學》4.1（2000），頁31。
852　宋景川：〈百斯篤病症論兼治方法〉，《臺灣醫事雜誌》，23（1899），頁121。
853　王怡茹：《淡水地方社會之信仰重構與發展——以清水祖師信仰為論述中心（1945年以前）》（臺北：國立臺灣師範大學地理學系博士論文，2012），頁143。

上入於陽，人之口通於地故應中，水土之邪從口舌而下……
瘟疫之邪則直行中道流佈三焦……可取清涼解毒之品，不可
服用溫補辛散之藥……此百斯篤之病，疫邪在三焦，散漫不
收，瀉之復合，此與傷寒表裡諸法，治法不可全，其症名曰
疙瘩瘟，即呼曰百斯篤疫症，初起時寒熱交作，頭痛骨節疼
痛，亦有口渴內熱昏迷，不省人事，其核發在兩腋下，或發
在項下，或發股兩邊俱有，此症緩輕者，三五日即死，危篤
者頃刻即亡，初起時，輕可用清涼解毒湯服之，危篤者急用
涼瀉表裡兩散解服之，外用麝梅馬齒莧膏敷之。

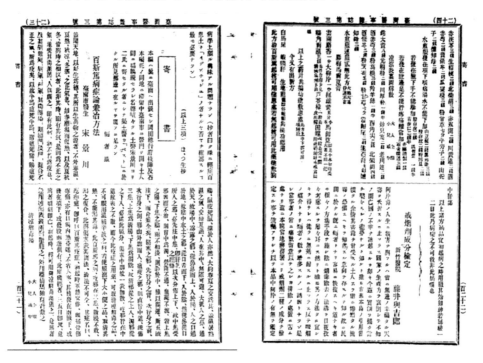

圖27、宋景川漢醫士，於《臺灣醫事雜誌》發表〈百斯篤病症論兼治方法〉（資
料來源：《臺灣醫事雜誌》）

　　論文中宋氏認為，非其時有其氣，為染人於病的不正之氣，該論點是
承襲吳又可《溫疫論》，對於疫病來源的認知，也與當時諸多醫家有相同
的看法，宋氏以「牛馬瘟死牛馬、豬瘟死豬、雞瘟死雞……」，醫家已經
有了現代病毒學的概念，細菌、病毒有特定種類的宿主，但文中有「鼠疫
傳鼠」這句話的意思，並非指鼠疫只感染於鼠而不染人，而是證實鼠疫傳
播途徑為鼠類的關鍵，在疫病稱呼的部份，宋氏以符合當時日本西醫界，

對於鼠疫以「百斯篤」、「黑死病」的稱呼方式，而不同於中國用「鼠疫」，因為「鼠疫」是漢醫名詞，多用於支那與臺灣漢醫界，或是黃玉階以「疙瘩瘟」的稱呼，因為是官方背景的醫學期刊，所以要遵循其使用習慣以符合現況。

　　文中宋氏仍認為致病原來自不正之氣，將病邪傳染途徑，分為一般病氣與瘟疫之氣，瘟疫之氣直走三焦入胃後遍佈全身；與當時醫家的認知是相同的，在疫病源起的論述，宋氏的觀察比較有獨特性，他認為不正之氣會使人病，但不至於到疫的程度，因為疫氣本身有傳染性，但這些不正的病氣，加上因病而死的屍氣，混合之後才有具有傳染性，導致家家戶戶感染。這部分融入了環境衛生的概念，所以殖民政府當時致力於疫區清潔消毒，與病死者的埋葬制度；再用藥方面宋氏認為，不可以溫補辛散之藥，這個論點與黃玉階、羅汝蘭等醫家相同，認為患者表現出虛弱的生理狀態，是疫氣在體內使然，所以仍須以藥物攻伐，以清熱瀉火、消瘀通絡為主，不可投以溫補藥治療，恐使正氣受鬱滯，邪氣更盛，這部分在後續有詳述。宋氏醫治法則，筆者認為是建立在「有是症用是方」的治療基礎，以鼠疫的症狀，加上鼠疫發病迅速傾刻而亡的特性，開了兩個內服方與一方外敷方，輕症者以「清涼解毒湯」治療，重症者則以「涼瀉表裡兩解散」，外敷用「麝梅馬齒莧膏」，以下以這兩方做藥理分析。

　　筆者考證原期刊內容後，將其用方書寫於下做論述，首先這三張藥方的閱讀，必須以當時臺灣的主流語言——臺語閱讀，較能瞭解方中用藥為何，我們可以發現到這張藥方，在每個藥物前一個字，會加上該藥產地、炮製、品種，以利民眾取單抓藥時，藥房主人得知所需藥物種類，因為藥物的產地、炮製方式都會影響藥物的成效，如清涼解毒湯中的「北」柴胡，即為產自河北的柴胡，「川」黃連即為四川產的黃連，「酒」赤芍即為酒炒過赤芍，「鹽」知母即為鹽水炒過之知母；另外，方中所述「不能行走時，再加入井麻」，井麻為何藥？其實這是臺灣民間常見手抄藥方之誤，實際上名稱為「升麻」，因為手抄藥單中，若「升」字手寫時，有時會凸出一點，就會被期刊打字員認作「井」字而打上去，當時臺灣醫事雜誌撰稿員只有一位，面對大量手寫論文，在打字上有所失誤之處。這也是臺灣民間常見，手抄藥單傳抄之誤，另外，在涼瀉表裡兩散解有味藥名

稱「炒只殻」，以臺語唸的話不難理解爲「炒枳實」，這些在現今坊間手抄藥單都可以看見，舉例：「鬱金」民間手抄藥單多寫爲「乙金」，或是「延胡索」多寫爲「元胡」，如果不是中醫藥相關背景者，很難得之其中奧妙，現今中醫體系訓練之中醫師也多不識此道；另外麝梅馬齒莧膏外敷方，有一味藥稱之「芦苓樟」，首先該藥物中「樟」以臺語發音的話，有「漿」的意思，芦苓的話是何物呢？筆者考證原期刊中，因爲字體甚小，加上年代久遠，應當是「薈」這個字的簡體字「荟」，所以「芦苓」就是「芦薈」，因爲原稿中該藥物下沿有一段敘述，「一瓣去皮用樟」[854]，用臺語唸就是去皮用漿，所以該藥物當是蘆薈，蘆薈爲百合科多年生常綠植物蘆薈(*Aloe barbadensis*)，及好望角蘆薈(*Aloe ferox*)的葉片刮去表皮，取汁液入鍋熬煮到濃稠狀，收入容器貯存用，藥性苦寒瀉下，可以驅肝邪、退肝火、化熱結、潤腸通便、殺蟲，亦治肝厥頭痛，現代藥理分析蘆薈內含蘆芬大黃素甙、聚糖醛酸酯、蘆薈蒽醌衍生物等，具有瀉下的特點，也對真菌類疾病有抗菌的功效[855]，其中聚糖醛酸酯水溶液，對於皮膚創傷有明顯修復的作用，所以現今很多產業都以蘆薈提鍊，來做爲美白緊實肌膚的美容用藥。

如果說清涼解毒湯，是宋氏治療鼠疫之輕症，邪在皮表以發表用治的話，那麼涼瀉表裡兩解散，則是治療鼠疫重症患者，方中重下大黃八錢可以看出，如前章對《鼠疫彙編》的分析一樣，大黃本身在治療陽明腑實之症，有極佳的效果，大黃重下表示邪熱以入中焦，若不重下不能逐中焦邪實，否則病邪入下焦，則易引起壞症，以現代藥學之述，大黃的有效成分蒽醌苷，能刺激大腸蠕動導致排便，加上大黃抗菌圖譜廣，對葡萄球菌、淋病雙球菌最敏感，對流感病毒也有抑制作用，所以古方中只要陽明腑實之症引起之大汗出、大煩渴、脈洪大、腹脹腹痛、大便結而譫語，這類陽明熱症多以重下大黃爲治療法則所以以此推斷該方當爲治裡症邪實重症之方。整個治療方劑如下所示：

清涼解毒湯：赤茯苓（三錢）、生桔梗（二錢）、北柴胡
（三錢）、赤双開（二錢）、川黃連（二錢）、酒赤芍（二

---

854 宋景川：〈百斯篤病症論兼治方法〉，頁122。
855 吳棟、吳煥：《實用中藥學》，頁289。

錢）、黃條芩（二錢）、瓜蔞根（三錢）、粉甘草（七
分）、牛旁子（二錢）、山梔子（二錢）、鹽知母（二
錢）。

若腫瘤出現於頸部，喉嚨痛無法服藥時，再加入山荳根（二
錢）、黑元參（三錢）、雙白皮（二錢）、粉川具（三
錢）；若腫瘤發在腋下，手不能舉時，再加入雙白皮（二
錢）、苦杏仁（二錢半）、淡竹葉（一錢半）；若腫瘤發
在股邊，雙腳疼痛、不能行走時，再加入升麻（酒製，一
錢）、石膏（煆透，五錢）。

涼瀉表裡兩散解：將錦大黃（八錢）、元明粉（二錢）、
川厚朴（一錢半）、炒只寔（二錢）、老川連（二錢）、
酒赤芍（三錢）、粉葛根（三錢）、羚羊絲（一錢半）、西
角尖（二錢）、北柴胡（四錢）、酒條芩（二錢）、粉天花
（七分）、粉甘草（七分）、當歸尾（二錢）、生石膏（七
錢）、鹽知母（三錢）等藥材以水煎服，服藥量大人全服、
小孩減半。

麝梅馬齒莧膏：將雲南麝香（一分）、大梅片（一分）、揮
雄黃（五分）、馬齒莧、雞角莿頭（五錢）、芦苓樟、田螺
等藥材共搗後，可塗抹於頸部、腋下、跨下等患部[856]。

「清涼解毒湯」用於鼠疫中出現腫脹的症狀，方中使用大量清熱解毒
藥，爲增加其清熱之效，甘草亦使用生甘草，而非方劑中常見的炙甘草；
此外方中還使用赤藥爲主，包含赤茯苓、赤芍、赤雙節等，可能欲取色赤
入血分，達到清熱涼血之效，而當喉嚨腫脹時加入的藥品中，山豆根可以
消瘡腫毒，治療咽喉腫痛，現在藥理研究中也發現，其生物鹼可以對於腫
瘤細胞產生胞殺作用[857]；而桑白皮除消腫作用之外，本身也有抗菌之效[858]。

「涼瀉表裡兩解散」是以大承氣湯爲底，加以黃連、黃芩等清體
內熱的藥物，而葛根、柴胡等用以發表，達到表裡兩解之效，而就藥理

856　王怡茹：《淡水地方社會之信仰重構與發展——以清水祖師信仰爲論述中心（1945年
　　以前）》，頁143。

857　國家中醫藥管理局：《中華本草》，卷11，頁652-655。

858　國家中醫藥管理局：《中華本草》，卷4，頁525-528。

角度，大承氣湯可以有效抑制腸胃道內細菌生長[859]，而黃連中的小藥鹼（Berberin）和黃芩中的黃芩苷（Baicalin）對於多種細菌也有很好的抗菌、消炎效果[860,861]；而柴胡和葛根二者則在解熱上有一定作用[862,863]，故此方從藥理上來看，對內以抗菌消炎為主，而於表則解熱。

「麝梅馬齒莧膏」為外用藥膏，主要塗抹於生瘡患部，方中使用的藥物多有抗菌作用，而麝香、梅片二者芳香走竄、行氣止痛，在藥理上可達到消炎止痛之效[864,865]，再用馬齒莧、芦荟樟（蘆薈漿）、和田螺等黏性較強的生藥為賦形劑，而蘆薈本身對皮膚有保護作用[866]，田螺則可消腫[867]，但田螺本身有寄生蟲的問題，方中雄黃有殺蟲之效，可避免寄生蟲的問題[868]，消除衛生疑慮，可塗抹於頸部、腋下、跨下等患部。

綜觀這三個用方，可以看到宋氏臨症上的治療精神，輕症以發表涼散，重症以清熱瀉下，外敷以消腫散結的治療理念。

張耀南醫士（以下簡稱張氏），以當時鼠疫病症臨床治療法則，寫成〈瘟疫論〉一文刊登於《臺灣日日新報》原文為：

> 異氣入伏地中鬱而成毒……春分之後地氣上升……流行互相傳染每由口鼻而入傷在營衛兩途……邪由口鼻入，必由喉達肺，分布周身氣閉不通，鬱陽成熱……入血海先熱而後成核……若邪由胃管通毛孔而出，得汗則氣通…邪由口入先到於胃，而傳血海然後流布一身…不能達膚則蒸血成瘀……屈曲處壅瘀成核……可知核之生實由營之六管……其熱亦能進入其衛……先核而後發熱邪由營入……營不能透膚而救治營之瘀，以刮放微妙，血瘀於海熱節於衛，非刮汗之所能，非

859　陳海龍、吳咸中、關鳳林、康白：〈大承氣湯對MODS時腸道細菌微生態學影響的實驗研究〉，《中國微生態學雜誌》，2(2007)，132-134。

860　國家中醫藥管理局：《中華本草》，卷7，頁213-223。

861　國家中醫藥管理局：《中華本草》，卷19，頁200-210。

862　國家中醫藥管理局：《中華本草》，卷15，頁909-919。

863　國家中醫藥管理局：《中華本草》，卷11，頁610-619。

864　國家中醫藥管理局：《中華本草》，卷27，頁668-676。

865　國家中醫藥管理局：《中華本草》，卷9，頁551-555。

866　國家中醫藥管理局：《中華本草》，卷22，頁51-56。

867　國家中醫藥管理局：《中華本草》，卷25，頁44-45。

868　國家中醫藥管理局：《中華本草》，卷2，頁387-391。

大用石膏、四黃、及桃紅丹藥之藥，必不能使瘀者活熱者

清……疫症及早治，若待血涸則治難……若邪陷三焦，博其

津沫而成痞，結硬痛者此又當取法於瀉心陷胸矣……

我們可以觀察當時漢醫界，認爲鼠疫的源起爲地氣論，是一種主流的認
知，形容疫病的傳播，已經有「傳染」的字眼，張氏認爲疫癘之氣來自地
面，藉著地面污穢之氣鬱滯成毒氣，在春分之時上升而致疫感染民間，由
口鼻而入傷其營衛，營衛學說是傳統中醫理論，藉著營衛對照氣血，由脾
胃消化吸收成爲營血，藉著心肺功能輸入致全身爲衛氣，成爲一種周而復
始，循環不息的生理現象；當外邪進入傷其營衛者病多難治，張氏認爲地
氣之邪直中人體營衛系統，而進入途徑跟當時醫家認定相同，皆由口鼻而
入先達呼吸系統，使周身氣閉不行，再進入胃部達營血系統後遍部全身，
因爲氣機阻滯故血滯不能運行，在身體屈曲處瘀腫成瘀而核腫生焉，所以
他認爲衛氣不行而瘀，可以刮痧放血治療，但瘀腫在深層的營血不能透
膚，則非得用退熱解肌之石膏，清熱涼血之黃芩、黃連、黃柏、大黃，疏
通血脈之桃仁、紅花、丹皮、芍藥之類，所以以此文中可以看出張氏鼠疫
治則，亦建立在熱、毒、瘀之症，若邪在三焦，爲邪熱與毒氣互結於胸腹
之間的陷胸湯症。

　　黃守乾醫士（在此簡稱守乾），爲當時有名之漢醫士，臺灣鼠疫流
行期間，以漢醫治療見長，當時和黃玉階和稱漢醫二黃，黃守乾醫士來自
鹿港又稱鹿港乾，醫術精湛但收費高昂，因爲他認爲醫學是專業的，所以
必須付出高昂金錢，才能讓患者珍惜與遵從醫囑，儘管如此仍求醫者眾，
與慈善行醫的黃玉階走的方向不同，但筆者認爲此無對錯之分；臺北鼠疫
流行期間，總督府因臺灣人的醫療習慣與風土民情，設立了臺灣人黑死病
治療所，以黃玉階與守乾爲主治漢醫[869]，在當時漢醫被視爲草根樹皮之醫
學，缺乏現代化醫學概念，被殖民政府漠視之時，守乾與其他有志漢醫
認爲「……規時醫士雜出無別，人民多受其誤……」，爲了提升漢醫程度
以造民眾福祉，與黃玉階等人共同籌組漢醫研究會[870]，並擔任會長，嘗試
將傳統漢醫，加入現代醫學的學理，也希望漢醫藥界能進行教學，針對藥

869　〈土人の醫生〉，《臺灣日日新報》第64號，明治二十九年11月18日。
870　〈議設醫學〉，《臺灣日日新報》第70號，明治三十一年7月21日。

材分辨、藥理分析、脈學理論、中醫辨症論治做經驗傳承與分享，更能在疫情之時與政府配合防疫措施，明治三十一年（1899年），保安醫院成立時，守乾醫士擔任主任醫生[871]，當時他號召臺灣漢醫生一起加入漢醫例會時，彼時新店街慶林堂藥鋪駐診醫生，來自溫州的陳梓南與之不服，遂寫信請教守乾曰：人身上染蟲之病有幾種？有一種病名稱爲「二戶田異」這是甚麼病？守乾回信答曰：人生上因爲蟲的病，不分內外共有二十幾種，你會問這個問題表示有所涉獵，那麼你應該知道「子母蟲」爲何吧？另外，醫書並沒有二戶田異這個病名，有著是「二尸四異」這病名。陳梓南回信答曰：所謂子母蟲卽是寸白蟲（筆者按民間俗稱雞母蟲），而二戶田異就是疙瘩瘟之別名。守乾於是回信恥笑陳梓南爲庸醫殺人，所謂子母蟲是一種寄生蟲，如蜘蛛狀寄生於女性生殖器，母蟲寄生於子宮以吸血爲生，子蟲寄生於肚臍，這在竇氏方書有撰，至於疙瘩瘟如果你想學習如何醫治，請親自登門拜師，並加入吾等漢醫例會我將親自指導；筆者認爲此蟲類似現代醫學之陰道滴蟲，守乾接著表示沒有甚麼二戶田異這個病名，只有「二尸」指的是勞瘵導致相繼死亡的傳尸，筆者認爲類似現今肺結核，沒有所謂「田異」這病名有的是「四異」這個名稱，指的是丁悉、哺露、客杵、無辜，這些小兒常見之四異病，由以上可以看出守乾當時醫學涵養之深[872]。

　　本段以守乾在《臺灣日日新報》所發表漢醫對於鼠疫的學理和思想：

> 蓋病屬瘟疫，名雖似一其實有二……瘟者感受其氣從毛竅而入，疫者傳染其氣從口鼻而入，瘟病之所感乃天地不正之氣，如夏應熱而反寒，冬應寒而反熱其時失其當，度化爲癘氣，屬及瘟也，其氣氤氳盈於地上，人在氣中不免受其薰迫，故凡感受其氣其病皆爲瘟也，疫者由瘟之變證，癘病已中臟腑將壞，如物朽而後蟲生，腐蟲穢惡俱從空竅趁出，其氣充滿於世人之呼吸，不離穢氣仍隨呼吸而入，中於臟腑則疫之症做矣……中於晝則病在其陽，其人狀熱、不寐、面紅、口渴、狂躁、核起於上故名瘰……中於夜則病在其陰，

871　〈保安醫院之成績〉，《臺灣日日新報》第2564號，明治三十九年11月15日。
872　〈兩醫辨證〉，《臺灣日日新報》第134號，明治三十一年10月12日。

其人惡寒、微熱、欲寐、面清、口不渴、而胸塞嘔吐……核
　　起於下其名為疝……每遇病屬瘟疫，輒妄投以寒涼竣攻之，
　　或用消導發表之藥而弗辨其陰陽……[873]

　　守乾對於瘟疫的認知，跟當時的漢醫大致相同，皆認為疫病源起，來自於濕濁毒氣的地氣，文中使用「傳染」這個字眼，代表醫家們普遍認知到，傳染病是病原由某一病體侵入另一生物體的過程，有著延戶而疫的概念；觀察到疫病由人之染病到群體染疫，這對後續整個疫病擴散過程與防疫，以至於環境與疫病的關係，建立初步的認知。至於疫病侵襲人體的過程，守乾主張疫病由口鼻毛孔侵入人體，比較不同的是守乾將瘟與疫分開闡述，他認為以感染途徑，瘟是邪氣由毛孔侵襲人體，疫是邪氣從口鼻進入人體，這部分非常有趣，如上述以及後續黃玉階的部分，當時中國與臺灣傳統醫家，皆存在著邪氣由口鼻或毛竅而入的爭議，何種邪氣由口鼻感染人體？何種邪氣由皮毛侵入？後來羅汝蘭在《鼠疫彙編》中，統整了邪氣皆由口鼻而入這樣的看法，這部分下一節有詳述。

　　在瘟疫的認知中，守乾認為瘟是不合節氣之不正之氣，是癘氣存在於地面，薰蒸如煙霧狀上升感染於人之為瘟，而則是已經受瘟病的人，邪氣中臟腑而使之腐朽，產生的穢氣從患者身上散發出，再由呼吸傳染其他人為病就是疫，這部分類似於宋氏的主張，守乾將核瘟所導致的「疝」、「瘰」現象分別說明，他認為病染於晝為陽為「瘰」，屬於邪熱裡實；病染於夜為陰為「疝」，屬於邪熱裡虛，其症不同，用治不同，對於當時醫家面對疫病，多用攻伐之劑或是發表之劑也多不認同，他認為用治之方重點，在於辨其陰陽，方可臨症用藥，這部分相對於當時中國醫界，經方派與時方派論治之爭中，守乾明顯有較偏向經方派立，可惜的是該文章之中，未提起所用方藥，無法一窺其用藥用方治則的基礎，但筆者推判這麼做可能希望醫家能善辨病之陰陽，所以不提供用治之法，避免誤導醫家臨症判斷。

　　另外，守乾曾投書敘述關於鼠疫患者的故事，明治二十九年（1896年）12月17號，艋舺藥商姚榮良，到臺灣人黑死病治療所就診，黃守乾

873　〈瘟疫病說〉，《臺灣日日新報》第26號，明治二十九年5月26日。

視其症狀認爲是黑死病，因爲左腿鼠蹊部生發腫塊，而且全身發燒、口燥渴、咽乾舌燥、腫塊紅腫熱痛，大小便急迫卻難以排出，六脈都產生沉緊細數的脈象，表示病程在體內呈現感染的狀態，他辨症後認爲已經感染到的內臟，且內臟已經腐爛，病症非常的危險，檢查淋巴結腫塊的部分，除了紅腫熱痛外可見紫色瘀斑，表示內有瘀血，面色黑色沉降晦暗，當時黃守乾認爲已經無藥可醫，甚至認爲難以度過今夜12點，艋舺公醫荻原熊一，也在診療室中共同會診，他認爲這是癧腫類皮膚病不是黑死病，兩人爲此堅持不下，患者於當夜晚上10點過世，屍體全身俱黑色斑塊，初步判斷是黑死病沒有錯，於是請公醫前來驗屍是否爲黑死病，而公醫未至不知道他的意見如何？以此文章描述鼠疫患者病發之經過，筆者認爲守乾以臨床病理現象的發展，推判是黑死病是經驗的累積，日本公醫以血液未經鏡檢，無法確定鼠疫桿菌所致，只憑淋巴結紅熱腫塊來斷定黑死病，恐有謬誤之處，故推判爲癧腫疔癤之症，兩造之間並無錯對之分，只有對於病之確診的態度與立場不同[874]。

粘恩明醫士（以下稱呼粘氏），在〈ペスト病發生起源取調報告〉當時公醫訪談中，談及鼠疫在體內感染途徑，以及與鼠毒的分辨，其原文摘錄如下：

> 前年之疫中暑毒邪氣此一是輕本年鼠疫之毒入於臟腑是重中鼠毒之人……發熱頭痛……先惡後發熱……胃熱欲嘔不思飲食……發熱囈語……轉發斑毒……今年之疫本秋疫轉入冬疫……此疫是大可傷也……腋窩本重經絡毒轉入太陽陽明小陽（腸）或結咽喉內外筋頭或結左右腋窩或結於左右膝蓋腿縫內是分上中下三焦是毒中太陽陽明小陽（腸）之脈……[875]

粘氏認爲鼠疫的毒與暑熱之毒大不相同，暑毒者是因爲天氣炎熱導致，暑熱積聚於皮膚中而發瘡疔熱癤，又稱爲暑癤，《外科啟玄》有記載：

> 時毒暑癤……大者為毒。小者為癤。令人發熱作膿而痛。別無七惡之症。宜清暑香茹飲[876]。

---

874 〈寄書〉，《臺灣新報》第95號，明治二十九年12月25日。

875 [日]松井滋雄、內山雅夫、野綺甲子郎：《明治二十九年本島ペスト流行紀事》，頁201b。

876 中國哲學書電子化計劃（無日期）：《外科啟玄》〈卷之七〉。取自：https://ctext.org/wiki.pl?if=gb&chapter=667828#p58（民110年1月5日檢索）。

其形狀如梅李大小，圓如雞卵，摸之濡動有波狀，潰破後膿液流出久不收口，數顆暑癤可聚成塊多發於頭部，但鼠疫之毒造成頸部、腋下、鼠蹊部的淋巴結腫塊，致使患者陷入發惡、惡寒、不欲飲食、作嘔、神昏譫語、身體發斑而死，故鼠疫之毒更所烈於暑毒所致的暑癤，再者粘氏認為暑癤為熱毒在皮表，未具傳染性與鼠疫不同。

　　他以經脈學說來論述鼠疫，鼠疫會造成這些腫塊，是因為毒熱聚在太陽、陽明、小陽這幾條經脈，我們可以觀察到原文中的小陽，再加上括號寫上腸字，那到底是小腸還是小陽？而小陽是甚麼？筆者認為這是日本公醫，不明中醫理論所犯的錯誤，公醫以為粘氏所說的小陽，是指臟器的小腸，但檢視文中的敘述，非傳統中醫經脈併臟腑的稱呼方式，再者小腸是手太陽經之循行，前文中以提到太陽，所以筆者認為當非此意，這個小陽並非小腸，其實是少陽之意，所以整段論述應當是太陽、陽明、少陽。以經脈學說來看太陽經有手足之分而，手太陽小腸經的循行「……交肩上，入缺盆，絡心，循咽……[877]」，鼠疫之毒感染太陽經系統，藉著經脈循行造成頸部淋巴腫塊；再從陽明經來看有分手足兩經，手陽明大腸經的循行「……其支者，從缺盆上頸，貫頰，入下齒中，還出挾口……[878]」，足陽明胃經的循行「……其直者，從缺盆下乳內廉，下挾臍，入氣沖中……[879]」，從這裡觀察到手足陽明經的循行，皆有經過頸部與腋下，所以鼠毒循經感染，導致該處頸部、腋下的淋巴腫塊；少陽經的循行中，以足少陽膽經的循行「…………其直者，從缺盆下腋，循胸，過季脅下合髀厭中……[880]」，手少陽三焦經的循行「……交出足少陽之後，入缺盆，布膻中，散落心包，下膈，循屬三焦……[881]」，鼠毒走少陽經脈後，於腋下造成淋巴腫塊，再看手少陽三焦經的循行，可以代表鼠毒走此經脈通過膈肌，將疫毒藉此廣泛遍布上、中、下三焦感染全身，而導致發斑敗血之症。筆者認為這應是粘氏觀察，鼠疫導致的淋巴腫塊，配合上傳統經脈學說而得啟發，雖然該文中沒有針對臨床用藥的記載，但綜觀上述以及後續

877　楊維傑編譯：《黃帝內經靈樞譯解》（臺北：志遠書局，2011），頁117。
878　楊維傑編譯：《黃帝內經靈樞譯解》，頁108。
879　楊維傑編譯：《黃帝內經靈樞譯解》，頁110。
880　楊維傑編譯：《黃帝內經靈樞譯解》，頁130。
881　楊維傑編譯：《黃帝內經靈樞譯解》，頁128。

之醫家，少有用經脈來學來做鼠疫病症的詮釋。

　　筆者從上述的啟發，再參照前面小節中，倉岡彥助對於百斯篤感染途徑有感，倉岡彥助認為以因果論而言，血液中的百斯篤菌是果，來自於感染淋巴系統的百斯篤菌為因。以解剖學論之血液與血管，淋巴液與淋巴管，都是體內循環機構之一，淋巴系統可將組織間液的水分與蛋白質轉化成淋巴液，再回流於血液中，亦參與免疫反應，並分泌抗體吞噬抗原，脾臟是人體最大的淋巴器官，淋巴系統分布遍佈全身，尤以頸部、腋下最為密集，那麼淋巴系統是否與中醫理論中的「三焦」有關？三焦者，《黃帝內經靈樞》〈營衛生會篇〉：

> ……上焦出於胃上口，並咽以上，貫膈布胸中，走腋，循太
> 陰之分……還至陽明，上至舌，下足陽明……[882]

以這樣的循行路徑，筆者嘗試著用解剖學的角度將其定位，上焦者即為胸腔心、肺臟與其聯繫的神經、血管、淋巴系統的部份，上通道頸部與口鼻相通，下藉膈（筆者推判為橫膈膜）將胸腔與腹腔隔開，腋者表示包含著淋巴系統最密集腋下的部份。中焦者，《黃帝內經靈樞》〈營衛生會篇〉：

> ……中焦亦並胃中，出上焦之後，此所受氣者，泌糟粕，蒸
> 津液，化其精微，上注肺脈乃化而為血……[883]

筆者推判中焦當指腹腔中，胃、大小腸、肝膽、脾臟系統，與其連結之神經、血管、淋巴系統，負責消化吸收營養物質，運化全身至於下焦。《黃帝內經靈樞》〈營衛生會篇〉：「……下焦者，別回腸，注于膀胱，而滲入焉……」，以解剖學來看，應當是腹膜腔、盆腔的部份，與腎臟、膀胱、大小腸、結腸與直腸段，以及男女生殖系統與其周邊血管、淋巴系統、神經，有著營養物質吸收後的「化糟粕，泌別汁」的功能，整個三焦系統，看起來為體內營養物質分泌、運行散佈全身做物質交換，運行水穀通行元氣的功能，以解剖學來看，血管與淋巴管有所得見，但三焦不得見，如何證明？筆者認為若以「間質組織」運輸功能有關，就能

882　李家雄著：《圖解難經》（臺中：五南出版社，2020），頁82。
883　李家雄著：《圖解難經》，頁83。

總結三焦的功能「上焦如霧，中焦如漚，下焦如瀆[884]」的記載，2018年有篇相關研究，刊登在《科學期刊》（Scientific Reports）中，一篇名為〈Structure and Distribution of an Unrecognized Interstitium in Human Tissues〉[885]，該文認為體內有一個間質組織，可以提供身體物質傳遞交換的功能，間質組織遍布全身各臟腑，由結締組織、膠原蛋白、組織液、內皮細胞組成的網狀液體腔，筆者嘗試著以此文將三焦理論與之結合，發現古時三焦的概念，是否源自於除了上述所言，在各腔室所含臟腑中之神經、血管、淋巴系統之外，再加上間質組織，其主要功能在於物質傳遞、交換、運送的功能，為何要寫這一段論述？筆者認為三焦為體內運化物質的組織，不同於血管內有血液，淋巴管內有淋巴液，是不可見的物質交換途徑，所以古籍中對於三焦皆曰「有名無形」，如《難經》〈第二十五難〉：「……心主與三焦為表裡，俱有名而無形……[886]」、〈第三十八難〉：「……謂三焦也，有原氣之別焉，主持諸氣，有名而無形……[887]」，所以當外來感染源，感染了三焦系統，以鼠疫為例導致頸部、腋下、鼠蹊淋巴結紅腫熱痛的腫塊，再對照三焦經脈循行的走向「……交出足少陽之後，入缺盆，布膻中，散落心包，下膈，循屬三焦……」由此來看鼠疫毒菌，是否藉著三焦這一個腸胃消化器官中佈滿神經、血管、淋巴系統與間質組織的物質交換途徑，感染全身似乎有值得討論之處。

鐘中慶醫士，在〈ペスト病發生起源取調報告〉，發表對於核證之臨床用藥，他認為鼠疫導致淋巴結腫塊之「粒仔」，以生鴉片膏擦之，或用川烏、草烏、白芷、丁香、麝香，諸藥研末以醋調之，兼具外敷腫核與內服的用方，他認為熱證以涼散發表藥，寒證用溫劑療之，筆者以其藥方做藥理分析，川烏者性味辛、苦，溫，有大毒。毛茛科植物烏頭（*Aconitum carmichaeli*）的乾燥塊根，因為主要產地於四川，形狀類似烏鴉而色黑故稱，草烏頭與川烏頭類似，草烏為北烏頭（*Aconitum kusnezoffii*）

884　孟景春、王新華主編：《黃帝內經靈樞釋譯》（臺北：文光出版社2011），頁127。
885　Benias P, Wells R, Sackey-Aboagye B, et al. Structure and Distribution of an Unrecognized Interstitium in Human Tissues. Scientific Reports, 2018, 8:4947.
886　黃三元著：《難經本意新編新譯》（臺北：八德文化出版社，1999），頁85。
887　黃三元著：《難經本意新編新譯》，頁112。

的乾燥塊根，主治與川烏頭相似，且皆具有毒性，炮製上要反覆煮過，以求不麻舌為要，主要毒性內含大量生物鹼，以烏頭鹼、異烏頭鹼、次烏頭鹼為主，有麻醉與止痛的效果，臨床上小劑量可以強心，大劑量會引起心悸、心律不整之副作用，百袪風除濕、散寒止痛之效，可處理因風寒濕痺導致的關節疼痛[888]；白芷性味辛溫含有白芷素，對於傷寒桿菌、綠膿桿菌、大腸桿菌有殺菌的效果可解表散風、消風止痛、消腫排膿，治療頭面部瘡瘍、痘疹與頭痛[889]；丁香為桃金孃科丁香樹(*Eugenia caryophyllata*)的花蕾，性味辛溫，有散寒止痛、溫腎之效，藥理成分為丁香油酚，對於真菌性病原菌有殺菌的效果，因為可止痛發散，外敷可治療肌肉痠痛與牙痛[890]，麝香性味辛溫，是鹿科林麝(*Moschus berezovskii*)、馬麝(*M. sifanicus*)、原麝(*M. moschiferus*)，雄性麝體內香囊中的分泌物[891]，現今多為人工培育麝所採集，有活血通竅、提神醒腦、瘡瘍腫毒之效，麝香酮小劑量可以興奮中樞神經，大劑量反而抑制，麝香酊對於桿菌有滅菌的效果，又因為藥性辛溫行散、活血化瘀，所以對於皮下瘀血腫脹，與皮膚瘡瘍病症有療效，由這帖藥方可以看出，針對活血散瘀、散腫止痛、修復瘡瘍後皮下組織，與殺菌皆有療效。

　　醫士李開章，在《臺灣皇漢醫報》發表鼠疫臨床治則[892]，自述在明治三十九年（1906年）苗栗郡有農民因患痞核，聽說食用鼠肉可治，乃捕捉野鼠數頭煮食，結果不到一日卽毒發則死，其鼠屍、體毛還在家中，其弟、妻未幾皆染上怪病，發燒不已，腋下腫如雞蛋，延請他醫治，診斷為鼠疫，以藏紅花、熊膽治療而癒，如前藥理分析，熊膽具有鹼金屬鹽類，可以消炎瀉火、解毒殺菌，對於金黃色葡萄球菌、肺炎球菌都有殺菌效果，藏紅花有抗凝血及血管擴張的作用，可以行血化瘀，文中他提到當時同庄民眾有十餘名染疫，因為官方將疫區作交通禁斷，他無法以這藥方繼續醫治他人，後這十餘名患者送院以西醫治療，當時西醫治療以紅葡萄酒加上酒精，讓患者服用，取其殺菌之效，然而酒精性溫，鼠疫熱病當以清

888　吳棟、吳煥：《實用中藥學》，頁306。
889　吳棟、吳煥：《實用中藥學》，頁173。
890　吳棟、吳煥：《實用中藥學》，頁318。
891　吳棟、吳煥：《實用中藥學》，頁533。
892　李開章：〈鼠疫治驗案〉，《臺灣皇漢醫報》6.5（1934），頁51。

熱瀉火爲主，若溫藥治療犯助長毒性，後來這十餘名患者無一生還。

　　綜觀本節，當時臺灣諸多漢醫在漢醫之鼠疫治則都有其特色，部分用方以現代藥理學分析有一定的邏輯，且不論是在報章發表之鼠疫醫案、投稿臺灣醫事雜誌或整理成鼠疫專書，皆不吝於分享其成果，可見傳統醫學雖然在當時受到殖民政府打壓，但在投身於疫病治療及從典籍上提出學理依據，皆不願落於現代醫學之後。

第三節　解析臺灣鼠疫治療專書《疙瘩瘟治法新編》

　　黃玉階（以下簡稱黃氏）之《疙瘩瘟治法新編》（以下簡稱新編），是鼠疫流傳期間，唯一以鼠疫爲主的漢醫治療專書，故本節將針對該書醫理、用藥用方、辨證論治、癒後調養作分析，一窺當時漢醫臨床治療的縮影；1894年耶爾森在香港鼠疫期間，發現「鼠疫桿菌」，當時現代醫學透過檢驗學、血液學、細菌學的研究，逐步建立起對疾病與細菌學的概念，讓現代醫學，對致病因有初步的認識，但當時還未建立起醫治準則，黃氏以研究古代醫書的方式，嘗試以症狀接合疾病，以方藥治療鼠疫的經驗，建立了漢醫藥治療的法則成書，當時漢醫是不被重視且被視爲不科學，黃氏以治療成效，改變殖民政府對漢醫的態度，該書不同於當時流行的手抄本，而是以雕刻版排版印刷，成書千冊放在各地廟宇，免費提供給民眾取用治療鼠疫，書中序文寫到：

　　　　一則勸人覺悟好善力行，天心當必悔禍，一則賴醫有法療

　　　　治，救人自能起死回生[893]。

似乎有宗教觀勸人爲善的意念，但其中的精要在於提供當時醫家，有能力治療鼠疫病症爲初衷，當時漢醫藥在民間受到信賴與支持，而殖民政府對漢醫藥的漠視與否定，該書似乎有串起民間、漢醫藥、政府三方之間聯繫溝通管道，此書也因爲當時疫病的流行，且黃玉階以自身社會影響力推廣，達到流傳的效果與醫治的成效，間接喚起殖民政府對漢醫藥的重視。

　　臺灣鼠疫流傳期間，黃氏不僅擔任臺灣人黑死病治療所囑託醫務外，

893　[日]黃玉階：古籍《疙瘩瘟治法新編》，序文。

也奔波各地協助治療鼠疫患者，例如明治四十一年（1908年）葫蘆墩（今臺中市豐原區）鼠疫期間，黃氏與弟子葉煉金多次南下協助，葫蘆墩鼠疫最早病例於1908年2月11日發現，葫蘆墩人士林山之侄與林壽之女暴斃，公醫診斷疑是百斯篤病症，支廳不肯出診斷書，但出動警察封鎖二戶實施交通禁斷[894]，3月29日鼠疫在葫蘆墩造成十餘人死亡，地方人士建議區長，請漢醫黃玉階來本地協助治療[895]，於是在地方人士的集資邀約下，4月30日黃氏與葉鍊金偕同南下治療，葉鍊金為當時儒醫，受黃氏啟發甚多，本身兼任藥種商亦習洋醫，開立恆生堂為人診治施藥多為慈善[896]。

《新編》一書是臺灣鼠疫流行時期，唯一一本漢醫治療鼠疫的在地著作，與當時清國華南鼠疫流行期間，鼠疫治療專書《鼠疫彙編》，內容有著異同之處，黃氏同時也是日治時期臺灣漢醫界，領有官方漢醫執照的第一人，這本著作現今已亡佚不可尋，不管在網路上，還是各大學術機構的典藏皆遍尋不著；筆者在偶然機遇之下，獲得《新編》一書，得以藉此一窺，當時漢醫治鼠疫的用方與精神，本文將對此書做幾個面向的分析，包含何以書名為「疙瘩瘟」？以及《新編》面對鼠疫醫治思想？與治療用方藥理分析。

何以「疙瘩瘟」為書名？何以書中未見「鼠疫」一詞？前面章節中有提到「疙瘩瘟」一詞，最早見於明朱橚所著《普濟方》〈卷二百七十九諸瘡腫門〉：

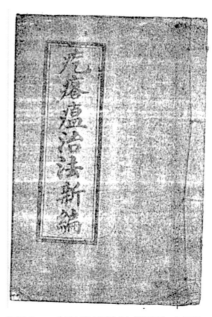

圖28、《疙瘩瘟治法新編》封面
（資料來源：筆者自藏）

> ……時疫肐胳腫毒病者，古方書論解不見其說，古人無此病……其狀似雲頭，腫連咽頸……水藥難通攻……

894　張麗俊著，許雪姬、洪秋芬編：《水竹居主人日記（二）》（臺北：中央研究院近代史研究所，2000），頁20。
895　張麗俊著，許雪姬、洪秋芬編：《水竹居主人日記（二）》，頁27。
896　張麗俊著，許雪姬、洪秋芬編：《水竹居主人日記（二）》，頁40。

從《普濟方》記載，頸部、腋下、鼠蹊處，紅腫熱痛的結核，就被稱為「疙瘩瘟」，並沿用到明清兩代，如《醫方考》「⋯⋯疙瘩結毒⋯⋯面腫咽塞者⋯⋯時成疙瘩者⋯⋯」與《溫疫論》的條文：

> ⋯⋯或時眾人瘰、俗名為疙瘩瘟⋯⋯緩者朝發夕死，急者頃
>
> 刻而亡，此在諸疫之最重者。

可見《新編》中對於疫病起源，也受到《溫疫論》的影響，以「戾氣致病說」，認為瘟疫非正常節氣，而是非其時有其氣，無形無味無法目視，此邪氣不僅多樣且具有特異性。所以書中對於「疙瘩瘟」，沒有明確指出與鼠類有關，但是書中認為瘟疫以空氣、水源、食物、接觸、做疾病傳播已經概括了傳染病學感染途徑，以此將患者高燒、淋巴結腫大、烈性傳染特性的疙瘩瘟，與近代鼠疫傳染病做結合

《新編》一書，為何會以「疙瘩瘟」為書名？筆者認為黃氏瘟疫醫學的理念，有著師承吳又可的思想精神，否則以《新編》出書年份在1898年[897]，同時清國華南鼠疫期間，諸多中醫醫家治療鼠疫的專書，已經改用鼠疫這個名詞，但黃氏以「疙瘩瘟」為書名，如同書中所言：

> 今年秋⋯⋯有發黑死病，即方書所載之疙瘩瘟也，稽前明崇
>
> 禎十四五年經年亢旱，十六年通國奇荒，疫癘大做而起疙瘩
>
> 瘟，呼病即亡人死數百萬⋯⋯[898]

從自序中可以看出，黃玉階呼應《溫疫論》內自序內容：

> 崇禎辛巳，疫氣流行，山東、浙省、南北兩直，感者尤多，
>
> 至五六月益甚，或至闔門傳染⋯⋯[899]

故將此書定名為《新編》，筆者對照同一時期中國鼠疫治療專書，依照年份編排分別為：1891年吳存甫《治鼠疫法》、1891年羅汝蘭《鼠疫彙編》、1899年黎佩蘭《時症良方釋疑》、1901年鄭肖巖《鼠疫約編》、1910年余伯陶《鼠疫抉微》。這些專書中可以看到以「鼠疫」為名，在當時已經成為一種主流的稱呼方式，最早以鼠疫為名的治療專書，為1891年吳存甫的《治鼠疫法》，首度以「鼠疫」來定名：

---

897 [日]黃玉階：古籍《疙瘩瘟治法新編》，頁1。

898 [日]黃玉階：古籍《疙瘩瘟治法新編》，頁2。

899 [明]吳有性著，唐文吉、唐文奇校著：《溫疫論》，頁2。

鼠疫者，疫將作則鼠先死。人感疫氣，輒起瘰癧，緩者三五

日死，急者頃刻。

《鼠疫彙編》書中對於鼠疫，也同於因鼠為疫的概念：「鼠疫者，鼠死而疫作，故以為名。」另《鼠疫抉微》也同於這樣的論述：

鼠疫者，疫之又一名，證之又一種，無鼠之疫，疫不及鼠，

有鼠之疫，鼠先受疫。

可見民間與醫界皆發現鼠疫將至時，會先有大量鼠類自斃，並建立鼠疫源於鼠類的因果關係，也開啟這一系列鼠疫治療專書的傳承。

但這本臺灣醫家所寫的鼠疫治療專書，並沒有延續中國醫家，對於此類專書的命名方式，而是獨特性的以「疙瘩瘟」來命名，其中融入大量殖民政府，對此病的稱呼如：黑死病、百斯篤……等，整本書中沒有出現「鼠疫」這一個名詞，這是甚麼原因呢？當時日本醫界將鼠疫稱之百斯篤、黑死病，《本島醫生ノ慣用スル疾病ノ稱呼ト普通病名トノ對照調查》，認為鼠疫是漢方醫名詞，所以筆者認為綜觀《新編》全書中沒有出現任何「鼠疫」字眼，主因在於黃氏是「臺灣人黑死病治療所囑託醫務」[900]，「囑託」者，在日文中有「約聘」的意思，在當時是具有官方背景存在，所以使用殖民政府官方慣用稱呼，「因為鼠類導致的急性傳染病」黑死病或是百斯篤，而不用鼠疫這個名詞，但是臺灣漢醫的源頭，是承自於中國中醫學，所以書中以明清時期，慣用的病名「疙瘩瘟」來形容鼠疫，雖不同於中國當時對疫病的稱呼，又顯出系出同源的精神內涵。

在辨證方面，黃氏認為鼠疫的辨證，以鼠疫導致淋巴腫塊先後判定為主，若先起核腫，為邪氣由鼻牝進入，沿著經絡到臟腑；若先有發熱惡寒之後淋巴腫塊起，為邪氣由口部進入，染病臟腑後由經絡出此為重症，在傷寒與溫病的辨證，黃氏強調要宏觀的角度做辨證，以惡寒發熱、嘔吐泄瀉、手足厥逆諸症同見可判定，莫單一辨證就認定為傷寒，如此將引起臨床上的誤判。

900　[日]黃玉階：古籍《疙瘩瘟治法新編》，頁5。

第四節　《疫癘瘟治法新編》與《鼠疫彙編》醫治哲理異同

　　本節以《鼠疫彙編》（以下簡稱彙編）作為與《新編》互為比較，當時在治療鼠疫方書之中，《彙編》為清代廣東醫家羅汝蘭（以下簡稱羅氏）所著，緣起於光緒十七年（1891年），廣東石城縣鼠疫大流行，導致死亡者眾，羅氏認為此病翻遍古籍，找不到對此醫治的用藥用方，而後發現以王清任《醫林改錯》的活血解毒湯，可為臨床治療的基礎用方，加上拜讀吳存甫《治鼠疫法》一書後，將此心得改寫成書《彙編》，全書總共歷經五個版本的增減，形成了現今流傳的版本，此書在當時醫治鼠疫效果甚佳，且承先啟後，《彙編》在當時有著極高的學術價值，故筆者以《彙編》與《新編》來對比兩岸傳統醫學在醫治鼠疫之思想和治則。

　　《彙編》進入臺灣，根據考證在明治三十九年（1906年），由新竹北門太爺街仕紳周春傳，鑑於鼠疫感染迅速死亡率高，自古以來醫書皆未備載，為了三百萬島民設想，由清國泉州道口街郁文堂，購買數版《鼠疫彙編》一書廣泛編印，贈與民眾做備急防疫藥書，周春傳認為鼠疫治療，本島醫家揣摩病情多以清熱瀉火為主，但此書中載明除清熱瀉火之外，還需活血通絡才是治療根本，此書在清國鼠疫期間救人無數，引自臺灣後本島漢醫嘗試用治效果斐然，足以證明此書確切治療成果[901]。

　　首先在此二書對於鼠疫病機病因相異之處，《新編》用了《傷寒論》的專有名詞，這是《彙編》所沒有的，在序文提到：

> ……考究方書，揣摩至理，悟出氣管、血管之遞變，傳經、
> 直中、內結之三因……[902]

文中「傳經」、「直中」、「內結」，這三個名詞，是《傷寒論》中可見的名詞，「傳經」的意思為六經病彼此之間是有聯繫的，一經病後傳到另一經，代表著臨床上證的改變，以太陽經為例，太陽為一身之表，是身體的第一道防禦組織，統管六經，主營衛氣血，當太陽病後，病邪會傳到陽明、少陽、太陰、少陰、厥陰等經，且不一定依序傳經，但傳至陽明則

901　〈治疫新書〉，《漢文臺灣日日新報》第2549號，明治三十九年10月27日。
902　[日]黃玉階：古籍《疫癘瘟治法新編》，頁1。

止，所以《傷寒論》辨陽明病脈證並治法：

> 第一百九十九條問曰：惡寒何故自罷？答曰：「陽明」居中
>
> 土也，萬物所歸，無所復傳，始雖惡寒，二日自止，此為陽
>
> 明病也[903]。

這就是傳經的意義；「直中」代表邪氣不從三陽進入為表證，而是直接侵
犯三陰為裡證，在六經的病症中，腑者為太陽、陽明、少陽三陽病證，臟
者為少陰、太陰、厥陰三陰之證，臟器陽氣虛虧，病邪得以直接侵犯，所
以病邪影響的是臟之正氣；「內結者」所指是陽明病，大汗出、脈洪大、
口燥渴、咽乾、面赤、紅熱，為熱盛傷津，久則產生譫言妄語之症[904]，這
些屬於《傷寒論》的專有名詞，出現在溫病範圍的醫書中，而傷寒與溫病
在病理解釋上有極大的差異；除此之外《新編》書中藥方，也有《傷寒
論》的白虎湯，再從《傷寒論》之中，對於傷寒與溫病的分別，在於發病
季節與初起症候；到了明清的溫病學說獨立成家，溫病的範圍更是納入了
傳染病的廣義溫病，但傷寒與溫病之間，仍存在著緊密的結合，筆者因而
推斷《新編》雖屬於溫病範圍的傳染病著作，卻用了《傷寒論》名詞之
因。

　　另外一個相異處，黃氏認為淋巴結腫塊，產生高燒的症狀，此為病
邪由鼻進入經絡傳到臟腑；若患者先見發熱高燒不退，伴隨惡寒、嘔吐、
手腳冰冷的症狀，而後才見到淋巴結腫塊，這是病邪由口部進入臟腑，後
傳出經絡[905]，病症之不同治法亦不同，這是醫家必須詳加分辨；但羅氏認
為吳又可、吳鞠通、楊玉甫，皆認為疫氣由口鼻而入，楊玉甫後續再延伸
為「……天氣為清邪獨從鼻入，地氣為濁邪獨從口入……[906]」，對於這樣
的說法，羅氏認為豈能去分別何種氣從何處進入？根本是夸夸之言，以這
樣的說法對鼠疫是行不通的，對於鼠疫邪氣染於人，他以核之先後做為辨
證，他認為先起核再身熱，是邪由皮毛而入，若是先發熱再起核，邪從口
鼻而入，與黃氏所推測之感染途徑大相逕庭，上述為《新編》與《彙編》

903　國醫編輯社：《傷寒論新註》（臺北：文光圖書有限公司，1979），頁330。
904　王英超、常誠、李貝貝、姜楠：〈從陽明論治癡呆〉，《南京中醫藥大學學報》35.3
　　　（2019），頁248。
905　[日]黃玉階：古籍《疙瘩瘟治法新編》，頁6。
906　[清]羅汝蘭：《鼠疫彙編》，頁28。

中，對於鼠疫在病基病因認知上的相異之處。

　　由《新編》的一個外敷用方，筆者似乎看到了《新編》內容中，已經有了現代醫學「菌」的概念，文〈殺菌毒藥〉：

　　　雪白白信五錢、銅青三錢、生川烏一錢、牙硝四錢、斑貓

　　　四十隻、巴豆三錢、庚沱一兩五錢、芙蓉肉八錢[907]。

傳統中醫理論對於傳染病大多以「蟲」，代表現代醫學微生物的概念，所以《諸病源候論》〈卷之十八濕病諸候心候篇〉對於體內的蟲導致的病症寫到「……諸蟲在腸胃間，因虛而動，攻食心，謂之心……[908]」，這裡明顯的提出因蟲致病的觀念，而古代中醫對於「蟲」不僅在於可見的寄生蟲，「……二曰蛔蟲……九曰蟯蟲，至細微，形如菜蟲。……[909]」，乃至目視不能見的致病微生物，古代中醫也用蟲的概念去闡述，如《三因極一病證方論》〈勞瘵敘論〉：「……蟲齧其心肺……[910]」此為宋代醫家陳言著作之論，勞瘵者會導致患者兩顴發熱、盜汗、肺痿、骨蒸、身熱、咳嗽膿血、咽痛，使患者消瘦、倦怠、不欲飲食，類似現代肺結核病證，古代醫家認為有「蟲」所致，這個「蟲」所指的就是不可見的微生物，所以古代醫家觀察到癆瘵之證「……瘀血鬱熱，化生癆蟲……病人死後蟲氣傳染家人名曰傳尸……[911]」，有傳染的特性導致傳尸的現象，以現代病理學來看即為肺結核有傳染的特性，但此處黃氏以「菌」這個字，取代了傳統醫家對微生物細菌慣用的「蟲」的概念。

　　對照《新編》成書時間，在耶爾森發現鼠疫桿菌之後，當時臺灣西醫界也多明確用菌、毒菌描述微生物，但黃氏以「菌」用在中醫方書，在當時也為少見，所以《新編》中我們可以觀察到，已經用「菌」這個字，取代了「蟲」的概念。推測當時漢醫界受到臺灣醫學環境，以西方醫學為主流的改變，且十九世紀中後期，正是細菌學說蓬勃發展的年代，雖然該書

907　[日]黃玉階：古籍《疙瘩瘟治法新編》，頁21。

908　丁光迪主編：《諸病源候論校注》，頁367。

909　丁光迪主編：《諸病源候論校注》，頁374。

910　中國哲學書電子化計劃（無日期）：《三因極一病証方論》。取自：https://ctext.org/wiki.pl?if=gb&res=540076&searchu=%E5%85%B6%E6%A0%B9%E5%A4%9A%E6%9C%89%E8%9F%B2%E5%9A%99%E5%85%B6%E5%BF%83%E8%82%BA（民110年1月5日檢索）。

911　中國哲學書電子化計劃（無日期）：《血證論》〈卷六癆瘵〉。取自：https://ctext.org/wiki.pl?if=gb&chapter=462221#p2（民110年1月15日檢索）。

中除了〈殺菌毒藥〉一方之外，沒有再出現「菌」這個字，但筆者考證同時期，緒方正規在1896年於《明治二十九年本島ペスト流行紀事》中提到北里柴三郎與耶爾森醫師，從患者身體取樣出一種「黴菌」，這裡日文的黴菌，在當時就是代表"Bacillus"細菌的意思[912]；崛內次雄在1899年，《臺灣醫事雜誌》創刊號發表〈肺百斯土攷〉，也明確地以「病原菌」，作爲鼠疫桿菌的稱呼[913]，〈日治時期臺灣「細菌檢查」處所發展初探中〉論文中，闡明日治臺灣初期，在南北兩大港口基隆、高雄，設立細菌試驗所，負責傳染病流行期間，防疫措施之細菌研究，孩童入學之身體檢查與攤商檢菌[914]，都可以看出在當時細菌學的研究，在臺灣民間是深植庶民生活，所以漢醫在當時，是否也受到現代醫學的影響，是值得肯定的推測，而中國中醫界以「細菌」取代「蟲」，是在20世紀之後，例如陳虬在1902年稱呼香港鼠疫認爲「疫蟲」導致，而細菌一詞承自於日本對於病原菌的稱呼，相對照於1895年受日本殖民的臺灣，初期一系列醫療做爲，可以看出對「細菌」取代傳統醫學「蟲」的概念，更早於中國[915]。

〈殺菌毒藥〉針對淋巴結腫塊部位滴上少許，即會產生水泡，若水泡中有膿，則使腫塊破裂膿潰出血流出，若沒有膿則讓淋巴結腫塊消腫癒合，其中有一句非常特殊的關鍵句，就是「誠代刀泄毒之聖藥」，這一句話說明當時西方醫學，以外科手法切除腫瘤之外，由漢醫提供此方，讓不敢接受外科的患者多另一種選擇，也證明當時西醫在鼠疫淋巴結腫塊的治則中，以外科切除爲主。

《新編》與《彙編》醫學原理相同之處有幾處：

一、兩書對於鼠疫治則的認知一致，「……乃於古方中，拈出通絡、逐瘀、解毒、清熱四大法療……」，黃氏對於鼠疫治則，以通絡、逐瘀、解毒、清熱爲主。《彙編》中羅氏認爲，鼠疫是因爲熱毒鬱血管，導致血熱壅盛不行而致腫症，皮表紅腫成結核如瘰

912 「明治二十九年本島ペスト流行紀事」（1897-10-05），〈明治三十年臺灣總督府公文類纂乙種永久保存第三十一卷衛生〉，《臺灣總督府檔案‧總督府公文類纂》，國史館臺灣文獻館，典藏號：00000175003。

913 崛內次雄：〈肺百斯土攷〉，《臺灣醫事雜誌》，1（1899），頁14。

914 沈佳姍：〈日治時期臺灣「細菌檢查」處所發展初探〉，《師大臺灣史學報》7（2014），頁8。

915 皮國立著：《近代中西醫的博弈中醫抗菌史》（北京：中華書局，2019），頁151。

癰，待其潰後可見流出瘀血，證明熱毒成瘀的道理，所以治則的學術基礎，也是建立在熱、毒、瘀症[916]。

二、鼠疫源起方面，當時兩岸醫家皆認為，鼠疫由濕濁污穢的地氣引起，所以提出地氣論主張，在鼠疫病原菌還沒有被發現之時，醫家皆認為鼠疫的感染源為瘟疫之氣，從地面而來使鼠先染疫，死鼠身上毒氣藉著與人體接觸，薰入人體感受疾病，鼠類因地氣而死，人感鼠毒而發瘟疫。《新編》中認為：

> ……熱毒伏於地中，地氣發泄而上達，鬱結癘氣充塞上下，鼠伏餘地先感其氣而自斃……呼吸不停感觸最易……[917]

《彙編》中認為所謂地氣者：

> ……疫作時，其宅每熱氣，從地生猛者如筒烟上噴，緩者如爐煙繚繞，觸之則頭暈目赤而心燥……[918]

羅氏認為在城市中人口稠密，疫氣每每從地氣發出，所以容易相染互易，死傷者甚多，鄉林村野中地廣人稀，疫情起則不甚，宅中疫氣藉地氣起，房內鋪磚置瓦者免，因為有所阻隔，坐臥地面赤足踏地之俾女小兒多死，坐臥起居有桌椅床舖之婦人或男子少染病，乃因多觸受污染之地氣所致，地氣論認為染病鼠借蚤傳染人類外，人類之間除了接觸傳染、空氣傳播、水源污染都會造成傳染，所以李健頤在《鼠疫治療全書》中，認為「夫霍亂之生傳之蒼蠅，鼠疫之生發於死鼠」，認為疫病傳染的途徑與排泄物、蟲蝨、吸毒菌、受毒菌有關，建立了疫病傳播與鼠蚤成疫的概念。

三、在接觸污穢之物，如染疫者糞便與死鼠時，黃氏與羅氏的看法也大致相同，黃氏在岳忠武走馬八寶丹[919]方中提到，當鼠疫患者產

916　[清]羅汝蘭：《鼠疫彙編》，頁9。
917　[日]黃玉階：古籍《疙瘩瘟治法新編》，頁4。
918　[清]羅汝蘭：《鼠疫彙編》，頁30。
919　[日]黃玉階：古籍《疙瘩瘟治法新編》，頁18。

生腹瀉現象時，照顧的人須立即將毒糞倒掉，不可讓糞便久留於屋內，在傾倒糞便時人面不可面向毒糞，恐被穢氣所傷，若有不甚被毒糞誤觸，即用「飛龍丹」少許噴鼻取嚏治療，羅氏對於死鼠的處置方式：

> ……聞近鄰有鼠死，即要時時照察，埋鼠時掩鼻
> 轉面，勿觸其氣，如誤觸其氣，急取逆風吹散
> 之……[920]

也就是說當發現死鼠，需要掩鼻轉面將之埋葬，避免被鼠屍穢氣所傷，若不慎聞之，向逆風處，讓風吹走口鼻上的毒氣，因為《內經》認為天牝（鼻子），是感染不正之氣的通路。

四、在辨證論治方面，黃氏認為醫家臨床診斷，不要看到患者發生惡寒發熱，就認為是傷寒，不要看到嘔吐泄瀉，就認為是霍亂，診其脈，脈沉細手足厥冷，則認為是內寒裡虛之症，在診斷上的誤判，用了治療傷寒的方法來治療瘟疫，怎麼能夠見效呢？尤其是誤用薑附參朮之類補養藥物，去治療瘟疫疾病，更是犯下了助邪氣鬱正氣的錯誤。《彙編》中認為熱毒瘀症，若單純以清熱瀉火藥治療，偶而有效但多不效，原因在於沒有兼具活血化瘀的藥物，若有病患因此治癒，乃是熱毒初起血未成瘀阻，若是以補養用藥治療，更是犯治療的錯誤，或許有病患以補藥治癒，那是因為熱毒已解，瘀血已排出才有的效果[921]。這部分兩位醫家皆有《溫疫論》的診斷法則，吳又可對於瘟疫類的疾病，用補藥的治則非常的謹慎小心，在〈妄投補劑論篇〉中他認為「有邪不除，淹纏日久，必至尪羸」強調身體因為外來邪氣，必須要先根治，再考慮其他治則，不要因為患者表現出虛弱倦怠的症狀，不敢用攻伐疫邪的藥物，認為「無邪不病」，沒有邪氣就不會生病，患者現在表現出來的虛弱症狀，是因為體內有邪氣存留，只要將邪氣去除，病人的正氣能夠得到正常的運行，再輔以飲食調理，自然能夠恢復元氣，但現今庸醫不經詳實辨證，看到患者虛弱就

---

920 [清]羅汝蘭：《鼠疫彙編》，頁33。
921 [清]羅汝蘭：《鼠疫彙編》，頁20。

不去攻病伐邪，反而用補益方藥，導致病人體內的邪氣更加地牢固，而正氣卻被鬱滯不得輸佈，讓病勢更加的嚴重[922]；所以黃氏倡導以清熱涼血治療熱毒，在當時臺灣鼠疫蔓延期間，也因爲效果卓著而深植民衆心中；有報導新竹某甲染上黑疫，家人延請五位醫生來診，五位醫生診斷之後，認爲病人染病虛弱，遂開一帖溫補熱藥給某甲服用，家人取藥單去藥房抓藥後，立刻熬煮藥湯；這時某甲友人來訪，與五位醫生討論用藥，知道醫生開給患者溫補熱藥，急忙制止說臺北漢醫黃玉階，所著治黑疫方書有明示，此等熱毒之症當用清涼瀉火之劑，汝等開溫補藥方豈不助長邪熱更勝，醫生怒道我等辨證論治後，所開藥方你懂甚麼？要不現在馬上讓某甲服用，我們在這等著看，他會不會被我等治癒，於是友人氣急敗壞離去，後某甲服用湯藥後不久則斃，醫生們見狀紛紛逃離，鄉民皆議論紛紛，不過幾日有鄉民遇到其中一位醫生，便恥笑庸醫害人於死，醫生氣不過怒道那是他生死有命命該當絕，非我等藥方所至，於是雙雙扭打一團送去警局[923]。由這裡我們可以看出，黃氏當時清熱涼血治療方式，與勿投補劑治疫深植民衆心中。

五、在鼠疫癒後的飲食中，黃氏與羅氏都主張癒後清淡飲食爲主，羅氏認爲鼠疫極爲容易復發，在飲食上宜「宜戒雞、鴿、牛、羊、蝦、蟹、蔥、蒜、糯米、麥酒，凡生冷、熱滯、有毒等物切不可食。」以現代營養學來看，是避免上述這些比較高過敏原的食物導致「生痰動火」，誘發體內過敏反應引起代謝紊亂，而黃氏在病稍癒後的飲食調養認爲：「一切葷辛、油膩、米粥、薑糖、山藥、薯……」均不可食，可食用的食物爲：

> 菜瓜、紫菜、豆腐皮、麵干、芥菜心、生豆腐、豆干、竹筍、生冬瓜、蘇心葉、永菜、刺瓜、涵瓜、綠豆、地瓜、水梨、西國米、馬薯……[924]

922 甄雪燕：《著中國歷代名家學術研究叢書——吳有性》，頁67。
923 〈一場笑話〉，《臺灣日日新報》第39號，明治三十一年6月21日。
924 [日]黃玉階：古籍《疙瘩瘟治法新編》，頁21。

且烹調方式，只能煮成清湯加鹽少許食用，文中「永荣」應該是臺語發音，就是空心菜的意思。

在傳統中醫藥臨床上，病癒後都會有「服稀粥以助效力」的敘述，例如《傷寒論》〈辨太陽病脈證并治法〉，服用桂枝湯後喝點熱粥，助其藥力，再蓋被另身體微微汗出則病癒[925]。爲何在此處卻禁服用米粥呢？而且羅氏也有禁食糯米的觀點，糯米的部分比較容易理解，畢竟糯米黏滯之性，容易讓人有飽足感，但是也容易導致胃酸過多的分泌，病癒之後的患者確實要避免，但是黃氏禁服米粥的原因何在？筆者認爲這應當是傷寒病與瘟疫類疾病，在病癒後的認知不同，傷寒症用稀粥助藥力，民間也多讓大病無法正常進食的患者，在病癒後以米粥升發胃氣、和胃調中；但瘟疫類病症，黃氏主張禁食米粥，筆者認爲也是來自於吳又可的啟發，在《溫疫論》〈論食〉：

> 時疫有首尾能食者，此邪不傳胃，切不可絕其飲
> 食，但不宜過食耳。有愈後數日微渴微熱，不思
> 食者，此微邪在胃，正氣衰弱，強與之，即為食
> 復……[926]

條文中認爲瘟疫所染，在病程全程皆可服食，表示邪氣未傳到脾胃，所以可以自然飲食，只要不過量，若是病稍癒後，口渴爲熱，不欲飲食，是邪氣未解積留腸胃，若給飲食則病復發，此病症稱爲「食復」，所以吳又可認爲病稍癒後必先禁食，與黃氏認爲病稍癒禁食米粥的道理相同，因爲後續黃氏補充，病癒即飲清米湯半碗，腹中清爽者方可少進稀粥，在確認邪氣沒有殘留基於胃中，避免造成食復現象後，方可進食。

第五節　《新編》與《彙編》用方藥理異同分析

兩書中對於用藥、用方、服藥方式在相異之處《新編》中用了一些臺

925　王唯工、王晉中著：《王唯工科學脈診全書》（臺北：商周出版社，2020），頁19。
926　唐克軍：《康樂人生圖說古代養生文化》（揚州：廣陵書社，2004），頁168。

灣青草藥，這類未收錄於傳統本草典籍的藥物；以及《新編》方中用藥，讀音當以臺灣當時主流用語，臺語閱讀，較能瞭解方中用藥為何，例如書中有云：

> 若疙瘩生於喉間，導致疼痛無法開口服藥，只要用刺仔茄頭、鐵馬鞭、枏仔二槤……[927]

其中「枏仔二槤」，以臺語發音「枏」為「ㄍㄨ平聲」，就是臺灣常見的烏桕木，「仔」指的是果實內的種子，臺語的「二槤」，「二」代表的是第二層，「槤」與臺語「蛋」的音相同，烏桕木分布在中國南部與臺灣，具有毒性不可食用，其種子色黑，冬天會裂成三瓣，內白色乳果，油脂豐富，在電力不及的年代，常作為蠟燭燈油的成分，以及肥皂的原料[928]；將烏桕木果實切開後，可以看到白色的假種皮，及內部黑褐色種子，再將其切開後，可以看到桕油，即為胚乳的部分（如圖29），烏桕木非黑色，而是烏鴉喜食其子故名，烏桕（*Sapiurm sebiferum*）為大戟科植物，該科植物的種子油多可為峻瀉劑，功同巴豆油或蓖麻油，《本草綱目》對於烏桕木的記載，苦微溫有毒，主治癥結積聚，療頭風，通大小便，存在種子內的桕油，陳藏器認為有治療腫毒瘡疥之功，李時珍認為可治療膿泡疥瘡[929]。刺茄為茄科植物小顛茄（*Solanum aculeatissimum*），其含有大量的茄科生物鹼，可用於解熱利尿、麻醉止痛[930]，而鐵馬鞭為豆科植物鐵馬鞭（*Lespedeza pilosa*）的全草或是根，有活血止痛、解毒散結、利尿消腫之效[931]，而烏桕（*Sapium sebiferum*）在本草中多用其根皮[932]，而本方可能取其消腫之效，而目前現代研究中、從其葉的提取物發現有很好的抗發炎的成分[933]，此外該屬的植物，臨床上主要用於濕疹、皮炎，而從該

927　[日]黃玉階：古籍《疙瘩瘟治法新編》，頁13

928　許富蘭：〈淺談木本油料植物〉，《林業研究專訊》25.2（2018），頁24。

929　劉衡如、劉山永、錢超塵、鄭金生編著：《本草綱目研究》（北京：華夏出版社，2009），頁1376。

930　甘偉松：《藥用植物學》，頁496。

931　國家中醫藥管理局：《中華本草》，卷11，頁548-549。

932　國家中醫藥管理局：《中華本草》，卷12，頁852-855。

933　Fu R, Zhang YT, Guo YR, Huang QL, Peng T, Xu Y, Tang L, Chen F. Antioxidant and anti-inflammatory activities of the phenolic extracts of Sapium sebiferum (L.) Roxb. leaves. J Ethnopharmacol. 2013 May 20;147(2):517-24.

屬植物的提取物中，也可以發現其有很好的抗微生物及抗氧化之效[934]，故這三者加起來便是抗發炎跟消腫爲主。

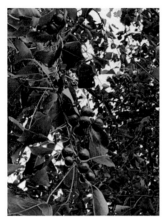 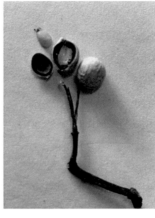 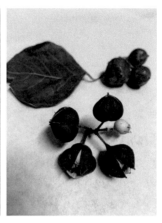

圖29、烏臼(*Sapiurm sebiferum*)之樹（左）、果實（中）及剖開後之種子胚乳（右）（資料來源：筆者自攝於2020年12月18日）

〈殺菌毒藥〉有一味藥稱之爲「烱沱」[935]，如果用現今普通話來唸，完全找不到相關的藥物，若以臺語發音，烱字的臺語發音「ㄍㄟ平聲」，如同臺灣小吃中濃稠羹湯，「沱」字的臺語發音有「土」的意義，原本筆者推測烱沱是否爲濃稠泥濘的泥土，用在敷貼皮膚病病症，以《本草綱目》收納的藥物中，有61種包含土、泥、灰等土類藥物[936]，在臨床上也多具不同的治療病症。

但是考證總督府於1931年，由小川尚義等人編著的《台日大辭典》一書，對於烱沱的敍述，「kî-to´（烱沱）」爲臺灣民間以青草或茵陳蒿燒灰後，製成的「ポッタース」，其來自荷蘭語 "post"，同英語 "potash"，可用作於食材如鹼粽之添加物，ポッタース俗稱「カリ」爲葡萄牙語 "cali" 的音譯，皆指的是碳酸鉀，[937]故草木燒灰因含有豐富的碳酸鉀，呈弱鹼性，藉著「燒烱」精煉後，可做爲鹼粽的材料外，還可以運用

934　Al Muqarrabun LM, Ahmat N, Aris SR. A review of the medicinal uses, phytochemistry and armacology of the genus Sapium. J Ethnopharmacol. 2014 Aug 8;155(1):9-20.

935　[日]黃玉階：古籍《疙瘩瘟治法新編》，頁21。

936　秦俊法、李增禧、樓蔓藤：〈中國的泥土療法治病〉，《微量元素科學》18.12（2011），頁3。

937　劉建仁著：《臺灣話的語源與理據》（無日期）：〈鹼粽（ki-tsan）〉。取自：https://reurl.cc/bXV2vo（民110年6月16日檢索）。

在肥皂、玻璃、鉀肥，所以日治時期的臺灣居民常會上山伐木燒炭，或是燒草木後的灰製鹼，而影響日本殖民政府的水土保持的政策，立下「林野取締ニ關シ通達ノ件」[938]的規定，明定可以開採林木之範圍與區域。

中藥百草霜也有類似的效果，《本草綱目》記載：

> 百草霜止上下諸血，婦人崩中帶下、胎前產後諸病，傷寒陽毒發狂，黃疸，瘧痢，噎膈，咽喉口舌一切諸瘡。[939]

所取的就是碳酸鉀，治療瘡瘍之症；另外《本草綱目》也有石鹼的條目，其性味：味辛、苦，溫，微毒。同煅石可以蝕惡肉生新肉，治療皮膚瘡瘍、疔腫、癰毒[940]，李時珍認為，此為採蒿蓼之類植物後，浸水、曬乾、燒灰，再引水淋之並以麵粉混合凝結成塊，用作洗衣、發麵之用；後來《本草綱目》流傳到日本，日人習慣以石鹼作為肥皂的名稱，這些草木灰會產生碳酸鉀，也正是鹼油的主要成分，所以烓沱當可證明為鹼油，因為具有毒性，所以本書中以少許用作在外敷藥方中。

另外方中所加入的藥物，如信石、銅青、生草烏等都是作用較強的毒性藥品，而為增強其止痛之效，便使用到芙蓉肉（即阿片或鴉片，後面接使用鴉片來稱呼之），這味在近代極具爭議的藥物，是人類史上第一個被當作「毒品」（drogue）管制的物質，也是影響近代世界史的貿易商品。

鴉片其名來自於其英語發音「opium」，而阿片也是同樣發音來源，在《本草綱目》中則名為「阿芙蓉」，其主要原因是，李時珍認為其花似芙蓉而得名，在當時被當作收澀藥，可用於治療瀉痢脫肛[941]，鴉片本身含有嗎啡，有很好的止痛迷幻之效[942]，故在黃玉階的治疫瘡腫外用方，除藉此減緩疫瘡破裂之疼痛之外，也因為鴉片帶有黏性，可當作外用膏的賦形劑。《新編》成書於明治三十一年（1898年），前一年的明治三十年（1897年），臺灣總督府為管制鴉片，制定《臺灣阿片令》政策，與〈臺灣阿片令施行規則〉，細則中將鴉片分成生鴉片、鴉片煙膏及粉末鴉片，

938　〈明治四十三年臺灣總督府公文類纂十五年保存第六十一卷殖產〉，《臺灣總督府檔案‧總督府公文類纂》，國史館臺灣文獻館，典藏號：00005321002。
939　[明]李時珍著：《本草綱目》（臺北：世一出版社，2000），頁262。
940　[明]李時珍著：《本草綱目》，頁265。
941　[明]李時珍原著，國立中醫藥研究所編：《本草綱目》，頁861。
942　國家中醫藥管理局：《中華本草》，卷9，頁669-672。

其中後兩者，需憑有總督府所核發的許可證方能使用[943]，而粉末鴉片更是僅供醫療使用，須由醫師或藥劑師，或醫療人員在製劑時方可使用，且需要記錄使用之生藥名、使用劑量，報廢、庫存等亦需有相關記錄[944]，故疔瘡外用方，有可能爲時任職於臺灣人鼠疫治療所的黃氏，利用所內鴉片所調製之處方。

　　黃氏的用方人部藥類的藥物被大量使用，在早期的瘟疫方中就極爲常見，如在朱丹溪的《丹溪心法》中，就可以看到使用人中黃及童便治療大頭瘟[945]，黃氏在《新編》中，也大量將人藥入方，這些藥物大多有很好的清熱解毒之效，如：〈逐血管蓄瘀方〉中，使用揮中白(卽人中白)，人中白爲健康人尿自然沉澱物[946]，含有磷酸鈣、尿酸鈣之外，也含有鈣、鎂、鉀等礦物質[947,948]，在《本草綱目》中記載主治：「降火，消瘀血，治咽喉口齒生瘡疳䘌，諸竅出血，肌膚汗血」[949]可對應本方欲逐血管瘀，又可以達到清熱降火之目的，而若拖延二三日後，則可再搭配童子便一同使用，主要是因爲人尿可滋陰降火[950]，在典籍上朱丹溪便認爲：「小便降火甚速。」，而李時珍則認爲：

>　　凡人精氣，清者爲血，濁者爲氣；濁之清者爲津液，清之濁者爲小便。小便與血同類也，故其味鹹而走血，治諸血病也。[951]

因得疫後延遲二三日治療，可能會造成血熱更盛，故使用童便除可降血分之熱，兼具滋陰達到治療之效。而若大熱不退，昏睡譫語者，更甚者邪入心包，黃氏使用犀角、石膏等清熱之藥，並與金汁二兩同飲；金汁又名

943　楊堯欽：〈1930年鴉片政策之風波〉，國史館臺灣文獻館電子報第27期，2007年3月。

944　典藏臺灣（無日期）：臺灣阿片令施行規則改正(附譯文)。取自：https://tinyurl.com/yd6bodkt（民110年02月12日檢索）。

945　中國哲學書電子化計劃（無日期）：《丹溪心法》。取自：https://tinyurl.com/y6jbfu9a（民110年02月12日檢索）。

946　國家中醫藥管理局：《中華本草》，卷27，頁535-536。

947　趙書策、羅光明：〈人中白的藥材鑑別和元素分析〉，《江西中醫藥第》34（2003），頁43。

948　朱遠平、趙書策：〈人中白礦物元素含量分析〉，《廣東微量元素科學》10（2003），頁53-55。

949　[明]李時珍著，國立中醫藥研究所編：《本草綱目》，頁1636。

950　國家中醫藥管理局：《中華本草》，卷27，頁533-535。

951　[明]李時珍著，國立中醫藥研究所編：《本草綱目》，頁1604-1606。

「糞清」，為將人之糞便、尿液至於容器後，埋入土中而成[952]，《日華子本草》認為其主治：「天行熱狂熱疾，中毒，蠱毒，惡瘡」[953]，故在熱邪如此盛之情形，黃氏才會想使用金汁退熱。人中黃為甘草粉至於竹筒中，放入糞坑中一段時間而成之藥物，功效同金汁[954]，雖在《新編》沒有使用到，但在清代劉松峰所著《松峰說疫》，就大量使用這類藥物治療瘟疫，該書反對以往使用大寒藥物，而改用人中黃跟童便[955]：「⋯⋯藥之苦寒者傷胃，溫補者助邪。如人中黃之類，最為合法。[956]」所以書中就有使用人中黃，加上雄黃和硃砂而成的〈人中黃散〉，搭配薄荷或〈桔梗湯〉來治療疙瘩瘟，其主要就是希望使用人中黃清熱，又不傷胃之特性。人部現在因為衛生觀念，和疫苗和抗生素等多種治療方法逐漸普及，這類的藥物也僅能見於典籍或過往的醫案中，這樣非常可惜，筆者認為反到應多加研究這些藥物的成分與機轉，或許是未來能做為新藥資源開發。

　　兩本醫書在方藥運用上有幾個相同特點，「傳表宜加白虎，傳裡宜加承氣，傳心包宜加羚犀[957]」在石膏、紅花、大黃、羚羊角、犀牛角的使用上範圍多且廣，以內宜服藥、外宜塗敷、針刺出血的治療法，則節以追服法的服藥方式，與重下石膏的藥理作分析：

　　一、於服藥方式上，兩書皆提倡追服之法，一般民間服用水煎藥，大多每一帖藥以六碗水煮成一碗，一帖藥煮兩次早晚服用，但在當時面對此類烈性傳染病，兩岸醫家皆採取追服法的方式，一日服用二、三帖藥，甚至五、六、七帖，每時辰服藥皆有，如《新編》中在服用清瘀消毒丹，須連續服用兩劑後，再服用清疫活血湯數劑，服用到患者高燒熱退，疙瘩不熱不痛為止[958]，故云：

　　　　⋯⋯初起時不論有無疙瘩如脈見沉細兼數者石膏可

952　[明]李時珍著，國立中醫藥研究所編：《本草綱目》，頁1602-1604。

953　趙梅、李海波：〈古今文獻金汁及人中黃考析〉，《遼寧中醫藥大學學報》17（2015），頁92-93。

954　國家中醫藥管理局：《中華本草》，卷27，頁536。

955　邱立新：〈《松峰說疫》中童便、人中黃的應用〉，光明中醫第27卷，2012年10月，頁2069-2070。

956　笈成資料庫（無日期）：《松峰說疫》。取自：https://tinyurl.com/yxtoffwh（民110年2月12日檢索）。

957　[清]羅汝蘭《鼠疫彙編》，頁3。

958　[日]黃玉階：古籍《疙瘩瘟治法新編》，頁12。

加倍用之一日服二劑……[959]，……石膏可加至四兩

或五六兩亦可一日連進兩服……[960]

《彙編》中也建議此疫病，宜用追服法治療：

……初起即急服藥。蓋此時元氣未弱，病根亦淺，

藥力易行，病勢易除，一二日間，能追至七八

服……[961]

亦即初染疫病，患者身體尚為壯實抵抗力強，而疾病初犯人體邪氣未盛病根由淺，所以趁此之時以大劑量的服藥方式，可以趕在人體尚未因病邪日久，產生邪實體虛的情況，讓病可以更快痊癒，因為當時鼠疫患者，罹患疫病到死亡不過數日，所以當時諸多醫家，皆採用如此迅猛的服藥方式治療疫病，所以《彙編》中甚至將重危之症，一次服藥量就是十帖的劑量，若有延誤半日則多服半倍，延誤一日劑量再加一倍，如此追服方式[962]。

二、兩書皆使用大劑量的石膏，治療患者高燒不退的特色，對此黃氏認為重用石膏的原因，就是取其退熱，因為味淡難出，所以會用較大的劑量進行久煎方有藥效，對於當時醫家只要看到犀角、石膏這種大寒類藥物，就害怕使用，恐傷胃氣，他提出反問熱毒侵入臟腑經絡之中，要如何將邪驅逐？因為感染產生的發燒現象要如何解熱？所以在臨床上不僅當用石膏，且須重用，藉著服用石膏進入胃部系統，散佈全身通行十二經經絡，可以驅逐血中熱毒[963]，《彙編》中最常用的單方藥也是石膏，書中每帖藥石膏用一兩，日夜連服三帖藥，這樣一天攝取三兩的劑量連服五日，則服用近一台斤的劑量[964]。以現代藥理分析，石膏為硫酸鹽類礦物，主成分為含水硫酸鈣（$CaSO_4 \cdot 2H_2O$），首載於《神農本草經》，列為中品。由於石膏色白，屬金，且清熱之功甚著，入

959　[日]黃玉階：古籍《疙瘩瘟治法新編》，頁14。
960　[日]黃玉階：古籍《疙瘩瘟治法新編》，頁15。
961　[清]羅汝蘭《鼠疫彙編》，頁33。
962　[清]羅汝蘭《鼠疫彙編》，頁26。
963　[日]黃玉階：古籍《疙瘩瘟治法新編》，頁17。
964　[清]羅汝蘭《鼠疫彙編》，頁46。

肺、胃二經，以往古代四神之一的西方白虎神與其相喻，所以，石膏又有「白虎」之別名。石膏，藥性甘、辛，大寒，臨床上可分成生用和煅用，生品清熱瀉火，除煩止渴，是治療外感熱病常用藥，也適用於胃火上炎引起的頭痛、牙痛，而煅後生肌斂瘡，用於燒燙傷[965]。以現代藥理研究，生石膏主要成分硫酸鈣水溶性差，但在進入人體後藉著胃酸作用後，轉化爲氯化鈣與較可溶性的鈣鹽，可作用於退熱的機轉，抑制如血清前列腺素E2，這類中樞介質與炎症因子，導致的發炎反應產生發熱時，過度興奮的下視丘內體溫調節中樞，有退熱的效果[966]，當身體受到致病細菌產生有機酸時，鈣鹽可以中和有機酸，使其失去毒性，而降低人體因爲感染所產生的高燒現象，且可使細細失去營養而抑制增生，不同於抗生素抑制細菌增生的機轉，卻不會抗藥性，且抗菌圖譜較廣，以石膏的Hank's液實驗中發現，可以使實驗兔肺部巨噬細胞，對葡萄球菌有更佳的吞噬能力，且能增生吞噬細胞的成熟度，所以石膏可以降低細菌型疾病，所引起的高燒現象[967]，清末、民國年間，知名醫家張錫純認爲石膏涼而能散，有透表解肌之力，遂以石膏與西藥阿斯匹林做結合，謂之「石膏阿斯匹林湯」用以治療溫病。所以石膏對多種原因引起的高熱不退、大熱煩渴有較好的療效，與古籍記載的功效主治相對應[968]。當時《臺灣日日新報》對於《新編》用方有相關的報導，提到黃氏倡涼劑，常採石膏重下之法醫治[969]，所以在《新編》中皆重下了石膏，當時黃氏治療熱症，皆用石膏重下法不限於鼠疫是否，鹿港名人辜顯榮之妻，罹患痧症全身發燒不退，鹿醫束手無策，黃氏回鹿省親辜顯榮延其就診，黃氏診對此毒熱鬱滯血脈，以〈清瘀

---

965 高學敏：《中藥學上冊》（北京：人民衛生出版社，2000），頁331。

966 周永學、李敏、唐志書、王斌、張冰：〈中藥石膏及其主要成分解熱抗炎作用及機制研究〉，《陝西中醫學院學報》35.5（2012），頁76。

967 孫姝：〈石膏的藥理作用與微量元素的探究中國中醫藥〉，《現代遠程教育》7.5（2009），頁170。

968 國家中醫藥管理局：《中華本草》（上海：上海科學技術出版社，1999年），頁296-298。

969 林昭庚、陳光偉、周珮琪：《日治時期(西元1895-1945)の臺灣中醫》，頁91。

活血湯〉主治，石膏重下二、三兩服數帖後輒癒[970]，《臺灣日日新報》對黃氏訪談中，說明石膏重下之法，有鑑於臺北大鼠疫期間，黃氏提倡涼劑可以治療鼠疫傳染病，所用的藥方中，光是石膏的劑量一帖用到四兩甚至更多，當時漢醫界同道中人對此議論紛紛，甚至有稱呼他爲「石膏醫生」，然黃氏與弟子仍鼓吹涼劑之清涼瀉火之藥，可以治療熱毒疫症，後來果然治療的很多的患者，同道中人從半信半疑，直到看見治療成果後，終於相信石膏重下的醫治成效，對此黃氏認爲清國乾隆皇帝年間，北京多起疫情爆發，當時醫家以吳又可、張景岳的用方醫治成效不佳，導致疫情讓民眾死傷甚多，後來桐城一位醫師，以重下石膏之法取得了良善的成果，他表示當時一帖藥中石膏下八兩之重，一個療程所服石膏不下數斤，結果治癒了諸多的患者，所以鼠疫這一類熱毒病症，本來就應該要用清熱瀉火的藥物來醫治[971]。黃玉階在當時被戲稱爲石膏醫生，在當時名震一時，尤其在溫病的治療上，有報載某人家小兒腹瀉不止，延請漢醫診治，醫開附子、乾薑之類藥物，病家取藥方欲抓藥，遇見友人，友人曰這藥方服用，只怕你孩子死速，應該用涼劑治療，病家允諾改用涼劑服用，小兒果眞病癒，稱謝友人，友人回說用溫熱劑治療，就算是大龍峒的石膏先生也不敢用啊[972]。

三、綜觀《新編》的用方，以黃氏常用之〈清疫活血湯〉做分析，有著與《彙編》類似的治療基礎，卽是確定鼠疫爲熱、毒、瘀的病症。故以此做清熱解毒，行血化瘀的治療方向，其方如下：

生石膏二兩、知母三錢、黃芩三錢、川連二錢、連翹三錢、銀花五錢、梔子四錢、板藍根四錢、赤芍二錢、丹皮二錢、絲瓜絡三錢、石菖蒲二錢、紫花地丁三錢、蒲公英三錢、射干三錢、杭菊四錢、澤蘭二錢、益母草三錢、淡竹葉二錢、蠶沙四錢、青

---

970 〈救人自救〉，《臺灣新報》第234號，明治三十年6月22日。
971 〈活人新方〉，《臺灣日日新報》第4版，明治四十二年8月8日。
972 〈雜談〉，《漢文臺灣日日新報》第3643號，明治四十年6月19日。

天葵三錢[973]

方中大多是清熱解毒的藥物，如銀花、連翹、板藍根……等等，在輔以清熱解毒兼能行血的丹皮、黃芩、絲瓜絡……等等，或是化瘀如澤蘭、青天葵……等等，以這樣的用方對照羅氏的用方，兩位醫家在當時的時空背景中，用方的精神則不謀而合。

黃氏出生於清國臺灣，揚名於日治臺灣時期，在殖民政府支持現代醫學，建立現代醫學教育制度，並貶抑漢醫的氛圍中，以首位擔任官方公職系統的漢醫，並著書《疙瘩瘟治法新編》參與臺灣鼠疫流傳期間，以漢方醫學方式治療鼠疫流行病，又另著書《霍亂吊腳痧醫書》，治療臺灣傳統風土病霍亂，且致力推動漢醫科學化，與黃守乾共同籌組「漢醫例會」，聘請西醫師來例會講演[974]，後續又兼任黑死病治療所主任醫生、傳染病防治委員、艋舺保安醫院醫務主任。明治三十年（1897年），黃玉階獲得臺灣總督府頒發漢醫執照，成為日治時期第一位領有此執照的臺灣人，所以臺灣第一位醫學博士杜聰明，在評論黃氏時他認為：

> 我覺得恐怕在霍亂及黑死病的治療方面，漢醫的處方是任何人都可以治療的，可是一個堂堂的西醫大國手卻只能夠束手旁觀，患者幾乎都是死掉的。[975]

筆者有幸能得幾乎以亡佚之《新編》一書，得以一窺那個時代，具有臺灣本土特色的漢醫，書中有源自於中國傳統中醫學，在辨證論治、醫理治法、用方的精義，更有著具備臺灣本土特色的用藥用方，在殖民政府以西方醫學為主體的架構中，對於病名的稱謂，整本書中透露出不忘本源，又獨具創新的醫學理念，與慈悲濟世，視病猶親的仁者情懷行醫濟世，明治三十一年（1898年）總督府因黃氏治療鼠疫之功績，將其提報為仕紳授予紳章[976]。除此之外，黃氏更汲汲營營於社會服務，倡導放足與斷髮的運動，以佛教悲天憫人的胸懷宣教導善社會風氣，以寬恕仁愛的心胸教誨獄中囚徒，用他的專業與仁愛積極的參與社會公益與慈善事業，在那個殖民

973　[日]黃玉階：古籍《疙瘩瘟治法新編》，頁13。

974　《臺灣日日新報》第5版，明治三十四年7月21日。

975　葉炳輝、許成章：《南天的十字星：杜聰明博士傳》（高雄：新民書局，1960），頁10。

976　〈紳章附與人名〉，《臺灣總督府府（官）報》第78號，明治三十年05月13日。

政府以現代醫學為主，忽略傳統醫學的年代，用他的醫學素養，讓傳統中醫醫學能繼續在臺灣發揚光，大大正四年（1915年）獲總督府敘勳六等，頒授藍綬瑞寶褒章[977]為當時臺灣人最高榮譽者。

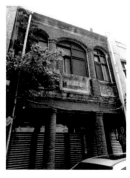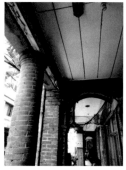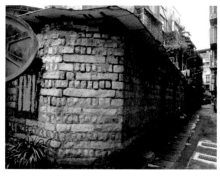

圖30、黃玉階位於大稻埕之古宅當時為醬菜店（資料來源：筆者自攝於2018年5月）

第六節　漢醫醫院設立與臺灣皇漢醫道復活運動

　　筆者認為日治時期，有兩次大規模社會運動與漢醫推廣有關，漢醫在日治初期能繼續存續發展，在於鼠疫蔓延期間，臺人不信任殖民政府與不認同現代醫學，常常隱匿病情造成防疫缺口，有鑑於此殖民政府設立，以漢醫藥為主的醫療院所，由漢醫為主治醫生，日人為院長監督，此法除安撫民心外，也間接造成漢醫能夠在臺灣的存續，甚至學習現代醫學，後續臺人仕紳積極募款，欲創立以臺灣人為主要醫治對象的醫療院所，在殖民政府的立場，有鑑於漢醫治療成果佳，也大幅降低隱匿病情的情況，所以殖民政府對於漢醫雖不支持，也未見大力道的打壓禁絕，採用只舉行一次的漢醫證照考試，不再復辦的漸禁策略，但不禁絕漢藥與藥種商執照，另設針灸師與按摩師制度，變相讓漢醫有其他取證的途徑，在鼠疫蔓延期間，民間募資以臺人為主體的醫療院所，當時蓬勃的發展著，如鹿港避病院、彰化濟急所、浦安醫院、濟安醫院、保安醫院、共濟醫院、新竹隔離所……等[978]，本小節中筆者將以當時最具規模的保安醫院與濟安醫院分

977　〈藍綬褒章下賜〉，《臺灣總督府府（官）報》第779號），大正四年6月23日。
978　蔡令儀：《日治初期鼠疫防治與現代臺灣漢醫的萌生》，頁53。

析，在前者是第一家完全由民間出資的臺人專屬醫院，後者則是第一家由臺人擔任院長，不若之前臺人醫療機構，由日人擔任院長監督臺人醫生。

其二是殖民政府引進的現代醫學系統，已經成型且穩定的發展，而明治三十四年（1901年）7月23日，總督府發布《府令第四十七號》〈臺灣醫生免許規則〉，於同年底依照〈臺灣醫生免許規則〉舉行了臺灣第一次，亦是最後一次的漢醫師考試。而這些明治年間取得執照的漢醫，到了1920年代，大多已經凋零，而後續二十幾年來，殖民政府未曾舉辦過漢醫考試，為了漢醫的存續，當時有志之士，遂以日本本國「皇漢醫學復興活動」為殼，展開了借殼上市的「臺灣皇漢醫道復活運動」，為漢醫的續命奔走，本小節中將以當時這兩次運動的過程，與成果做簡述論之。

臺灣人黑死病治療所，在當時屬於暫時性的隔離醫療院所，成立之初並沒有長期經營的概略，只期待營運後，可以將臺灣人隱匿病情的情形改善，醫院裡面除了院長為日人公醫外，醫生皆為臺籍漢醫，讓臺灣人患者有歸屬感，所以當時臺灣人黑死病治療所，能夠受到臺灣人的歡迎與接受，之後大稻埕以及艋舺地區仕紳，所組織的士商公會，持續地向總督府發動請願，爭取在大稻埕與艋舺地區，新設立臺灣人避病院與診療院所，同樣的以漢醫藥對臺人進行治療[979]；臺灣人黑死病治療所1896年11月16日開辦，1899年10月16日廢止[980]，這三年之間成效受到肯定，所以各地仕紳商賈籌募資金，興建專屬於臺灣人的醫療院所，且不限於傳染病包含一般病症，作為後續以臺灣人為專門治療的院所。

臺北第一波疫情期間，總督府原本是將臺北病院隔離室，改建成第一避病院，後來在東門外，前清國舊兵營處建立第二避病院，因為第一避病院腹地小擴充有限，沒有辦法容納後續增加的鏡檢組與動物試驗，所以這兩項設置皆在第二避病院內，因為臺灣人不能接受避病院中被隔離的待遇，所以不願意進入避病院就診，而隱匿病情造成防疫漏洞，故總督府在第二避病院旁，設立臺灣人黑死病治療所，負責醫治臺灣鼠疫患者，期待以此能降低臺人逃避而隱匿疫情。

臺灣人黑死病治療所規則：

979　〈土人の避病院〉，《臺灣新報》第3版，1896年11月22日。
980　〈治療廢止〉，《臺灣日日新報》第3號，1899年10月17日。

第一條　臺灣人黑死病治療所之職員組織如下

　　　　所長 壹人 內地醫師擔任

　　　　醫生 貳人 土人擔任

　　　　通譯生 貳人 一人內地人擔任一人土人擔任

　　　　事務員 貳人 內地人擔任

　　　　書記 壹人 土人擔任

　　　　看護手 若干人 土人擔任

第二條　所長專任所內預防消毒嚴行治療上一切干預

第三條　醫生從事病者之診察治療及調劑

第四條　通譯生從事所內通譯

第五條　事務員從事庶務會計

第六條　書記接受所長及與醫生命令從事所內記錄

第七條　看護手受醫生指導專為病者從事看護

第八條　藥品及食物其他一切入用品由官費支給[981]

　　以漢醫醫治的臺灣人黑死病治療所成立後，受到臺灣人的歡迎與認同，大稻埕以及艋舺地區仕紳，受到鼓舞爭取臺灣人避病院增設，以漢醫漢藥對臺人進行傳染病的治療，最早以臺人自行捐資設立的避病院為明治三十年（1897年），鹿港爆發鼠疫傳染病，富商辜顯榮在鹿港成立鹿港避病所，當時聘請漢醫四人、巡守十名，進行臺人鼠疫患者隔離與治療的工作，該避病所規模、格局、制度、消毒、防疫標準，皆參照臺北避病院，並且多次聘請黃玉階到院，參與漢醫治療教導後進[982]，直到明治三十一年（1898年），因應疫情趨緩遂關閉避病院[983]，隨後鹿港鼠疫往彰化蔓延，故彰化市階仕紳、商家與民眾，集資募款成立彰化濟急所，成立初衷「救其痛苦防其感染」，針對臺人疫病患者醫治，該所制度同等於臺北避病院，由公醫氏家匡介擔任所長，由四位醫師（生）主治，西醫中野松木、

981　「臺北縣縣令甲第二十九號臺灣人黑死病治療所規則」（1896-11-16），〈明治二十九年臺灣總督府公文類纂乙種永久保存第十九卷文書〉，《臺灣總督府檔案‧總督府公文類纂》，國史館臺灣文獻館，典藏號：00000088014。

982　〈時疫減輕〉，《臺灣新報》第234號，明治三十年6月22日。

983　〈鹿港回春〉，《臺灣日日新報明治三十一年6月21日第39號。

中島野坂[984]，與兩位漢醫林以玉、李君漢[985]，一位洋醫陳勉齋共同醫治，當時也聘請臺北漢醫黃玉階到院，與漢醫開會討論疫病治則協助防疫[986]，彰化濟急所負責防疫區域，範圍包含鹿港、彰化、雲林地區的鼠疫救治，如北港爆發鼠疫疫情，當地官警先劃分隔離區域後，送鼠疫患者治彰化避病院醫治[987]，經過北中南第一波疫情之後，在官方積極防疫措施下，民眾已經有了清潔、消毒、去預防傳染病的概念[988]。

　　第一所臺灣人成立的醫院為艋舺保安醫院，當時艋舺貢生張豁然，仕紳辜顯榮等人提議募款捐資後，向殖民政府提出申請，設院地點選定在八甲庄濟仁堂之址，此地為清國光緒年間所成立之善堂，提供給過路商旅，或無以為繼之貧戶醫藥、飲食所需，由仕紳王毓卿之母王李世捐款兩千圓，與艋舺仕紳李勝發、吳源昌共同成立董事會主持會務，後來因為資金不足而暫停社會服務，臺北鼠疫期間，濟仁堂曾借給殖民政府改為醫院，讓內地醫師來臺救治，對於艋舺衛生組合提出，將濟仁堂收回改成保安醫院，董事會秉著民力民用的精神樂觀其成，惟待總督府允諾完成行政流程事宜後，交由艋舺衛生組合利用[989]，艋舺衛生組合協議將艋舺地區菜市場、屠宰場，每年收益中撥出兩千圓，作為保安醫院治療的經費，明治三十一年（1898年）由艋舺士商公會會長蔡達卿、張豁然、辜顯榮……等人，正式向警署提交申請書，臺北縣衛生課長官在座皆認可支持，現因濟仁堂主體建物為官署所用，官方允諾暫以旁側同仁堂舊址為保安醫院建址處，明治三十一年（1898年）5月20日，總督府準許保安醫院建立[990]，保安醫院建造經費2050圓，設有事務室、看診室、病房、停屍間、廁所、消毒間、茶水間、看護手室，工程建地南北十二丈四吋，東西十二丈，工程進度預計40天可完工[991]，明治三十二年（1899年）5月9日，保安醫院正式營

984 　〈彰化二於ケル土人醫生ペスト治療報告〉，頁68。
985 　蔡令儀：《日治初期鼠疫防治與現代臺灣漢醫的萌生》，頁42。
986 　〈彰化回春〉，《臺灣新報》第295號，明治三十年9月2日。
987 　〈北港鼠疫〉，《臺灣日日新報》第586號，明治三十三年4月18日。
988 　〈彰化二於ケル土人醫生ペスト治療報告〉，頁67。
989 　〈濟人重舉〉，《臺灣新報》第335號，明治三十年10月20日。
990 　〈保安醫院〉，《臺灣日日新報》第19號，明治三十一年5月27日。
991 　〈醫院築費〉，《臺灣日日新報》第28號，明治三十一年6月7日。

運，初期以黃守乾與張揚清爲首任駐診醫生[992]，同年8月臺北受颱風侵襲，保安醫院多處毀損，然經過搶修後繼續營運[993]，當時負責監督的公醫，原本爲臺北避病院院長富士田，而後富士田轉調臺中醫院，改由谷口避病院長，監督保安醫院醫療體系的運作[994]，保安醫院從1899年到1902年間，歷任負責醫治臺人之主治漢醫，分別是第一任黃守乾、張揚清，第二任黃景陽，第三任黃玉階、陳秉王，第四任林燦，第五任李克明，第六任張揚清，其中陳秉王與李克明，在任內因染鼠疫而亡[995]；保安醫院是否能承襲臺灣人黑死病治療所的精神？堅持以漢醫方式就治患者呢？臺人是否真的在疫情初起之時隱匿病情呢？答案是肯定的，筆者以保安醫院成立14個月以來，所收容鼠疫患者作分析，保安醫院收容116人患者，有22人出院與病癒在院休養，有88人入院後不及醫治死亡，明治三十五年（1902年）3月到8月間，共收容70名百斯篤患者，13名虎列拉患者，1名赤痢共84人，這五個月期間不分病症，共22名患者治癒，62名患者死亡，這些數據以當時漢醫治療環境而言，是值得肯定的，保安醫院針對傳染病患者的收容不限於鼠疫，其他傳染病也兼收，但僅限於傳染病，因爲屬於傳染病治療醫院，所以在疫情暫息後並未執行它科醫療業務，而是採用停業停診的方式；明治三十三年（1900年）八月，因爲篤疫情在官民努力之下遂告暫熄，故保安醫院暫停診療業務[996]。

如果說保安醫院，是艋舺地區仕紳、富商，與菜市場、屠宰場共同出資成立的臺人專屬醫院的話，那麼濟安醫院，就是由大稻埕地區仕紳、富商與茶商共同出資，且是第一間由臺人擔任院長，濟安醫院的起源甚早，在第一波臺北疫情之後，大概在1898年時，大稻埕仕紳等人就有提出構想，其利基點站在便民、濟民、救民之舉，殖民政府當欣然接受[997]，於是大稻埕地方人士以設立大稻埕地區臺人醫院，以大稻埕仕紳林朝海、葉爲圭、劉廷玉、林行義、杜克立……等人，向殖民政府提出申請，內容除了

992　〈暫行啟辦〉，《臺灣日日新報》第307號，明治三十二年5月13日。
993　〈艋舺の被害——保安醫院〉，《臺灣日日新報》第380號，明治三十二年8月8日。
994　〈兼監醫院〉，《臺灣日日新報明治三十四年5月12日第906號
995　蔡令儀：《日治初期鼠疫防治與現代臺灣漢醫的萌生》，頁46。
996　〈病院暫停〉，《臺灣日日新報》第689號，明治三十三年8月17日。
997　〈衆擎易舉〉，《臺灣日日新報》第18號，明治三十一年5月29日。

提議設立臺人專屬醫院之外，院長的人選選定由漢醫黃玉階擔任，佐藤警署長認爲該提議立義甚好值得鼓勵，但是由臺人擔任傳染病醫院院長職務，前所未有需上報總督府再做定奪，後由總督府衛生課回覆，成立臺人醫院醫治臺人此爲美意，政府當會支持，但是由臺人擔任，傳染病醫院之院長職務於法不行，規定只能以官派內地醫師爲院長職，另外檢疫任務在警務單位的權限內，臺人醫院不可以臺人擔任檢疫人員，否定了這項設立醫院的呈報[998]，往後在艋舺保安醫院完工開始營運，讓大稻埕仕紳背負極大的壓力，因爲大稻埕仕紳不想屈居人後，然開院資金的來源，非一時募款就能解決，而是要考量醫院長遠的運作，在當時在茶商公會的協助下，濟安醫院開院計畫得以繼續執行，但爲瞭解決只能由日人公醫擔任傳染病院院長，暫時以一般醫院成立「回春處」，並由黃玉階擔任院長，這樣的轉圜，造就了第一個臺人漢醫，任職醫院院長職務，回春處於明治三十二年（1899年）6月28日，在建成街開張營運，但是規模格局皆按照保安醫院的標準，此時回春處是一般的醫院，非傳染病醫院，因爲資金來源多出自於大稻埕茶商，又被稱爲「茶商醫院」，服務對象除了一般民眾，也以茶商轄下所屬從業人員爲主，設立有醫員一名由黃玉階院長擔任，助手兩名，書記一名，服務員一名[999]，回春處成立半年後，臺北地區又再度爆發鼠疫疫情，有鑑於回春處非傳染病醫院，且接近住宅區，恐怕後續要轉型傳染病醫院，有導致感染周遭的可能性，因此回春處遷移他處另行開業，對照艋舺地區傳染病醫院保安醫院的存在，大稻埕地區缺乏相同的專治醫院，故大稻埕地方人士，在黃玉階與眾仕紳的籌畫下，繼續向殖民政府提出申請，欲在大稻埕成立臺人傳染病醫院，並希望以現有回春處的醫療功能，直接提升到傳染病專治醫院的等級，也可以省下不必要支出[1000]，後來受到疫情吃緊的影響，這一次的申請過程頗爲順暢，警務長巡視之後認爲，疫情期間有著急迫需求准許成立，於是在明治三十四年（1901年）5月27日成立[1001]，由原本醫治一般病症的回春處，升級爲傳染病專責醫院濟

998 〈新院略變〉，《臺灣日日新報》第36號，明治三十一年6月16日。
999 〈回春開設〉，《臺灣日日新報明治三十二年6月28日第345號。
1000 〈漢醫隔離所〉，《臺灣日日新報明治三十三年5月18日第611號。
1001 〈行開院式〉，《臺灣日日新報明治三十四年5月28日。

安醫院，且爲首次臺人擔任院長職務，成立當天即有一名患者入院，未經診治服藥即死，後續又有三名鼠疫患者進入治療[1002]，濟安醫院爲茶商所成立回春處的前身，在成立之後整體格局劃分爲事務室、診療室、病房、廁所、更衣室、廚房、看護室，其中病房有10間，廁所有4間，整體規模比保安醫院更大[1003]，濟安醫院董事會推舉林大春爲院長，林望州、陳瑞星、朱樹勳、陳至誠爲副院長，另設正副理事長數名，濟安醫院雖然受到公醫的監督，但是以臺人爲醫院院長，這是當時一大創舉，也是第一次有臺人當任傳染病醫院院長職務。

　　濟安醫院醫生的遴選，考量到醫生的醫術，爲免不明醫理醫生害人之命，故以漢醫研究會之醫員爲遴選對象，並經由董事會選舉，推派出駐院醫生參與診治，首任以黃玉階爲醫員之首，擔任醫生總監職務，此次遴選20名醫生輪流駐診，並設有看護、小使、炊夫數十名[1004]，每位醫生駐診一個月，一次三名醫生流流駐診，首波醫生爲尤子樵、葉鍊金、周儀凱[1005]，濟安醫院營運特色與保安醫院不同，保安醫院爲傳染病專責醫院，在疫情期間從事漢醫診療工作，但在平時是歇業狀態；但濟安醫院平時爲一般醫院，當產生疫情時會停止其他病症門診，專責以傳染病爲主，待疫情散去，經過確實消毒之後，再恢復一般醫院營運[1006]，初期治療成果，開院三日即有19名鼠疫患者參與治療，而這些患者並非警務系統強制送醫，而是染疫之後主動到院就診，可以看出漢醫在治療的成果上，受到臺人信任與支持，這樣的舉動對於防疫措施有極大的幫助，且更能提高治癒比例[1007]，濟安醫院於明治三十三年（1901年）5月27日到7月10日之間，共計收留鼠疫患者288名，到院死亡者73名，實際治療人數215名，治癒人數35名，跟據《臺灣日日新報》報載，漢醫周儀凱在明治三十五年（1902年），擔任濟安醫院主治醫士期間，治療鼠疫患者百餘名，除去未經治療到院即死者，共收留60餘名患者，治癒者17、18名，死者30餘名[1008]。

1002 〈濟安初政〉，《臺灣日日新報明治三十四年5月29日第920號。
1003 蔡令儀：《日治初期鼠疫防治與現代臺灣漢醫的萌生》，頁50。
1004 〈濟安役員〉，《臺灣日日新報》第940號，明治三十四年6月26日。
1005 〈輪選醫士〉，《臺灣日日新報》第947號，明治三十四年6月30日。
1006 〈濟安病者〉，《臺灣日日新報》第1195號，明治三十五年4月29日。
1007 〈濟安成績〉，《臺灣日日新報》第923號，明治三十三年6月1日。
1008 〈濟安近情〉，《臺灣日日新報》第1352號，明治三十五年2月11日。

如前所提之漢醫例會外，當時漢醫也藉著組成公會，互相砥礪醫術做臨床經驗交流，配合政府防疫政策，所以相繼在各州廳成立了醫生公會，協助政府防疫與凝聚向心力並爭取權益，茲以幾例當時醫生公會會議記錄作觀察，新竹廳在明治三十八年（1905年）鼠疫復發，總督府派人前往調查，並偕同警部官員與當地醫生公會開會，由會長李倬章主持，會議中針對鼠疫傳染途徑，鼠疫種類如發粒百斯篤、肺之百斯篤、大腸百斯篤之病理現象異同做分析，並將防疫措施與漢醫做溝通，期待漢醫於民間與之協助，因為疫病的產生，在地醫生會比所有醫務人員還早得知，而警部將是最後得知者，可以看出民間對醫生的信賴[1009]。北員醫生組合會，由北斗、員林地區執業漢醫組成，針對當地鼠疫頻傳事件，會議中決議醫生各自收取病歷資料，針對症狀、感染途徑、用藥用方之診斷書做詳加研究，並在會議中提出討論[1010]；新竹醫生公會會議記錄文中，今日鼠疫猖獗經過化驗為細菌導致，寄生於老鼠身上再染人於病，請諸位醫生在民間積極防疫作為，配合政府防疫政策，宣導民眾居家清潔消毒打掃的重要性，並且醫生之處方箋、診斷書必須尊重官方要求之書寫，政府已經發給各位醫生證書，這是一件非常榮譽之事，諸位醫生所在地要克盡職責參與防疫，不辜負政府之期待[1011]。宜蘭廳醫生公會於明治三十八年（1905年）會議中提到，針對近日鼠疫猖獗，請諸君在駐診處，做居家清潔打掃之政令宣傳，根據觀察染上鼠疫十之六、七都是女子，究其原因可能跟女性纏足之纏足布衛生不佳，在做家務之時與土地接觸容易受到傳染，希望各位醫生能夠宣導女性解纏足運動，會議中也針對年輕人，感染鼠疫的機率越來越高，可能與年輕人喜於遊嬉有關，也希望諸醫能夠宣導疫情期間避免外出，另請宣導捕捉老鼠之事物，因為鼠類為疫病之根源，預防鼠疫必須先以根絕病原為主，所捕獲之鼠送交官府做化驗，近期廳中研究機構所化驗老鼠多無疫菌，足見疫情減緩可期[1012]。另近日宜蘭醫院臺人患者激增，來診臺人佔有七成，原本臺人只佔三成，究其原因在於前日黑疫猖獗，宜蘭醫院以

1009 〈鼠菌發現之豫防〉，《漢文臺灣日日新報》第2247號，明治三十八年10月26日。

1010 〈醫會總集議〉，《漢文臺灣日日新報》第2178號，明治三十八年8月5日。

1011 〈鼠菌發現之豫防〉，《漢文臺灣日日新報》第2247號，明治三十八年7月22日。

1012 〈醫會狀況〉《漢文臺灣日日新報》第2166號，明治三十八年7月22日。

漢醫加入診治效果卓著，患者聞風而來，諸醫生當協助宣傳，清潔消毒之重要性以絕禍根[1013]。

由上述兩家在當時規模較大，以漢醫為主，臺人傳染病醫院發展過程，筆者認為當初殖民政府，一開始成立臺人為主的傳染病醫院，主因在於減少病情隱匿並配合臺人醫療習慣，卻造成漢醫進入了現代醫院的範疇，讓臺灣漢醫因此開始具備，現代醫學及傳統漢醫學術思想，共同參與治疫的經驗，也讓漢醫開向走向現代化，這些醫院的成立，讓更多醫生組成學術性質的學術團體，讓漢醫在臺灣發展有了學術的思維，由此可以看出當時政府醫療政策天平偏向西醫時，漢醫更因此凝聚向心力發展。

論臺灣皇漢醫道復活運動之前，需先討論日本「漢方醫學存續運動」，日本在明治維新之後，以現代醫學為主要醫學，對於境內漢方醫採用漸禁的方式，並廣設西式醫學校，舉辦西醫師檢定考試，在醫師執業資格考試中，以考試科目阻絕日本漢方醫的報考資格，1875年明治政府發佈〈醫制〉，認定西方醫學在日本的地位，尤以第37條將醫師開業資格，確定執照取得方式，該法條的摘要，開業醫師必須取得醫術開業免狀（醫生證書），對於江戶時期從事醫療者，基於保護生計，暫時不需要參加考試，依照履歷與表現給予執照，作為傳統醫學未經過現代醫學教育，無法取得執照的暫緩之計；但日後當醫師者，必須循此例辦理，所以傳統醫學醫家們在日後，須習醫西醫解剖學、生理學、病理學、外科學，考試通過才得以取得執照，此政策引起當時漢方醫學醫家的反彈[1014]，明治十二年（1879年）發布的〈醫師考試規則〉，規定報考醫師執照資格者，並須修過物理、化學、生理、病理、解剖、藥劑、內科、外科等科目，並經過考試合格，方可申請執業證書，這規定等於宣判了日本漢方醫的執業死刑，經過日本漢方醫數年的爭取，明治政府曾經一度有所退讓，在明治十五年（1882年），決議漢方醫執業規則更改，在正規醫遍佈全國之前，承認漢方醫醫師的資格，准許二十五歲以上之漢方醫學子弟，免試取得開業資

1013 〈宜蘭通信〉《漢文臺灣日日新報》第2448號。明治三十九年6月29日。
1014 [日]鈴木哲造：《日治時期臺灣醫療法制之研究——以醫師之培育與結構為中心》（臺北：國立臺灣師範大學，2014），頁18。

格[1015]。

　　但明治三十九年（1906年），通過〈第四十七號〉法律，日本本土進入以西方學為主的醫療體系，當時支持保留漢醫以淺田宗伯為中心組織「溫知社」，積極推動專屬於漢醫執照的術科考試，1890年帝國議會成立後，淺井國幹組成全國性漢醫團體「國醫會」，積極遊說議會支持《醫師免許規則修正法案》，設置適合漢醫考試之科目，圖謀東西方醫學並存，該修正案在第三、四、五次議會期間的開議表決均告失敗，1895年第八次議會再度被否決，這個情願活動終告失敗[1016]。

　　1927年由日本漢醫學家南拜山，與帝大教授藥學博士朝比奈泰彥等數十人，於東京組成「東洋醫道會」，積極透過議會請願，發表漢醫學雜誌，以復興漢醫為目標[1017]，同一時期的臺灣漢醫與藥種商，基於殖民政府唯一次漢醫師考試之後，漢醫生的凋零引起業界的恐慌，因為第一次漢醫考試產生1,903名漢醫，到了昭和五年（1930年）只剩354名，昭和十三年（1938年）只剩163名漢醫[1018]，漢醫凋零之速又無後起者，當時資深漢醫葉鍊金為此撰文，他表示希望總督府能夠恢復漢醫考試，讓這一些已經凋零的領證漢醫能有後繼，文中葉鍊金細數年輕時擔任黃玉階助理，奔走全島以漢醫藥濟世救民，自日本領有臺灣後，與殖民政府配合參與治療當時諸多風土病症，在大龍峒茶商組成茶商醫院的回春處，與黃玉階共同駐診，針對傳染病以漢醫藥醫，深獲獲總督府肯定，也足證漢醫藥在臨床的實證效果，葫蘆墩爆發鼠疫，在當地仕紳出面協調臺中廳，聘請黃玉階與他本人駐診葫蘆墩兩個月，積極以漢醫藥治療，治癒多人得到很好的效果，大正八年（1919年）臺北市爆發虎列剌疫情，當時臺北縣設置臨時救治處於馬偕醫院，由他與周儀塏等人駐診，將馬階醫院收治之虎列剌患者，依照意願交由漢醫治療，這些事蹟都可以看出漢醫藥的效果，也深得民間的支持，漢醫藥要是本島醫療之本，現今前次領證漢醫多已凋零，故

1015 廖育群著：《遠眺皇漢醫學-認識日本傳統醫學》（臺北：東大圖書公司，2007），頁44-45。

1016 [日]鈴木哲造：〈日治時期臺灣醫療法制之研究——以醫師之培育與結構為中心〉，頁24。

1017 張子文、郭啟傳、林偉洲著：《臺灣歷史人物小傳：明清暨日據時期》，頁308。

1018 林昭庚、陳光偉、周珮琪：《日治時期(西元1895-1945)の臺灣中醫》，頁59。

呼籲政府設立漢醫醫學校，或是漢醫講習所，並設修業科目與年限修業，期滿官方舉辦考試後，授予醫生證書這樣才是島民之大幸[1019]。

黃金水、嚴養、張坤水等人，在1925年成立「臺灣漢醫藥新報社」，發行漢醫藥專屬雜誌，目的在於喚起臺人對漢醫藥後續發展的重視，開拓臺人前往中國接受中醫藥教育的契機，待日後殖民政府對漢醫士考試的準備成立[1020]，日本方面成立東洋醫道會之後，給予臺人漢醫藥業界極大的鼓舞，當時「臺北漢藥組合」決定成為其分支團體，遂於1928年由臺灣漢醫與藥種商為主幹，以臺灣皇漢醫學復活運動為宗旨，主張恢復漢醫考試，成立東洋醫道會臺灣支部，由乾元堂陳茂通擔任支部長[1021]，以發行刊物、舉辦座談會、巡迴宣導、議會請願，為臺灣漢醫界做發聲，成功吸引除了漢醫藥界之外的民眾、官員、甚至西醫藥從業人士的支持，並積極鼓勵支持者聯署致函東京，表達臺人對於漢醫藥復興的期待，同年11月發行《漢文皇漢醫界雜誌》，內容以漢醫學論述、臨床病症發表、漢詩賞析，全書以漢文為主，並配合當時中國境內「中醫存續」運動報導，以及中國境內中醫振興相關訊息，與當時中國中醫界，推動醫學教育學校的招生，因為殖民政府認定中國學歷，當時北京施今墨的華北國醫學院，冉雪峰於漢口成立中華中醫學校，章次公上海中國醫學院……等，鼓吹臺人青年前往中國學習漢醫，之後因總督府政治壓力增加，日文部分改版為《臺灣皇漢醫界雜誌》[1022]。

支會這邊也透過持續請願，訴求殖民政府成立漢醫講習所，或於醫學校設立漢方醫學講座，以避免無免許之漢醫以醫術害人，也可以讓漢醫走向科學化[1023]，1930年南拜山訪臺，將臺灣皇漢醫學復活運動推到最高峰，南拜山來臺灣後，積極拜訪臺灣總督、各州廳首長、地方有力仕紳發表演說，強調皇漢醫學之優點，漢藥臨床治則與漢醫存在的必要，臺灣總督石塚英藏全程參與，並詢問陪同漢醫黃玉階，關於漢醫藥在臨床上的成

1019 葉鍊金：〈漢醫藥對傳染病治療實驗談〉，《漢文皇漢醫界》，（1930），頁18-20。
1020 林昭庚、陳光偉、周珮琪：《日治時期(西元1895-1945)の臺灣中醫》，頁196。
1021 葉永文：《臺灣中醫發展史：醫政關係》（臺中：五南出版社，2013），頁508。
1022 林昭庚、陳光偉、周珮琪：《日治時期(西元1895-1945)の臺灣中醫》，頁197。
1023 〈漢醫開業試驗法〉，《臺灣日日新報》第4版，昭和三年12月21日。

效[1024]，1930年5月4日東洋醫道臺灣支部，舉辦全島會員大會，來自臺灣各地會員近五百餘人，包含總督府等高官，與民間仕紳辜顯榮、黃純青、黃欣等人共同與會盛況空前，8月25日支部長與幹部面見總督府，遞交臺人對於恢復漢醫學的請願書[1025]，從南拜山訪臺，到全島會員大會後，臺灣皇漢醫道復活運動，達到史無前的高峰，但1932年底臺灣皇漢醫道復活運動卻開始走向衰敗，因為請願案懸而未決，加上當時日本與中國，因為滿州事變的影響，兩國軍事衝突頻頻爆發，大戰有一觸即發的可能，日本當局一切以軍國需求為要，自然無暇顧及此事；1933年春支部因為請願案無結果，加上舉辦各式請願活動所費不貲，故終止支部一切運作，當月月刊停止出刊，消息一出會員皆表震驚[1026]；當時蘇錦泉甫自中國浙江中醫學校畢業，回臺後在陳茂通允許下，成立臺灣漢醫藥研究室，接續《臺灣皇漢醫報》的出刊[1027]，蘇錦全的構想是，臺灣漢醫復活活動後續推廣，須放棄之前社會運動路線，將臺灣漢醫藥的研究科學化、系統化，使之成為一門專門學科，也就是從動態的活動，改為靜態的鼓吹；被動期待日本漢醫界後續的消息，並加強與中國中醫界的交流，後因日本、中國局勢生變，戰事一觸即發，在刊物名中有「漢」字，恐讓殖民政府感覺對中國民族主義的追仰，所以考慮殖民政府觀感下，改為《日華醫藥報》後再改名《東西醫藥報》[1028]，綜觀蘇錦泉接手後的臺灣皇漢醫道復活運動，已經成為一種，以漢方醫學論述出刊的靜態活動。

1937年總督府下令禁用漢文，並展開一系列皇民化運動，同年7月7日盧溝橋事變爆發，日本內閣發表「國民精神總動員計畫實施要綱」，日本進入全備戰狀態，臺灣身為殖民地，同於母國進入戰爭體制不能避免，在這樣的情形下，將近10年的努力請願案一直沒有下文，漢醫執照考試遙遙無期，加上殖民政府在大正十三年（1924年），公布〈鍼術灸術營業取締規則〉，舉辦鍼灸師考試，讓有志於中醫藥事業，卻等不到漢醫考試的有

1024 陳昭宏：《日治時期臺灣皇漢醫道復活運動》，頁44。
1025 陳昭宏：《日治時期臺灣皇漢醫道復活運動》，頁63。
1026 陳昭宏：《日治時期臺灣皇漢醫道復活運動》，頁66。
1027 林昭庚、陳光偉、周珮琪：《日治時期(西元1895-1945)の臺灣中醫》，頁200、
1028 林昭庚、陳光偉、周珮琪：《日治時期(西元1895-1945)の臺灣中醫》，頁203。

十九世紀華南鼠疫
兩岸三地中（漢）醫治則　　／ 366

志之士，改而選擇鍼灸師執照[1029]，加上雜誌已經停刊，等同於宣告臺灣皇漢醫道復活運動的結束。

由這兩次與漢醫有關的社會運動中，我們可以從地方仕紳與意見領袖，為了漢醫存續與發展而推動的活動，看到漢醫藥在於臺灣基層牢不可破的地位，因為疫情，讓臺人成為抗拒統治者的逆民，仕紳們極力推動成立專屬臺人醫療機構，因為領照漢醫的凋零，讓漢醫界恐慌尋求，仕紳與意見領袖的協助，希望能恢復考試讓漢醫存續，儘管當時漢醫藥界，面對現代醫學在臺灣建立起，完整醫療與教育醫政與醫令的景況下，難有伸展空間；此時臺灣醫藥大環境，如殖民政府以精湛鋒利的柳葉刀，面對傳統醫學如鏽斑腐蝕的開山刀，這些社會運動非一般百姓所能參予，但以平民之志，加上基層領袖投入參與協調終能成事，雖然結果不盡人意，但是筆者在此看到了，臺灣人民意志在每一個階層中起而凝聚。

1029 林昭庚、陳光偉、周珮琪：《日治時期(西元1895-1945)の臺灣中醫》，頁289。

第九章
結論

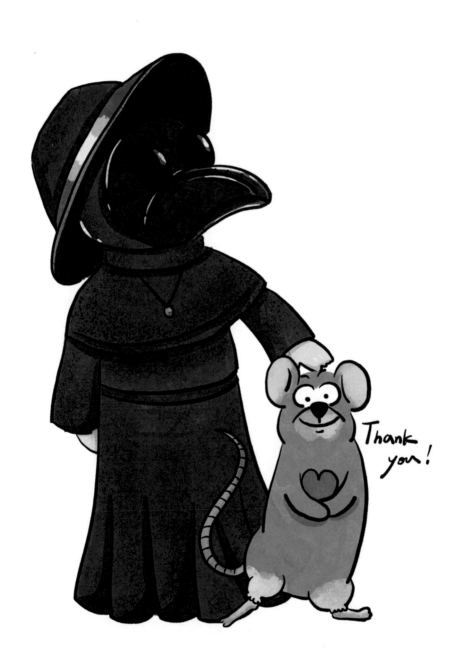

本書主題的萌生，源於筆者碩士論文中，日治時期臺灣漢醫黃玉階在治療鼠疫成效卓著，因而產生傳統醫學對鼠疫醫治，充滿了豐富多元的想像，傳染病的治療與防治，除治療疾病外，也應避免疾病擴散，造成疫情蔓延，故本文從鼠疫的起源發展、感染規律、外來影響因素，到日治時期臺灣在漢醫與現代醫學及公共衛生合作治療防範，進行以下總結。

　　「鼠疫」在古代中醫的病名認知中，筆者認為「疙瘩瘟」，是最符合現今鼠疫，為其古代病名的結論，傳染病文獻回顧型研究，首要在於古今病名的考證，需先將傳染病病名沿革由傳統典籍中進行分析，而筆者在此研究之初，卽以鼠疫的病理現象與傳播途徑，對照古籍中類似者篩選出：惡核、鼠瘡、鼠瘻、大頭瘟、疙瘩瘟等，這部分研究遇到一個較大的難題，就是古人尚未發現和瞭解微生物之時，古籍中對於疫病的認知，多以不正之氣或邪氣論述，所以在傳播途徑上，很難證實病源來自於鼠類；筆者以鼠疫有自然疫源地特性，考證明代醫家朱橚的著作《普濟方》，對於疙瘩瘟的論述：

　　……時疫肬　腫毒病者……古人無此病，故無此方……生於

　　嶺北次於太原後於燕薊……互相傳染多至死亡……。

搭配上現今中國十二個鼠疫疫源地，文中所述嶺北之地，正處於長爪沙鼠鼠疫之疫源地，證實當時疙瘩瘟疫源地與鼠疫疫源地有正相關。在瘟疫傳播途徑方面，醫學史家多以明代醫家吳又可「戾氣致病說」，以「非其時有其氣」來論述傳染病之傳播途徑，但病原體存在著細菌性與病毒性之分別，故這樣的概括性無法直接斷定疙瘩瘟為鼠疫，所以筆者以同時期文人吳麟徵，與朋友往來的信件，談到這次瘟疫發生之前，先產生大量自斃鼠的社會異相，符合鼠疫發生前的現象，以上述條件推斷「疙瘩瘟」極有可能是古代鼠疫稱呼的結論。

　　十九世紀西方醫學藉著顯微鏡對細菌的發現，形成細菌致病學說，而當時中醫學也產生大量溫病、熱病的研究，不論在東西方，世界都逐漸形成對傳染病認識，並找尋治療之法，筆者對於當時中醫治療做研究與彙整，發現在這場鼠疫中醫治療有一定成效，同時也發現到當時醫家羅汝蘭，在醫治鼠疫時，古籍醫書並未有治療對應之道，故當羅汝蘭以「鼠疫」之名，尋遍古籍醫治之方雖無所獲，卻從王清任《醫林改錯》〈活血

解毒湯〉得到了治療的啟發，以此方做修改成為治療鼠疫藥方，但〈活血解毒湯〉本為治療大規模傳染性的細菌型霍亂（以下簡稱霍亂）之方，後用來治療鼠疫甚具療效，以現今的眼光來看，兩者皆為細菌性的傳染病，其用方組成以現代藥理分析，在腸胃道菌叢中有較大抗菌作用，而羅汝蘭以當時醫家對於霍亂認知，血熱於管道血瘀則壅，正是這樣壅塞的概念，對照鼠疫導致淋巴結腫大做連結，以壅塞連結病與藥，也開啟後續醫家在治療鼠疫的主流認知，即「逐瘀、活血、通絡」的治療法則，筆者認為整個十九世紀頻繁傳染病的背景下，中醫即使沒有顯微鏡去認識細菌與疾病的關係，但也廣泛認知到傳染病的傳染途徑，口鼻、皮膚致病的重要觀念。

　　這場鼠疫蔓延華南地區的中醫藥治則，呈現多元的發展，除內外科用治之外，在內科的治療上存在著經方、時方派醫家，對於疾病認知異同的爭辯，本文既以中（漢）醫治則為題，而治則係透過辨證將疾病以不同的證型，用對應的方藥治療，使疾病達到治癒的原則；當時經方派醫家以辨證論治來治療鼠疫，然時方派醫家卻以鼠疫病症眾人皆類似，所以主張不需要過度辨證，筆者認為後者的理論源自於吳又可《溫疫論》：

　　……眾人頭面浮腫，俗名為大頭瘟……蝦蟆瘟……延門闔

　　　戶，眾人相同，皆時行之氣……

並抨擊經方派過度辨證下，在疫情擴散時期的治療不及，筆者以此推論，以實際療效而言時方派是當時顯學，在治療成果支持下擁有較高的話語權，故時方派醫家，以「是症用是藥」的治療法則取到極佳的成果，面對時方派醫家不辨證的指控，筆者認為時方派並非不辨證，而是將症型以粗略的概括，如羅汝蘭辨證患者罹患以後發熱惡寒與否，或是辨鼠疫病程，以腫核型態如核腫大小、形狀、顏色白紅、發熱與否、意識清醒與否等症狀，將病程分為輕症、稍重症、重症、重危症、至危症不同證型分別治之。在用藥方面筆者彙整經方、時方派醫家用方，經方派醫家以經方〈秦艽鱉甲湯〉治療，再因不同的症狀加減用藥，這是一種很謹慎的治則，經方派醫家以《傷寒論》中「陰陽毒」的概念，對比鼠疫的病症來醫治之，相對於時方派醫家，臨症用藥的方式更顯多元與靈活，但筆者認為時方派用方在靈活之餘，鑑於疫情緊急的情形下，用藥幾乎多以清熱解毒之藥攻

病，較少講究用方君臣佐使的協調，也少用養陰潤燥之藥，緩其清熱瀉火藥物攻伐之性，故在當時也受到經方派醫家久服傷陰傷血的指嫡；在單味藥的使用上，筆者發現經方醫家會重下升麻，每帖劑量高達數兩之重，而時方醫家會重下石膏，也是辨別是經方或是時方醫家最好的方式。

本書另一個重要的研究成果，即是日治時期漢醫的角度與定位，與漢醫臨床用治的獨特性，原本在殖民政府規劃中，即將被漸禁的漢醫，為何能藉著這場鼠疫，得到起死復活的機會？也許有人會說，到最後殖民政府，依舊無視皇漢醫道復活運動，恢復漢醫執照考試的請願，讓漢醫逐漸凋零到滅絕，但筆者認為，就算結果是死亡，日治時期臺灣漢醫卻有輝煌過，日本殖民政府於1895年6月17日始政臺灣後，面對臺灣風土病，輒積極以醫學建構臺灣成為適合人居住之地，所以在1896年3月將原本隸屬軍方的軍醫部，提升為直屬總督府之民政局衛生課可以看出，當時臺灣人以漢醫藥為醫療習慣，與殖民政府推動現代化醫學有所隔閡，故暫時保留漢醫的存在，且一方面覬覦漢藥店的稅收讓其漢藥繼續發展，這與當時日本內地，漢方醫學的轉型有著極大關係，當時日本廢除漢醫留存漢藥，並將漢藥研究成果提供與西醫使用時，這套模式也將複製在臺灣這塊殖民地上。後續殖民政府在公醫執行種痘業務後，發現在地方上擁有話語權的漢醫，在民間鼓勵民眾參與種痘防疫，消弭民眾疑慮有甚大的助益，所以漢醫在種痘業務的協助推廣中，讓殖民政府逐漸觀察到，漢醫在民間醫療業務推動的助力，所以後續立法條文，以漢醫的醫生作為公醫醫師的助手，執行種痘業務。1896年4月17日臺南安平爆發第一起鼠疫病例，殖民政府防疫措施因為臺灣民眾對殖民政府和西方醫學的不信任，讓漢醫得以介入，在西醫的監督下繼續執業，也開辦臺灣人專屬傳染病醫院，以漢醫為主軸的治療模式，並責令漢醫配合政府防疫工作，溝通民間，取得極佳的效果，當時的漢醫士與現今中醫師相比，臨床功能性更強大，面對疫病時是直接進入第一線做診治，不僅臺灣如此，中國中醫醫家亦是如此，在當時重大疫病現場皆可見中醫醫家救治之場景，所以臺灣人專屬漢醫治療院所，在官方的臺灣人黑死病治療所，民間的濟安醫院、保安醫院在當時興盛的發展，而西醫監督下執業的漢醫，受到現代醫學的影響，產生特有的學術思想，當時漢醫也嘗試將臨床醫案投稿至《臺灣醫事雜誌》，或是投書各大

主流媒體如《臺灣日日新報》，分享臨床治驗醫案；漢醫也在西醫帶領下，觀摩西醫外科手術病，學習基礎病理學、生理學、細菌學等現代醫學知識，筆者認為日治時期臺灣漢醫，開始有了中西醫結合的味道。

在臨床診斷用方用藥中，筆者也發現到漢醫也有自己的特色，臺灣漢醫源自於中國中醫，由四百年前漢人移民帶來的傳統醫學，經過數百年的本土發展，中醫藥已經深植民眾心中，儘管殖民政府以西醫為主軸，但當時西醫教育系統、公醫執業模式初建，加上西醫藥所費不貲，當時漢醫藥依舊是臺灣人較習慣的醫療模式，而臺灣漢醫在臨床上也與中國中醫有所不同，筆者藉著這次鼠疫大流行，觀察臺灣漢醫臨床用治，發現漢醫在臨床治療上，展現多元性的色彩，在診斷論述上諸多漢醫雖包含經方的理論，卻多以時方的用治，如黃玉階以傳經、直中、內結，這類《傷寒論》專有名詞用在《疙瘩瘟新編》中，然其用方卻延續著中國時方派醫家，以症用藥的方式，當時另一漢醫黃守乾，也是這樣以經方辨證，時方用治；另外漢醫粘恩明，以經脈理論論述鼠疫，將鼠疫之病症套用經脈學說，這在當時兩岸三地都是少見的；而黃玉階在書中〈殺菌毒藥〉一方，相較於傳統中醫古籍對「菌同蕈」，而以「蟲」作為傳染源的認知，該方為漢醫首度用「菌」代表致病源，也代表漢醫對於細菌學有一定認知；用藥開方來看，當時漢醫有著不同於中國中醫的用方：

1. 漢醫會採用臺灣特有青草藥物於藥方中，且在當時還未進入中國本草經典所收錄之藥，如刺仔茄頭、鐵馬鞭、仔二榔、走馬胎、牛頓棕等等。
2. 在抗淋巴結腫塊的方藥，漢醫會使用穿山甲、皂角刺，但筆者搜尋數本當時中國鼠疫治療專書，皆未發現有這兩位藥使用的記錄。
3. 當瘟疫導致患者熱入心包時，漢醫會用人部類用藥治療，與中國溫病醫家以羚羊角、犀牛角有明顯的不同，這部分筆者認為漢醫受清國初期劉奎《松峰說疫》的影響。
4. 在外敷核腫用藥中，漢醫會使用中國醫家不可能使用的鴉片，或是焿沱、溫琶布等藥，這也是當時兩岸用治最大的不同。

綜合上述之觀察，足以證明臺灣漢醫，在當時已經發展出，有別於中國中醫的本土特色。

鼠疫的中漢醫治則到底有沒有療效？筆者選取了1897年至1906年間港英政府與日治臺灣政府來做比較，當時兩地政府展開醫療與防疫後，可以得到較客觀的數據，雖然香港1894年第一波疫情較爲嚴重，但筆者認爲應對比兩地在防疫與醫療有積極明確的政策後，所產生的病例與死亡率。表6的時代背景，兩地西醫醫療步驟與公衛防疫政策大致相同，但在當時香港以西醫爲治療主軸，臺灣則以西、漢醫併治，雖然香港也有中醫，但當時香港中醫是被剝奪醫療主導權；而臺人是否會隱匿病情使數據失眞嗎？筆者認爲香港鼠疫期間，大量香港華人逃往中國躲避殖民政府強勢防疫手段，比起臺人隱匿病情，無大量逃回中國相比，臺人隱匿病情應不若香港嚴重。我們可以從表6發現香港以西醫治療爲主軸，這十年死亡率是高達93.6%，臺灣以西、漢醫並進治療成果，死亡率只有79.3%，[1030]筆者認爲除日本殖民政府防疫措施可能做得比英國殖民政府確實外，臺灣漢醫可能在現代醫學及公衛防疫的協助下，在治療鼠疫上有其療效。

表6、1897-1906年香港與臺灣鼠疫染疫人數與死亡率比較
（資料來源：《十九世紀中國的鼠疫》）

1897-1906鼠疫流行	鼠疫病例／人	鼠疫死亡人數／人	死亡率
香港	9,229	8,642	93.6%
臺灣	23,517	18,663	79.3%

最後筆者認爲，當疫病來臨之時首要作爲，並不是醫學即時的介入，而是公衛系統建立的防疫制度和即時執行，所以本書雖然以探討傳統醫學在華南鼠疫時期之治則，或是有論及西方現代醫學與傳統醫學用治之分別，然筆者認爲不論醫學發展爲何，在醫學之前首要是公衛系統，立即性的撐起防疫傘，不論是歐洲黑死病時代，源自義大利文的「quarantine」，有隔離意義的作法；華南鼠疫時期的香港，港英殖民政府在疫情首波，先將患者送海之屋隔離，或日本殖民政府在臺灣鼠疫初期，立即採取避病院隔離，並實行清潔消毒與交通禁斷的作法，都可以看出疫情來臨之初，醫學暫時無法有積極治療法則之前，公衛系統防疫事項

1030 [美]班凱樂著，朱慧穎譯：《十九世紀中國的鼠疫》，頁185。

立即介入的成效；公共衛生學術的內涵，在於平時可在社會上建立起，預防醫學、社區防疫、環境清潔與社會學科的運用展開防疫事務，所以筆者認為，管理公眾健康事務的知識與技術的公衛學，才是論其醫學治則之前，首要被重視的項目。

這三年來筆者對華南鼠疫在兩岸三地的相關研究，發現論述清國、中華民國、新中國時期的鼠疫研究史料甚多，不僅在醫療、公衛、社科方面；唯獨對於臺灣鼠疫相關研究之史料甚少，所以筆者認為在鼠疫醫學史相關研究上，缺少一塊重要的「拼圖」！這塊拼圖即十九世紀鼠疫在臺灣的相關研究，不論是臺灣鼠疫流行期間，中西醫療的治療作為，尤其是在中醫用藥用方、學理依據的成果，或是日本政府的防疫措施，這些資料在醫學史界，幾乎無可搜尋，所以筆者著書論文期間，將鼠疫對臺灣社會的影響多所著墨，更將傳統醫學協助防疫、治疫的痕跡著書其中，期待能夠為臺灣，留下當時傳統醫學治療的經驗記錄，也可以提供相關研究學者，有更豐富的參考文獻，關於臺灣曾有過的鼠疫醫學史，以此完整的拼湊出，當時兩岸三地，不同政權下的防疫、公衛、現代與傳統醫療記錄，當是各方研究者所期待之作。

國家圖書館出版品預行編目資料

十九世紀華南鼠疫兩岸三地中(漢)醫治則／殷揚智、孫茂峰、林昭庚 合
著. --初版.--臺中市：白象文化事業有限公司，2023.10
　　面；　公分.
　ISBN 978-626-7189-07-8（平裝）

1.CST: 傳染性疾病　2.CST: 歷史
412.409　　　　　　　　　　　　　　　　111012578

十九世紀華南鼠疫兩岸三地中(漢)醫治則

作　　者　殷揚智、孫茂峰、林昭庚
校　　對　殷揚智、蔡佳翰
封面設計、內頁插畫　徐曼嘉
發 行 人　張輝潭
出版發行　白象文化事業有限公司
　　　　　412台中市大里區科技路1號8樓之2（台中軟體園區）
　　　　　出版專線：（04）2496-5995　　傳眞：（04）2496-9901
　　　　　401台中市東區和平街228巷44號（經銷部）
　　　　　購書專線：（04）2220-8589　　傳眞：（04）2220-8505
專案主編　陳逸儒
出版編印　林榮威、陳逸儒、黃麗穎、陳婷婷、李婕
設計創意　張禮南、何佳諠
經紀企劃　張輝潭、徐錦淳
經銷推廣　李莉吟、莊博亞、劉育姍、林政泓
行銷宣傳　黃姿虹、沈若瑜
營運管理　林金郎、曾千熏
印　　刷　百通科技股份有限公司
初版一刷　2023年10月
定　　價　500元

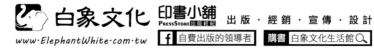